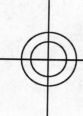

普通高等"十一五"国家级规划教材

新世纪全国中医药高职高专规划教材

中 药 资 源 学

（供中草药栽培技术专业用）

主　编　王文全　（北京中医药大学）

副主编　李建平　（长春中医药大学）

　　　　武孔云　（贵阳中医学院）

　　　　罗明华　（成都中医药大学峨眉学院）

　　　　蔡　毅　（广西中医学院）

主　审　沈连生　（北京中医药大学）

中国中医药出版社

·北 京·

图书在版编目（CIP）数据

中药资源学/王文全主编. —北京：中国中医药出版社，2006.7 （2018.3重印）

普通高等"十一五"国家级规划教材

ISBN 978-7-80231-061-2

Ⅰ．中… Ⅱ．王… Ⅲ．中药材 – 自然资源 – 高等学校：技术学校 – 教材 Ⅳ．R282

中国版本图书馆 CIP 数据核字（2006）第 071647 号

中国中医药出版社出版

北京市朝阳区北三环东路 28 号易亨大厦 16 层

邮政编码　100013

传真　64405750

廊坊市三友印务装订有限公司印刷

各地新华书店经销

*

开本　787×1092　1/16　印张　26.25　字数　494　千字

2006 年 7 月第 1 版　2018 年 3 月第 5 次印刷

书号　ISBN 978-7-80231-061-2

*

定价：75.00 元

网址　www.cptcm.com

李庆生（云南中医学院院长　教授）

李连达（中国中医科学院研究员　中国工程院院士）

李佃贵（河北医科大学副校长　教授）

吴咸中（天津医科大学教授　中国工程院院士）

吴勉华（南京中医药大学校长　教授）

张伯礼（天津中医药大学校长　中国工程院院士）

肖培根（中国医学科学院教授　中国工程院院士）

肖鲁伟（浙江中医药大学校长　教授）

陈可冀（中国中医科学院研究员　中国科学院院士）

周仲瑛（南京中医药大学　教授）

周　然（山西中医学院院长　教授）

周铭心（新疆医科大学副校长　教授）

洪　净（国家中医药管理局科技教育司副司长）

郑守曾（北京中医药大学校长　教授）

范昕建（成都中医药大学党委书记、校长　教授）

胡之璧（上海中医药大学教授　中国工程院院士）

贺兴东（世界中医药学会联合会　副秘书长）

徐志伟（广州中医药大学校长　教授）

唐俊琦（陕西中医学院院长　　教授）

曹洪欣（中国中医科学院院长　教授）

梁光义（贵阳中医学院院长　教授）

焦树德（中日友好医院　教授）

彭　勃（河南中医学院院长　教授）

程莘农（中国中医科学院研究员　中国工程院院士）

谢建群（上海中医药大学常务副校长　教授）

路志正（中国中医科学院　教授）

颜德馨（上海铁路医院　教授）

秘书长　　　　　王　键（安徽中医学院党委书记、副院长　教授）

洪　净（国家中医药管理局科技教育司副司长）

办公室主任　　　王国辰（中国中医药出版社社长）

办公室副主任　　范吉平（中国中医药出版社副社长）

前　言

　　随着我国经济和社会的迅速发展，人民生活水平的普遍提高，对中医药的需求也不断增长，社会需要更多的实用技术型中医药人才。因此，适应社会需求的中医药高职高专教育在全国蓬勃开展，并呈不断扩大之势，专业的划分也越来越细。但到目前为止，还没有一套真正适应中医药高职高专教育的系列教材。因此，全国各开展中医药高职高专教育的院校对组织编写中医药高职高专规划教材的呼声愈来愈强烈。规划教材是推动中医药高职高专教育发展的重要因素和保证教学质量的基础已成为大家的共识。

　　"新世纪全国中医药高职高专规划教材"正是在上述背景下，依据国务院《关于大力推进职业教育改革与发展的决定》要求："积极推进课程和教材改革，开发和编写反映新知识、新技术、新工艺和新方法，具有职业教育特色的课程和教材"，在国家中医药管理局的规划指导下，采用了"政府指导、学会主办、院校联办、出版社协办"的运作机制，由全国中医药高等教育学会组织、全国开展中医药高职高专教育的院校联合编写、中国中医药出版社出版的中医药高职高专系列第一套国家级规划教材。

　　本系列教材立足改革，更新观念，以教育部《全国高职高专指导性专业目录》以及目前全国中医药高职高专教育的实际情况为依据，注重体现中医药高职高专教育的特色。

　　在对全国开展中医药高职高专教育的院校进行大量细致的调研工作的基础上，国家中医药管理局科教司委托全国高等中医药教材建设研究会于2004年6月在北京召开了"全国中医药高职高专教育与教材建设研讨会"，该会议确定了"新世纪全国中医药高职高专规划教材"所涉及的中医、西医两个基础以及10个专业共计100门课程的教材目录。会后全国各有关院校积极踊跃地参与了主编、副主编、编委申报、推荐工作。最后由国家中医药管理局组织全国高等中医药教材建设专家指导委员会确定了10个专业共90门课程教材的主编。并在教材的组织编写过程中引入了竞争机制，实行主编负责制，以保证教材的质量。

本系列教材编写实施"精品战略"，从教材规划到教材编写、专家审稿、编辑加工、出版，都有计划、有步骤地实施，层层把关，步步强化，使"精品意识"、"质量意识"始终贯穿全过程。每种教材的教学大纲、编写大纲、样稿、全稿都经专家指导委员会审定，都经历了编写启动会、审稿会、定稿会的反复论证，不断完善，重点提高内在质量。并根据中医药高职高专教育的特点，在理论与实践、继承与创新等方面进行了重点论证；在写作方法上，大胆创新，使教材内容更为科学化、合理化，更便于实际教学，注重学生实际工作能力的培养，充分体现职业教育的特色，为学生知识、能力、素质协调发展创造条件。

在出版方面，出版社严格树立"精品意识"、"质量意识"，从编辑加工、版面设计、装帧等各个环节都精心组织、严格把关，力争出版高水平的精品教材，使中医药高职高专教材的出版质量上一个新台阶。

在"新世纪全国中医药高职高专规划教材"的组织编写工作中，始终得到了国家中医药管理局的具体精心指导，并得到全国各开展中医药高职高专教育院校的大力支持，各门教材主编、副主编以及所有参编人员均为保证教材的质量付出了辛勤的努力，在此一并表示诚挚的谢意！同时，我们要对全国高等中医药教材建设专家指导委员会的所有专家对本套教材的关心和指导表示衷心的感谢！

由于"新世纪全国中医药高职高专规划教材"是我国第一套针对中医药高职高专教育的系统全面的规划教材，涉及面较广，是一项全新的、复杂的系统工程，有相当一部分课程是创新和探索，因此难免有不足甚至错漏之处，敬请各教学单位、各位教学人员在使用中发现问题，及时提出宝贵意见，以便重印或再版时予以修改，使教材质量不断提高，并真正地促进我国中医药高职高专教育的持续发展。

全国中医药高等教育学会
全国高等中医药教材建设研究会
2006 年 4 月

新世纪全国中医药高职高专规划教材
《中药资源学》编委会

张　檀　（西北农业大学）
张仁霞　（山东中医药高等专科学校）
张文生　（北京师范大学）
张建军　（辽宁中医药大学职业技术学院）
陈云华　（北京城市学院）
武孔云　（贵阳中医学院）
罗明华　（成都中医药大学峨眉学院）
秦民坚　（中国药科大学）
高文远　（天津大学）
高德民　（山东中医药大学）
谈献和　（南京中医药大学）
董诚明　（河南中医学院）
蔡　毅　（广西中医学院）
蔡翠芳　（山西生物应用职业技术学院）
熊耀康　（浙江中医药大学）

编 写 说 明

　　中药资源是中医药产业的物质基础，植物类中药资源也是多种西药和保健食品的重要原料，中药资源质量决定着中药的质量和中医临床的疗效，也直接影响到我国制药原料的出口和中医药在国际上的发展。随着人口增加和人类保健意识的增强，中药资源的社会需求量急剧上升，野生资源储量日趋枯竭，资源危机日益严峻，严重制约了医药产业的发展。本书以中药材质量为核心，以中药资源可持续利用为主线。全书分9章，共包含五方面内容，即中药资源学科基础知识，我国的中药生产区划及其分区资源特征和重要的道地药材资源，中药资源合理利用和中药新资源的开发技术，中药资源的科学保护、管理与可持续发展，药用菌类资源、草本药用植物资源和木本药用植物资源的可持续利用技术。此外，附录还收载了国家重点保护野生药材物种名录和我国进出口监管的部分药用濒危野生动植物名录。

　　本书以培养适应中药现代化和国际化发展的人才为目标，以满足中药现代化产业发展和实现中药资源可持续发展为核心，以中药学、生药学、药用植物栽培学以及相关学科的知识为基础，突出了理论知识系统性和应用技术实用性的有机结合，注重学生系统性知识的学习和操作技能的培养。其内容涵盖了中药资源学科的基本理论和多项应用技术，同时也介绍了该学科领域发展前沿的相关知识和技术，既能满足高职高专相关专业学生的学习需要，也可为从事相关研究、生产和管理人员提供有价值的参考。

　　本书的编写分工是：绪论由王文全教授编写；第一章由武孔云教授组织，武孔云、杨耀文编写；第二章由罗明华副教授组织，罗明华、张建军编写；第三章由丁平教授组织，丁平、刘长利和方成武编写；第四章由秦民坚、张文生教授组织，秦民坚、张文生、谈献和、陈云华、张仁侠、冯金萍、乌莉娅·沙依提编写；第五章由高文远教授组织，高文远、马琳、白音、熊耀康编写；第六章由刘合刚教授组织，刘合刚、高德民、杨全、王喆之编写；第七章由张檀教授组织，张檀、杨方卓编写；第八章由蔡毅副教授组织，蔡毅、蔡翠芳编写；第九章由董诚明教授组织，董诚明、孙志蓉编写。白音对全书生物学名进行了审改，陈云华对全书名词的英文注释进行了审改。沈连生教授对全书进行了审定，并提出了具体修改意见。全书最后由王文全教授进行了统一审改和定稿。

本书在编写和审定过程中，得到了北京中医药大学、中国药科大学、广州中医药大学、南京中医药大学、成都中医药大学峨眉学院、山东中医药大学、浙江中医药大学、天津中医药大学、长春中医药大学、辽宁中医药大学职业技术学院、湖北中医学院、安徽中医学院、云南中医学院、河南中医学院、贵阳中医学院、广西中医学院、首都医科大学、新疆医科大学、天津大学、北京师范大学、陕西师范大学、西北农林大学、北京城市学院、广东药学院、韶关学院、山东中医药高等专科学校、山西生物应用职业技术学院、邢台医学高等专科学校的大力支持。北京中医药大学教务处、中药学院和中药生药系的领导和老师，对本教材的编写给予了大力支持和帮助，在此一并表示衷心的感谢！

由于编者水平所限，加之时间仓促，书中疏漏和不妥之处在所难免，敬请各位老师和同学以及同行读者提出宝贵意见，以便修订完善。

《中药资源学》编委会
2006 年 6 月

目 录

绪　论

　　中药资源（Chinese medicinal material resources ）是自然资源的组成部分，是中医药宝库中的瑰宝，是发展中医药事业的重要物质基础。中药资源的储量及其可持续发展，对中药产业的发展具有决定性作用，中药资源质量的优劣，决定着中药的质量和中医临床的疗效，直接影响到中医药现代化和国际化发展。掌握中药资源学基本理论和技术，学习中药资源的基本知识，对现有资源的科学保护、利用和管理，对未来新资源的开发，对解决中药产业发展中遇到的相关问题，对中药资源和中医药产业的可持续发展，都具有十分重要且不可替代的作用。

一、中药资源与中药资源学

（一）中药资源及其范畴

　　资源（resources）是对人类有用的一切物质和能量，包括自然资源与非自然资源。有些自然物质和自然能量，如地震、雷电等，目前的科学技术水平还不能对其控制和利用，对人类有害而无益，不能称其为资源。

　　中药资源是指在一定地区或范围内分布的各种药用植物、药用动物、药用矿物及其蕴藏量的总和。药用植物和动物属于再生性资源（约占99%），矿物属非再生性资源（占不到1%）。药用植物资源还包括人工栽培的药用植物资源，药用动物资源还包括人工养殖的药用动物资源。此外，利用现代生物技术，如组织培养、基因工程、细胞发酵等所生产的用于中药原料的资源，也应列为中药资源的范畴。其中人工栽培、养殖以及利用生物技术所生产的中药资源属于非自然资源。

　　据中国药材公司编著的《中国中药资源丛书》所收载的自然物质种类统计，我国有各类中药资源12772 种。在这繁多的中药资源种类中，包括了传统的中药资源、民间药资源及民族药资源。传统中药是指在全国范围内广泛使用，并作为商品在中药市场流通，以传统中医药理论阐述其功效和指导临床用药，有独特的理论体系、加工炮制方法及使用形式的天然药物和人工加工产品。民间药是指草药医生或民间用以防治疾病的天然药物和加工品，通常根据经验用药，其应用地区局限，缺少医药理论指导及统一的加工炮制工艺。民族药则指我国除汉族外，各少数民族使用的天然药物及加工品，多数均有各自独特的医药理论体系，以指导用药。民族药主要有藏药、蒙药、维药、傣药、壮药、苗药等。民族药是我国传统医药体系的重要组成部分，它们的存在和发展，不仅丰富了中国医药学宝库，也促进了中药的发展。

（二）中药资源学

中药资源学（science of Chinese medicinal material resources）是研究中药资源的种类、分布、形成、蕴藏量、品质、保护、管理与可持续利用的科学。中药资源学是在资源学、生物学、农学、化学和管理学等有关学科的理论和技术基础上，吸取生物技术和计算机技术等现代科学技术而发展起来的新兴边缘科学。其学科的形成与发展，与当今重资源、重环境的社会发展相吻合。中药资源学是中药产业发展的支柱性学科，关系到中药现代化和国际化进程，具有强大的生命力和广阔的发展前景。

中药资源学科不仅在保障人类健康方面具有其他学科不可替代的地位，在国民经济的发展中也具有重要作用。其学科理论及其研究成果，对于国家制定中药产业发展规划以及中药资源发展战略都具有重要的指导意义；其应用技术及其研究成果，在保障中药及其他医药产品的生产原料，在资源的保护、利用及新资源的开发和培植方面都具有重要的应用价值。中药资源学，在培养未来具有综合素质的高级医药人才方面，具有十分重要的基础性作用。

二、中药资源的地位和作用

（一）中药资源是人类健康事业的物质保障

中药资源作为人类防病治病的重要物质，对人类的健康和生存发展具有重要意义。随着中华民族文明的不断进步，中药资源的开发利用水平得到不断发展。从古至今，中药资源的开发利用水平与中华民族的繁荣昌盛息息相关。近百年来，化学合成药物在人类防病治病中发挥了巨大作用，但其毒副作用等不良影响令人类提出了质疑，它们对人类的贡献和让人类付出的代价要用现代科技的标准重新做出评价。随着社会的发展、疾病谱的改变、药源性疾病的不断增多和人们健康观念的变化，在世界范围内，回归自然，利用天然药物已成为重要趋势，中医药越来越受到世人的广泛使用和关注。

（二）中药资源是中药产业发展的物质基础

中药资源是中药产业的物质基础；中药资源的质量决定着中药饮片和中成药的质量，影响着中医的临床疗效；中药资源的数量制约着中药工业的发展，影响到中药现代化和国际化进程。据统计，我国目前有中药工业企业千余家，能生产40余种剂型8000多种中成药，除满足国内需要外，还出口到130多个国家和地区。全国经营的中药材品种达1000种以上；此外，目前全国中药材种植面积约40多万公顷，年产量超过35万吨。在市场经济条件下，中药资源属于一种特殊的商品，具有较高的经济价值，对地方经济的发展，对药农的致富都具有重要意义。许多地方政府都把中药产业作为地方经济发展新的增长点。

（三）中药资源是生态环境的重要组成部分

中药资源是生态环境的组成部分，其采收利用和加工都会对地区生态环境构成一定影响。草原退化，森林锐减，水土流失，土地沙化，淡水减少，矿产衰竭，物种消亡，环境污染等资源和环境问题已向人类敲响了警钟！多年来，由于受经济利益的驱使，人们只注意中药资源的开发利用而忽视了中药资源的保护与管理。中药资源的过度利用问题十分严重，给环境也带来了恶劣影响，致使许多野生中药资源日渐衰退，有些资源物种正处于濒临灭绝境地。生态环境的恶化，给本已危机的中药资源雪上加霜，不仅加速了资源数量的减少，而且导致了资源质量的下降。因此，保护中药资源，就是保护生态环境，也就保障了中医药产业的可持续发展。

此外，中药资源也是化学药品、天然药物产业的原料，还可以作为保健食品、化妆品、香料、生物农药等多项产业的原料，其资源储量和质量对多种产业的发展都具有一定影响。中药资源的合理开发利用，可对农业产业结构调整和地方经济发展起到积极地促进作用，同时可以带动药材加工业、运输业、饮食业等相关产业群的发展。

三、中药资源学科的形成与发展

（一）中药资源学科的发展历史

中华民族发掘利用中药资源历史悠久，源远流长。中医药的正式文字记载，可追溯到三四千年以前。"神农尝百草，一日而遇七十毒"，记录了先人对药物资源开发利用的研究过程。在数千年的漫长历史中，先人对天然药物资源的发现、发掘及保护和利用，虽然缓慢，但与时俱进，从未停止。迄今为止，中华各民族已经有一万多种中药资源的记录，如此众多的知识和技术的积累，都是前人为我们留下的宝贵遗产。与中药资源相关的中医药知识和技术的积累过程，也就是中药资源学科逐步形成和发展的历史。

我国的原始农业，是在采集和狩猎的基础上发展起来的。大约在 8000～7000 年前，我国已经有了相当发达的原始农业，开始种植黍、粟、稻等谷物，饲养猪、牛、羊等家畜，神农氏就生活在这一时期。在这一时期，通过无数人的尝试，逐渐积累了"哪些植物能吃，哪些植物有毒，哪些植物能治疗疾病"的经验。这个时期可以作为我国医药学的萌芽时期，正处于药食同源的阶段，同样可以作为中药资源学科的萌芽时期。从萌芽到发展有文字记载，又经历了漫长的历史时期。

《诗经》是我国现存文献中最早记载有药物的书籍，叙述了葛、苓、芍药、蒿、芩等 50 多种药用植物的采集、性状、产地等。这一记载，可以作为我国古代中药资源学科关于药用植物记述知识体系的首例。《神农本草经》是我国已知最早的药物学专著，成书于东汉末年，载药 365 种，按上、中、下三品分类，每种药物都记载了它的功能主治，很多药物记载了生长地，有些还记载了识别特征与方法。梁代陶弘景撰著《神农本草经集注》，收载药物达 730 种，对每一种药物均有较详细的记述，包括药物的性味、主治、产地、采集、加工等。如记述柏叶时说"柏处处有，当以太山为佳，虽四时俱有，而秋夏为好"。这不但记载产地，而且记载了最佳产地和最佳采收季节，并在资源分布等方面的记述较以前有了很大提高。明代，公元 1596 年，李时珍著成《本草纲目》，它载药 1892 种，药图 1109 幅，不仅继承了唐、宋时代图文并茂的特点，而且增加了很多新的药物，是我国乃至世界上最伟大的药物著作之一。清代，公元 1848 年，吴其浚编著了《植物名实图考长编》（二十二卷）和《植物名实图考》（三十八卷），分别收载植物 838 种和 1714 种。该书虽非药物专著，但其中记载了很多药用植物，对研究中药资源及中药资源种类的考证具有重要参考价值。经过多代医药学家的不懈探索和总结，使中医药事业的物质基础——中药资源的研究逐步完善，使中药资源学科形成的条件日臻成熟，在其地理分布、种类特征以及采收加工技术等多方面，逐步形成了较为系统的理论和较为完善的技术体系。

（二）中药资源学科的形成

中药资源学作为中药学科的分支学科形成于 20 世纪后半叶，其产生与发展是整个中药学发展的必然结果，是中医药事业和中药产业发展的需要。我国丰富的天然药物资源和悠久的中医药发展历史，以及中医药的理论体系和丰富的实践经验，为中药资源学科的形成和建立奠定了雄厚的知识与实践基础。随着科学与技术的快速发展，植物学、动物学、地理学、生态学、土壤学、气象学、生物化学和统计学等与中药资源相关学科的科学技术成就，为中药资源学科的形成和发展奠定了坚实的理论与技术基础。

经过历代无数中医药学家的辛勤工作，在中药资源方面积累了大量实践知识和技能，流传下来了数以百计的"本草学"著作，是中药资源学最宝贵的知识来源与财富。中华人民共和国建立后，国家在中药资源的调查、研究、开发、利用等方面，投入了大量人力、物力和财力，组织开展了全国性的大规模中药资源调查。与此同时，原中国药材公司等国家相关部门，以及多个地区也相继开展了多方面的中药资源调查研究工作。经过有关研究人员和部门几十年的努力，编撰出版了大量以中药资源为主要内容的书籍，如《中药志》、《中草药汇编》、《中国经济动物志》、《药用动物志》、《中国沙漠地区药用植物》、《中国民族药志》、《中华本草》，以及地方的中药志和药用植物资源等方面的书籍，在相关期刊上发表了大量有关中药资源方面的论文，这些都为中药资源学的形成，奠定了理论与实践基础。

根据 1982 年国务院第 45 次常务会议决定，从 1983 年开始进行了规模最大的一次全国中药资源普查工作，4 万多人参加了这次调查研究工作，历时 5 年。又经过 5 年时间，于 1993 年整理编纂出版了《中国中药资源丛书》。这套丛书共 6 本，包括《中国中药资源》、《中国中药资源志要》、《中国中药区划》、《中国常用中药材》、《中国药材资源地图集》和《中国民间单验方》。这项工作的完成，是对我国几千年来中药资源调查研究工作的科学总结，也标志着中药资源学科的形成。

1987 年 8 月，国家教委正式批准在部分高等院校试办中药资源学专业。1993 年 5 月由周荣汉主编出版了第一本《中药资源学》。20 世纪 90 年代以来，与中药资源相关的多部书籍相继出版，罗天浩主编的《森林药物资源学》1994年出版，叶万辉、陆兆华主编的《中药资源学引论》1995 年出版，张康健、王蓝主编的《药用植物资源开发利用学》1997 年出版，陈焕亮、卢晓东主编的《中药资源学》1998 年出版，张思迪、郑汉臣主编的《中国濒危野生药用动植物资源的保护》2000 年出版，王文全、沈连生主编的北京市精品教材《中药资源学》2004 年出版，郑汉臣主编的《生药资源学》也于 2004 年出版。经过十几年的发展，我国中药资源学的学科体系已基本形成，中药资源学的教学和科研工作已经步入正轨并逐步得到完善与发展。

（三）中药资源学科的发展

中药资源学科，形成于资源、环境和人口成为世界性热点问题的 20 世纪后半叶，面对资源匮乏和生态环境恶化问题应运而生，为保障关乎人类健康所必需的基础物质的可持续而建立和发展。因此，中药资源学科的发展，应该面对中药资源的社会需求和资源匮乏的尖锐矛盾，探索中药资源的科学保护和合理利用以及新资源开发等诸方面的理论和技术，保障中药资源的可持续利用。今后一段时期，将是中药资源逐渐成熟和快速发展的新阶段，将适应社会发展需要，广泛吸收和借鉴相关学科的理论和技术成果，以资源质量为核心，以可持续发展为主线，丰富和发展其基本理论，更新并完善其应用技术，逐步发展成为理论体系完备，应用技术系统，管理方法科学的综合性应用基础学科。

四、中药资源学科的主要研究任务

（一）中药资源的定性和定量研究

资源的种类、储量和可利用采收量，不同地区、不同条件、不同种类以及不同采收期资源的质量，资源的储备和社会需求量，这些均属于中药资源学科的基本研究内容。如对于自然资源应重点研究其自然分布规律，探索其资源储量、质量与气候因素、土壤因素、地理地貌等因素之间的关系，研究药用动植物自然群落和种群的结构及其演变、更新和发展的规律等。道地药材应作为定性和定量研究的重要对象，调查研究是资源定性和定量研究的基本方法。

（二）中药资源的调查与评价

中药资源的调查与评价是中药资源学的基本内容。调查某个地区中药资源的种类、品质、分布（水平分布和垂直分布）、蕴藏量、可采收量和濒危程度，是开展中药资源学研究的工作基础，也是制订该地区中药资源合理利用规划和保护措施的基本依据。中药资源的动态监测，资源质量的综合评价，以及中药资源的市场需求和供求预测等均为其主要内容。道地药材应作为中药资源调查的主要对象。

（三）中药资源的科学利用和定向培育

野生资源（wild resources）的科学利用和人工资源定向培育是中药资源学科重要的研究任务。对于药用动植物野生资源，重点应研究其科学采集、利用和种群的恢复与更新，以及采集利用与生态环境保护等问题。对于人工培育资源（artificial resources），重点应解决优质中药材定向培育的理论与技术，包括药用植物的栽培技术、药用动物的饲养技术以及生产新资源的生物技术等，特别是保证优质资源质量的调控理论与技术。药用生物的生物学和生态学特性，药用器官的生长发育，药用活性成分形成和积累，药材产量的构成，采收年龄和季节等都是药用动植物资源培育的重要研究内容。为保证中药材质量，中药材的规范化生产质量管理（GAP）及其生产技术，应作为中药资源科学利用和定向培育的核心内容开展系统研究。

（四）中药资源的综合利用与新资源开发

中药资源的开发利用程度，随着人类社会的发展而不断深入，伴随着科学技术的进步而发展。我国具有丰富的动植物资源，至今还尚有大量具有药用价值的动植物种类未被发现。即使已被《中国中药资源丛书》收载的物种，多数未被开发利用，真正用于临床治病的更少。根据现代科学研究，同一种药用资源往往具有多种生物活性成分，可以开发出治疗不同疾病的药物；同一种药用生物的不同器官往往含有不同的化学成分，具有不同的药用功能。另外，多数中药资源种类，除作为药用原料以外还具有功能食品、化妆品、香料和饲料等其他方面的开发利用价值。因此，在现有开发利用的基础上寻找开发新的中药资源种类，以及对现有资源进行新成分和新功能方面的综合利用和开发，也是中药资源学科的一项重要研究任务。

（五）中药资源的保护和可持续利用

实现中药资源的可持续利用，是中药资源保护的根本目的，也是人类发展和进步的需要。保护和科学开发利用现有资源，拯救珍稀濒危药用生物，利用现代科学技术适度扩大社会紧缺资源的再生产，是保证中药资源可持续利用的重要技术措施。制定有效的政策和法规体系，是实现中药资源可持续利用的社会保障。中药资源可持续利用的理论和技术，以及实现资源可持续利用的社会保障体系，也应列入中药资源学科的一个重要研究方面。

（六）中药资源的科学管理

中药资源的现状及其发展动态，是制定中药产业发展规划和产业政策的重要依据，也是资源合理开发和可持续利用的基础。利用信息学、统计学和计算机技术等相关学科的理论和技术，实现中药资源的科学管理和辅助决策，在中药资源学科研究中的地位越来越重要。

五、中药资源学与相关学科的关系

（一）中药资源学与相关学科的关系

中药资源学属于综合性学科，既有其系统的理论和技术体系，又与多种自然学科和社会学科相联系。生物学科、医药学科、化学学科、数学学科、信息学科、地理学科、生态学科、农学学科以及管理学科等对中药资源学科理论和技术的形成都产生了重要的影响，这些学科对中药资源学科的未来发展也必将产生重要的作用。与中药资源学相关紧密的学科主要有以下几类。

1．植物学和动物学

植物学（botany）和动物学（zoology）是中药资源调查研究的基础。中药资源种类的鉴别和动植物群落的研究，都需要运用植物分类学、动物分类学以及生物群落的调查研究方法，缺乏这些知识，就不能正确鉴定中药资源的种类及其群落中其他的生物种类。

2．生态学和生理学

生态环境对药用生物的分布和生长发育都具有重要的限制作用，对药材的质量也具有重要的影响。药用生物的生长发育以及体内活性成分的形成和积累过程，直接受生物生理活动的制约，调控其生理活动对中药材质量具有重要影响。生理学（physiology）和生态学（ecology）知识与技能，对中药资源的调查研究和优质中药材生产都具有密切关系。

3．药用植物栽培学和药用动物饲养学

目前，大批常用中药材的野生资源已经处于严重匮乏状况，只有通过人工种植或养殖才能从根本上缓解社会需求与资源匮乏之间尖锐的矛盾，才能够保护野生资源实现资源的可持续利用。药用植物栽培学（study of medicinal plant cultivation）和药用动物饲养学（thremmatology）是进行资源人工培育的重要学科。

4．中药化学及其他化学学科

中药材质量优劣的评定，虽有多种方法多个途径，但药用活性成分及其含量的分析测定是最为直接和重要的手段，需要多种化学知识和技能才能完成这项工作。此外，人工麝香和人工牛黄等资源的化学合成，均需中药化学（chemistry of Chinese material medica）及其他相关化学学科的知识和技能。

5．中药鉴定学

中药鉴定学（identification of Chinese material medica）是中药资源质量评价的基础知识。中药材真、伪、优、劣的鉴定，都离不开中药鉴定学的知识和技能。

此外，中药学知识、植物地理学知识及现代生物技术等，与中药资源学的关系也十分密切，中药资源学科的发展同样需要这些学科有关知识的支持。

（二）学习方法和要求

在学习方法上，应以课堂理论教学和课外相关书籍、期刊和网络文献资料的

阅读相结合。通过课程教学完成相关理论、知识和方法的学习；通过课外阅读，了解学科的发展动态以及近期相关技术成果。要善于将其他基础学科的知识与本课程的学习有机结合，做到多学科知识的融会贯通，深刻理解中药资源的理论与技术体系。通过课堂内外和多学科理论与技术的学习，提高自身中医药科学方面的理论水平和生产技能，自觉培养灵活运用中药资源学基本理论和技术解决中药产业发展中相关问题的能力。

　　通过本课程的系统学习，掌握中药资源学科的基本理论和技术，培养既具有深厚理论功底又具有一定实践技能的复合型人才。在理论上，要能够总体把握保证中药资源可持续的技术路线和社会基础，了解中药资源与自然和社会环境之间的关系，深刻认识中药材质量形成的机制以及道地药材形成和发展的自然和社会条件。在知识上，要掌握我国中药资源的构成、自然分布和中药区划、常用地道药材的分布格局，以及资源开发利用的基本途径。在技术上，要掌握中药材规范化生产的基本环节、中药资源保护的基本措施以及中药资源的调查研究和科学管理方法。

☞ *复习思考题*

1. 简述中药资源和中药资源学的概念。
2. 简述中药资源在国民经济中的地位。
3. 中药资源学科的主要研究任务是什么？
4. 与中药资源学科紧密相关的学科有哪些？

第一章
自然资源与中药资源

第一节　自然资源概论

资源（resources）泛指一切生产资料、生活资料来源，其中"资"是指"有用"或"有价值"的东西。广义的资源包括三类，即自然资源、资本资源和人力资源。自然资源是指存在于自然界中能被人类利用或在一定技术、经济和社会条件下能被利用来作为生产、生活原材料的物质、能量，或在现有生产力发展水平和研究条件下，为了满足人类的生产和生活需要而被利用的自然物质和能量。

一、自然资源的特征

自然资源包括多种多样的物质和能量，每种自然资源都有其特性，但所有自然资源也都有一些共性。了解这些基本特性，对于认识人类社会与自然资源具有重要意义。

（一）稀缺性

任何"资源"都是相对于"需要"而言的。一般说来，人类的需要实质上是无限的，而自然资源却是有限的。这就产生了"稀缺"这个自然资源的固有特性，即自然资源相对于人类的需要在数量上的不足。这是人类社会与自然资源关系的核心问题。

人类的世代延续是无限的，而不可更新的自然资源是使用过后就不能再生的，这就体现了自然资源的稀缺性。地球上可更新的资源总量是有限的，而人类对资源的需求往往是无限的，这也体现了自然资源的稀缺性。

此外，自然资源在空间分布上的不均衡，以及资源利用上的竞争，使得自然资源稀缺性的表现就更为明显、现实。当自然资源的总需求超过总供给时，所造成的稀缺称为绝对稀缺，以上所论即为绝对稀缺。当自然资源的总供给尚能满足总需求，但由于分布不均而造成的局部稀缺称相对稀缺。无论是绝对稀缺还是相对稀缺，都会造成自然资源价格的急剧上升和供应的稀缺，这就是所谓的资源危机。

（二）整体性

各种自然资源相互联系、相互制约，构成一个整体系统。因此人类不可能在改变一种自然资源的某种成分时，能够保持周围环境的不变。各地区之间的自然资源是相互影响的，例如黄土高原土地资源的过度开垦，导致了水土流失、土地肥力下降，也是造成黄河下游洪涝、风沙、盐碱等灾害的重要原因。

各种自然资源要素是相互影响的，这在可更新资源方面特别明显。例如采伐森林资源，不仅直接改变了林木和植被的状况，同时必然引起土壤和径流的变化，也破坏了林下药用植物生存的环境，对小气候也会产生一定的影响。而全球森林（尤其是热带雨林）的减少，已被认为是整个全球环境变化的一个重要原因。不可更新资源的存在也总是和周围的条件有关，在将其作为资源开发时，必然会影响周围的环境。例如矿山开采，不仅直接造成土地和植被破坏，其冶炼过程中排出废物和消耗能源，也不可避免地给环境和其他资源带来影响。

（三）地域性

自然资源的形成具有一定的地域分布规律，其空间分布是不均衡的，某种自然资源一般相对集中于某些区域之中。在一定区域里，某种自然资源的密度大、数量多、质量好，易于开发利用。相反，另一些区域内则分布密度小、数量少、质量差。同时自然资源开发利用的社会经济条件和技术工艺条件也具有地域差异，自然资源的地域性就是所有这些条件综合作用的结果。自然资源的地域性使得它的稀缺性有了更丰富的表现，并由此派生出"竞争性"特征。

（四）多样性

一般来说，自然资源都具有多种功能和用途。例如，甘草资源，既可作为制药原料，也可作化工原料，还可作为饲料。又如，一条河流，可用作水力发电，可作为农、林灌溉，还可作为航运线，又可把它当作风景资源。森林资源既可提供木材和林副产品，还具有保护、调节生态环境的功能，又是人们休息、娱乐的好去处。不是所有多样性都具有同等重要的地位，都能充分表现出来的。因此，人类在开发利用自然资源时，必须遵循自然资源规律，坚持生态效益、经济效益和社会效益统一的原则，充分利用自然资源的多样性。

（五）变动性

人类对自然资源利用的广度和深度随着历史进程发展而不断变化。不可更新资源随时间进展而不断被消耗，但又随地质勘探的进展不断被发现。可更新资源随着环境条件、开发利用程度以及资源更新能力等也在不断变化。

自然资源和人类社会构成"人类－资源生态系统"，在这个不断地运动和变化的系统中，人类已成为十分活跃、十分重要的动因。这种变化，可表现为正负两个方面，正的方面表现为资源的改良增值，人与资源关系的良性循环，负的方面表现为资源退化耗竭。而有些变动是一时难以判断正负的，可能近期带来效益，远期却造成灾难。

（六）社会性

当今地球上的自然资源或多或少都有人类劳动的印记，深埋在地下的矿物资源，边远地区的原始森林，表面上似乎没有人类的附加劳动，然而人类为了发现这些矿藏，为了保护这些森林，也付出了大量的劳动。人类对自然资源的附加劳动已经合并到自然资源中了，与自然资源浑然一体了。自然资源上附加的人类劳动是人类世世代代利用自然、改造自然的结晶，是自然资源中的社会因素。

二、自然资源的分类

目前尚无对自然资源统一的分类系统，可从不同角度、依据多种目的来分类。如根据自然资源的形成条件、分布规律，以及利用价值，可分为矿产资源、气候资源、水利资源、土地资源、生物资源等五大类，各类还可进一步细分。也可依据用途，将自然资源分为工业资源、农业资源、服务业资源等，还可以依据资源的可替代性，分为可替代自然资源和不可替代自然资源，前者如作为人类衣食用途的不同种类的植物和动物，后者如专门生产某种特殊产品的自然资源。

依据自然资源的更新特性，可将其分为可更新资源（renewable resources）（指在正常情况下可通过自然过程再生的资源）和不可更新资源（non-renewable resources）（指地壳中有固定储量的可得资源，由于它们不能在人类历史尺度上由自然过程再生，或由于它们再生的速度远远慢于被开采利用的速度）两大类。生物资源属于可更新的，矿产资源属于不可更新的。"可更新"与"不可更新"是相对而言的。土地可年复一年地耕种，从这个意义上说是可更新资源。但若利用不当，导致水土流失或严重污染，在一定时期内也就不可更新了。若从地质历史尺度来看，水土流失后的土地亦可再经成土过程得到恢复，从这个意义上看又是可更新的。矿产资源在人类历史尺度内是不可更新的，但在地质历史尺度内又是可更新的了。生物基因资源本身是可更新的，但若物种灭绝，也就谈不上可更新了。

三、自然资源的开发利用

人口、环境、经济、社会的发展都离不开资源，一切发展都可以看作是资源的物质变换。煤炭、石油等资源消耗，人类取得热能、电能等另一种资源，同时放出大量二氧化碳，绿色植物的光合作用，又将二氧化碳和水合成有机物，成为新的资源。人类开采金属和非金属矿产，经过冶炼和制造，使其成为有用的生产资料和生活资料，实际上是在对这些资源进行有目的的物质变换。

（一）狩猎－采集社会的自然资源开发利用

狩猎－采集社会时期，大多数狩猎者和采集者都采用小群聚居的方式生活，靠狩猎和采集食物维持生存。他们随着季节变动或被捕动物的迁移而搬迁，以便取得充足的食物并使所费劳动最少。此时期的利用特点是，直接利用自然资源，利用程度很低，利用方式简单，对环境造成的影响是很小的。

（二）农业社会的自然资源开发利用

农业社会最初的利用方式是野生动植物的驯化。大约 10000 年前，人类开始了对野生动植物的驯化，他们将捕捉到的动物喂起来，驯服它们，将野生食用植物栽种在离家较近的地方。栽种食用植物时，人们用刀耕火种的方式清除小片森林。大约 7000 年前人类就可以用兽力和金属犁翻耕土地，种植食用植物。后来，在一些干旱地区，人类学会了挖掘水渠，把附近的水引入农田灌溉庄稼。

农业社会时期，人类对自然资源的利用程度大大增加，利用方式也发生了根本性变化，为满足人类的需要，开始了对地球表层的控制和改造。与早期的狩猎－采集社会相比，以农业为基础的社会对环境的影响要大得多。人口日益增加，需要更多的食物，需要更多的木材作燃料和建筑材料。为满足这些需要，大片森林被砍伐，大片草原被开垦，许多野生动植物的生境被破坏而退化，导致某些物种的灭绝。已开垦地区经营不善，常常使土壤侵蚀大大加速，牧区出现过度放牧，使曾为肥美草原的地方变成沙漠。人类对待自然态度的这种变化产生了今天资源与环境问题的开端。

（三）工业社会的自然资源开发利用

17 世纪中叶开始的工业革命，使小规模的手工生产被大规模的机器生产所取代。这一改变，在几十年内就使欧洲和北美以农业为基础的城市社会转变为更加城市化的早期工业社会。工业社会发展使流入城市的矿物原料、燃料、木材、食品等物质大大增加，使得提供这些资源的非城市地区环境退化、资源耗损，而城市地区则被这些资源利用后的排泄物——烟尘、垃圾和其他废物所污染。

发达工业社会在给人类带来巨大福利的同时，使资源问题和环境问题更趋尖锐，并且产生了一些新的问题，其后果已威胁到人类自身的生存和发展。工业化使人类与自然对抗的能力显著提高，人们越来越多脱离自然、脱离土地，于是人类逐渐形成了盲目征服自然的错误意识。只要不改变这种世界观，人类就会滥用地球资源系统，资源和环境问题还会进一步恶化。

四、资源危机与可持续发展

（一）资源危机及其产生的原因

1. 资源危机

自然资源在数量上的有限，难以满足人类不断增长的需要，就会造成自然资源价格的急剧上升和供应的稀缺，这就是资源危机（resources crisis）。但资源危机的问题不仅仅是数量有限造成的，更多的是由不合理利用，科学技术的欠缺，社会经济结构的不合理造成的。资源危机有的表现为全球性，有的表现为地区性。

某些用量较大的矿产资源，其探明储量增加速度一般低于消费量增加的速度。随着矿产消费量的急剧增长，在技术上和经济上可供开采的矿产资源越来越少，某些矿种会发生短缺甚至枯竭。据预测，全球石油贮量大约还可以维持70年，煤炭大约可以维持150年。20世纪以来，由于人口急剧增长，以及非农业用地不断增加，世界耕地面积已趋于零增长甚至负增长。再加上破坏植被造成的水土流失、土地沙化等使原有耕地退化，全世界每年损失耕地达几百万公顷，世界人均耕地面积呈逐年下降之势。更为严重的是，全球生物圈的生态环境正日益恶化。大多数发展中国家的工业化进程基本都是以牺牲资源和环境为代价，其结果无疑会加剧资源的枯竭和环境的恶化，最终制约经济与社会的发展。

2. 资源危机产生的原因

自然环境的变化，可以使人和生物生存的环境受到威胁甚至破坏，从而引发资源危机。例如，旱、涝、虫、火等自然灾害也能造成严重的自然资源危机。对这种资源问题的避免，只能是人类在利用这些资源的过程中，尊重自然变化规律，作出适当的调整，以减少损失。

人类不合理地利用和管理自然资源也会造成资源危机。传统上常被认为是丰富的、免费的、可更新的自然资源，在利用上就不加节制，超过了这类资源在容量和数量上的限制，从而造成资源基础——生态系统功能上的整体退化，削弱了自然资源的更新能力，使其不能持续地被人利用。这类资源的更新并非是纯自然的过程，人类可以决定其利用程度，如果利用率和更新率两者之间不能达到平衡，则"危机"不可避免。

人口的过度增长也是造成资源稀缺的原因之一。按照联合国有关部门的预测，1990～2025 年间，世界人口将增加 32 亿，其中 30 亿将发生在非洲、亚洲和拉丁美洲的发展中国家。这无疑将会加剧已经面临的资源紧缺压力。我国虽然是资源大国，但由于人口太多，资源显得非常稀缺，各类资源的人均占有量均低于世界平均水平。我国人均值与世界平均水平的比值，矿产是 1:2，土地面积是 1:3，森林资源是 1:6，草地资源是 1:3，水资源是 1:4。随着人口的不断增加，我国人均耕地面积还会不断减少。据专家们估算，我国土地资源的最大承载能力是 15 亿~16 亿人口，若按目前的人口增长率，2015 年就会突破这一极限。

（二）可持续发展的概念和内涵

由于世界人口的急剧膨胀，人口与经济发展、人口与资源环境的矛盾相当突出，人类对资源的需求越来越大，资源的耗竭越来越严重。为解决这些不良后果，适应世界发展的需要，1980 年由国际自然与自然保护联盟等国际组织共同起草的世界自然资源保护大纲，改变了过去把保护与发展对立起来和就保护而论保护的做法，提出要把保护与发展很好地结合起来。认为在发展经济满足人类的需要和改善人类生活质量的同时，要合理利用生物圈，使之既满足当代人最大持久的利益，又要保持其潜力以满足后代的需要。这一思想为可持续发展概念的形成奠定了基础。

可持续发展（sustainable development）内涵的基本点包含以下三个方面：一是发展的目标是满足人类需要；二是强调人类的行为要受到自然界的制约；三是强调人类与其他生物种群之间、不同国家和不同地区之间的公平。在上述思想的指导下，可持续发展可以分为多个层面，即经济可持续发展、社会可持续发展、资源可持续利用、全球可持续发展。

资源与环境是人类生存与发展的基础和条件，离开了资源与环境就无从谈起人类的生存与发展。资源的永续利用和生态系统可持续性的保持，是人类持续发展的首要条件。可持续性（sustainability）是指生态系统受到某种干扰时能保持其生产率的能力。可持续发展，要求人们根据可持续性的原则来调整自己的生活方式，在生态可能的范围内确定自己的消耗标准。

全方位可持续发展，主要是指人口、资源、环境、经济、社会等方面的可持续发展。1994 年联合国国际人口与发展会议通过的《行动纲领》指出，"可持续发展问题的中心是人",突出了人在可持续发展过程中的地位和作用,强调可持续发展要确保当今和后世所有人公平享受福利的手段,充分认识和妥善处理人口、资源、环境和发展之间的关系,并使它们协调一致达到互动平衡。人口与资源的可持续发展是全部可持续发展的条件,是制约可持续发展的因素。

第二节 中药资源的特征

一、中药资源的范畴

中药资源是中医药事业发展的重要物质基础,是自然资源的有机组成部分。中药资源是大自然和中国传统文化所赋予我们的珍贵宝藏,也是中华民族五千年传统文化的积淀,是中医药宝库中的瑰宝。不同地区或区域内的中药资源各有不同,一定地区或范围内分布的各种药用植物、药用动物、药用矿物及其蕴藏量的总和,称为该地区或范围内的中药资源。

中药资源包括自然资源和非自然资源两部分。野生的药用动植物资源属于再生性的自然资源,约占自然资源的99%。药用矿物属于非再生性的自然资源,约占自然资源的1%。非自然资源包括人工栽培的药用植物资源,人工养殖的药用动物资源,以及通过组织培养、细胞发酵、转基因等现代生物技术生产的中药原料和产品。

广义的中药资源由中药物料、民间验方、民间药物料和民族药物料等部分组成。中药资源根据使用状况可以分为三类:中药使用的中药资源,民族药使用的中药资源,民间药使用的中药资源。其中中药约占10%,民族药和民间药约占90%。

(一) 中药

中药(Chinese Materia Medica)是指记载于药典、地方标准等典籍中,传统中医药理论体系不仅阐述其药理药效,并且指导其临床用药,有独特的加工炮制方法和使用形式,在全国范围内使用的天然药物和人工加工产品。

广义的中药包括中药材、饮片和中成药。中药材是中药饮片和中成药的原料。中药的来源有单来源者,如人参,来源于五加科植物人参 *Panax ginseng* C. A. Mey.;有多来源者,如黄芪,来源于豆科植物膜荚黄芪 *Astragalus membranceus*(Fisch.)Bunge. 和内蒙黄芪 *A. membranceus*(Fisch.)Bunge var. *mongholicus*(Bunge.)Hsiao;还有数味中药来源于同一种植物的情况,如桑叶(叶片）、桑枝（嫩枝）、桑白皮（根皮）、桑椹（聚花果）都来源于桑科植物桑 *Morus alba L.* 。为了避免和生物学上的物种概念混淆，在中药的统计上改"种"为"味"。目前我国中药材市场上流通的中药材品种约有 1200 味，其中 600 味为常用中药材，200 味为少常用药材，其余为稀用或不常用药材。植物类药材约 900 味，其中根及根茎类 250 味、全草类 180 味、叶类 60 味、花类 70 味、果实种子类 230 味、藤本类 50 味、藻菌类 20 味、加工品 30 味。动物药约 200 味，其中无脊椎动物 40 味、昆虫类 40 味、两栖和爬行类 60 味、兽类 60 味。矿物药约 80 味。大城市的经营规模一般为 800 味左右，中小城市约 400 味。

（二）民族药

全国有 55 个少数民族，各民族独特的地理环境及文化背景，形成了丰富而深厚的民族传统医药沉淀，是我国传统医药体系的重要组成部分。各少数民族使用的天然药物及其加工品，被称为民族药（ethnic drug）。其中以藏药、蒙药、维药、傣药、壮药、苗药等为其代表。

1．藏药

藏医药学历史悠久，受中医药、印度医药和波斯医药的影响，通过长期的实践形成了独特的医药体系。目前藏药有 3000 多种，其中植物药约 2685 种，动物药约 159 种，矿物药约 80 种；大部分药分布在海拔 3800m 以上，约 30% 的种主产或特产于青藏高原，药物有明显的民族特色，约 1/3 的药物只限于藏族医生使用。写于公元 720 年的《月王药诊》收载藏药 780 种；公元 1840 年所著的《晶珠本草》收载藏药 2294 种，被誉为藏族的《本草纲目》；《藏药标准》收载藏药 227 种。

2．蒙药

蒙医药受中医药、藏医药和印度医药的影响较大，形成了自己独特的医药体系。18 世纪所著的《识药晶鉴》收载蒙药 300 种，《药物识别》收载蒙药 678 种，19 世纪所著的《本草图鉴》收载蒙药 879 种。《蒙药标准》收载药材和成药 522 种。我国现有蒙药 2230 种，在内蒙古自治区、东北和西北的蒙古族集聚地使用，其中约有 260 种本民族专用的特色药物。

3．维药

维药历史悠久，受中医药的影响，同时吸取阿拉伯医药、古希腊医药等民族医药精华，形成了自己独特的医药体系。维药主要使用芳香类和性烈药物。目前的调查表明，维药有 600 余种，常用维药中属于民族专用的有 30 多种，主要在新疆维吾尔自治区的维吾尔族中使用。

4. 傣药

傣药历史悠久，早在2500年前的《贝叶经》中就有记载。傣药受到佛教的影响，又吸收了其他民族医药的长处，形成了自己独特的医药体系。傣药有1200种，《西双版纳傣药志》收载520种。傣族世居西双版纳，热带雨林的特殊自然环境，赋予傣药植物药鲜明的地方特色。动物药不仅种类多，而且用药部位独具特色，如药用狗血、野孔雀毛、熊毛、蜘蛛壳等。

（三）民间药

民间药（folk drug）是指在局部地区的草药医生或民间用来防治疾病的天然药物和加工品，通常根据经验用药，无医药理论指导，也无统一的加工炮制工艺。民间药是中药资源应用的初级阶段，也是用量最大的一类中药资源，是商品中药材生产的源泉。在研究清楚其理论基础后，常归入中药或民族药的范畴，例如，草珊瑚，现已归入中药。

二、中药资源的组成

根据20世纪80年代全国中药资源调查统计，我国的中药资源约有12772种。根据其物质资源种类可以分为三类，即植物类、动物类和矿物类，人们习惯称其为植物药、动物药、矿物药。

（一）药用植物

中国药用植物的种类非常丰富，据统计，有385科2312属11118种，在中药资源中占高达87%的比例。药用植物（medicinal plant）不仅包括藻类、菌类、地衣这些低等植物，还包括高等植物中的苔藓植物、蕨类植物、裸子植物和被子植物。各类植物的药用种类统计结果见表1－1。

表1－1　　　　　　　　　　　　我国药用植物种类统计

植物类别	种类	备注
藻类植物	42科54属114种	多数分布于海水、淡水，少数分布于潮湿土壤、岩石或树皮。其中绿藻门、红藻门、褐藻门三门占藻类植物的87.7%
菌类植物	41科110属298种	主要集中在担子菌纲和子囊菌纲
地衣植物	9科15属55种	大多数是喜光植物，要求空气清洁新鲜

续表

植物类别	种类	备注
苔藓植物	21 科 33 属 43 种	分布于阴湿环境
蕨类植物	49 科 117 属 455 种	分布于阴湿环境，长江以南种类较多，云南种类最多
裸子植物	10 科 27 属 126 种	以松科植物较多，全国各地有分布
被子植物	213 科 1957 属 10027 种	种类最多，占 90.2%，常用种类较多的有 54 科

（二）药用动物

我国药用动物（medicinal animal）有 414 科 879 属 1574 种，占中药资源总种数的 12.3%。各类动物的药用种类统计结果见表 1 - 2。

表 1 - 2　　　　　　　　我国药用动物种类统计

动物类别	门、类	数量	备注
无脊椎动物 199 科 362 属 606 种 （占 38.5%）	腔肠动物门	20 种	海洋动物，分布于沿海各省
	环节动物门	30 种	海水、淡水、陆生均有分布
	棘皮动物门	38 种	海洋动物，分布于沿海各省
	软体动物门	52 科 98 属 197 种	海水、淡水、陆生均有分布
	节肢动物门	107 科 188 属 310 种	海水、淡水、陆生均有分布
脊椎动物 215 科 517 属 968 种 （占 61.5%）	鱼类	104 科 232 属 408 种	海洋鱼类 262 种，淡水鱼类 146 种
	两栖类	17 科 14 属 38 种	
	爬行类	17 科 45 属 117 种	蛇类 5 科 64 种，龟鳖类 6 科 18 种，蜥蜴类 5 科 34 种
	鸟类	40 科 105 属 196 种	
	哺乳类	45 科 121 属 209 种	

（三）药用矿物

矿物药（mineral drug）包括金属与非金属单质、化合物以及化石类。《中国中药资源志要》采用阳离子分类法，收载了药用矿物 12 类，原矿物 80 种。各类矿物的药用种类统计结果见表 1 - 3。

表1-3	我国药用矿物种类统计										
药用矿物12类，原矿物80种											
类别	硅化合物	钙化合物	铁化合物	镁化合物	铜化合物	钠化合物	砷化合物	钾化合物	汞化合物	有色金属	化石	其他
数量	16种	13种	7种	7种	6种	6种	4种	2种	2种	7种	4种	6种

三、中药资源的自然属性

作为自然资源的有机组成部分，中药资源具有其自然属性。

（一）再生性

中药资源的主体是植物药和动物药，它们占中药资源的绝大部分，它们属于再生性的自然资源。药用矿物属于非再生性的自然资源，在中药资源中仅占很小的比例。由此可见，中药资源的主体是可再生资源，需要合理保护、开发和科学利用，以保障中药资源可持续利用。

（二）地域性

大自然为各种药用动植物提供了生长繁衍的环境，在不同的气候、地形地貌、土壤等条件下，分布着与之相适宜的生物种类。每种药用植物或动物仅在其适宜生长地区自然分布，不同地域范围药用动植物种类的组成各异。"道地药材"就是中药资源地域性的典型例证，是特定地区特有优质中药资源种类的代表。

（三）共存性

中药资源是自然资源的有机组成部分，药用生物通常是森林、草原、农田等生态系统中的组成成分，与其他多种生物种类相依相存，共同发展。保护好了森林、草原等生物资源，也就直接保护了中药资源。而中药资源的开发利用，也会对其他生物资源产生一定影响。

（四）多用性

有些药用动物或植物的不同器官或部位都可以入药，常有不同的药用功效，可以治疗不同的疾病。这是中药资源多用性的表现之一。另一方面，很多中药资源种类，不仅可以药用，还可以食用，也可以作为保健品和化工原料，或作为花卉，或用来绿化。中药资源的多用性为其多部位、多层次、多目标的综合开发利用，提供了依据。

（五）可解体性

药用动植物资源及其再生能力都是有限的，人类对自然资源的开发利用和自然灾害等因素对药用生物的再生能力都会产生不同程度的影响，当这种影响超出物种的承受能力时，将直接影响生物个体繁衍后代的能力，导致种群个体数量的减少，甚至物种的灭绝。这一现象被称为中药资源的解体性（降解性）。

四、中药资源的社会属性

药用动植物等中药资源可以防病治病，是人类健康的物质基础，是人类社会生活的一部分。中药资源的特殊功能赋予了中药资源一定的社会属性，集中体现在中药资源是一种特殊的商品，具有较高的经济价值。作为中药产业的生产资料，中药资源的质量必定关系到中成药、中药饮片的质量，从而影响中药产业的发展，影响到社会的经济活动等方面。随着中药现代化和国际化的发展，中药资源的这一社会属性将越显突出。

中药资源同时是生态系统的组成部分，人类社会也是这个生态系统的一部分。中药资源的保护、开发利用会影响生态环境，以长远的角度看，也将影响人类社会的生存和发展。

第三节　中药资源的形成和发展

中药资源是环境的产物，它产生于特定的环境，同时反过来又对环境产生影响。在中药资源物质组成中，受环境影响最大的是药用生物。药用生物资源的形成与发展是在特定环境条件下完成的，影响其生存和发展的因素有多种，可以分为自然环境、生物基础和人类活动等三类。

一、中药资源形成的自然环境

（一）药用生物与气候条件

药用生物的生存和生命活动与气候因素密切相关，气候和天气的变化，直接影响生物的生长、发育、繁殖和存活等。对生物生存影响较大的气候因素，主要有温度、光照、降水等。

1. 温度对药用生物生存的影响

温度对中药资源的影响，主要表现在温度对生物生理活动的影响。高温可使生物体内蛋白质凝固、酶系统和线粒体受到破坏，以及生物体内生化组成发生改变；低温可引起细胞脱水、渗透性改变、蛋白质沉淀、体液冻结、原生质受到破坏及其他不可逆转的变化。温度剧烈高低波动可使药用动植物体生理机能紊乱、脱水，甚至机械损伤。温度过高和过低都可导致细胞死亡，最终引起药用动植物体的死亡。一般来说，活的有机个体存活温度多在0℃~50℃之间，但也有相当数量生物存活温度超过0℃~50℃的界限。

就药用动植物个体来说，每个个体的生长、发育、存活都有一个起点温度。在最适生存温度内，提高温度才能对生物的生长、发育、繁殖有明显的作用。在正常的生物生存温度下，温度每变化一度对代谢过程、发育、生长都有很大作用。就一般陆生植物的光合作用速度而言，随着温度升高而增强，到25℃左右达峰值，如果温度继续升高，光合作用速率反而下降，这里均是以环境适合植物正常生长状态为条件。植物生长发育的极限温度差别很大，某些生长在寒带的植物种类，在0℃时，仍能进行光合作用，而在75℃的温泉中可以观察到某些藻类还能继续进行光合作用。但通常植物的生长发育温度为0℃~35℃，高等植物发育生长温度下限多在5℃~6℃。多数温带植物，光合作用最佳温度在10℃~35℃。昼夜变温对植物的生长、发育及药材质量均会产生影响，植物适应于昼夜温度的变化称为温周期。某些植物的果实蛋白质含量和昼夜温差关系密切。超过植物生存所能忍受的上下限极端温度均能使植物受害，这是因为超限的低温使植物酶系统紊乱，抗性降低，导致植物体内一系列的生理生化活动失调或受损甚至死亡。某些植物在冰点以下时发生原生质失水、蛋白质沉淀。而高温可打破植物光合作用和呼吸作用之间平衡。有些植物需要经过一段低温时间才能在来年春夏季发育、开花、结果，如菊花、桃、杏、李等。

药用动植物一般都有它生长发育的最佳温度和临界温度。对多数变温动物更是如此。如林蛙在气温低于10℃即进入冬眠状态，在20℃~30℃之间则非常活跃。许多药用动植物在冷的季节即冬眠，减少代谢率。有的药用动植物在干热的季节或夏季进入夏眠。如太子参 *Pseudostellaria heterophylla*（Miq.）Pax ex Paxet Hoffm. 在气温高于30℃时即枯萎进入夏眠。多数脊椎动物所能忍受的温度上限在41℃~44℃，海中无脊椎动物则忍受更低的上限温度，大约30℃，昆虫类忍受的上限温度，可达44℃~45℃。有的生物温度适应范围极广，例如生活在裸露岩石上的硬蜱，在山岩上白天忍受60℃高温，夜里在0℃时也安然度过；有的生物适应范围则极窄。

2. 光照对药用生物生存的影响

光是药用生物生长发育过程中极为重要的环境因子，对中药资源的形成和发展起着十分重要的作用。光照强度及周期对生物的形态特征、新陈代谢、生活周期、生长、发育、繁殖、地理分布、换毛等均有影响。

地球上绝大部分的生物能量直接或间接地来源于太阳。绿色植物以光合作用形式将太阳能转变成生物能，同时释放出氧气，用于呼吸作用维持生命，并以化学能形式在食物链中传递，使得各种生物资源得以生存和发展。因此，可以说，地球上除以化学能生存的某些菌类外，绝大部分生物没有光能就不能存在。然而光对原生质的直接照射可以引起死亡，许多生物光照过量或不足都将直接影响生物生存和发展。生物许多构造和行为的特点都和光有关系。光是许多生物，尤其是植物生长的限制因子。

光波长、光强度和光照时间对生物都具有重要意义。如紫外线能杀死空气中和物体表面微生物，红外线可以使体温升高、在一定范围内植物的光合作用随光照强度增加而提高。浮游生物在受过强的光线照射时，光合作用受到很大抑制，因此浮游植物产量高峰常是海水下层而非海水表面。植物光敏素对红光的反应控制了一些植物种子的萌发。如红光的照射，可使一些植物种子发芽，而远红外光却能控制莴苣种子的发芽。有的植物处在强光照下即萎蔫，有的则喜欢强光照。植物可分成喜光植物、中间型植物、阴生植物。

光照的长短对生物的生长发育具有重要的影响。有些植物日照必须大于某一时数（一般 12 ~ 14 小时以上），或者暗期必须短于一定时数才能开花，称这类植物为长日照植物。例如当归 *Angelica sinensis*（Oliv.）Diels、牛蒡、萝卜、紫菀、木槿及除虫菊 *Pyrethrum cinerariifolium* Trev. 等。有些植物日照长度只有短于一定时数（一般 12 ~ 14 小时以下），或者暗期必须超过一定时数才开花，称这类植物为短日照植物。例如紫苏、菊花、穿心莲 *Andrographis paniculata*（Brum. f.）Nees、苍耳、大麻及龙胆等。对光照长短没有严格要求，任何日照下都能开花，如曼陀罗 *Darura stramonium* L.、颠茄、红花 *Carthamus tinctorius* L.、地黄 *Rehmannia glutinosa* Libosch.、蒲公英 *Taraxacum mongolicum* Hand. -Mazz. 及千里光等。此外，还有一些植物，只能在一定的日照长度下开花，延长或缩短日照时数都抑制开花。如某些甘蔗品种，只有在日照 12.5 小时下才能开花。

（二）药用生物与水分条件

水是生物体的组成成分之一，在生物体生命活动中发挥着重要的作用。水是原生质的重要组成成分，参与了生物有机质的合成与分解过程；水是生物体内良好的溶剂，水可以维持细胞组织紧张度（膨压）和固有形态，使生物细胞进行正常的生长、发育、运动。所以，没有水就没有生物的生命。水分是中药资源形成和发展不可少的环境条件之一。

水生药用植物要求有一定的水层，陆生药用植物靠根系从土壤中吸收水分。当土壤处在适宜的含水量条件下，植物根系入土较深，构型合理，生长良好。在潮湿的土壤中，植物根系不发达，多分布于浅层土壤中，易倒伏，生长缓慢，容易导致根系呼吸受阻，滋生病害。在干旱条件下，植物根系将下扎，入土较深，直至土壤深层。

干旱和水分过多都会对植物产生危害。干旱影响原生质的胶体性质，降低原生质的水合程度，增大原生质透性，造成细胞内电解质和可溶性物质大量外渗，原生质结构遭受破坏。干旱可以改变各种生理过程，使植物气孔关闭，蒸腾减弱，气体交换和矿质营养的吸收与运输缓慢。干旱使植物生长发育受到抑制，水分亏缺影响细胞的分生、分化，并加速叶子衰老，植物叶面积缩小，茎和根系生长差，开花结实少。干旱造成细胞严重失水超过原生质所能忍受的限度时，会导致细胞的死亡，植株干枯。土壤水分过多，土壤空隙充满水分，氧气缺乏，植物根部正常呼吸受阻，影响水分和矿物质元素的吸收，同时，由于无氧呼吸而积累乙醇等有害物质，引起植物中毒。

环境的湿度对药用生物具有较大影响。湿度对生物的繁殖、生长发育、形态构造、行为和地理分布等或多或少都有影响。多数无脊椎动物和两栖类动物生活在潮湿地方和水中，并且主要在夜间活动。有的昆虫（如金龟子）当土表湿度较低时，即深入土层深处。不少沙漠动物，如软体动物、节肢动物等在夏季相对湿度剧烈下降，就采取夏眠方式来对付环境变化。有的昆虫在某一发育阶段干旱时，即发生滞育，当湿度适宜时才开始发育。生物对湿度适应范围差别甚大，有的可以忍受较大范围湿度变动，有的在小范围变动时就死亡或者产生对生命活动不利的严重后果。

药用植物长期对水分的适应形成了适应不同环境的类型。旱生植物：这类植物能在干旱的气候和土壤环境中维持正常的生长发育，具有高度的抗旱能力。如芦荟 *Aloe vera* L. var. *chinensis*（Haw.）Berg.、仙人掌、麻黄 *Ephedra sinica* Stapf、骆驼刺以及景天科植物等。湿生植物：生长在潮湿的环境中，蒸腾强度大，抗旱能力差，水分不足就会影响生长发育。如水菖蒲 *Acorus calamus* L.、石菖蒲 *Acorus tatarinowii* Schott、毛茛 *Ranunculus japonicus* Thunb.、半边莲 *Lobelia chinensis* Lour.、秋海棠及灯心草等植物。中生植物：此类植物对水的适应性介于旱生植物与湿生植物之间，绝大多数陆生的药用植物均属此类，其抗旱与抗涝能力都不强。水生植物：此类药用植物生活在水中，根系不发达，根的吸收能力很弱，输导组织简单，但通气组织发达。水生植物中又分挺水植物、浮水植物、沉水植物等。如泽泻、莲、芡实等属于挺水植物；浮萍、眼子菜 *Pota-mogeton distinbtus* A. Benn.、满江红 *Azolla imbricata*（Roxb.）Nakai 等属浮水植物；金鱼藻属沉水植物。

（三）药用生物与土壤条件

土壤是药用动植物营养的最终来源，影响着中药资源的形成和发展。在植物生长所需元素中，除碳、氢、氧部分由空气提供外，其余元素，如氮、磷、钾、钙、镁、硫、铁、氯、镁、锌、铜、钼、硼等均由土壤提供。一般来说，药用植物对氮、磷、钾的需要量较大。氮、磷、钾三种元素在药用植物生长发育过程中发挥着重要的作用。若缺乏氮，植物体中蛋白质、叶绿素和酶的合成受阻，从而导致植物生长发育缓慢甚至停滞，光合作用减弱，植物体内物质转化也将受到影响或停止，植株叶片变黄，生长瘦弱，开花早，结实少，产量低。氮素充足时，植物枝叶茂盛，叶色浓绿，光合作用旺盛，制造有机物质能力强，营养体生长健壮。而氮素过多，植物组织柔软，茎叶徒长，易倒伏，抵抗病虫害能力减弱，阻碍发育过程，延迟成熟期。磷不足，核蛋白的形成受阻，细胞分裂受到抑制，植物生长发育停滞。所以磷能加速细胞分裂和生殖器官的发育形成，土壤缺磷时，植株会落花落果，抗病、抗逆能力弱。钾能增强植物的光合作用，促进碳水化合物的形成、运转和贮藏，促进氮的吸收，加速蛋白质的合成，促进维管束的正常发育，抗倒伏，抗病虫害，促进块根块茎的发育，使果实种子肥大饱满，品质好。缺钾时，植株茎秆生长柔弱，易倒伏，抗病虫能力减弱，新生根量减少。

除了氮、磷、钾外，药用植物生长发育还需要一定量的微量元素。不同的药用植物所需微量元素的种类和数量是不一样的。微量元素往往能够有效地提高药材的质量和产量，但微量元素含量过高会产生毒害作用，这种毒害还会随食物链危害其他物种。

药用植物种类不同，吸收营养的种类、数量、相互间比例等也不同。从需肥量看，药用植物有需肥量大的（如地黄、薏苡、大黄、玄参 *Scrophularia ningpoensis* Hemsl.、枸杞等），有需肥量中等的（如曼陀罗、补骨脂、贝母、当归等），也有需肥量小的（如小茴香、柴胡 *Bupleurum chinensis* DC.、王不留行等），还有需肥量很小的（如马齿苋、地丁、高山红景天 *Rhodiola crentinii*（Hamet）H. Ohba、石斛、夏枯草 *Prunella vulgaris* L. 等）。从需要氮、磷、钾的量上看，有喜氮的药用植物（如芝麻、薄荷、紫苏、云木香、地黄、荆芥和藿香等），喜磷的药用植物（如薏苡、五味子 *Schisandra chinensis*（Turcz.）Baill.、枸杞、荞麦、补骨脂和望江南等），喜钾的药用植物（如人参、甘草、黄芪、黄连、麦冬、山药和芝麻等）。

（四）地理环境对中药资源的影响

地理位置对气候特征显然有极其重要的作用，如高纬度地区一般气候寒冷，低纬度地区一般气候炎热。即使是同一纬度，在不同海拔高度上其温湿度、降水等气候因素也有所不同。海洋性气候、大陆性气候、沙漠气候等均与地理位置有关。各种生物在一定的地理环境与气候中生存，说明生物自身适应于该环境，是千万年来自然选择和物种进化的结果，是生物对温度、湿度、日照、生物链和土壤基质适应的结果。如在同一纬度区域中，沿海的岩石可固着各种藻类、贝类，在浅水的淤泥区，可以生长多种海参、海胆等，鱼类则漫游于河流、湖泊、海洋中，在陆地上可以看到森林、农田、绿草。有的地方可以看到古木参天，有的地方则寸草不生，荒漠千里。处处都体现着地理环境与气候相辅相成，并由此形成不同类型的生物群落与种群。

由于地理、气候的不同才在世界各地形成丰富多彩的生物种类，各地区才有各自的特产。不少生物在特定地理环境条件下，才能茁壮成长。一些生物种群的分布范围明显地受地理分布、气候状况所限制。目前人们对一些生物对地理环境、气候条件适应的机理还不清楚。

二、中药资源形成的生物基础

地球的形成已有 47 亿年的历史，地球上生物存在也已有二三十亿年的历史，在这漫长的历史过程中，各种药用生物和物质随着地球的演变而逐渐形成。

（一）中药资源生物物种的形成

中药资源生物物种的形成是一个复杂而漫长的过程，同时受到生物进化和环境变迁等多方面因素的影响。中药资源物种形成的模式因研究方向和研究目的不同，有着不同的分类方法。下面介绍一种较为公认的观点。

异地物种形成（也称为地理物种形成），系指两个不连续地域中的物种形成独立生物种群。其物种形成可分为四个过程，首先是种群隔离，由于种种原因在一定区域内的生物种群可能分为两个或多个隔离的种群。自然环境的变化导致物种分布范围缩小，是形成种群隔离的重要原因，结果使原来呈现均一连续分布的种群可能收缩为若干孤立的种群。其次是种群分化，分化过程意味着彼此隔离的种群向着不同方向演化，从而产生形态或生理方面的差异，分化通常发生于隔离之后。再次是分布范围合并，由于种群分布范围扩展、种群迁移等使不同物种分布区域重叠加大，从而提高了杂交形成新物种的概率。最后是竞争排斥，其作用结果一方面导致物种因竞争而被取代，另一方面则导致性状代替。

同域物种形成，系指两个种群在地域上并不隔离，但由于生态、寄主、繁殖时期或杂交等因素的变动，而使种群得到独立。例如，生物染色体重排则直接导致物种繁殖隔离，使同域物种形成。物种生境分化和时间分化也可以导致同域物种形成。

在药用生物体内具有特定的活性物质基础，其形成和积累过程受基因和环境共同作用。其调控基因的自然分化和形成，是一个长期的过程，这不仅直接与物种的遗传特性有密切的关系，而且与生物所处的生态环境有直接的关系。高度亲缘的物种之间常常具有许多共同的基因，而亲缘关系越远，则基因之间的差异就越大。同时，生态环境的相同或近似则能有效地维护生物基因的相对一致性。生态环境的多样性必然诱发生物基因的多样性。

（二）环境对药用生物的影响

环境对中药资源的影响是动态的，其作用至关重要。环境是由许多因子相互作用而形成的，是由物质、非物质和各种生物组成的系统。任何药用动、植物对环境因子的忍受都有一阈值，超过这一阈值的上限或低于这一阈值下限都将导致该药用动、植物消亡。药用动、植物在允许的环境因子阈值内的反应一般是有选择的独立反应。这种反应依赖于药用生物体内的机能状况，它是在自身的调节机制作用下进行的，不同于非生物被动、直接反应。

药用生物的进化既有其自身作用的原因，也有环境因素作用的影响。药用生物的遗传和变异决定了其自身进化的类型，但它必须与环境相适应，否则变异结果是死亡。生物的复杂性、多样性恰恰是对应于环境的复杂性和多样性。从原始生命到现在众多的化石和物种说明了生物随环境变化而变化，从单一性到多样性，从简单到复杂，从低等到高等，有的物种被淘汰，有的物种被保留，从而又影响了环境。

药用生物活动中的同化作用、异化作用受制于环境，其生殖、遗传、变异的变化均依赖于环境。药用生物体既产生于环境，同时又是环境的一部分，它与环境诸因素保持着一定平衡（即生态平衡），这是一种处于不断运动状态的动态平衡。环境的构成和状态的变动都将影响到药用动、植物体的生理活动，并关系着他们的生死存亡，药用生物靠机体内调节或变异来适应环境变化。环境发生变化将导致或是药用动、植物的物质循环；或是药用动、植物的能量循环；或是药用动、植物机体的适应性；或是药用动、植物生物链的变动，从而使药用动、植物动态发生变动。一般来说，环境变动对药用生物的作用总是先从分子水平影响，先细胞后个体，最后是种群甚至群落水平。但也有直接先从个体水平开始的，也有从几种水平混合表现出受环境变动影响的。

（三）药用生物之间的相互关系

药用植物会受到其生活空间中其他生物的影响，主要是动物的影响。许多动物不但采食还有搬运储存食物的习性，部分种子和果实便沿着其活动路线散落，或未消化随粪便而排泄的种子被带到其他地方。某些带刺毛或黏液的果实，或能黏附于动物体表的种子，可随动物频繁的活动而易地传播。还有昆虫类如蜂、蝶的传粉等，都表明动物对植物的生长繁殖有直接的影响。

动物对药用植物的间接影响表现为改变土壤环境以及植被的发育和更新。土壤中大量无脊椎动物幼虫（如昆虫、甲虫和蠕虫）的活动能够疏松土壤，动物的排泄物能增加土壤养分。啮齿动物多以草本植物的果实、种子为食，常掘土为穴，且繁殖率极高，对草原植被的破坏常构成规律性的灾害。草原畜群和森林动物的食性常具选择性，常把优良牧草、幼嫩枝叶，甚至幼苗、树皮作为其首选食物，结果是草原质量退化，森林群落的成分和结构发生改变。如动物数量过多，植被的发育和更新都将受到严重破坏。

药用植物与其他植物之间也存在着直接或间接的作用。植物之间的寄生、共生和附生现象是典型的直接影响。寄生植物，如菟丝子 *Cuscuta chinensis* Lam.、肉苁蓉 *Cistanche deserticola* Y. C. Ma 等。半寄生植物，如桑寄生、槲寄生等。豆科植物与根瘤菌、固氮菌的共生等。附生植物，如热带森林常见的多种蕨类和兰科植物。此外，藤本植物的缠绕、攀缘对其他植物也构成直接的机械影响。

药用生物与其他生物间的相互关系，不仅表现在对阳光、空气、水分、养分的竞争或互补上，而且表现在通过地上和根系分泌物所产生的互斥或互利的影响上。人们把植物之间通过生物化学物质所产生的相互影响，称为化感作用。一种植物向周围环境分泌出具有一定化学成分的物质，不可避免地将被附近生长的另一种植物所吸收、同化并产生一定的作用。一种植物的分泌物除了直接对另一种植物发生作用外，还可能通过抑制或刺激某些细菌、昆虫对另一种植物进行间接影响。

三、中药资源的质量及影响因素

（一）中药资源的药效物质基础

药用生物资源中所含化学成分十分复杂，每种中药材所含成分少则几十种，多则上百种。这些成分都是在特定的气候、土壤等生态环境条件下，药用生物形成的代谢产物。我国幅员广大，生态环境多样，形成了具有不同遗传特征的药用生物类群。

中药药效的物质基础是具有生物活性的一系列化学成分。目前已明确的中药化学成分有：糖类，包括单糖、低聚糖和多糖；蛋白质、氨基酸、多肽和酶；甾类化合物，包括甾体皂苷、强心苷、植物甾醇、脱皮素类、胆汁酸等；生物碱；苷类；挥发油；萜类；木脂素；香豆素；有机酸；鞣质和脂类等成分。

中药资源药效物质的形成过程十分复杂，按照其代谢产物的产生过程，可以分为一次代谢产物（primary metabolic products）和二次代谢产物（secondary metabolic products）。一级代谢产物是生物生命代谢过程中最基本的物质，如常见的碳水化合物、蛋白质、油脂等，二次代谢产物是一次代谢产物进一步代谢产生的，如生物碱、黄酮、皂苷等。一次代谢产物为生物所共有，二次代谢产物则因生物的科、属、种而异。二次代谢产物往往具有多种特殊的生物活性，是中药资源的药效物质基础。一种中药资源往往含有十分复杂的化学成分，如山楂中已知成分已达 70 余种，这些成分的含量高低不等，有的可达 10% 左右，有的只有万分之几。它们的生物合成途径极为复杂，且绝大多数仍不明了。例如，黄酮类化合物的生物合成途径是由下面两种生物合过程复合而成。一个是从莽草酸（shikimic acid）经过预苯酸（prephenic acid）、苯基丙酮酸到苯丙胺酸和桂皮酸（cinnanic acid），经辅酶 A 活化，以后形成黄酮的 B 环；另一个是由醋酸、丙酮酸到丙二酸，经辅酶 A 活化。3 分子丙二酸辅酶 A 与桂皮酸辅酶 A 结合即形成查耳酮，并由此衍生出其他各型黄酮类化合物。

（二）影响中药资源质量形成的因素

1. 生物遗传因素的影响

药用生物遗传基因的差异是导致中药资源质量不同的根本原因。来源于不同种的植物，其药材资源质量常存在较大差异。如大黄，从《中华人民共和国药典》收载可来源于掌叶大黄 *Rheum palmatum* L.、唐古特大黄 *R. tanguticum* Maxim. ex Balf.、药用大黄 *R. officinale* Baill.。近年来通过分析比较发现，不同来源的种类，在质地、化学成分及其含量以及药材产量等方面均存在一定差异，药材品质也有较大差别。这些差异主要来源于生物自身的遗传基因。

有的药材虽然来源于同一种植物，但在栽培过程中已形成不同的栽培品种、品系或类型，已经形成了不同的遗传基础，如枸杞、地黄、薄荷等。目前，同种药用植物的多个品种、品系或类型，通常在不同地区同时生产，这是产生同种药材品质高低之别的重要因素。如享有盛名的宁夏枸杞，有大麻叶、宁杞 1 号等多个栽培品系或品种，在许多地区都在同时栽培。类似情况在红花、当归、地黄、菊花等药材中也同样存在。

2.生态因素的影响

药材品质除与药用植物的遗传性状有关外，还受生态环境条件的影响。药材的药效成分是植物新陈代谢的产物，是植物体内各种生理活动协调进行的结果。因此，凡能影响药用生物这些生理活动的外界条件均能影响药材的品质。如在植物的生长期间，高温高湿的环境，可促进有机体无氮物质的合成；而干燥和高温条件，则可促进氨基酸、生物碱及蛋白质的合成。例如世界广布种青蒿，只有分布于我国西南地区者才含有较高含量的青蒿素。当归挥发油含量随生长环境不同而异，据测定武都约为0.65%、丽江约为0.5%、四川约为0.25%。对植物化学成分具有重要影响的环境因素主要有：地理纬度、海拔高度、光照与温度、矿质营养、土壤结构特点及环境污染情况等。

3.社会环境因素

人类的活动对环境的污染，滥用农药造成农药残留超限以及重金属超标，这些都是影响中药材质量形成的重要因素。科学技术的发展，使人类能够培育出优良的药用物种，开发出高效的栽培管理技术。例如，用银杏愈伤组织在不同光照强度下进行悬浮培养，在光强低于200lx时，培养物中含有黄酮细胞的增长随光强的加大而增强；在光强高于200lx时，细胞的增长随光强的加大呈现下降的趋势；培养物中黄酮的含量却一直随光强的增加而增加，这说明光照与黄酮的合成和积累密切相关。人们可以通过田间施肥来提高银杏叶中黄酮的含量，黄酮含量与施用氮、镁含量正正相关。

四、中药资源的可持续发展

中药资源的可持续发展受多种因素的制约，既有来自自然环境的影响又受社会环境的制约。中药资源的可持续利用可受到政治和经济体制、政策、法律、经济和科学技术水平以及文化和道德等方面的影响。中药资源的保护、开发利用以及人工资源的培育是影响其可持续发展的重要方面。社会环境对自然资源的可持续利用具有决定性作用。

（一）开发中药资源满足人类需求

中药资源是人类防止疾病的物资条件，在一定历史条件和医疗水平下，中药的社会需求量随人口增加而增长。人口的快速增长是导致目前野生中药资源过度利用的重要原因之一。随着生活水平的提高，人类的医疗保健意识也在不断增强，人均医药需求量也会在一定水平范围内增长，人类对中药资源的需求量也在迅速增长。人类不仅将中药资源作为疾病治疗的物资，还以此为原料开发出一系列保健食品和饮料，例如用人参、鹿茸、灵芝、枸杞等名贵中药材生产的系列保健食品，以及苁蓉酒、杏仁露、酸枣汁和甘草茶等饮品。近几年来，一些发达国家的保健品约以每年 10% 左右的速度增长。1999 年全球保健食品的销售额约 316.6 亿美元，日本近两年的保健食品销售额达 15000 亿日元，2001 年我国保健品市场销售额约 500 亿人民币。保健食品和饮片的消费群体不仅仅是患病的人群，而且亚健康和健康的人群也有消费。因此，以某种中药资源为原料的保健品在一定时期内往往会形成消费高潮，从而带动某种资源的大量开发。

随着国际贸易的发展，我国的中药资源不仅供国内医药保健事业需要，而且还大量出口国外，进口的国家和地区遍布世界各大洲，特别是日本、韩国等中药材资源缺乏的国家或地区。据有关部门统计，1995 年我国中药材出口量为 22891 万公斤，2000 年为 24205 万公斤。2000 年我国甘草出口量为 600 多万公斤，甘草汁液及浸膏近 400 万公斤。2001 年麻黄碱及其盐的出口为 2 万多公斤。我国东北地区生产的人参，已经出口到韩国、日本、瑞士、美国、英国、法国等 20 多个国家和地区，近几年来每年的出口量达 50 万公斤以上。2001 年 1～6 月份我国医药保健品出口总额高达 23.19 亿美元。

（二）保护中药资源维持可持续发展

中药资源绝大部分属于以动植物为主的生物资源，生物资源具有可再生性和可解体性，实施科学的利用与保护措施就可保护资源的可持续利用，否则将会导致资源的枯竭甚至灭绝。

由于人类对野生动植物资源的保护及其再生规律认识不足，受短期经济利益的驱使，滥采乱挖现象时常发生，致使某些动植物遭到严重的过度利用，导致自然资源的蕴藏量急剧减少和生物种群的毁灭性破坏，甚至导致某些种类的濒临灭绝或在一定区域种群的消失。受经济杠杆拨动作用的影响，很多珍稀药用物种资源则形成了越采越少，越少越贵，越贵越采的恶性循环。例如，早在唐朝以前，山西上党地区的人参野生资源就得到了开发利用，至清代人参的产地逐步迁移到东北的辽宁等地区。目前野生人参已经被列为国家二级保护植物，仅能在长白山等深山老林中偶见。

随着土地资源的开发，大批药用植物生长的土地或药用动物生存的栖息地遭到破坏，直接威胁到野生种群的生存和发展。其中土地开发对中药资源的破坏最为严重。历史上，无论是放火烧山还是砍树开田，都不同程度地导致了药用植物资源的减少，并使药用动物的生存空间缩小。随着人口数量的暴涨，20 世纪后半叶我国大规模的开荒造田使大面积原生动植物群落遭到严重破坏或彻底瓦解，区域性生态系统失去平衡，生态环境遭到严重破坏，许多珍贵的药用动植物在其繁衍了千百万年的生存之地消失。甘草是三北地区广泛分布的一种大宗中药材，不仅可以和多种草原植物共生形成多种草原植物群落，在荒漠地区的湿润生境地带常形成单优种群的植物群落。吉林和辽宁西部，河北、山西和陕西北部，甘肃东北部和内蒙古东南部地区，在过去几十年的农田开发中有大面积的甘草群落遭到毁坏，许多昔日甘草丛生之地今天连残存野生植株都难以寻觅。

政府的政策法规对中药资源的利用、保护和破坏都具有决定性的作用，导致资源过度利用或破坏的根本因素是社会需求，政策法规在其中起重要作用。由于野生资源丰富，千百年除少数珍稀种类外，绝大多数药用动植物种类都没有出现近几十年所出现的资源危机，因而资源的保护问题也就没有提到法治的高度去认识。从 20 世纪 50～80 年代，短短几十年时间就有多种药用生物资源出现严重危机，目前我国已经有 300 多个生物物种处于濒临灭绝的境地。在有关国际公约框架内，我国政府及时制定了一系列法规、细则、通知，并制定了相应的贸易政策，及时遏制了对药用生物资源毁灭性的破坏，有相当一批濒临危机种类得到了保护，并使部分濒危物种的野生群落逐步得到恢复。

（三）加强中药资源生产促进可持续发展

实现中药资源的可持续利用是一项复杂工程，不仅要保护资源，还要进行科学利用，满足人类不断增长的社会需求。由此可见，中药资源可持续利用最重要的任务就是要调动各种积极因素，保护药用物种资源及其栖息地环境，科学的保护和利用有机结合，利用人工生产技术适度扩大资源再生产，以满足社会对资源质量和数量的需求。

满足社会对中药资源质量和数量的需求是实现资源可持续利用的关键。面对野生资源急剧减少和社会需求量不断增加的局面，只有加强药用植物的种植和药用动物的养殖产业，培育社会需求的药材资源，才能从根本上解决社会需求和资源匮乏之间的矛盾。近几十年来，我国政府有关部门积极鼓励药用动植物的野生转家养的科学研究和技术推广工作，并取得了突破性进展，解决了人参、天麻、灵芝、三七、甘草、麻黄等数十种药用植物栽培的关键技术并转入规模化生产。梅花鹿、马鹿、熊等药用动物的饲养已经获得成功，并形成了一套活体采集中药材的技术，目前市场上流通的中药材约有 70% 来自人工培植。人参、三七、鹿茸、熊胆粉等药材实现了全部由家种家养生产。

现代科学技术的发展，不仅为中药资源的利用拓宽了应用途径，也为新资源的生产提供了良好的技术基础。现代生物技术使中药资源的工厂化生产成为可能，这将使部分药用成分的生产由田间转入工厂，实现生产场地和条件的根本转变，这一历史性转变不仅能满足社会需求，对野生资源的保护和生态环境建设也具有重要意义。目前，冬虫夏草菌丝粉工厂化发酵生产获得成功，并已经投入批量生产；利用组织培养技术已经实现了紫草药用成分的实验性生产。另外，虎骨、麝香、牛黄等名贵中药材代用品的研究取得了重要成果，并已投入使用。利用组培快繁技术突破了某些药用植物的繁殖技术难关；利用生物技术成功地培育出了丹参多倍体等药用植物的优良栽培品种。这些科学技术的发展，为传统中药资源的培育开辟了新的生产途径，也为中药资源的创新提供了科学的方法。

第四节　中药材市场与信息资源

一、中药材市场资源

中医药科技的发展加速了中药产业化、商业化的步伐，中药材市场也随之逐渐走向成熟。据不完全统计，全国有大大小小的中药材市场或药市上百家，但由国家中医药管理局、卫生部、国家工商行政管理局批准的中药材专业市场仅有17家，其中东北地区一家，华北地区一家，华东地区三家，中南地区七家，西南地区三家，西北地区二家。17家中药材专业市场的经营规模及特点简介如下。

（一）安徽省亳州中药材专业市场

亳州市位于安徽省西北部，与江苏、山东、河南毗邻，京九铁路纵贯南北，105、604国道交叉穿越，商丘、阜阳民用机场距亳州仅百里之遥，交通便捷，通讯发达。亳州是一座具有三千多年历史的文化古城。除中医外科鼻祖华佗出生于此地外，还有一代圣君商汤，集政治家、军事家、文学家于一身的一代枭雄曹操，代父从军的孝烈将军花木兰也都生于亳州。悠久的历史，灿烂的文化，使得亳州在古时就商贾云集，车水马龙。亳州药市始于宋代，而今药市更加兴旺。1994年，亳州建成全国最大的中药材交易中心，1996年7月，国家中医药管理局、卫生部、国家工商行政管理局验收合格。交易中心占地300多亩，建筑面积10万平方米，其中交易大厅的经营面积3.2万平方米，有6000多个经营摊位。办公主楼建筑面积7000多平方米。目前亳州中药材日上市量高达6000吨，上市品种2600余种，日客流量约5~6万人，中药材年成交额约100亿元。

（二）河北省安国中药材专业市场

河北省安国市位于北京、天津、石家庄3市的中心地带，西依京广铁路、京深高速公路，北临正在修建的朔黄铁路，城区四条井字型主干道与保衡、定沧、安定等六条主要干道相连，城内100多条街道纵横交错，四通八达。安国市古称祁州，作为中药材交易之地，已有千年历史，始于北宋，盛于明清，素有"草到安国方成药，药经祁州始生香"之说。安国药市经过 1980 年、1985 年、1992 年几次改建、扩建，现已建成占地 2000 亩、建筑面积 60 万平方米、可容纳常驻客商 3 万余人的大型中药材市场，又称"东方药城"。东方药城位于安国市区北侧，城内分布着 1046 座风格迥异的药商楼群，中药材交易大厅能容纳 8000 多个固定摊位。目前东方药城已有国内外座商 360 多家，上市品种 2000 多种，药材日吞吐量 300 多吨。中药材贸易辐射全国 30 个省市及韩国、日本、东南亚、港澳等 20 多个国家与地区，年成交额达 30 多亿元，成为北方最大的中药材集散地。

（三）四川省成都荷花池中药材专业市场

成都荷花池中药材专业市场，由荷花池市场药材交易区和五块石中药材市场合并而成，设在成都火车北站的荷花池加工贸易区内，与川陕、成灌、成彭公路紧密相连，交通便利。据文献记载，成都在唐代就有药市，而且非常繁荣，自此世代相继，经久不衰。特别是改革开放以后，随着市场经济的发展，大量的川产药材汇集成都，销往全国及港澳台、东南亚地区。1996 年 7 月成都荷花池中药材市场被批准为全国大型的中药材专业市场之一。中药材交易区占地近 100 亩，建筑面积 33100 平方米，共有营业房间、摊位 2500 余个，经营的中药材品种达 1800 余种，其中川药 1300 余种，年成交量达 20 万吨，年成交金额约 12 亿元，是以经营川产药材为主的中药材专业市场。

（四）湖南省邵东县廉桥中药材专业市场

廉桥中药材专业市场坐落于湖南省邵阳市邵东县廉桥镇，地处湘中腹地，东临长沙，娄邵铁路与 320 国道平行穿镇而过。廉桥药市源于隋唐，现已从一个传统的地域性贸易市场发展成为享誉全国的现代化大型专业市场，素有"南国药都"之称。药市现有国营、集体、个体药材栈、公司 800 多家，经营场地分布于廉桥镇的 6 条街道，经营面积约 4 万平方米，经营品种 1000 余种，集全国各地名优药材之大成，市场成交活跃，年成交额在 10 亿元以上。与亳州、安国、荷花池合称为我国"四大药市"

（五）黑龙江省哈尔滨三棵树中药材专业市场

哈尔滨三棵树中药材专业市场位于哈尔滨市太平区南直路 485 号，东临哈同高速公路，面对新开通的二环快速干道，邻近三棵树火车站，交通纵横、运输便利。该市场是由黑龙江省齐泰医药股份有限公司于 1993 年投资兴建的，是东北三省以及内蒙古自治区唯一的一家中药材专业市场，经多年的建设发展，已成为具有东北高寒地区药材交易特色的，我国北方中药材重要的经营集散地。市场新楼设计符合现代化发展要求，建筑布局合理，市场总建筑面积为27000多平方米，共四层，4处交易大厅，可容纳近千商户，内设中草药种植科研中心、电子商务网络中心、质检中心、仓储中心及商业服务业、银行等配套机构和设施，为设施完善、功能齐全的市场。中药材市场内的交易品种已达到580余种，其中量大质优的大宗药材有107种，已成为关药的重要流通场所。

（六）陕西省西安万寿路中药材专业市场

西安万寿路中药材专业市场，位于西安市东大门万寿北路，西渭高速公路出口。多年来，以其优越的地理位置、灵活的经营方式，吸引了大批药商，成为全国药材的集散中心。20世纪初西安已成为我国西北地区重要的中药材集散地。西安药市原位于东天桥农贸市场内，1984年随东天桥农贸市场迁址康复路。随着市场的发展和规模的扩大，药市又迁到万寿路。万寿路中药材市场始建于1991年12月，占地面积60亩，建筑面积49590平方米，有固定、临时摊位1500余个，市场经营品种达600多种，主要以零售外埠中药材为主，日成交额150多万元，其销售辐射新疆、甘肃、青海、宁夏等西北各地，是西北地区重要的药材集散地。

（七）甘肃省兰州黄河中药材专业市场

甘肃省兰州黄河中药材专业市场位于兰州40公里风景线的中段，北滨河路从药市门前穿过，交通便利，区位优势明显。现在的兰州黄河药市是为适应国家西部大开发的战略部署，投资约6000万元新建的，占地100亩，建筑面积约5万平方米。目前市场营业面积1万平方米，经营户216家，经营的地产药材有300多种，影响力和辐射面已由西北地区逐步向全国乃至东南亚地区扩散，取得了良好的经济效益和社会效益。药市引入全新的经营理念，有效地进行了市场的区域划分，彻底改变了地摊式经营方式，向精品化、规模化方向发展。现在，黄河药市已形成自己的经营网络，汇集全国，供应八方。兰州黄河药市是甘、宁、青、新及西藏和内蒙古西部地区最重要的中药材专业市场。

（八）山东省鄄城县舜王城中药材专业市场

山东省鄄城县舜王城中药材专业市场，地处美丽富饶的鲁西大地，位于古黄河南岸，南邻牡丹之乡菏泽市，东接旅游胜地水泊梁山。鄄城是舜王的出生地，药市以此得名。舜王城中药材专业市场距舜王城15公里，距荷泽市19公里，距京九铁路鄄城站 3 公里，106、220 国道和高速公路穿过药市附近，交通十分方便。该市场自 20 世纪 60 年代自发形成，至今已有 40 余年的历史。在县政府及有关部门的支持和管理下，药市逐步繁荣兴旺。1996 年顺利通过国家中医药管理局、卫生部、国家工商行政管理局检查验收。现市场占地面积 12 万平方米，建筑面积达 8 万平方米，其中交易大棚面积 4000 平方米，营业门市面积 4100 平方米，库房面积 1600 平方米，可同时容纳固定摊位 2000 多个。目前市场日上市中药材 1000 多个品种，日均成交额 130 多万元，年成交额 3 亿多元，销售辐射全国 20 多个省市及韩国、越南、日本、香港、台湾等国家和地区。

（九）河南省禹州中药材专业市场

禹州中药材专业市场，又称"中华药城"，西靠郑平（郑州至平顶山）公路，南临许洛（许昌至洛阳）公路，距郑州火车站 78 公里，距京广铁路许昌站 37 公里，距郑州航空港不足 50 公里，交通网络四通八达。禹州为我国中医药发祥地之一，具有悠久的中药材种植、采集、加工历史，以加工精良、遵古炮制著称于世。历有"药不到禹州不香，医不见药王不妙"之说。其药市始于唐，在明朝，就已成为全国四大药材集散地之一，乾隆年间达到鼎盛，清末民初由于战乱而逐渐萧条。改革开放以后，禹州药市又开始恢复，1984 年部分药行使用老字号首先开业，仅两年就迅速发展到 200 余家。1996 年 9 月，禹州药市被国家中医药管理局、卫生部、国家工商行政管理局定为全国 17 个中药材专业市场之一。禹州"中华药城"，占地面积 300 亩，由中心交易大厅、经商楼房、服务小区、公共设施等四部分组成。交易大厅占地 30 亩，建筑面积 21000 平方米，可容纳摊位 5000 个，三层以上的经商楼 2000 余间。现在药市经营品种 1000 余种，年成交额达 2 亿~3 亿元。

（十）湖北省蕲州中药材专业市场

古城蕲州是我国明代伟大的医药学家李时珍的故乡。蕲州地处大别山南麓，长江中游北岸，沪蓉高速公路横穿全境，距京九铁路蕲春站仅 15 公里，水陆交通便利，又称"李时珍中药材专业市场"。位于时珍大道的东头、雨湖之畔，与驰名中外的李时珍纪念馆隔湖相望。蕲州药市始于宋朝，在明代达到鼎盛，历史悠久，载誉九州，素有"人往圣乡朝医圣，药到蕲州方见奇"之说。蕲州中药材专业市场设立于 1991 年，1996 年经国家批准而成为全国 17 家中药材专业市场之一。药材市场占地 102 亩，建筑面积 25000 平方米，有八大区域，大小营业厅 210 间。现有中药材经营户 328 户，中药材销售辐射全国 20 多个省、市、自治区，年销售额近 3 亿元。上市的中药材达 1000 多个品种，药市所经营的品种一多半为地产中药材，是长江中、下游重要的中药材集散地。

（十一）湖南省岳阳市花板桥中药材专业市场

湖南岳阳花板桥中药材专业场位于岳阳市岳阳区花板桥路、金鹗路、东环路交汇处，距 107 国道 5 公里、火车站 2 公里、城陵矶外贸码头 8 公里，交通十分便利。市场于 1992 年 8 月创办，1994 年 5 月第一期工程竣工并投入使用，是国家首批验收颁证的中药材专业市场之一。市场总建筑面积 35000 平方米，封闭式门店和仓库 600 多间。市场现有来自全国 20 多个省、市的经营户 480 多户，经营品种有 1260 多个，年成交额近 3 亿元。1998 年，市场进一步扩建和完善，扩建面积 8 万平方米，目前可容纳客户 1500 户，年成交额可超 8 亿元。

（十二）江西省樟树中药材专业市场

江西樟树地处赣中腹地，京九、浙赣铁路，105 国道，赣粤、赣江等高速公路纵横樟树，水陆交通便捷。江西樟树素以"药都"著称，具有 1700 多年的药业史，享有"药不过樟树不灵，药不到樟树不齐"的声誉。樟树中药材交易市场在建国初期就被国务院认定为全国十大药材市场之一。由于历史原因，曾一度萧条，改革开放以后，药市逐渐发展兴旺。1996 年 9 月，获国家批准，跻身于全国 17 家中药材专业市场的行列。药市于 1991 年 5 月动工兴建，至 1992 年 11 月竣工投入使用，占地面积 41700 平方米，建筑面积 30090 平方米，场内有中药材店面 360 间，固定摊位 440 个，仓储面积 7880 平方米，交易面积 19800 平方米，可容纳 1.2 万人进行交易。新药市启用以来，有 16 个省（市）的药商在场内经营，中药材销售辐射全国 21 个省（市）、132 个县（市），年成交额 1.2 亿元，已形成集中统一的中药材交易中心。樟树市现正对中药材专业市场进行进一步建设，建筑面积 19 万平方米，经营店面 1200 个，综合服务大厅 9000 平方米，可同时容纳 1500 个中药材经营户入市经营。

（十三）重庆市解放西路中药材专业市场

重庆市解放西路中药材专业市场位于重庆市渝中区解放西路 88 号，东距重庆港 2 公里，西距重庆火车站和重庆汽车站 1.5 公里，北邻全市最繁华的商业闹市区解放碑 1 公里，交通十分便利。重庆解放西路中药材专业市场的前身是由渝中区储奇门羊子坝中药市场和朝天门综合交易市场药材厅合并而来。由于场地狭小、规模不大，严重制约了市场的发展。1993 年由重庆中药材公司投资兴建了重庆解放西路中药材专业市场，1994 年 1 月正式开业，1996 年 7 月经国家中医药管理局、卫生部、国家工商行政管理局验收合格，成为全国 17 家中药材专业市场之一。重庆自古以来就是川、云、贵、陕诸省药材荟萃之地，是西南地区传统的药材集散地。现在药材市场规模庞大，市场占地面积 2500 平方米，为六楼一底的大型室内交易市场，建筑面积 10000 平方米。内设 360 余个摊位，写字间 50 套。其中 1 楼为贵细和名特药材交易大厅，2 ~ 4 楼为一般药材交易厅，5 ~ 6 楼为写字间及市场管理部门办公室。年成交额上亿元。

（十四）广东省普宁中药材专业市场

普宁市位于广东省潮汕平原西缘，是闽、粤、赣的交通枢纽，同时也是岭南著名的"侨乡"、"果乡"和重要商品集散地。而普宁药市位于普宁市长春路，毗邻全国闻名的流沙纺织品市场和卷烟调剂中心。药市南通 324 国道，西达 1930 省道，北连池尾工业大道，道路纵横交错，交通十分方便。普宁药市历史悠久，早在明清年间，就是粤东地区中药材集散地。1996 年 7 月成为国家批准的 17 家中药材专业市场之一，拥有门店式铺位 324 间和摊位式铺位 86 间，市场日均上市品种 700 多个，中药材销售辐射全国 18 个省市，且远销日本、韩国、东南亚、港澳、北美等国家和地区，年贸易成交额达到 8.5 亿元以上。是一个以生产基地为依托的传统中药材集散地，是南药走向全国、走向世界的最大窗口。

（十五）广东省广州清平中药材专业市场

广州清平药材市场是我国南方重要的中药材交易市场之一，是海内外药商云集之地和中药材进出口重地。广州清平药市南段改建后，新建药材经营大楼，首层和二层为药材市场。首层全部为高级滋补药材，一年四季均显繁华。全国道地药材单项经营的直销招牌，如阳春砂仁、三七、青天葵、怀山药、枸杞子、天麻、吉林红参以及美国花旗参、高丽参等道地、名牌高级保健滋补品牌琳琅满目，国内外客商云集。广州清平市场同时与多家药材加工厂、产地和其他药市有密切的业务联系，能提供最快的行情信息。在出口方面，与有一定规模的专业出口公司有常年的业务合作，为海外商客提供完善的采购、仓储、加工、包装、运输、报关等出口配套服务，业务遍迹香港、台湾、美国、马来西亚、澳洲等国家和地区。

（十六）广西玉林中药材专业市场

广西玉林市地处广西东南部，地处广州和南宁之间，广西玉林中药材市场位于玉林市中秀路，地理位置优越。药材市场建于 1988 年，建筑面积 17500 平方米。目前，市场内约有经营户 1000 多户，从业人员 3000 多人，经营品种达 900 多种，市场年成交额 7 亿元。玉林中药材专业市场主要以经营两广的道地药材为主，如肉桂、砂仁、三七、巴戟天、绞股蓝等。此外，南北药材也集散于此，是我国西南地区传统的中药材集散地，药材购销辐射全国，转口远销港澳，并与东南亚地区药材市场联结购销网络。

（十七）云南省昆明菊花园中药材专业市场

昆明菊花园中药材市场于 20 世纪 70 年代自发形成，规范后始建于 1991 年，于 1996 年通过国家审批，验收合格，而成为云南省唯一进入国家级的中药材专业市场。市场的经营户来自四川、安徽、湖北、甘肃及东北等十余个省区，经营者达 800 余人，经营的中药材品种达 3000 余种，滇药占 50%，日成交量可达 10 吨。目前，中药材市场正在加强云南特色药材的推广力度，走上规模、上档次的集约化、创新化经营的路子，开辟立足云南、面向全国、辐射东南亚的立体经营格局。

二、文献资源

我国现有各类专职信息情报机构约 3000 多个，主要由政府科技部门、大专院校和科研院所建设。下面对常用国内外中药资源相关的文献检索工具书及期刊和杂志作一简介。

（一）中药信息资源的主要书籍

《本草纲目》，由明·李时珍编著，载药材 1892 种、药方 11096 首、药图 1109 幅。该书自立分类系统，将药材按其来源的自然属性分为 16 部 60 类。

《植物名实图考》，由吴清·其濬编著，收载植物 1714 种。该书虽非药物学专著，但其中记载了很多药用植物，对现代植物资源的研究有重要参考价值。

《中国中药资源》，由中国药材公司编著，1995 年科学出版社出版。该书从总揽全局的角度，概要介绍了我国中药资源的种类、分布、蕴藏量和产量，开发利用的历史和现状，资源保护管理和发展战略研究等。

《中国中药资源志要》，由中国药材公司编著，1995 年科学出版社出版。该书收集了 12000 多种药用植物、动物和矿物的基原、分布和用途等。

《中国中药区划》，由中国药材公司编著，1995 年科学出版社出版。该书首次以我国的自然条件和社会经济技术条件与中药生产的特点为依据，在研究总结中药资源分布规律、区划优势和发展潜力的基础上，将我国划分为九大类型区，并提出了各区中药资源的保护和开发利用方向及其可持续利用的技术途径和措施。

《中国药材资源地图集》，由中国药材公司编著，1995 年科学出版社出版。该书以地图的形式，反映了全国和各省、市、自治区的主要药材分布，以及全国

126 种常用药材的数量分布。

《中国常用中药材》，由中国药材公司编著，1995 年科学出版社出版。该书系统介绍了 138 种常用中药材的来源、分布、栽培（养殖）技术、药材性状及规格标准、商品产销情况等。

《中国药典》，由国家药典委员会编著，现每五年修订一次。

《中国植物志》，由钱崇澍、陈焕镛主编，中国植物志编辑委员会负责组织编写工作，科学出版社出版，为记载我国藻类和种子植物的大型多卷册志书。全部约 80 卷 100 多册，已出版 40 余卷。

《中国高等植物图鉴》，由中国科学院植物研究所主编，1972～1983 年科学出版社出版。本书共五册，另有补编二册，包括国产苔藓、蕨类和种子植物约万余种，每种有植物形态描述及附图，书后附有植物地区分布及检索表。

《全国中草药汇编》，由全国中草药汇编编写组编，1975～1978 年人民卫生出版社出版。全书共三册，上册收载中草药 1000 种；下册收载中草药 1202 种，另列表附少用中草药 1800 种；第三册为中草药彩色图谱（包括 1152 幅图）。

《新华本草纲要》，由吴征镒主编，1988 年上海科学技术出版社出版。全书共三册，是一部介绍我国药用植物的纲要式专著。共收载药用植物 6000 余种，每种包括中文名、拉丁名、分布、化学成分及功效等。

《中国药用动物志》，由中国中医研究院中药研究所等单位联合编写，天津科技出版社出版。现已出版两册，共载 832 种。记述了动物形态、生态、分布、养殖及其化学成分、药理作用、药材及应用等。

《中国种子植物科属辞典》，由侯宽昭编著。收载我国种子植物 276 科 3109 属。是查阅国产植物科属的重要工具书。

《中国有毒植物》，由陈冀胜、郑硕主编，科学出版社出版。记述了我国 101 个科 943 种有毒植物。

《中国道地药材》，由胡世林主编，黑龙江科学技术出版社出版。介绍了道地药材的概念及有关产地、环境因子、栽培、加工等问题，并分川药、广药、云药、关药、怀药及北药等 10 类介绍了 159 种中药材的形态、栽培、药材性状、化学、药理及道地沿革等。

《中华本草》，由国家中医药管理局中华本草编委会编写，1996 年上海科学技术出版社出版。共 10 卷，涵盖了当今中药学的几乎全部内容。

《新编中药志》，由肖培根主编，2001 年化学工业出版社出版，共 3 卷。

《中国植被》，由中国植被编辑委员会编著，科学出版社出版。该书论述了我国植被研究简史、第三纪以来植被的形成、发展、分布以及植被类型与区划，植被的利用、保护和改造，是研究中国植物药资源的重要大型参考书。

《我国的自然资源及其合理利用》，由方如康编著，科学出版社出版。

《自然资源研究的理论与方法》，由中国自然研究会编著，科学出版社出版。内容包括自然资源的概念、理论及研究方法。

《中国自然资源手册》，由科学出版社出版。该书为大型参考书，包括森林资源、草地资源、海洋资源、动物资源及植物资源等。

"*A Dictionary of the Flowering Plants and Ferns*" 8th edition. 1985 by J. C. Wills，该辞典是查找有花植物、藻类植物科、属的重要工具书。

Chemotaxonomie der Pflanzen，由荷兰 H R. Hegnauer 编著，1962～1973 年陆续出版，共 8 册。这是一部重要的植物化学分类学巨著，第一册为藻类、菌类、苔藓类及裸子植物类群；第二册为单子叶植物各科；第 3～8 册为双子叶植物各科（按科名的拉丁字母顺序排列），每科除详述其化学成分外，并简述其性状、组织特征及在分类系统中的地位。

（二）中药信息资源的主要期刊

《中文科技资料目录》（医药卫生，简称《中目》），是我国出版的大型题录式科技情报检索刊物，按专业分为 31 个分册，《中目》（医药卫生）是其中一个分册，由中国医学科学院医学信息研究所编辑出版。创刊于 1963 年。目前每期报道题录约 36000 条。

《国外科技资料目录》（医药卫生，简称《外目》），是我国出版的查找国外科技资料的大型题录型情报检索刊物，按学科分为 39 个分册。《外目》（医药卫生）是其中的一个分册。由中国医学科学院医学信息研究所编辑出版。创刊于 1964 年。该刊主要收录英、法、德、日、俄期刊 500 余种，全年报道文献题录 6 万条。

《中国药学文摘》，是以中药为主的我国药学文献的检索性刊物，由中药资料电脑检索中心、国家医药管理局和中国科学院科技情报研究所共同编辑，创刊于 1982 年，内容包括国内发行的 350 余种有关期刊中的中草药和其他药学文献，年报道量 21600 余条。

《中文科技资料目录》——中草药，由国家医药管理局天津药物研究院、国家医药管理局中草药情报中心站编辑。每年六期，并有年总索引（题目、作者）。

《植物分类学报》，1951 年创刊，中国植物学会编辑出版。

《植物学报》，1952 年创刊，中国植物学会编辑出版。

《植物生理学报》，1975 年创刊，中国植物生理学会编辑出版。

《药学学报》，该刊自 1953 出版，全年 12 期，由中国药学会与中国医学科学院药物所编辑出版，1967～1978 年停刊，后复刊至今。

《中国中药杂志》（原名《中药通报》），该刊自 1955 年出版，由中国药学会和中医研究院中药研究所编辑出版。1959 年停刊，1981 年复刊。

《中草药》（原名《中草药通讯》），1970 年创刊，1972 年为双月刊，1976 年改为月刊。1979 年改名为《中草药》。由国家医药管理局中草药情报中心站（天津）编辑发行。

《中药材》（原名《中药材科技》），1978 年创刊，月刊，1982 年 10 月更名为《中药材》，由国家医药管理局中药材情报中心站（广州）编辑发行。

《中国生物学文摘》，1987 年创刊，月刊，由中国科学院上海文献情报中心编辑出版，汇集了国内 300 余种杂志的文摘，是目前国内比较完整的生物文摘检索工具书，每年报道文献 9000 条左右。有著者和主题年度索引。在环境生物学与生态学、植物学、动物学和药物学中摘有药物资源学方面的文摘。

《应用生态学报》，1990 年创刊，季刊。由中国生态学会和中国科学院沈阳应用生态所主办。包括野生及农田作物的生态研究等论文。

《生态学杂志》，1981 年创刊，双月刊。由中国生态学会主办。内容包括植物生态学、动物生态学、农业生态学、土壤生态学、经济生态学及环境科学等。

《植物生理学通讯》，月刊，由中国植物生理学会主办，报道有关植物生理、物质代谢以及植物组织培养等内容。

《天然产物研究与开发》，1989 年创刊，季刊。由中国科学院成都分院、中国科学院成都文献情报中心编辑出版。报道有关植物和动物天然产物的化学及开发利用等方面的论文、综述等。

《国外医药——植物药分册》，1980 年创刊，双月刊。由国家医药管理局中草药情报中心站主办。包括综述、译文、国外考察报告、文摘、信息介绍，以及国外植物药的科研、生产等方面的文章。

《植物学通报》，1982 年创刊，季刊。载有植物学的理论、发展综述以及科研论文。

《中国海洋药物》，1982 年创刊，季刊。原名《海洋药物》，由中国药学会主办，山东省海洋药物研究所编辑出版。主要报道海洋药物的资源、产品开发、应用及临床研究等。

《药学杂志》（日），1881 年创刊，月刊，日文（有英文摘要），由日本药学会出版。登载有机化学、物理化学、生药学、生物化学、药理学、药剂学等方面的研究论文。C. A. 用名：Yakugaku Zasshi。

Chemical and Pharmaceutical Bulletin（化学与药学公报），1953 年创刊，月刊，英文（部分为德文），由日本药学会出版。1~5 卷刊名 *Pharmaceutical Bulletin*，第 6 卷（1958）起改用现名。

《生药学杂志》（日）（*The Japanese Journal of Pharmacognosy*），1947 年创

刊，1978 年后为季刊，日文，由日本生药学会出版。原名《生药》，1949 年改为《药用植物と生药》，1952 年起用现名。主要登载生药及植物化学方面的研究报告。C. A. 用名：*Shoyakugaku Zasshi*。

Economic Botany（经济植物学），由 The New York Botanical Garden 出版。

Biochemical Systemiatics and Ecology（生物化学系统学与生态学），1972 年创刊，全年 4 期，英文，美国出版，有综述、植物与动物三大部分，许多是化学成分与化学分类学资料。

Planta Medica（药用植物），1953 年创刊，全年 4 期，德文、英文、法文，德国药用植物研究会编辑出版。该刊登载药用植物成分方面的研究报告及简讯。1978 年起除用现名外，亦用 *Journal of Medicinal Plant Research*。

Quarterly J. of Crude Drug Research（药材研究季刊）英文，荷兰出版。刊载有关药用植物及药材的研究论文。

Natural Product Reports（天然产物报告），创刊于 1984 年，双月刊，由英国皇家化学会出版。刊登生物有机化学当代进展的综述论文，每期 2 ~ 10 篇不等，每卷后附有多种索引。

三、主要网站资源

中华人民共和国卫生部 Http：//WWW. moh. gov. cn/

国家食品药品监督管理局 Http：//WWW. sfda. gov. cn/cmsweb/webportal

中国科学院 Http：//WWW. cashq. ac. cn/

生物学与生物技术图书 Http：//WWW. lifescience. com. cn/

生物医学资源录 Http：//WWW. gzsums. edu. cn/htm/swyx. htm

中国医学生物信息网 http：//cmbi. bjmu. edu. cn/

三九健康网——医药专业区 Http：//WWW. 999. com. cn/super_ db/

中国中医药信息网 Http：//WWW. cintcm. ac. cn/

中国教育科研网 Http：//WWW. cernet. edu. cn/cernet. html

中国医学科学院 Http：//WWW. imicams. ac. cn

中国传统医药网 Http：//WWW. enweiculture. com/

当代中医网 Http：//WWW. tcmtoday. com

东方医网 http：//health. eastday. com/

医药空间 Http：//WWW. cney. net/cney/index. asp

World Health OrganizationHttp：//WWW. who. ch/

U. S. Food and Drug AdministrationHttp：//WWW. fda. gov/

The National Library of Medicine Http：//WWW. nlm. nih. gov/

四、全国中药资源普查数据库介绍

全国中药资源普查资料数据库，是以 20 世纪 80 年代我国进行的全国中药资源普查数据为基础建立的。其基本内容可以分为以下四部分。

（1）中药材种类资源分布数据库。根据各省（区、市）上报的中药资源调查数据，载入了全国重点调查的 362 种药材的 1400 种原植物、动物和矿物的有关资料。按每种一条计算，共 1400 条记录，内容包括药材名称、药用部位、原植物、动物或矿物的中文名、拉丁学名、科名，以及商品名称、正品（药典、地方标准收载）或地方习惯用品、分布省（区、市）等。根据设计的检索程序，可按药材名称或拉丁学名进行查询、修改、增加、删除记录和打印。从输入的内容来看，它相当于名录数据库。该数据库中暂时缺乏植物生长环境和药材主治功能部分的信息。

（2）全国中药资源蕴藏量数据库。其内容包括我国 362 种重要中药材的野生蕴藏量、家种（养）面积（头数）、多年生留存面积（头数）、正常年产量、正常年收购量、年需要量等 6 项数据。共输入全国 30 个省、区和市的 1 万多条数据记录。本库中的检索程序允许按药材名称和省、区、市名称等关键字，查询各地的数据，同样可以修改各省、区、市的数据记录。

（3）全国重点药材购销量数据库。其内容包括 362 种药材 1957 年、1960 年、1965 年、1970 年、1978 年和 1983 年的 6 个年度收购和销售实绩的 12 项数据。共输入全国 30 个省、区和市的 1 万多条数据记录。本库的检索程序允许按药材名称和省、区、市名称等关键字，查询各地的收购、销售数据，同样可以修改各省、区、市的数据记录。

（4）128 种药材蕴藏量和年产量数据库。以县为单位，输入 128 种药材的野生蕴藏量和家种（养）年产量数据记录 3 万余条，并分品种汇总出各省、区、市和全国的总量。可按品种查询全国所有产区县的数据记录，打印每个品种的数据资料、点值表和分等级产区分布表等。

☞ **复习思考题**

1. 自然资源的定义是什么？简述自然资源的特性及其分类。
2. 产生资源危机的原因是什么，如何才能实现资源可持续利用？
3. 简述中药资源的属性及其分类。
4. 中药资源可持续发展的条件有哪些？
5. 我国有哪些中药材专业市场？

第二章

中药资源调查与评价

中药资源调查（survey of Chinese medicinal material resources）是指对具有药用价值的动物、植物和矿物资源开展的调查工作。其内容包括多个方面，它以生物分类学、地理学、生态学等学科的知识和基本理论为基础，以中药资源学的理论为指导，根据调查目的，对特定地域范围内的药用动物、植物或矿物的种类、数量、分布和质量及其变化规律进行调查，并对资源现状及其利用程度进行分析和评价，对其未来发展进行预测，对资源的可持续利用提出对策。开展中药资源的调查研究，了解和掌握其发展动态，是科学保护和可持续利用的前提条件，并为国家和地方的中医药事业及其相关事业的发展提供依据。根据目的、内容和方法的不同，中药资源调查研究可以分为多种类型，例如有全国范围内的中药资源普查，也有区域性的资源调查。我国曾于1958年、1969年和1983年进行过3次大规模的全国性中药资源调查。

第一节　中药资源调查的准备工作

在进行资源调查之前，进行充分的准备工作是十分重要的，既是调查工作顺利进行的基本保证，又可以提高调查工作的效率和质量。资源调查的准备工作主要包括下列四个方面。

一、确定调查任务

任何资源调查都要求达到一定的目的，完成相应的任务。调查工作一般多为国家或地方行政主管部门下达的指令性任务，也有科研、教学和生产部门为了某种目的而开展的专题调查。因此，调查工作的首要内容就是要根据调查目的和要求确定具体的调查任务和内容。

二、收集基础资料

查阅和收集相关资料是重要的准备工作之一，应尽可能地搜集和查阅相关资料，并对资料作认真的分析，确保资料的真实、可靠和实用。搜集和查阅的资料主要包括下列几个方面：

（一）中药材生产和利用的历史与现状资料

需要收集的资料主要包括：①动、植物区系资料。如植物志，中草药手册，药用动物、植物和矿物的资源分布图等。我国多个生产或研究领域都出版有相关专著，如《中国植被》、《中国中药资源》、《中国中药区划》、《中国植物志》、《中国高等植物图鉴》、《中国经济动物志》、《全国中草药汇编》、《中药志》、《中国药用植物志》等，另外还有多种地方性的植物志、植物名录和中草药手册等。②中药材生产利用资料。如药材收购部门历年收购和销售的中药材品种、数量等资料，中药材生产方面的文件和统计资料，利用当地中草药防病治病的资料等。

（二）自然环境资料

主要包括植被、土壤、气候等自然环境条件的文字和图片资料，如地形图、植被分布图、土壤分布图，以及温度、光照和降水等资料。这些资料对于分析调查地区中药资源生存和发展的原因有重要作用。特别是大比例尺（1：5000～1：50000）的地形图和植被图对于中药资源调查很有用，能提供很多详细实用的信息。大范围的区域性资源调查，还应收集航片、卫片等遥感资料。

（三）社会经济状况及其他资料

社会经济状况的资料，包括人口、社会发展情况，交通运输条件，行政区域等方面的资料和地图等。

除了查阅资料外，还应以访问、召开座谈会等形式，对地方中药资源熟悉的相关人员进行了解。他们在当地中药资源的分布、产地和购销等方面积累了丰富的经验，可以为野外调查工作提供十分有用的信息。

三、制定调查计划

确定调查任务之后，就可以制定调查工作计划。调查计划包括多方面内容，如调查区域范围、主要调查内容、具体方法和要求、日程安排、经费来源和使用计划等。调查任务的内业工作和总结、验收，以及调查的预期成果等内容也应列入整体工作计划之中。

　　根据调查的目的和任务，在参考植被图、行政区划图基础上，制定比较周全的调查日程安排。一般是按照一定的取样方法将要调查的区域分成若干条调查线路或若干块调查区域。区域划分的总体原则是，把本地区内的主要群落类型，特别是要把含有主要药用动、植物种群的群落类型包括进去。按照每条线路或每个小区调查的主要内容和项目确定时间，然后汇总编制成工作日程表。调查线路的制定应考虑交通是否便利。在编制日程表时要留有余地，以便因天气恶劣等原因无法进行野外调查时进行调节。

四、人员物质的配备

（一）人员的配备与培训

　　中药资源调查，应当配备与调查任务相适应的专业技术人员队伍，以利于调查工作的顺利开展。调查工作涉及的人员较多，应作好人员的组织管理和调配工作。一般应组成调查队，并按调查内容分组，明确责任和任务。将调查的任务分解落实到小组乃至个人，并强调分工与合作。

　　对调查人员进行统一培训是十分必要的。培训的目的主要有：① 掌握调查所需的知识和方法，提高调查的技术水平。② 使大家统一认识、统一方法，从而使不同地区、不同人员的调查在技术标准上达到一致，尽量减少人为误差。培训的内容主要有：生态学知识、药用植物和药用动物方面的相关知识，以及野外测定仪器的使用方法等。如常用的 GPS、海拔仪，野外测定工作需要的分析仪器、地形图、遥感图像资料和数表的使用方法等。一般情况下在正式调查之前应先进行野外调查的实地训练和试点。通过培训使参加调查的人员熟悉调查方法和技术标准，提高实测、目测和使用仪器的能力。

（二）调查工具的准备与后勤保障

　　调查工具的准备包括以下几类：①测量用仪器设备，主要有 GPS 定位仪（或罗盘仪、经纬仪、海拔高度表）、树木测高仪、求积仪、测绳、各种卷尺等；②采集标本用设备，如采集工具（采集植物的镐、钎、锯、剪等，捕猎动物的捕网、捕夹、捕笼、猎枪、子弹等）、采集簿、标签、标本箱、植物标本夹和标本纸等，标本制作和剖检用具（解剖盘、解剖器、注射器、滑石粉、防腐剂、棉花、刷子、针线、钳子、铅丝等），各种采集用刀具和吸水草纸等；③称量植物产量用设备：包括台秤、弹簧秤等；④野外记录用工具，主要有各种样方调查用表格、野外日记本、铅笔等；⑤收集分析样品用各种袋具，如纸袋、布袋和塑料袋等。

交通工具和地图也是调查必备的物质条件，包括各种车辆和地图等。大范围调查，一般用 1∶50 万比例尺的地图。在较小区域内调查，可以用 1∶20 万或 1∶10 万比例尺的地图。在进行局部地区的详细调查时，一般要用大比例尺地形图（1∶5 万或 1∶10 万）。

野外调查需要的医药保健用品和食宿供应也需要做好相应准备。医疗保健用品包括防护毒蛇咬伤、蚊虫叮咬、自然损伤事故和一般疾病治疗等方面的药品和包扎用具等。

第二节　药用植物资源的外业调查

一、药用植物资源调查方法

药用植物资源野外调查的基本方法包括路线调查、访问调查和样方调查等。随着科学和技术的进步，新方法和技术不断涌现，药用植物资源的调查方法也在不断丰富和完善。下面就药用植物资源调查的基本方法做简单的介绍。

（一）线路调查

线路调查（route survey）的目的，在于掌握一定区域内药用植物资源的种类、分布以及种群特征等基本情况。具体方法是在调查区域内按一定的原则确定若干条具有代表性的线路，沿线路调查，记载药用植物的种类，采集标本，观察生境，目测多度等。决定路线布局的方法主要有两种：

1. 路线间隔法

路线间隔法是野生植物资源路线调查的基本方法。当调查区域内地形和植被变化比较规则，野生植物资源的分布规律比较明显，穿插部位有道路可行时，在调查区域内布置若干条间隔基本相等的调查路线，进行调查。

2. 区域控制法

当调查地区地形复杂，植被类型多样，野生植物资源分布不均匀，无法对整个调查区域按一定间距布置调查路线时，可按地形植被类型划分区域，分别按区域决定调查路线，进行调查。这种方法可节省时间和人力物力，适宜于药用动、植物储量较少，分布又不均匀的地区。但这种方法精度较低，调查结果准确性较低。

（二）访问调查

访问调查（questioning survey）是向调查地区有经验的中药材生产经营人员或民间利用中草药治病的医生等对中药资源熟悉的人员，进行的口头调查或书面调查。这是调查工作中不可忽视的重要手段，许多有关地方中药资源利用现状的资料，都可以通过访问调查获得。但对获得的资料应进行分析和验证，以保证资料的正确性。调查访问结果可填入药用植物访问调查表（表2-1）。

表2-1　　　　　　　　药用植物访问记载表

```
总号：_____ 标本号：_____ 日期：_____年_____月____日
采集地点：_____ 土名：_____
植物学名：_____
生态环境：_____
植株量估计：_____
发育阶段：_____ 利用部分：_____
市场销售情况及加工处理：_____
防治的病名和症状：_____

_____
药方剂量和使用方法：_____

_____
治疗时间及结果：_____

使用者或推荐者：_____

_____
```

（三）样方调查

样方调查（quadrat survey）是对药用植物资源进行定量调查时采用的具体调查方法。样方调查是指在调查区域内设置若干个一定面积的样方，然后对样方内的药用植物进行调查的方法。这是一种通过样方（又称抽取样本）调查来代表调查区域（又称总体）总体情况的调查方法。样方可为正方形、长方形、圆形等。下面就样方调查的有关技术问题做简要说明。

1. 样方面积

样方面积是指野外调查采用样方的大小，在对一定区域或特定生境条件进行调查前，应首先对样方面积作出科学的界定。确定样方最小面积，一般采用巢式样方法（图2-1）。其具体做法是逐渐扩大样地面积，随着样地面积的增大，样地内植物的种数也在增加，但当增加到一定程度时，种类增加变缓，通常把种-面积曲线陡度转折点作为取样最小面积（图2-2）。实际上，样方的大小决定于调查的药用植物种类及其群落学特征。一般草本植物为 $1 \sim 4m^2$，小灌木为 $16 \sim 40m^2$，大灌木和小乔木为 $40 \sim 100m^2$，种类丰富的森林群落可在 $200 \sim 10000m^2$ 之间。设置样方时，必须要注意面积的准确性。

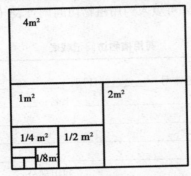

图2-1 巢式样方法样方设置示意图

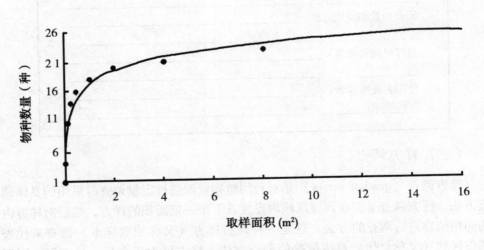

图2-2 药用植物资源种-面积曲线参考图

2. 样方数目

设置样方的数目是个相当复杂的问题，一般来说，从数理统计角度看，样方不得少于 30 个。然而，由于所调查的药用植物的群落结构复杂程度不同，所选定的样方数变化很大。前苏联学者瓦西里耶夫所提出的确定植物产量调查时样方数的公式，可供参考。

即：

$$n^2 = V^2 / P^2 \qquad\qquad (2-1)$$

式中：n——所需要的样本数；V——所测得的精度，即抽取样本的精确度；P——要求的精度。

在简单抽样调查中，如用相对误差时，资源调查抽取的样本数量可由下式计算：

$$n = (t^2 \cdot C^2) / E^2 \qquad\qquad (2-2)$$

式中：n——所需要的样本数；C——样本值的变动系数，它根据预备调查或以往调查的数据计算，用标准差除以平均数；E——要求的估计误差；t——为可靠性指标，例如当可靠性规定为 95% 时，查数学用表得 $t=1.96$。下面举一例题：

例题 2-1　如对某区域的植物资源贮量进行估计，当总体的分布不太偏时，根据以往资料可知贮量的变动系数为 60%，现用 95% 的可靠性进行估计，要求估计误差不超过 10%，求抽取的样本数？

解：$n = (1.96 \times 1.96 \times 60 \times 60) / (10 \times 10) = 138$

在实际调查工作中，可靠性及估计误差可以事先给定，但变动系数是未知的，可根据预备调查取得的样本资料，或以往的资料进行估算。为了保证调查精度，常在确定的样本数上增加 10% ~ 20% 的安全系数。对"V——所测得的精度和 C——样本值的变动系数"应提供具体的计算方法

3. 样方种类和调查方法

在进行植物资源调查时，样方的种类和调查方法有很多，在药用植物资源产量调查中，常可采用以下两种。记名样方调查方法，是指在调查时按种类统计样方内各种药用植物株数的一种方法，在利用样株产量估算样方储量时应用。面积样方调查方法，是指在调查中测定样方中某种药用植物所占整个样方面积的大小，在利用样方中单位面积的产量来估算样方储量时使用。

（四）调查取样技术

取样技术分为主观取样和客观取样两种。

1. 主观取样

主观取样（subjective sampling）是根据主观判断选取"典型"样方，并按要求选够应该调查的数目。其优点是迅速简便，缺点是无法对其估量进行显著性

检验，因而无法确定其置信区间，容易出现误差。有经验的工作者采用该方法，可以得到很有代表性的结果，可以通过其判断适当减少一定的取样数目。

2. 客观取样

客观取样（impersonal sampling）也称为概率取样，这是因为每一个样本被选择的概率是已知的。它不但可以得出一个估量，而且能计算估量的置信区间和进行样本间显著性检验，并可明确样本代表性的可靠程度。在进行科学性要求较高的调查中，应采用客观取样方法。常用的客观取样方法有以下三种：

（1）随机取样（opportunity sampling）。要求每一个样本有同等选择的机会。把样地分成大小均匀的若干部分，每部分都编号或确定坐标位置，利用随机数字表、抽签、转盘等方式随机选出所需要数量的样方数。一般认为随机取样是最理想的取样技术。但缺点是常需要较多的样方，工作量较大。

（2）系统取样（systematic sampling）。也称规则取样。即严格按照一定的规则（方向和距离）确定样方的布局。一般是以某一样方作中心点，向四个方向等距离选取若干个样方。它的优点是布点均匀，定址简便。缺点是当某种药用植物在群落中呈不规则分布或随机分布时，可能会影响调查结果的准确性。

（3）分层取样（stratification sampling）。是根据对总体特性的了解，将总体分成不同的"层"，在"层"内随机取样或规则取样。该方法特别适用于药用植物资源变化比较复杂的情况下。例如，我们要调查一块样地，经初步勘测由原始林、次生林、草甸、水塘组成，我们就可以根据上述生境分为四层进行调查取样。

（五）遥感技术的在中药资源调查中的应用

1. 遥感技术的含义

遥感（remote sensing）技术是指以现代航空、航天工具（飞机、宇宙飞行器等）为手段，从远距离探测目标物的整个过程。具体来说，就是利用飞机、卫星为观测平台，使用光学、电子学、电子光学等探测设备（如照相机、扫描仪、雷达等），接收目标反射、散射和发射出来的电磁波，以图像胶片或数字数据进行记录，然后把这些数据传送到地面接收站，地面接收站再将这些数据加工成遥感资料产品（如图像胶片、计算机用数据等），通过对这些资料的分析，就可以对目标物进行定性或定量的分析和研究。

2. 遥感技术的类型

从目前的应用情况看，现代遥感技术主要使用航空遥感和航天遥感两种方法。

（1）航空遥感。从空中以飞机为平台对地面目标进行遥感。现代航空摄影是利用安装有航空摄影机的飞机，按指定的航线和飞行速度，对所要拍摄的地区进行连续拍摄，以得到航空相片（航片）。然后用有关设备和判读方法对图像内容进行判读，分辨出地形、地势、土壤、植被等地面事物特征。以此对所拍摄的区域进行调查研究。

（2）航天遥感。从外层空间以卫星、宇宙飞船、火箭等宇宙飞行器为平台对目标物进行遥感。它是 20 世纪 70 年代发展起来的现代遥感技术，与航空遥感相比，具有摄影范围大，获得资料迅速，受地面限制小，信息多和可连续观察等优点。

现代航天遥感技术，主要是以地物光谱特性研究为基础。电磁能入射到地物时，对入射能量产生不同程度的反射、透射、吸收、散射和发射。电磁能与物体的相互作用是有选择的，决定于物体的表面性质和内部的原子、分子结构。不同的物质反射、发射电磁波的能量随波长而变，既有质的差异，又有量的变化。这种变化规律，就是地物的波谱特性。

对绿色植物而言，当阳光照射到叶上时，蓝光、红光被叶绿素吸收，进行光合作用。绿光的一部分穿透叶片被地面吸收，但大部分被反射回空间。对不可见的近红外光，叶的反射最强，这是植物免遭红外线热效应灼伤的一种保护作用。植物的这种光谱特性，因其种类、生长阶段、叶形结构、叶绿素含量等而异。

3. 遥感技术在中药资源调查中的应用

目前遥感技术在中药资源调查中的应用，主要是对各种植物群落类型分布面积的直接估计和植被类型分布图的绘制。也就是确定各植物群落类型的分布区域的轮廓，然后利用求积仪直接计算出各群落类型的分布面积，或者将其转绘下来，形成完整的植物群落分布图。有了某地的植物群落的分布面积，就可以根据某种药用植物在该群落中的存在情况进行资源分布和储量等方面的估算。

二、野生药用植物资源调查

野生药用植物资源调查的内容，主要有生物群落特征、植物种类及其分布、种群数量特征、药用资源的贮量以及种群的更新能力等。

（一）生态环境的调查与记录

生态环境对中药资源的形成、发展起着重要的作用。对调查区域的地理条件、气候资料、土壤和植被等进行调查，并将调查结果进行整理，记载到相应表格中。生态环境的调查记录主要包括以下几个方面。

1. 地理位置

地理环境方面调查记载的主要内容包括：调查区所在行政区划的位置及经纬

度，该地区及附近的山脉、河流、湖泊、交通干线等，该地区的交通是否安全便捷，是否阻碍经济的发展等。

2. 地形地貌

地形、地貌条件对热量和水分具有再分配的作用，进而影响到药用植物资源的形成和药用动物的活动，对中药资源在地域上的分布和资源质量具有一定影响。对药用生物具有较大影响的因素主要包括，坡向、坡度、海拔高度、地形和地貌部位、地下水位深度等。坡向可分为阳坡、阴坡、半阳坡和半阴坡；坡度可分为缓坡、急坡和陡坡；地形可分为凹、凸、直三种类型；地貌部位分为河床、河滩、阶地、平地、坡脚、坡面和坡顶等。

3. 气候条件

气候条件对区域性中药资源的形成和发展具有重要意义。气象资料的收集需要按调查区域进行，最好是收集调查区域内或附近气象观测站的资料。在我国大陆一般每个县设有一个气象观测站，有些地形复杂、地域面积又大的县设有两个或更多气象观测站。调查记载的项目主要包括以下内容：

（1）温度。年平均温度，最低月平均温度，最高月平均温度，绝对最高温度，绝对最低温度，初霜期及终霜期等。

（2）降水。年平均降水量，月平均降水量，最低月平均降水量，最高月平均降水量，干旱期和降水集中期，冬季积雪时间及厚度等。

（3）湿度。年平均相对湿度，最低月、最高月平均相对湿度等。

（4）日照。平均太阳辐射强度和各月平均辐射强度，年平均日照时数，各月日照时数等。

（5）其他。季风情况及风力等。灾害性天气情况，包括暴风发生天数、每次持续时间和强度，冰雹发生月份、每年平均发生次数、危害程度等。

4. 土壤条件

土壤调查的主要内容包括：土壤种类、土壤剖面的形态特征、土壤理化性质和肥力特征、土地利用现状、药用植物和其他植物根系分布状况等。土壤形态特征主要通过土壤剖面调查来完成，土壤理化性质主要通过取样分析获得，需要在剖面调查的基础上分土层采集实验室分析样品（具体方法见本节四样品采集和标本制作）。一般从自然剖面观察土壤层次、深度、颜色、结构、质地，测定酸碱度等。将调查分析结果进行整理，填写土壤调查记录表。对岩石种类、土壤母质，一般也应做调查记载。

5. 植被特征

植被（vegetation）是一个地区植物区系、地形、气候、土壤和其他生态因子的综合反映。在调查范围内，对植被类型（如森林、草原、沙漠等）应分别记载其分布、面积和基本特点。对于调查范围内的各种植物群落（主要是包括有重要药用植物的群落）应作样地调查，并分层记载。主要调查记载内容如下。

（1）植物群落（plant community）。一般是根据群落中优势种类来命名。若群落中有成层（上中下三层）现象，就各层中取其主要者命名，同层中种名与种名之间用"＋"号连接，异层间用"－"连接，如落叶松－兴安杜鹃－草类植物群落；麻栎＋鹅耳枥－荆条－糖芥植物群落；羊草＋贝加尔针茅＋糙隐子草群落等。如植物群落受到破坏，如砍伐、放牧、开荒、火灾等应注明。

（2）药用植物的多度（abundance）（或密度 density）。系指植物在群落中分布的数量情况。多度的调查统计有 2 种方法。一种为记名记数法，即在样地中直接统计多种植物的个体数目，然后用下列公式求算：

某种植物的多度 ＝（该种的个体数目÷样地中全部植物种的个体数目）×100%

另一方法为目测估计法。一般用相对概念来表示。即非常多（＋＋＋＋＋）、多（随处可遇＋＋＋＋）、中等（经常可见＋＋＋）、少（少见＋＋）、很少（个别，偶遇＋）等 5 级。这种方法有较大的主观性和经验性，准确度也较差，但操作简便，易行迅速，在植被概略性调查中仍可采用。

（3）盖度（coverage）和郁闭度（crown density）。系指植物（草木或灌木）覆盖地面的程度，以百分数来统计的表示方式。如样地内某种药用植物覆盖地面一半，其盖度为50%。郁闭度是指乔木郁闭天空的程度，如该样地树冠盖度为70%，其郁闭度则为0.7。

（4）频度（frequency）。系指植物在群落中分布的均匀程度的表示方式。其统计方法是，在测定群落的不同地点，设置若干个样地，统计出现某药用植物的样地数，然后除以样地总数，所得之商换算成百分比即为该药用植物的频度。频度不仅表示出该植物在群落中分布的均匀程度，还可以说明自然更新情况，并为计算蕴藏量提供数据。

例如，调查兴安杜鹃 *Rhododendron dahuricum* L. 在某"落叶松－兴安杜鹃－草类群落"中的频度，共设置20 个样地，经调查统计，有 10 个样地出现兴安杜鹃（不管其多度大小），则其频度 ＝（10/20）×100% ＝50%。

测定某种植物的频度，一般采用小样地（面积要小于群落的最小面积），但样地的数量要多，至少 10 个。

（二）药用植物种类及其伴生物种调查

药用植物种类调查是指查明一个地区的药用植物有多少种，是哪些种，以及它们的分布、用途等。同时，也应该对其伴生的其他生物种类进行调查。调查方法，一般采用线路调查，同时辅之以样方调查和访问调查等。

调查实施的程序一般为，根据调查区域状况，在地图上设计若干条调查线路，在野外用 GPS 仪、地面标识物等引导和校正行进路线，按照规定的线路进行记录和采集。访问调查可贯穿于整个调查过程之中。根据调查要求及时填写调查表，并如实做好各项记录。调查的主要工作有以下几方面。

1．植物群落和生态环境的调查记载

在线路调查过程中，对出现的不同的生境，按照生态环境调查的有关要求，分别进行调查和记载。对发现的药用植物种类，对其分布地点、生长环境、群落类型、大致数量（多度）、生物学特性及其主要用途等进行调查，填写中药资源线路调查记录表（表2-2）。另外还要对其分布范围、分布规律以及开发利用情况等进行了解。

表2-2　　　　　　　　　药用植物种类线路调查记录表

时间：_____　　线路名称：_____　　调查人员或调查组：_____

序号	植物名	别名	学名	科名	地点	生境	功效	多度	备注
1									
2									
3									
...									

2．采集药用植物标本和样品

为了对野外调查到的植物进行深入的研究和准确的物种鉴定，必须采集足够数量的标本和样品，供室内和今后进行深入研究时用。

药用植物标本采集有以下要求：① 采集的标本应具有代表性。如最好带有花、果或孢子囊、子实体等繁殖器官；草本植物最好采全株；有药用的地下部分应一同采上；丛生的草本植物不要把它们分得太散；雌雄异株的植物应同时采集雌株和雄株；含水分较多或有粗壮地下茎的植物，需切开干燥或用开水将其烫死后再压制，否则植物会腐烂坏死；采集药用木本植物的标本时，割取树皮并与其他器官标本编同一采集号，供研究参考。另外，必须注意，标本上的叶片应有正面和反面。② 每种植物至少采集一式 3 份以上标本，每份标本挂上采集号牌，编同一采集号并作野外记录（表 2-3）。③对易改变或消失的特征，如花的颜色、气味、毛茸等应详细记录。每晚必须及时整理检查，补上漏记的项目。④按时整理、翻晒或烘干标本，以免发霉腐烂。野外采集的标本起初还是湿的，需要经过不断换纸吸水并把它压干，才能保持不坏，头三天每天要换纸 2~3 次，至少要换 1 次。换纸时注意检查标本的花瓣、叶片有无折皱，如有则务必理平。采集的新鲜标本也可压在标本夹中直接放入烘箱（35℃左右）中烘干，但一次放入的标本数量不要太多，也不要压得太紧，以便于标本中的水分蒸发。

表2-3　　　　　　　　药用植物标本采集记录表（参考式样）

采集号＿＿＿＿＿＿＿＿＿＿＿＿＿＿＿＿ 采集人＿＿＿＿＿＿＿＿＿＿＿＿

采集时间＿＿＿＿＿＿＿年＿＿＿＿月＿＿＿＿日 采集地点＿＿＿＿＿＿＿＿＿＿省
＿＿＿＿＿＿＿＿市（县）＿＿＿＿＿＿＿＿＿＿＿＿＿＿＿

生长环境＿＿＿＿＿＿＿＿＿＿＿＿ 多度＿＿＿＿＿＿＿＿＿＿

海拔＿＿＿＿＿＿＿＿＿＿米 土壤＿＿＿＿＿＿＿＿＿＿

形态性状＿＿＿＿＿＿ 高度＿＿＿＿＿＿米 胸径＿＿＿＿＿＿＿厘米

根 ＿＿＿＿＿＿＿＿＿＿＿＿＿＿＿＿＿＿＿＿＿＿＿＿＿＿＿＿

茎 ＿＿＿＿＿＿＿＿＿＿＿＿＿＿＿＿＿＿＿＿＿＿＿＿＿＿＿

叶 ＿＿＿＿＿＿＿＿＿＿＿＿＿＿＿＿＿＿＿＿＿＿＿＿＿＿＿＿

花 ＿＿＿＿＿＿＿＿＿＿＿＿＿＿＿＿＿＿＿＿＿＿＿＿＿＿＿＿

果 ＿＿＿＿＿＿＿＿＿＿＿＿＿＿＿＿＿＿＿＿＿＿＿＿＿＿＿＿

名称 ＿＿＿＿＿＿＿＿＿地方名＿＿＿＿＿＿＿＿＿科名（号）＿＿＿＿＿＿

学名 ＿＿＿＿＿＿＿＿＿＿＿＿＿＿＿＿＿＿＿＿＿＿＿＿＿＿＿＿

用途 ＿＿＿＿＿＿＿＿＿＿＿＿＿＿＿＿＿＿＿＿＿＿＿＿＿＿＿

附记 ＿＿＿＿＿＿＿＿＿＿＿＿＿＿＿＿＿＿＿＿＿＿＿＿＿＿＿

　　　　　　　采集号牌式样
　　采集号 ＿＿＿＿＿＿＿＿＿＿＿＿＿＿＿
　　○ 采集者 ＿＿＿＿＿＿＿＿＿＿＿＿＿＿
　　采集地点 ＿＿＿＿＿＿＿＿＿＿＿＿＿＿
　　采集日期 ＿＿＿＿＿＿＿年＿＿月＿＿日

在调查中采集药材样品应符合要求，具体见后。

3. 适量的样方调查

在调查路线上，选择具有代表性的地段，设置一定数量足够大的样方，调查和统计药用植物的种类、储量和群落的特征等。样方调查既能够对线路调查的资料进行补充，又为定性和定量分析调查地区药用植物资源储量及其变化规律提供数据资料。

4．伴生生物种的调查

药用植物与群落中的其他植物、动物有密切的联系。在调查药用植物的同时，应当做好伴生生物种的调查，仔细观察和记录它们之间的关系，如食与被食，草本药用植物常依赖高大乔木提供较阴湿的环境等。

（三）药用组织或器官蕴藏量调查

药用植物资源调查的重要内容之一就是药材储量调查。它对于充分开发、利用和保护药用植物资源是一个极其重要的数量指标。储量调查的工作，应侧重对常用大宗、市场紧缺和有可能造成资源枯竭的种类，尤其是珍稀濒危的种类。

1．药用植物资源蕴藏量的相关概念

（1）单株产量（individual yield）。指一株植物药用部位（如块根、根茎、花等）的平均产量（克/株）。调查植株一般不得少于 30 株。

（2）蕴藏量（reserves）。指某一时期内一个地区某种中药资源的总蓄积量。

（3）经济量（economic magnitude）。指某一时期内一个地区某种药用植物中有经济效益部分的蕴藏量。即只包括达到采收标准和质量规格要求的那部分的量，而不包括幼年的、病株或达不到采收标准和质量规格的部分。

（4）年允收量（annual possible gathering volume）。在一年内允许采收的量，即不影响其自然更新和保证可持续利用的采收量。

2．样方产量调查

蕴藏量调查一般采用样方调查。药用植物的产量是一个变异很大的数量指标，它受许多因素影响。既有植物本身的因素，又有环境因素。植物本身的因素主要包括年龄状态、生活力、器官的构造和发育情况等。环境因素包括土壤、地被物的影响、水分、光照、坡向、竞争者的存在、种群的地理位置等。在实施时，首先在地图上确定调查区域，按照样方法和调查取样技术的要求，决定本区域内设定样方的大小、数目和位置。第二，运用地图、GPS 仪、地面标识物等的引导，在野外找到每个样方的实际地点。第三，设立样方，观察和收集每个样方的产量数据。根据调查需要填写各种样方调查记录表（可按实际情况自行设计）。记载内容主要包括：调查地点、日期、样方面积、样方号，植物所在的群落类型、生境，主要伴生植物等。对需要进行蕴藏量调查的药用植物分别进行调查，将调查结果记载到样方调查记录表。表 2－4 和表 2－5 是草本和木本植物调查记录的参考表格。第四，采集一定面积或株数的药材样品用于产量估算，并系上标牌（编号要与样方号相一致）。第五，采集适量的标本和样品作为凭证。

3．产量的估算

（1）投影盖度法估算蓄积量。投影盖度是指某一种植物在一定的土壤表面

所形成的覆盖面积的比例。它不决定于植株数目和分布状况，而是决定于植株的生物学特性。根据拟调查植物种群在该地区的分布情况，设置标准的面积样方，然后计算某种药用植物在样方上的投影盖度，采集一定面积上的全部药材并计算在1%盖度上药材的重量，最后求出所有样方的投影盖度和1%盖度药材重量的均值，其乘积则是单位面积上某种药材的蓄积量。其计算公式为：

$$U = X \cdot Y \qquad\qquad (2-3)$$

式中：U——样方上药材平均蓄积量，单位：kg/m^2；X——样方上某种植物的平均投影盖度；Y——1%投影盖度药材平均重量，单位：kg。

采用投影盖度法计算蓄积量的方法，适用于很难分出单株个体的药用植物。一般调查种类在群落中占优势且呈丛状生长的灌木或草本植物可采用该方法。

表2-4　　　　　**草本药用植物样方调查记录表（参考式样）**

样方编号：　　　　　　　　样方面积：　　　　　　　　总盖度：

序号	植物名称	生长状况	植株高度（cm）	种群盖度（%）	种群密度（株/m²）	取样株数（株）	生物量（鲜重）（g）	生物量（干重）（g）	药用部位（鲜重）（g）	药用部位（干重）（g）
1										
2										
...										

表2-5　　　　**木本（乔、灌木）药用植物样方调查记录表（参考式样）**

样方编号：　　　　　　　　样方面积：　　　　　　　　郁闭度：

序号	植物名称	生长状况	植株高度（cm）	胸径或基径（cm）	种群密度（株/m²）	取样株数（株）	生物量（鲜重）（g）	生物量（干重）（g）	药用部位（鲜重）（g）	药用部位（干重）（g）
1										
2										
...										

例题2-2 在峨眉山调查某一样地金钱草的蕴藏量，面积为120000m²，设置样方38个，每个样方4m²，实际测得样方中金钱草的平均盖度为11.8%，样方上1%投影盖度（0.04m²）金钱草的平均重量是0.028kg。按公式计算：

$$U = X \cdot Y = 0.028 \div 0.04 \times 11.8\% = 0.0826 \ kg/m^2$$

即：每平方米样地上金钱草的平均蓄积量是0.0826kg。

（2）样株法估算蓄积量。在设置的标准记名样方内，统计药用植物的株数，按单株采集药材，统计单株药材的平均重量，估算单位面积上药材的蓄积量。其计算公式为：

$$W = X \cdot Y \qquad (2-4)$$

式中：W——样方面积药材平均蓄积量，单位：kg/m^2；X——样方内平均株数，单位：n/m^2；Y——单株药材的平均重量，单位：kg。

样株法适用于木本植物、单株生长的灌丛、高大或稀疏生长的草本植物。但对于根茎类和根蘖性植物，由于个体界限不清，计算起来比较困难，此时的计算单位常常以一个枝条或一个直立植株为单位。

例题2-3 在黑龙江小兴安岭某地，对柞树-兴安杜鹃群落中兴安杜鹃的蕴藏量做调查，共设置20个样方，每个样方$10m^2$，经样地实测每$10m^2$中平均有49丛兴安杜鹃，每丛可采鲜叶0.19kg。按公式，则：

$$W = X \cdot Y = (49 \div 10) \times 0.19 = 0.931kg/m^2$$

每平方米约可产鲜叶0.931kg。

（3）蕴藏量的计算。某种药用植物的蕴藏量与该种植物在某地区占有的总面积及单位面积上的产量有关。但要准确估计出某种药用植物在一个地区占有的总面积也绝非易事。目前尚无一个快速准确的方法，而是采用估算法。这种方法要求首先了解所调查的药用植物在哪些群落中分布，然后计算这些群落的总面积。群落总面积主要是通过理论计算来实现的，一般是根据植被图或林相图来统计总面积。具体的方法有二：一是用特制的透明方格片套在植被图上，计算出各个林型或植物群落的面积，最后把所求的各个面积相加，就是该种植物在某地区所占有的面积。二是应用遥感技术绘制出各种植物群落类型的分布图，然后利用求积仪直接求算出各群落类型的分布面积。某地区某种药材的蕴藏量可按下式计算。

蕴藏量 = 单位面积产量（或蓄积量）×总面积

例题2-2中，该样地金钱草的蕴藏量为：$120000 \times 0.0826 kg/m^2 = 9912kg$（鲜重）。

经测定晾干后失重62%，该样地产干金钱草为：$9912 \times 38\% = 3766.56 kg$。

例题2-3中，该地区柞树-兴安杜鹃群落的总面积为$4.5hm^2$，则兴安杜鹃总蕴藏量（鲜重）约为：$4.5 \times 10000 \times 0.931 = 41895 kg$。

鲜叶晾干后失重40%，则该地可产兴安杜鹃干叶$41895 \times 60\% = 25137 kg$。

（4）经济量的计算。药材经济量所包含的仅仅是有经济效益的药材量，它不包括一个地区内幼龄而未达到采收质量规格要求或因主客观因素而无法采收的那部分蕴藏量，所以经济量必然小于蕴藏量。两者的关系，可用下列公式表示：

经济量 = 蕴藏量 × 比率

比率是指达到采收质量标准而又有经济效益的量占蕴藏量的比例。为了获得这一比例值，在资源调查过程中必须分别统计达到采收质量标准的和年幼而未达到采收质量标准的数量，以算出比率。这一比率在不同地区，对于不同种类都是不同的，要通过实际调查而获得。

（5）年允收量。年允收量是指平均每年可采收药材的经济量。其计算的关键是药材的更新周期，只有了解了更新周期才能准确地计算年允收量。波里索娃提出了下列年允收量计算公式：

$$R = P \cdot T_1 / (T_1 + T_2) \qquad\qquad (2-5)$$

式中：R——年允收量；P——经济量；T_1——可采收年限；T_2——该植物的更新周期。

例题2-4 经过调查，某地区铃兰的经济量为1200kg，可采收年限为1年，更新周期为5年，求该地区的年允收量。

解： 按公式计算，则：$R = P \cdot T_1 / (T_1 + T_2) = 1200 \times 1 / (1 + 5) = 200$ kg

该地区铃兰的年允收量为200 kg。

（四）药用植物资源更新调查

药用植物资源更新能力的调查，关系到药用植物资源采挖后能否迅速得到恢复和确定合理的年允收量等问题，也是保证药用植物资源持续利用和保护的重要依据。药用植物资源的更新能力与采挖利用强度有直接关系，应设计不同的采挖强度加以研究。下面简要介绍药用植物地下和地上器官自然更新调查。

更新能力的调查一般采用设置固定样方跟踪调查的方法。其样方的大小和数量与产量调查应尽可能一致。样方的布局也应随机设定，有经验的工作者也可主观选择代表样地。

1. 地下器官的更新调查

在固定样方进行地下器官更新能力的调查时，首先要考虑采挖强度。如果样方内株数较少就不能全部采挖，否则更新便不可能。地下器官更新调查主要是调查其根及地下茎每年的增长量。由于地下器官不能连续直接观察，因此需采用定期挖掘法和间接观察法。

（1）定期挖掘法。指在一定时间间隔挖取地下部分，测量其生长量。经过多年观察得出其更新周期。这种方法适用于能准确判断年龄的植物。

（2）间接观察法。又称相关系数法。许多植物其地下器官和地上器官的生长存在着正相关。因此，可以找出其相关系数。这样在调查时，只调查其地上部分的数量指标，通过有关公式，推算出其地下部分的年增长量。前苏联学者伊兹莫捷诺夫研究了刺五加茎的高度和根的产量的关系，提出了一个相关方程。其方程式为：

$$M = \frac{N\ (1.12h - 37)}{1000} \qquad (2-6)$$

式中：M——刺五加根的产量，单位：kg；h——刺五加茎的高度（适用于茎高在 $1 \sim 2.6m$ 之间），单位：cm；N——单位面积上茎的数量。

为了求得更新周期，可以借助数学模型来计算。毕缅诺夫对升麻提出了这样一个数学模型：

$$T = \frac{-\ (2P_1 - \Delta P)\ +\ \sqrt{(2P_1 - \Delta P)^2 - 8P \cdot N \cdot p}}{2 \cdot \Delta P} \qquad (2-7)$$

式中：T——为更新周期；N——为采收时挖取的节数；p——为正常根茎每节的平均值；P_1——为再生根茎第一节的重量；ΔP——为再生根茎每节每年增长的平均值。

2. 地上器官的更新能力调查

地上器官的更新调查，即每年对药用植物的药用部位增长的数量进行连续测量，由此计算出更新周期。地上器官更新调查首先要调查它的生活型、生长发育规律，然后调查它的投影盖度和伴生植物。调查要逐年连续进行，一般应包括单位面积药用植物资源产量、单位面积的苗数及苗的高度等。并分析各种生态因子对野生植物生长发育和产量的影响。

三、栽培药用植物资源调查

人工培育药材资源的形成和发展，既受到自然条件的制约，又受人为活动的影响。因此，在资源调查中除了对药材蓄积量进行系统的调查外，栽培技术和抚育管理措施及其对药材生长和形成的影响，均应该列为调查和研究的范围。

（一）生态环境调查

人工培育资源自然环境的调查与野生资源调查的内容与要求大致相同。所不同的是其资源形成过程，受到人们生产活动的影响。因此，要对生产基地的大气环境、土壤质量、灌溉水质进行调查和检测，其环境质量应符合中药材生产质量管理规范（GAP）的标准。

（二）栽培管理技术调查

1. 栽培技术措施调查

依据药用植物栽培生产的技术环节，育苗或直播种植需要调查记载的主要内容有，种子来源（产地）和处理方法，播种期、播种方式、播种深度和播种量，育苗方式（露天或保护地）、育苗密度以及间苗时期等。移栽种植需要调查记载的内容主要有，移栽种苗的来源（产地）和规格（大小或高度）、移栽时间和方法、移栽密度（行距和株距）以及其他技术措施。

2. 抚育管理措施调查

药用植物培育过程中，施肥、灌溉和病虫害防治等抚育管理措施，对保证药材的高产、优质具有重要作用。需要调查记载的灌溉和排水技术措施包括，灌溉方式、灌溉量、灌溉次数和时间，以及排水方式和时间等。需要调查记载的施肥技术措施包括，施肥方式（基肥、追肥、种肥等）、肥料种类、施肥量及施肥时间等。病虫害防治需要调查记载的主要内容有，病虫害发生种类、时间和危害程度，使用农药的种类、浓度和时间等。另外，中耕、除草、修枝打杈（尖）、摘蕾、修根或整枝等措施也应记载。

（三）药用植物生长状况调查

药用植物的生长发育状况直接影响到药材的产量和质量，对栽培过程的生长发育进行动态观测，对了解药用植物生长发育规律，对研究不同栽培技术措施，对药材产量和质量的影响，对制定中药材规范化生产（GAP）的操作技术规程（SOP）都具有重要意义。下面分别对草本植物和木本植物需要进行观测的指标予以归纳。

1. 草本植物的观测指标

药用植物播种时，应对种子的发芽率和发芽势进行测定，播种后对种子的萌发时间、出苗天数（2/3 的苗出齐时所需的天数）以及第 1 片真叶出现的时间等进行观察记载。植物的生长发育过程需要观测记载的主要内容包括，根系的类型、长度和分枝情况，茎的高度、生长速度、分枝情况，叶片数目、单叶的生长速度、单株叶面积等，萌芽期（5% 的芽开始膨大、鳞片开始松开）、现蕾期（现蕾、幼蕾开始出现）、花期（初花期、盛花期、终花期），幼果出现期、果实成熟期、果实的生长量和单株种子产量等。

2. 木本植物的观测指标

木本植物的观察指标与草本植物基本相同，因其多年生的特点，还应增加观测茎的粗度（乔木树种为胸径）、枝条数量和长度以及树高、冠辐等。

（四）药用植物生物量和药材蓄积量调查

人工培育的药用植物，具有栽培面积较大、种植密度较高、种类单纯的特点。对于大面积栽培的同一种药用植物，其生物量或药材产量的调查可参考农作物产量测定的方法；对于小面积栽培的种类，可以设置标准样方（地）进行抽样调查。

1．生物量的测定

生物量（biomass）是指在某一特定时刻调查时，栽培地单位面积内所积存的生物有机质，用平均每平方米生物体的干重（g/m^2）表示。草本植物的生物量，可根据栽培地的总面积和植物生长状况，采用田间抽样技术，设置样方进行取样，待其干燥后称重，计算出平均每平方米生物体的干重。木本植物的生物量，可根据生境条件、树木年龄和生长情况选取典型地块，然后设置标准样方，从中抽取样株测算出样株的体积，计算出样株的重量（鲜重），再折算出每平方米生物体的重量（鲜重），最后再折算成每平方米生物量的干重。

2．药材蓄积量的测定

药材蓄积量（amount of growing stock）的测定可以与生物量测定结合进行，在田间采集样品后，先分别测定药用器官和非药用器官的生物量，然后将药用器官按药材的产地初加工方法进行处理，所获得药材的生物量（风干重量）即为药材的产量。一般情况下，为了获得药材蓄积量，仅对药材产量进行调查，田间标准样方调查方法与生物量调查相同，取样时仅采集药用器官，经过产地初加工后即可获得药材产量。根据标准样方测定结果，估算出单位面积药材产量，根据栽培地面积就可以估算出药材蓄积量。

药材蓄积量（总产量）＝单位面积平均产量（根据样方估算）×总面积

3．采收加工调查

药材采收加工调查记录的内容主要包括，入药部位、采收时间、产地加工方法等。

四、样品采集和标本制作

（一）药材样品采集

供药学研究用的植物药材样品，必须按一定规格采取，否则就会影响实验研究结果。药材的质量受植物生物学特性和环境因子的影响，不同生长发育阶段也影响着药材的品质。有些植物的药用活性成分在一昼夜间也常有变化。为保证药材质量的稳定性，应针对不同药用植物的特点进行样品的采集。

（1）全草类药材。多在植物充分生长，茎叶茂盛时采集。并注明带不带地下部分。干燥时应将茎叶分开，因为茎枝难干，而叶子易干碎。

（2）叶类药材。多在植物光合作用旺盛，开花前或果实未成熟前采收。应规定采嫩叶或老叶，采收的时间及叶子所处的层次（如上层、中层、下层）。

（3）花类药材。应严格规定采收时期及部位，如蕾期、花开前期或盛期。

采收部位分别有全花、花被、柱头或其他部分等。一般不宜在花完全盛开后采收，开放过久几近衰败的花朵，不仅能影响药材的颜色、气味，而且药用活性成分的含量也会显著减少。

（4）果实类药材。同一植株上果实的品质随着成熟时间、植株上的位置、光照条件等而变化，采集样品应规定成熟度。一般果实种子类在自然成熟时采集。

（5）皮类药材。分为树干皮及根皮两类，一般在春末夏初采收，此时树皮养分及液汁增多，形成层细胞分裂较快，皮部和木质部容易剥离，伤口较易愈合。少数皮类药材于秋、冬两季采取，如川楝皮、肉桂等，此时药用活性成分含量较高。根皮通常在挖根后剥取，或趁鲜抽去木心，如牡丹皮、五加皮等。

（6）根及根茎类药材。一般在秋、冬季节植物地上部分将枯萎时及春初发芽前或刚露苗时采集，此时根或根茎中贮藏的营养物质最为丰富，通常含药用活性成分也比较高。有些种类由于植株枯萎时间较早，则在夏季采收，如贝母类、延胡索类等。但也有例外，如明党参类植物在春天采较好。

（7）茎木类药材。一般在秋、冬两季采样，如大血藤 *Sargentodoxa cuneata* （Oliv.）Rehd. et Wils.、首乌藤、忍冬藤等。有些茎木类药材全年可采，如苏木 *Caesalpinia sapan* L.、降香、沉香等。

（8）藻菌地衣类药材。因种类不同采收要求各异。如茯苓在立秋后采集质量较好；马勃宜在子实体刚成熟期采取，过迟则孢子飞散；冬虫夏草 *Cordyceps sinensis* （Berk.）Sacc. 在夏初子座出土孢子未发散时采挖；海藻在夏、秋二季采集；松萝全年均可采集。

（二）药用植物的标本制作

标本（specimen）是辨认、鉴定植物种类的第一手材料，也是永久性的植物档案和进行科学研究的重要依据。采集到的材料应及时制作成符合要求的标本。药用植物的标本分为腊叶标本和浸制标本。

1. 腊叶标本的制作方法

野外采集到的植物标本，压干以后通常要进行消毒，因为植物体上往往有虫子或虫卵在其内部，如不消毒，则会被虫蛀蚀。标本的消毒方法是将压干的标本放在消毒室或消毒箱内，再放挥发性的杀虫剂于器皿中，置入室内或箱内，利用气熏法杀虫，约3天后取出即可装上台纸。也可以直接放入消毒剂（如75%的酒精）消毒，然后上台纸。

标本装帧用洁白的台纸，台纸长约50cm，宽30~32cm。将消过毒的标本放在纸上，摆好合适的位置，尤其花枝不可太靠近台纸边缘，否则易碰坏。如果枝叶太密或花太多时，可剪修去一些，然后用小纸条粘贴固定。注意纸条不宜粘贴太多，以既能固定又美观大方为原则。标本上台纸后，就要进行科、属、种的鉴定。主要是依据标本的形态特征及野外采集记录，再查阅有关资料，由科至属，从属到种，最后订出该种标本的学名。上了台纸的标本经过鉴定后，要把鉴定标签（见表2-6）贴在台纸的右下角，把原来该种标本的野外采集记录表复制一份贴在台纸的左上角，以供日后参考。暂时定不出名的标本，可以将标本和野外记录送有关单位代为鉴定。

表2-6　　　　　　　　药用植物标本鉴定签（参考式样）

采集号＿＿＿＿＿＿＿＿＿＿＿＿＿＿　标本室登记号＿＿＿＿＿＿＿＿＿＿＿＿＿＿
科名＿＿＿＿＿＿＿＿＿＿＿＿＿＿　中文名＿＿＿＿＿＿＿＿＿＿＿＿＿＿＿＿
学名＿＿＿＿＿＿＿＿＿＿＿＿＿＿＿＿＿＿＿＿＿＿＿＿＿＿＿＿＿＿＿＿
用途＿＿＿＿＿＿＿＿＿＿＿＿＿＿＿＿＿＿＿＿＿＿＿＿＿＿＿＿＿＿＿＿
采集者＿＿＿＿＿＿＿＿＿＿＿＿　采集日期＿＿＿＿＿＿＿＿＿＿＿＿＿＿
鉴定者＿＿＿＿＿＿＿＿＿＿＿＿　鉴定日期＿＿＿＿＿＿＿＿＿＿＿＿＿＿
采集地＿＿＿＿＿（省）＿＿＿＿＿（县）＿＿＿＿＿（乡村、山名）
经纬度＿＿＿＿＿＿＿＿＿＿＿＿＿＿＿＿＿＿＿＿＿＿＿＿＿＿＿＿＿＿

每一标本都应编号，并在野外记录本、野外号牌以及鉴定标签上打上同一号码。这样，此标本就可入标本柜了。入柜的标本，是很重要的研究参考材料和档案，应当特别注意保护。标本室内应保持干燥，标本柜里要经常放一些樟脑丸或卫生丸等防虫药物；标本柜门要密闭，拿出标本后应立即把柜门关好，不要使柜里的标本长久地暴露在外面。

2．浸制标本的制作方法

腊叶标本虽有保存较久和携带方便等优点，然而经过压制干燥后的植物标本往往改变了原来的生长状态和颜色，降低了植物形态真实感。为了保持植物新鲜时的生长姿态和原有色泽，便于识别，常将植物的全部或一部分器官浸泡在特种溶液中，制成浸制标本。浸制标本的缺点是需玻璃器皿存放，运输携带不方便等。

现将制作高等植物浸制标本的常用方法简要介绍如下：

（1）防腐性标本的浸制法。此法可使保存的植物标本不致腐败，但不能保持其原有色泽。用纯防腐性的浸泡液浸制，是最常用而简便的方法。它可用以浸制各类植物标本，所用方法有下列几种。

①配制2%～4%甲醛溶液，将标本直接浸入。

②配制70%乙醇溶液，作浸制液。

③配制甲醛－乙醇浸制液。其配制法为40%甲醛溶液50ml，95%乙醇300ml，加水2000ml，混匀即成。

（2）绿色标本浸制保存法。

①将醋酸铜结晶（先研成细粉）加入50%的冰醋酸溶液中，直到饱和为止（醋酸100ml用醋酸铜粉末15～30g），在饱和液中加3倍蒸馏水就成浸制药液。再把要浸制保存的植物略加整理后放入浸制药液内加热至70℃～85℃，保持这一温度并注意观察植物将由绿色变成淡黄色。再过10余分钟后（如叶厚需更长时间），标本又从淡黄色变为绿色，这时即停止加热。取出被浸标本，用清水冲洗干净，浸入盛有浓度为0.01～0.04mg/L的亚硫酸溶液的标本瓶里，也可把标本放入盛有2%甲醛溶液或50%乙醇溶液的标本缸（瓶）中保存。注意必须让标本浸没在保存液里，如果标本上浮，可以在它的下面缚一重物（如玻璃片或玻璃棒），使它下沉。容易皱缩或卷曲的标本，可以把它缚在玻璃板上，再放到标本瓶里浸制。容器最好用有磨砂口盖的。如作长期保存必须用石蜡封口，瓶外贴上专用标签，写上植物中文名称、拉丁学名、产地、用途、制作者和日期等。

②取硫酸铜饱和水溶液75ml，16%甲醛溶液50ml和蒸馏水250ml混合。将需浸制的植物标本浸入混合液中8～14天，取出标本用水冲洗后，再浸入2%甲醛溶液中保存。此法较简便，适用于一些体积大而不易用上法需长时加热的标本。

（3）紫色标本浸制保存法。以40%甲醛溶液45ml、乙酸2800ml和蒸馏水2000ml的比例相混合，待其静止沉淀后，上层澄清液作为浸制液浸泡植物标本。

以40%甲醛溶液500ml、饱和氯化钠水溶液100ml和蒸馏水8700ml的比例相混合，待其沉淀后，取其上层澄清液作为浸制液浸泡植物标本。以上两法除保存紫色植物（或植物器官）标本外，尚可用于保存黑色、红紫色植物（或植物器官）标本。

（4）红色标本浸制保存法。取硼酸粉末450g，溶于200～400ml水中。时时搅动至全部溶解后，加入乙醇（75%～90%）2000ml，若出现混浊，则待其澄清后取其澄清液，加入300ml 40%甲醛溶液，即得保存红色标本浸制液，将需保存的植物标本或植物器官浸入即成。

（三）土壤样品采集与处理

土壤是药用植物赖以生存的物质基础。土壤的物理化学性质，如质地、酸碱度、肥力水平以及水分含量等均与植物的生长密切相关，对药材的产量、质量都有一定的影响。因此，在中药资源调查中，必须对土壤进行调查和分析。

土壤样品的采集是土壤分析工作中的一个重要环节，是关系到分析结果和由此得出的结论是否正确的一个先决条件。由于土壤特别是农业土壤的差异很大，采样误差要比分析误差大若干倍，因此必须十分重视采集具有代表性的样品。此外，应根据分析目的和要求采用不同的采样方法和处理方法。

1. 土壤样品的采集

（1）采样时间。土壤中有效养分的含量随季节的改变而有很大变化。分析土壤养分供应情况时，一般都在晚秋或早春采样。同一时间内采取的土样，其分析结果才能相互比较。

（2）采样方法。采样方法因分析目的和要求的不同而有所差别。

①土壤剖面样品。研究土壤基本理化性质，必须按土壤发生层次采样。

②土壤物理性质样品。如果是进行土壤物理性质测定，必须采集原土体作样品。

③土壤盐分动态样品。研究盐分在剖面中的分布和变动时，不必按发生层次取样，自地表起每 10cm 或 20cm 采集一个样品。

④耕层土壤混合样品。为了评定土壤耕层肥力或研究植物生长期内土壤耕层中养分供求情况，一般取耕作土壤 20cm 左右，最多采到犁底层的土壤。

如果采来的土壤样品数量太多，可用四分法将多余的土壤弃去，一般 1kg 左右的土样即够化学、物理分析之用。四分法的方法是：将采集的土壤样品弄碎混合并铺成四方形，划分对角线分成四等份，取其对角的两份，其余两份弃去，如果所得的样品仍然很多，可再用四分法处理，直到所需数量为止（图 2-3）。取土样 1kg 装袋，袋内外各放一标签，上面用铅笔写明编号、采集地点、地形、土壤名称、时间、深度、作物、采集人等。

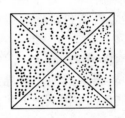 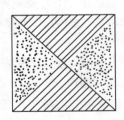 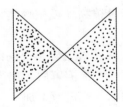

图 2-3　四分法取样步骤图

2. 土壤样品的处理

土壤样品的处理包括风干、去杂、磨细、过筛、混匀、装瓶保存和登记操作。

（1）风干和去杂。从野外采回的土样，应及时进行风干。其方法是将土壤样品放在阴凉干燥通风，又无特殊的气体（如氯气、氨气、二氧化硫等），无灰尘污染的室内风干。把样品全部倒在干净的木板或塑料布、纸上，摊成薄薄的一层，经常翻动，加速干燥。切忌阳光直接暴晒或烘烤。在土样半干时，须将大土块捏碎（尤其是黏性土壤），以免完全干后结成硬块，难以磨细。

样品风干后，应拣出枯枝落叶、植物根、残茬等。若土壤中有铁锰结核、石灰结核或石子过多，应细心拣出称重，记下所占的百分数。

（2）磨细、过筛和保存。进行物理分析时，取风干土样 300~500g，放在木板或橡胶板上用胶塞或圆木棍碾碎，放在有盖底的 18 号筛（孔径 1mm）中，使之通过 1mm 的筛子，留在筛上的土块再倒在木板上重新碾碎，如此反复多次，直到全部通过为止。不得抛弃或遗漏，但石砾切勿压碎。留在筛口上的石砾称重后须保存，以备石砾称重计算之用。用时将过筛的土样称重，以计算石砾重量百分数，然后将土样充分混合均匀后盛于广口瓶中，作为土壤颗粒分析及其他物理性质测定之用。

测定土壤全氮、有机质等项目的样品，还要另做如下处理。在已通过 1mm 筛孔的土样中，用四分法或多点取样法取出样品约 100~200g，放入瓷研钵中进一步研磨，使其全部通过 60 号筛（孔径 0.25mm）为止。如果需要测定全磷、全钾，还需从 1mm 土样中同样取出约 20g，磨细并使之全部通过 100 号筛（孔径 0.15mm），分别混匀后，装入广口瓶中。样品装入广口瓶后，应贴上标签，记明土样号码、土类名称、采样地点、深度、日期、孔径、采集人等。瓶内的样品应保存在样品架上，尽量避免日光、高温、潮湿或酸碱气体等的影响，否则影响分析结果的准确性。

（四）图像资料及其他

在药用植物资源调查过程中，要注意绘制、拍摄各种有用的图表、照片和图像资料。这些形象直观的资料既可用于建立数据库，又可以用于种类鉴定和资料的统计分析。

第三节　药用动物资源的外业调查

一、药用动物资源调查方法

由于动物不像植物固定生长在一处，而是在一个较大区域内活动，故调查动物资源数量时，只能进行估测。估测动物数量的方法有直接调查、间接调查和比例估算三类，在实际调查工作中，可以灵活机动地结合起来。常见的方法有下列几种。

（一）路线统计法

路线统计法是在较大面积上统计大、中型动物种类和数量的最基本的方法，这种方法一般不受环境条件的限制，需用人员较少，可在较短的时间内统计相当大的区域。基本做法是将调查区域按一定的间距划分出若干条线路，长度大约十公里。调查人员按线路行进时可左右观察到一定的宽度，这样实际上是一个样带。调查时，直接计数一定距离路线上所遇到的动物种类和数量或计数线路上观察到的动物足迹、粪便、鸟的叫声等，估算出一定面积内动物的种类和每种的种群数量。一般情况下，同一路线要反复统计 3～5 次，取其平均数。调查区域内动物种群数量的计算方法：以出现动物的地点与行走路线的平均距离作为路线的宽度，把观察到动物的数量除以路线宽度与路线长度的乘积，作为单位面积中的动物种群数量，再乘以调查区域的总面积，就得出调查区域的动物种群数量。

此方法在不同的动物类群或个体大小不同的动物中应当灵活运用。如鸟类调查时，统计的时间在鸟类一天中最活跃的时刻进行，一般选择在日出后和日落前的 2～3 小时之内进行，这样所统计出的数据接近于鸟类的实际数量。为了更加准确，应选择在晴朗温暖无风的天气下进行统计。统计时应携带望远镜、计时器、铅笔和记录表等，速度以 1～3km/h 匀速前进，调查中途最好不要停留，以免有些鸟类往返飞翔而影响统计结果。统计时仅记录左右两侧见到的和听到的鸟类种类和数量，往后飞的鸟类也要统计在内，为避免重复，不能记录往前飞的鸟类。两栖类则适用于非繁殖期采用此方法，调查时选择适宜的环境，沿着一定的方向，以一定的速度行走，认真观察，记录两侧的种类和数量。若遇有草丛等隐蔽物时，应予驱赶，以便及时发现。统计时每天分清晨、中午、夜晚重复进行。

（二）样方计数法

样方计数法适用于大面积内动物资源的种类和数量统计。在统计时将调查区域划分成若干个样方，然后抽取部分样方统计动物的种类和数量，根据统计的样方计算出平均数，从而推断出整个地区的动物种群数量。样方计数法具体步骤是：①运用网络法在地图上把生境类型划分为相等的小方格；②随机选取若干个方格作为样方；③将样方再分为若干个小样方并随机选取小样方进行统计；④统计每个小样方中动物数量。统计时应根据样方大小，几个人同时进行，两人的间距以能互相观察到对方为宜。分析观察到的动物数量与观察时间的关系，综合所得结果估计出样方的动物数量。获取样地动物数量后，首先对这些数据加以处理，算出平均数、标准差和变异范围。并随时调整样方的数量及设置，使结果更接近于实际数量。

（三）样地轰赶法

样地轰赶法一般用于隐蔽在草丛、灌丛中的哺乳动物种类和数量的统计。适用于地势比较平坦或坡度不大的山地。应用此种方法统计哺乳动物的数量，需要多人配合进行，先在分界四周设置观察人员，以记录从轰赶区内跑出来的动物数，轰赶人员以一定的间隔列队等速向前轰赶，间隔以相邻轰赶人员能看清相互之间区域中的动物为宜。

（四）标记重捕法

多数动物种群数量的统计都可以采用标记重捕法。如鸟类、蝙蝠等可采用环志方法标志，大型动物用项圈、耳环等，小型的啮齿类、鱼类可采用剪趾、剪毛、剪鳍、染色、尾标、放射性同位素标记等。标记的动物并非一定要重捕，如对于大型哺乳动物，就可用观察代替"重捕"。对于鼠类，则采用捕鼠笼进行捕捉和重捕。这种方法又可以再分为一次标记一次重捕法和多次标记多次重捕法。一次标记一次重捕法是最简单的标记重捕法，在调查区域内，把捕获的个体标记后全部释放，经过一段时间后，再进行捕获，若重捕中标记动物所占的比例与种群总数量中标记比例相等，根据重捕标记动物所占的比例，计算出调查区域内动物的种群数量。计算公式为：

$$C = m \cdot n / X \cdot A \tag{2-8}$$

式中：C——样方内动物的种群密度；m——标记的动物数；n——重捕的个体数；X——重捕中被标记的动物数；A——样方面积。

多次标记多次重捕法比较复杂，在此不赘述。在标记重捕调查期间，动物会发生死亡，特别是种群数量小的动物，会影响对种群数量估计的准确性，因此需要加以校正。

（五）航空调查法

航空调查法适用于调查开阔地区群集性的大中型动物、生活在偏僻地区或人类难以达到的地区的动物。利用飞机从空中统计种类和种群数量，可以在很短时间内进行大面积的统计，省时省力，辅以空中摄影、摄像，可以得到十分准确的结果。

（六）固定水域抱对数量统计法

适用于繁殖期无尾两栖类动物的统计方法，两栖类动物在结束冬眠后即开始抱对繁殖。此时在其分布的水域中，连续进行统计，可以得到较为准确的数据。如中华蟾蜍、泽陆蛙等。

（七）捕尽法

选定适合的区域，在一定时间内把一定面积内所有两栖类、鱼类、贝壳类、虾蟹类、陆生或水栖昆虫类捕尽，即可得到该面积中动物的种群数量。

网捕法是最常使用的方法。对善于飞翔的昆虫，可用捕网。使用时先把飞虫兜入网内，然后迅速把网口转叠以封住网口，再将已打开盖子的毒瓶送到网底，把虫赶入瓶内。有底部开口的网，可打开结扎，将虫送入毒瓶中。具蜇刺的蜂类入网后，应用镊子、毒虫夹取虫，或应先隔着网弹晕虫后再放入毒瓶中。对栖息在杂草、灌木丛中的昆虫，应采用较结实的扫网。使用时边上下左右摆动扫网，边向前移动网，将昆虫集中到网底连同碎枝叶一起倒入毒瓶中，待毒死后再倒出来挑选。采集水生昆虫，应根据虫体的大小及所处水域环境，选用不同用途的水网捕虫。

此外，哺乳动物的数量统计还有洞口统计法、粪堆法、去除取样法、利用动物产品收购记录估计法等方法；鸟类数量有频率指数估算法；鱼类有根据产量、单位渔具渔获量、卵数统计鱼类的种类和数量等。

二、野生药用动物资源调查

（一）生态环境和生活习性调查

药用动物生活区域的环境条件对其生存具有决定性作用，是药用动物资源调查的重要内容。药用动物种群依其周围环境为空间和物质条件，开展其觅食等生存活动，只有摸清动物在野生状态下的生活规律，才能为进一步的研究提供资料。因此，对药用动物习性的调查也是药用动物资源调查的一项基础性工作。习性调查的内容很多，特别是对动物的栖息环境、食性和行为的调查是非常必要的。

1. 栖息环境调查

通过调查可以了解动物在野生状态下对生活条件的要求，栖息区的范围和特点，一年四季的气候和景观变化对动物的影响等。药用动物资源生态环境调查与药用植物资源调查的内容与要求基本相同。

2. 食性调查

食物是动物的首要生活条件。每种动物都有它的食性特点，如麝喜食松萝（山挂面），鼯鼠喜食侧柏，乌鸡喜食颗粒食物，蝎子喜食流质食物，蚯蚓可食腐烂物质，蛤蚧却要吃活食。很多种野生动物在不同季节和不同发育阶段存在着食性的变化。如梅花鹿春季喜采食嫩叶、幼芽和花蕾，夏季则以青绿枝叶为主，秋季喜食橡子（柞实），冬季除采食地面的枯枝落叶之外，还喜啃食一些树木的树皮。还有一些动物在某些时期对一些食物有特殊的需要，如黑熊在冬眠后，要采食一些具有泻下作用的植物，以排出它在漫长的冬季直肠中积存的干硬粪便。像其他蛙类一样，哈士蟆（中国林蛙）在蝌蚪期以浮游生物和水草为食，到了成蛙阶段，食性发生很大转变，要以活的虫类为食。研究动物的食性为调查动物的种类和数量提供资料。

3. 行为调查

动物的行为调查，首先要了解动物是群居性还是独居性，其次要了解动物的昼夜活动规律和季节活动规律。动物昼夜活动包括捕食、饮水、运动和休息等。有的为昼出性，有的为夜出性，也有的晨昏性活动。动物的季节活动包括生殖、生长发育、休眠、蜕皮、换羽或换毛等。有的为春季生殖，有的为秋季生殖，有的冬眠，有的夏眠，形成季节性活动周期。

（二）药用动物种类、种群数量及其他动物种类调查

药用动物种类、种群数量调查是指查明一个地区的药用动物种类、种群数量、分布、用途等，同时也应该对伴生的动、植物种类进行调查。药用动物类型十分庞杂，它们的生活环境相去甚远。有的属于无脊椎动物，如蚯蚓、水蛭、蜈蚣、牡蛎等，有的属于脊椎动物，如海龙、海马、蟾蜍、蝮蛇、穿山甲、梅花鹿等。因此在资源调查时，调查内容也差异较大，本节仅就调查实施的步骤和主要工作及一般要求加以介绍。

1. 样地的确定与划分

首先应按照动物的分布区域和栖息环境，将调查区域划分成多个调查小区，然后再按各类动物调查的要求进行野外调查。

2. 确定调查季节与调查频度

由于一年中动物的生长周期和活动特性各不相同，因而调查期间至少涵盖四季（一年）。不同动物的调查频度也应有差别。一般来说，水域生物，如鱼类、虾蟹类、水栖的昆虫、螺贝类、环节动物等，一年期间以调查4次为原则，调查时间应把握动物产卵期、回游期、活动期，调查避免于降雨洪流后实施。陆生动物调查，避免于降雨时或气候骤变时实施。鸟类一年期间以调查2次为原则，调

查时间应把握繁殖季与非繁殖季节各调查一次，在候鸟众多地区应把握其迁徙期。两栖类、爬行类一年期间以调查 3～4 次为原则，调查时间应把握繁殖期，避免冬眠期调查。哺乳类、陆上昆虫类一年期间以调查 4 次为原则。

3. 设置监测点

为了定期采集监测信息，应按资源调查样地的要求，设置若干个野外监测样地，要基本保持均匀分布，其功能是对重要监测种的种群增长趋势及重要分布区生境变化进行监测。重要监测点，也可以作为全国野生动物监测网络的重要组成部分，定期向省野生动物监测站和国家野生动物监测中心上报监测资料。

4. 基本工作要求

根据不同类群的动物确定调查方法，对观察到的药用动物的种类、数量、栖息环境、生活习性等进行认真记录或计算。对主要的药用动物和有特殊活动规律（如夜间活动）的动物进行专项调查。按照要求捕捉动物标本和采集动物药的样品，拍摄动物及其习性、生境等的录像资料或照片资料。

（三）野生动物药材产量调查

在调查获取到某一地区某种药用动物的种群密度或数量后，该药用动物的药材产量即可按下列公式计算得出：

药材产量 = 单个动物产药量 × 种群密度 × 总面积

注意：只计算达到采收年龄动物的数量。

（四）药用动物资源消长调查

动物资源的消长实质上是动物种群的变动情况，是在大规模调查之后对药用动物种群更深入的调查研究。

决定种群数量上升和下降主要取决于四个方面，即种群内动物的出生与死亡，迁入和迁出。一切影响上述四个方面的因素，都或大或小地影响种群数量的变化。与此有关调查的主要指标有：种群的性比、年龄结构、出生率与幼子哺育成功率、成活率、死亡率、迁入和迁出率、季节性波动和年波动等。经过长期的资料收集，编制某种动物的生命表或动物种群数量重建表，以便对动物的种群数量进行预测。

三、养殖药用动物资源调查

饲养药用动物的生长状况与饲养场的条件、饲养方法密切相关。因此在进行养殖动物资源调查时，饲养环境、饲养管理技术和药材采收及加工方法等均应列入调查研究的内容。

（一）人工养殖环境调查

饲养场区环境调查内容主要包括，场区的坐落位置及其地形地貌，场区的水源条件和供水状况，场舍的建筑基础和结构，场区和饲养场舍中的光照、温度和湿度条件，场舍的消毒、人员的隔离等。应按照 GAP 的要求进行饲养管理。

（二）饲养管理技术调查

饲养场地一般分为圈舍、池沼、洞穴等。动物生活习性需要调查记载的内容较多，如水栖、陆栖，冬眠开始和结束时间，喂食方法、时间、数量，饮水时间和数量，以及活动的时间等。同时还要调查记载饲料的种类、来源和加工方法。还应对动物的生长发育状况和动物疾病及其预防进行调查记载。动物生长发育需要记载的主要指标有：性成熟期，配种年龄、季节和方法，妊娠期，每次或每年繁殖数量，生长速度，寿命长短，以及药材采收的年龄和季节等。对于昆虫的饲养，还要调查其变态时间等。动物疾病防治需要调查的内容主要应包括：疾病类型及其防治方法、预防措施和治疗方法及用药种类和数量等。另外，动物体内、外寄生虫也应该作为调查内容之一。

（三）种群数量和药材产量调查

人工饲养动物的种群数量和药材产量调查较简单，通过个体计数和测出单位个体的药材产量，再估算出种群数量和养殖群体的药材总产量。在计算产量时，应注意只能计算可以采收药材的动物，未到采收年龄的动物不能计入。

（四）动物药材的入药部位、采收时期和产地加工方法

有些动物是整体入药，有的只是动物体的某一部分入药，如麝香、牛黄、熊胆等，故调查时应写清入药部位，最适宜的采收时间、采收方法和产地、加工方法。同一种药材有时采收加工方法不止一种，尽量调查全面，最好能对各种加工方法的优缺点分别进行调查。

四、样品采集和标本制作

（一）药材样品采集

正确采集药用动物药材样品，是获得准确调查数据的保证。药用动物在不同生长发育阶段，其药材药用活性成分的含量不同。药材的采收期直接影响到药材样品的产量、品质。适期采集对动物药材样品的代表性具有重要的作用。

动物类药材的采收，需要根据各种药用动物的生长习性和活动规律而采取不同的采收方法。常用的采集方法有诱捕、网捕、活体收取药用部分等。不同动物类别药材样品的采收期和采收方法简述如下。

（1）哺乳类动物。由于品种不同，采收的季节也不同。采收时既要注意季节，又要采取适当的方法。如鹿茸每年需在清明后采收，过期则角化。

（2）两栖类动物。应根据季节的变化，在药材质量最好时采收。蟾酥，是蟾蜍耳后腺液经干燥而成，宜在春、秋两季捕捉，因为此时蟾蜍易集结，容易捕获，而且腺液充足，药材品质好，得率高。哈蟆油，是雌性林蛙的输卵管，应在白露前后捕捉，此时林蛙体壮肉肥，雌性输卵管油足质佳。

（3）贝壳类动物。一般以该动物的贝壳入药。采捕大多在夏、秋两季，此时是动物发育最旺盛的时节，贝壳钙质足，如石决明等。

（4）蜕化皮壳类药材。一般在春末夏初之际拾取，该类动物在每年此季节反复蜕化皮壳，以利其更新生长发育。该类药材必须及时拾取，过期则遭风袭雨淋，药材受损，如蝉蜕、蛇蜕等。

（5）昆虫类动物。必须随季节变化采收，因为虫的孵化发育皆有定时。以卵鞘或窠巢入药的，多在秋季虫卵形成或窠巢造成后摘取。采后必须立即采取加热、水烫、蒸等方法杀死虫卵，以避免虫卵孵化成虫，如桑螵蛸等。以成虫入药的，均应在活动期捕捉，如土鳖虫等。有翅昆虫，多在清晨露水未干时捕捉，因此时不易飞起，如红娘子、斑蝥等。

（6）生理产物和病理产物类药材。需要在捕捉后或在屠宰场采收，如牛黄、马宝等。部分动物的产物可以在适当的时间进行人工采集，如虫白蜡、蜂蜜等。

（二）药用动物标本制作

药用动物标本的种类、采集制作的方法多种多样。下面仅代表性地介绍几种。

1. 贝类的采集与固定保存

（1）采集。贝类生长在湖、塘、河、海底的淤泥中，用带铁丝网兜的耙从水底捞取，夏季可潜入水底摸取。

（2）固定保存。贝类洗去污泥，放在清水中养几天后，放入温水中并徐徐加热，贝类的壳会张开，足慢慢从壳缝中伸出，继续加热到50℃，再放到50%～70%的乙醇中固定几天。然后固定保存于10%福尔马林溶液或90%的乙醇中。如个体较大，应向内脏团中注射10%福尔马林固定液。如欲保持贝壳的光泽，最好用90%乙醇固定保存。

2. 药用昆虫标本的采集与固定保存

（1）采集方法。昆虫种类繁多，分布很广，生活习性各异。因此要先掌握昆虫的有关知识，了解昆虫生活的季节、时间、地点和环境，才能确定采用何种采集方法。

网捕法是最常使用的采集方法。对善于飞翔的昆虫，如蝶、蝗、蜂和蜻蜓等可用捕网。使用时先把飞虫兜入网内，然后迅速把网口转叠以封住网口，再将已打开盖子的毒瓶送到网底，把虫赶入瓶内。有底部开口的网，可打开扎结，将虫送入毒瓶中。对栖息在杂草、灌木丛中的昆虫，应采用较结实的扫网。使用时边上下左右摆动扫网，边向前移动网，将昆虫集中到网底，连同碎枝叶一起倒入毒瓶中，待毒死后再倒出来挑选。采集水生昆虫，应根据虫体的大小及所处水域环境，选用不同用途的水网捕虫。昆虫采集需要用采集网。依各种昆虫生活的场所、取食方式和个体大小等不同，应采用不同的网。捕网，用来捕捉能飞善跳的昆虫，网袋用轻便通风的纱布制成，直径约 30cm，袋深约 65cm，略呈圆锥形，底部稍圆，开口可做成结扎的，便于取虫，网柄长约 1m。扫网，主要适用于草丛中扫荡隐藏在枝叶下的昆虫，网袋要用较结实的布制作，直径和袋深比捕网略小，其他与捕网基本相同。水网，用来捕捉水生昆虫，网袋需用坚固不怕浸水的尼龙、亚麻或金属纱制作，且要根据虫体大小选取不同孔径的纱，网袋直径约 30cm，袋底做成平底或瓢形底，网柄要适当放长。

诱虫灯诱杀是利用夜间多种昆虫特别是蛾类的趋光性来诱捕的一种方法。要求诱虫灯光射程远，诱来的昆虫落进灯下的容器中不易逃脱，或使昆虫停息在白色的幕布上任人捕捉。

击落法是针对许多昆虫有假死性的特点设计的捕捉方法。也可以当昆虫专心取食时，趁其不备猛然震动寄主植物，将其击落下来。配合使用采集伞、网和布单效果更好。

有许多昆虫能发出声音，有些昆虫会在它们生活的地方留下种种踪迹，如被啃食的植物叶片、排泄物、虫瘿等。据此可在附近的植物上、泥土中、砖石下、树洞里等昆虫可能栖居的地方，搜索到多种昆虫。

（2）固定和保存。毒瓶是用来收集和迅速杀死昆虫，也是临时保存的工具，常用 500ml 玻璃广口瓶做成。简便方法是在瓶底铺一层脱脂棉，再铺二层滤纸，采集之前倒入适量乙醚或乙酸乙酯或三氯甲烷，盖紧盖子备用。因这几种试剂易挥发，要注意添加，以保持麻醉效果。微小的昆虫，如小蜂类、蚊类、蚜虫以及鳞翅目和鞘翅目的幼虫等，可直接放入 70% 乙醇中保存。昆虫的许多成虫，大都制作成干燥标本保存。如用于解剖，需做成浸制标本。一般是将昆虫直接投入 70% 乙醇中杀死固定，1~2 天后移入同浓度的新乙醇或 5% 福尔马林溶液中保存，虫体较大的需向体内注射 5% 福尔马林溶液。如需昆虫内部组织有较好的固定，可采用 80% 乙醇 15 份、福尔马林 5 份和冰醋酸 1 份的混合液保存。如需在一定时间内保护昆虫的体色，可采用冰醋酸 5ml、白糖 5g、福尔马林 5ml 和蒸馏水 100ml 的混合液保存。

3. 鸟类剥制标本的制作

鸟类标本制作一般采用以下程序和方法。

（1）处死与去秽。一般采用窒息法处死。通常在制作前 1 ~ 2 小时处死为宜，这样可使标本的血液充分冷凝，避免流动的血液污染皮毛，而且身体僵冷时易于剥制。用湿棉球擦拭羽毛等处的污秽物，并用石膏粉扑撒在羽毛上，使之干燥。

（2）剥皮与去肉。①将标本腹部向上置于解剖盘内，用镊子夹起泄殖腔孔前的皮肤，将皮肤剪开一个切口，再沿腹中线将皮肤剪至嗉囊。②一手牵起已剖开皮肤的边缘，一手持解剖刀，将胸骨至龙骨两侧的皮肤与肌肉分离开，直至两侧翼部。③将颈部皮肤与食管、嗉囊及颈部肌肉分离，并把气管与食管拉出。左手捏住颈项，右手持剪在颈基部剪断，再用左手拉连在头上的颈项，右手把皮肤渐渐向头部方向翻开、剥离。在至眼部时，用手术剪把两眼球眼睑边缘的薄膜割开，切勿割破眼睑和眼球。在头部一直剥至喙基为止。用镊子取出眼球，用剪刀沿枕骨孔剪去少许枕骨，以扩大枕骨孔，再用镊子将脑取出，并用棉球擦拭颅腔。在颈的基部把气管与食管剪断。④用解剖刀把肩部和肱骨附近的皮肤与肌肉分离，然后继续向体背、腰部方向剥离。⑤在腹面，继续剥离至两腿的股骨和胫骨皮肤，并将其上的肌肉剥离。用骨钳将股骨与胫骨之间的关节剪断。⑥在剥离至尾部时，用解剖刀割净尾脂腺，剪断泄殖孔及尾骨。⑦剥离翅膀的皮肤时，应首先将肱部拉出，然后一直剥至尺骨与腕骨关节之间，并将桡骨、肱骨和附在尺骨上的肌肉全部清除干净，留下尺骨。在剥至尺骨时，应特别注意不要拉破皮肤和扯脱羽翼。

（3）防腐处理。检查剥下的鸟皮，用湿棉球拭洗羽毛上的血迹和污斑。将皮外翻，用毛笔蘸防腐剂涂抹皮肤内面，以及颅腔和眼眶内。再将皮肤翻转过来。

（4）固定、填充与缝合。①取 2 根较粗的铁丝，长度比鸟喙至趾端略长（鸟体仰卧呈伸直状态）。将一根作为主轴，支撑头、尾部；另一根弯成"＞"形，并将其尖角处缠绕在支撑头尾铁丝的中部，后端与尾部同向，用于支撑腿部。在支撑头部的铁丝上缠绕棉花（其粗细如颈项般大），并插入颈部，直至头部枕骨中。同时将铁丝另一端插入尾部腹面中央。把"＞"形的铁丝两后端分别从两腿胫骨与跗蹠骨穿过，并由脚底穿出，固定于台板上。②用棉球填充皮肤内的颈部、胸腔、体腔以及尾部，尽量将棉花压实捏成球状，塞入眼窝。③ 用针线自后至前缝合皮肤。边缝合，边向不实的部位补充棉花，使鸟体恢复原有状态。

（5）整羽与制签。① 使通过脚掌固定在台板上的铁丝直立，从而将标本站立起来。② 用刷子理顺羽毛，使鸟的身体形状与鲜活时相仿或使之有一定的造型。③ 标本做好后，填写标签。须注明学名、俗名、采集日期及地点等。

（三）图像资料及其他

在药用动物资源调查过程中，要注意绘制、拍摄各种有用的图表、照片和图像资料。特别是拍摄动物的生活习性和生境的动态影像资料，对于科学研究，具有很高的价值。这些形象直观的资料既可用于建立数据库，又可以用于种类鉴定和资料的统计分析。

第四节　药用矿物资源的外业调查

药用矿物资源，包括不同地质条件下形成的矿物，也包括生物化石。其调查工作，可以分为医药部门开展的社会性资源调查和地质勘探部门进行的矿床勘察两类。根据具体工作可以分为，药用矿物资源蕴藏量勘察、药用矿物资源的利用调查、矿藏开发与环境保护调查，以及样品和图像资料的采集等内容。

一、药用矿物资源的社会调查

为了掌握各地区的医药矿物资源，医药部门可以根据矿物药资源的使用历史、市场收购等情况的调查，了解一定地域范围内矿物药资源的种类及其区域分布情况。调查内容包括：药用矿物资源的种类、销售量和销售渠道等。在对收集的信息资料整理、分析的基础上，借助地质勘察的有关技术方法，开展专业性资源蕴藏量调查，探明资源储量。

二、地质矿床的普查与勘探

地质矿床的普查和勘探由地质勘探部门承担，其主要工作常常分为六个阶段：①区域地质测量和地球物理工作；②矿床普查；③初步勘探；④详细勘探；⑤矿山用地范围内已开采矿床的勘探；⑥开发勘探。一般应根据矿床的地质特点和类型以及工作地区的自然条件，对地质勘探工作程序合理组合。有关研究和开发工作要根据所积累的知识、研究对象的地质特点、自然地理条件和经济条件逐步地进行。

（一）地质测量和矿床普查

地质测量和地球物理工作是矿床勘探的基础，由国家有关部门负责实施。此项工作是在大区域内进行的，目的是查明区域地质结构并预见发现矿床的前景。矿床普查是一项专门性的工作，目的是查明一定种类的矿床。矿床普查通常分为一般性普查、详细普查和普查评价等工作。

（二）矿床勘探

矿床勘探是在矿床普查基础上进一步开展的勘探工作，也由国家有关部门负责实施。矿床勘探分为初步勘探、详细勘探和已开采矿床勘探。

初步勘探是在普查工作确定有远景的矿床中设计进行，它的基本任务是查明地质构造、矿床的形状和产状、矿产的质量，确定矿床的矿产储量，探明采矿条件以及矿区的经济地理条件，进而开展矿床的初步地质经济评价。初步勘探阶段中正确进行的地质勘探工作可以保证对所勘探矿床的工业意义做出原则性的评价，而这种评价应当由详细勘探加以证实。

详细勘探是对具有开发价值的矿床进一步开展的勘察工作。一般在初步勘探资料认为在 5～10 年内具有工业开发价值的矿床中进行，它的主要任务是探明采矿企业在规定期限内所需的矿产储量。

矿山用地范围内已开采矿床的勘探，是在完成详细勘探后转入开采的矿床中进行的，它可以与矿床的开采同时进行。它的主要目的是对矿区用地范围内研究得够详细的矿床部分（侧翼、深层部位、空间上孤立的地段）再进行研究。

三、药用矿物资源开发利用调查

药用矿物为不可再生资源，不科学的利用极易造成资源的浪费。药用矿物资源的开发和加工利用，均会对环境造成一定的影响。矿床的开采，特别是加工矿物原料时产生的有害的工业废水往往对环境造成污染。露天采矿时，常常形成新的地形、土壤和植被的破坏。矿床开采、选矿和加工时形成的废料堆放要占据大面积土地。药用矿物资源的开发利用和环境保护调查，应针对上述问题进行综合调查，并提出生产改进意见。

四、样品和图像资料采集

（一）药用矿物资源的取样

药用矿物资源取样法是指选取鉴定用的矿物药材样品的方法。取样的代表性直接影响到鉴定结果的准确性。因此，取样前应注意药用矿物资源的名称、来源、产地、生成环境、清洁程度等并详细记录。

取样，样品的抽取注重随机性，由于矿物组分比例的不同，每块样品之间，甚至于同一样品的不同部位，检测结果都不相同，因此，样品检测结果很难重现。需要经过多次或多个样品的测试，得出有一定幅度范围的数据，以供参考。

一般样品的处理。取样的方法应是采用具有代表性的"平均试样"法。对于组分分布比较均匀的样品（金属样品）可任意取一部分或稍加混合均匀后取其中一部分。对于组分分布不均匀不易粉碎的矿物药，要经过粉碎、过筛、混匀和缩分后，选取样品，使样品达到"平均试样"。样品粉碎的细度不必过细，以避免粉碎过程中的污染，只要所取样品有代表性即可。

特殊样品的处理。有些矿物药不能按上述方法取样，如光明盐、大青盐、秋石等，含水分较高，取样时应注意水分含量和包装。有的矿物药粉碎时易被污染，粉碎时应注意粉碎器械。这些特殊样品需用特殊方法处理。

（二）图像资料的采集

野外图像的采集主要由矿物自然分布形态和特定目标矿物图像的采集组成，然后在室内对野外图像资料进行分析处理，某些岩石矿物可以采用显微成像系统进一步分析。野外地质现象复杂多变，成像系统主要应用小型的数码相机和手提式电脑，这些设备既便于携带又有很高精度。

对于在一定区域内大范围分布的药用矿物资源，也可以用遥感资料进行记录和分析。图像的采集与分析需要高精度的卫星定位系统和图像分析处理系统。现地调查使用的设备要适应野外工作的需求，如采用手持式全球卫星定位系统等。

第五节 中药资源调查的内业工作

一、调查资料的统计分析

（一）调查资料的汇总

调查所获取的资料是集体劳动的成果，应及时整理汇总。对区域性调查收集到的生态环境状况和社会经济状况资料进行分类整理，按地区分专题内容进行汇总编表。主要工作包含以下几个方面。

（1）按资源种类对调查的基本状况分类整理。如野生资源的种类、分布、

···

采收和收购情况，栽培药材的种类、面积及生产的情况。药用矿物资源的种类、贮藏量等。对采集的动、植物标本进行鉴定，对采集的药材样品进行药材质量分析。根据调查鉴定结果，编写中药资源物种名录。

（2）对样方的测定数据进行整理，并将同一个地区的样方按生境类型进行分类统计，计算出测定数据的平均值等统计参数，最后按生境类型将统计结果填写到专门设计的汇总表中。以便进行进一步的统计分析。

（3）按调查目的和要求，依据调查资料估算资源蕴藏量，分析资源质量，对资源现状和发展趋势进行预测分析，提出资源可持续利用发展对策，编写调查报告。

（二）调查资料的统计分析

在野外工作中，通过观察与测量，获得了大量的原始资料，通过对这些原始资料的分析，可揭示调查地区中药资源的特征和规律。原始数据通常是参差不齐，变化常常比较大，难以用简单的统计计算反映出资源的规律性，必须采用统计分析方法才能实现。为保证统计分析有效进行，必须先对原始资料进行数据整理。数据整理工作包括下列内容：第一，审核原始资料的可靠性，剔除不可靠的数据；第二，归类和分组，制成频次表，使数据清晰化；第三，数据标准化，使用国际度量标准或我国统一颁发的标准，统一原始数据的计数单位和精确度（小数点后保留位数一致），使原始数据有可比性；第四，对数据资料进行统计代换，增加数据分析的角度。

经过整理后的数据，就可以采用数理统计分析的方法进行数据处理。统计学是数学学科的一个重要分支学科，包括多元分析、回归分析等多种统计分析方法。下面仅就如何运用统计学知识对调查数据进行基本处理的方法予以简介。有关统计学的基本理论请参考有关书籍。

1．百分比统计分析

百分比（percentage）统计分析是最基本的的分析方法，方法简单，结果直观，应用广泛。在资源调查中，有许多涉及到总量与分量的比较关系，以及同类资源的比较问题，用百分比表示最能说明这类问题。如调查区域药用动、植物的科、属、种数，与全国总量或与其他地区数量的比较等。

2．平均数、标准差和变异系数的计算

平均数（mean）、标准差（standard deviation）、变异系数（coefficient of variability）是最能反映资源总体特征的几个基本统计参数。几乎所有调查数据（如样方调查的数量化指标等）均需要对上述参数进行统计分析。

（1）平均数。平均数是对资源总体状况最有代表性的数值，它能够反映某

项调查指标（如植物的高度、药材的产量等）的多个测定值的平均水平。平均数计算很简便，只要把样本的各变量一一相加，除以总个数即得。

$$\overline{X} = \frac{\sum X}{n} \qquad (2-9)$$

式中：$\overline{X}$——平均数；$\sum$——总和符号；X——测定值；n——测定值 X 的个数

（2）标准差和变异系数。标准差和变异系数能够反映某项调查指标测定数据的变化程度，可以反映平均数的代表程度，标准差和变异系数越大，说明测定数据之间的变异程度愈大，由此计算出的平均数代表性愈低。

标准差是根据所用测定数据与其平均数的差异来计算的。它以平均数为中心，分别计算各数据与平均数的差，再把各个差平方相加，得到离差平方和，再除上数据个数（n），所得的结果称为方差（variance），将方差开平方，得到标准差，用 SD 表示。

$$SD = \sqrt{\frac{\sum (X - \overline{X})^2}{n}} \qquad (2-10)$$

在数据量较小时（统计学称为小样本，数据量小于 50 个），上式分母 n 用 $n-1$ 代替，计算公式改为下式：

$$SD = \sqrt{\frac{\sum (X - \overline{X})^2}{n-1}} \qquad (2-11)$$

标准差与平均数的比值，能够较好地反映测定数据之间的变化程度，称为变异系数，用 CV 表示，可用下式计算：

$$CV = SD/\overline{X} \qquad (2-12)$$

例题 2-5 某地区调查过程中，随机设置 15 个样方，在每个样方上测得某药材的产量数据见表 2-7。试计算该地区该药材产量的平均数、标准差和变异系数。

表 2-7   **药材产量样方调查数据及计算表**

样方编号	药材产量 (X)	X^2	样方编号	药材产量 (X)	X^2	样方编号	药材产量 (X)	X^2	样方编号	药材产量 (X)	X^2
1	24	576	5	11	121	9	15	225	13	8	64
2	15	225	6	10	100	10	14	196	14	8	64
3	12	144	7	8	64	11	7	49	15	10	100
4	14	196	8	16	256	12	13	169	合计	185	2549

解：① 样本的平均数：$\overline{X} = \sum X/n = 185/15 = 12.3$

② 方差：$S^2 = \dfrac{\sum (X - \overline{X})^2}{n-1} = \dfrac{1}{15-1}(2549 - \dfrac{185 \times 185}{15}) = 19.3$

③ 标准差：$SD = \sqrt{\dfrac{\sum (X - \overline{X})^2}{n-1}} = \sqrt{19.3} = 4.37$

④ 变异系数：$CV = (4.37/12.3) \times 100\% = 35.59\%$

3．两组数据间差异显著性检验方法

对野外收集的数据进行分析时，常常需要对两组数据进行比较，由于各组数据都有一定的变异范围，比较时不能简单地以平均数的绝对差异大小来判断真正的差异，而应在考虑平均数变异程度的基础上进行比较。根据统计学原理，无论两组数据的数据量是否一致，或是数据以百分比形式出现，均可以用 t 检验来分析它们之间差异的显著性，可用下式进行计算。其统计学原理和应用实例请参见相关书籍。

$$t = \frac{|\overline{X}_1 - \overline{X}_2|}{S(\overline{X}_1 - \overline{X}_2)} \tag{2-13}$$

式中：t 是衡量差异显著性的计算值；$\overline{X}_1$ 与 $\overline{X}_2$ 是二组数据的平均数，$S(\overline{X}_1 - \overline{X}_2)$ 是两组均数差数的标准误。

4．多组数据间差异显著性检验方法

在中药资源资料统计分析中，往往需要对多组数据进行比较。这种多组数据的比较，在数理统计中常用方差分析法，也称为 F 检验。

方差分析是把各比较组中各种变差（各测定值与其平均值之间的分离程度）加以分离，分析哪些变差是由必然性因素造成的，哪些变差是由偶然性因素造成的，以及不同因素间的相互影响，然后以偶然性因素造成的误差为尺度，去衡量其他因素造成的变差，如果这些变差比偶然性因素的误差大的倍数要比理论上的 $F_{0.05}$ 小或 $F_{0.01}$ 值大的话，即可以判明这些因素造成的变差是显著或非常显著的。其统计学原理和应用实例请参见相关书籍。

二、药用资源的质量评价

中药资源的评价是资源调查工作的重要内容，涉及到多个方面，资源的种类及其蕴藏量，资源的更新能力，资源的经济效益、生态效益和社会效益等均与资源的质量相关。中药资源质量评价方面的研究工作起步较晚，目前还没有形成完整、系统、成熟的评价方法。借鉴其他相关学科的基础理论和技术方法，提出以下评价方法和评价指标等供参考。

（一）资源质量评价的方法

依据目前的研究水平和生产工作经验，中药资源评价的基本方法可以归纳为以下三类。

（1）经验判断法。评价者根据中药资源调查资料和多年经验，判定区域性中药资源各个种类开发利用潜力等的一种方法。该方法的优点在于简便易行，可以考虑某些数学方法不易包括的非数量因子及变化情况。缺点是主观性较大，判定误差较大，不易进行横向比较。

（2）极限条件法。将中药资源的各项评定指标中量化指标中最低的指标作为评价标准的一种方法。例如，某种药用植物资源虽然在经济价值、生态幅、再生能力、药用活性成分含量等方面都被评为一级开发目标，但如果总储藏量较小，被评为三级，则该资源植物的综合评价也为三级。该方法在逻辑上有一定的合理性，方法也比较简单，易掌握，但在多数情况下，该方法的评价结果趋向于偏低。

（3）定量评价法。采用数学分析手段对中药资源进行评价的方法。此方法在上述两种方法的基础上，综合考虑多种因素，并采用一定的数量化标准，减少了主观性。常采用的分析方法，主要包括累加体系、乘积体系、模糊综合评判和聚类分析等。下面介绍一种常用的累加体系，即指数和法。该方法是在分析药用植物资源自然和经济特点的基础上，选择评价项目，并对每一个被评价的野生植物资源进行指标评价，分成等级分，把等级分相加的和作为每种被评价对象可利用潜力的估计值。下面以张朝芳（1984年）对野生药用植物资源利用前景评价方法为例，介绍此方法的应用。

影响药用植物利用前景的因素很多，在大量调查研究基础上，确定生境、再生能力、频度、多度与利用程度等 5 项指标为评价因素。各项因素分成 3 个等级（表 2 – 8）。每个植物在 5 个项目中的等级分相加，作为野生药用植物利用前景的估计值（表 2 – 9）。

表 2 – 8　　　　　　评价项目划分等级标准（张朝芳，1984 年）

要　　素	等　　级
生境（H） （对生境的要求或生态幅度）	1. 对生境要求严格，即生态幅度极窄 2. 对生境有一定要求，但不严格，即生态幅度较宽 3. 对生境无甚要求，即生态幅度宽
再生能力（R） （再生能力强弱及生长势）	1. 生长十分缓慢的小型植物或稀有植物 2. 生长一般的小型植物、中型植物 3. 生长迅速的大、中型植物

续表

要　素	等　级
频度（F） （在一个自然区或行政区域内调查时 根据见到次数评定）	1. 稀有植物 2. 常见到，但不出现在整个调查区域 3. 调查区域内的随遇种
多度（A） （根据在一个自然区或行政区域内 调查时见到的数量评定）	1. 个体数量稀少，个体小 2. 个体数少，但个体大；或个体数多，但个体小 3. 个体数多，个体又大
利用程度（U） （在一个自然区或行政区域内 对这一植物利用状况的评定）	1. 大量被用作药用或有其他用途 2. 利用不多，用量大；利用得多，用量小 3. 极少供药用或有其他用途

表 2-9　浙江省部分药用蕨类植物的可利用量估量值（张朝芳，1984 年）

序号	药用蕨类植物 中文名	学　名	生境 H	再生 R	频度 F	多度 A	利用 程度 U	可利用量 估计值 V
1	蛇足石杉	*Huperzia serrata*	3	1	3	1	1	9
2	闽浙马尾杉	*Phlegmariurus minchegensis*	1	1	2	1	1	6
3	石　松	*Lycopodium japonicum*	2	2	2	2	1	9
4	扁枝石松	*Diphasiastrum complanatum*	1	2	1	1	2	7
5	灯笼草	*Palhinhaea cernua*	3	3	3	3	2	14
6	藤石松	*Lycopodiastrum casuarinoides*	3	3	1	1	1	9
7	细毛卷柏	*Selaginella braunii*	3	2	2	2	2	11
8	薄叶卷柏	*S. delicatula*	3	2	1	1	2	9
9	深绿卷柏	*S. doederleinii*	3	2	2	2	2	11
10	异穗卷柏	*S. heterostachys*	2	2	2	1	2	9
11	兖州卷柏	*S. involvens*	3	2	1	1	1	8
12	细叶卷柏	*S. labordei*	2	1	1	1	3	8
13	江南卷柏	*S. moellendorffii*	3	3	3	3	1	13
14	伏地卷柏	*S. nipponica*	2	1	2	1	2	8
15	卷　柏	*S. tamariscina*	2	2	2	2	1	9
16	翠云草	*S. uncinata*	3	3	2	2	1	11
17	问　荆	*Equisetum arvense*	2	2	1	1	2	8
18	笔管草	*Hippochata debile*	3	3	2	1	2	11
19	节节草	*H. ramosissimum*	3	3	3	2	1	12
20	松叶蕨	*Psilotum nudum*	1	2	2	1	1	7
21	华东小阴地蕨	*Botrychium japonicum*	3	2	1	1	1	8

本方法属累加体系的指数和法。这种方法获得的结果，除了能为大量的资源植物，利用估量值排列出开发利用和保护等的序列外，还可为建立植物资源档案提供有益的信息。其简单易行，效果比较明显（表2－10）。然而，该方法对参评项目同等看待，未对其重要程度加以区别。因此，难免出现评价结果不尽如人意的问题。

表2－10　　　　　　　　**药用蕨类开发利用潜力及管理意见**

等级	可利用估计值	利用管理意见
第一类	≤8	严加保护，保存种源
第二类	9～11	予以控制，酌量利用
第三类	≥12	可供开发利用

为此，应根据参评项目对评价目的（即药用蕨类植物资源利用前景）影响程度的大小分配以相应的权重系数。而后再对某资源植物的诸评价项目求和。权重系数可以根据经验人为确定（即经验判断指数和法），亦可运用数学方法求取（如回归分析指数和法等）。这样得到的评价结果就会更加客观合理。

$$T = \sum_{i=1}^{n} a_i m_i \qquad (2-14)$$

式中 a_i 为第 i 个项目的权重系数；m_i 为第 i 个项目的得分值。

（二）资源效益评价指标体系及其分析方法

中药资源效益评价主要包括三个方面，即经济效益、生态效益及社会效益。经济效益评价主要考察药用资源所能产生的经济价值，生态效益评价主要考察药用资源的生态效能和可持续水平，社会效益评价主要考察资源开发带动地区社会文化发展的程度。

1. 经济效益评价

（1）药用物种资源种类。药用动植物种类的多少是某一地区药用资源的评价指标之一。药用动植物种类越丰富，可供开发利用的价值越大。同时应注意药用资源的珍稀程度，药用资源的市场紧缺程度，这些都极大影响着药材的经济价值。

（2）药材规格和质量。不同生境或不同产地药材的质量具有很大差异，在商品市场上，高等级规格的药材与低等级规格的药材经济价值相差悬殊，如地道药材在市场占有率及价格上均占优势。药材的质量标准，一方面反映其优良的性状特征，另一方面反映有效药用成分含量的高低。

（3）种群年龄结构。某一地区的药用资源的经济价值高低还取决于其种群的年龄结构。因为药材是采用动植物不同的药用部位，种群的年龄决定其药材产量的大小。从发展角度看，种群中不同年龄组个体的比例，对种群繁殖力的发展起着重要作用。在迅速扩张的种群中，中、青年组的比例大，在停滞的种群中各年龄组处于平均分配状态，而在衰退的种群中，年老的个体可能占大多数。故种群的年龄结构还可预测药用资源未来的经济效益。

（4）单位面积产量。单位面积产量关系到某种药用资源的蕴藏量，直接影响到药用资源的经济开发前景。经济量和年允收量也是与药材资源的经济效益相关的指标。

（5）生产效率。生产效率是作为评价中药资源生产合理性的指标，又可作为控制年采收量的评价指标。其计算公式为：

生产效率 ＝ 年实际采收量/年允收量

一个地区或一个部门采收药用动植物的数量是否合理，体现了中药资源开发利用是否合理。生产效率的理想值等于1。当生产效率为1时，表示可利用的资源已全部采收回来，中药资源得到了充分开发。当比值小于1时，表示中药资源利用的不充分或由于实际需要量少，采收的不多。当比值大于1时，表示实际采收量已超过了每年允许采收的限度，是不合理的，今后应严格控制，减少年实际采收量，以便做到资源的持续利用。

（6）经济效率。为了使药材收购部门能正确制定出每年最佳采收量，仅以生产效率作依据还是不全面的，还应计算其经济效率。其计算公式为：

经济效率 ＝ 年实际采收量/年总消耗量

当经济效率比值为1时，是最佳值，表明采收的药材全部销售而没有积压，当比值大于1时，表示采收量超过实际需要量，将会造成中药资源的浪费，故应减少每年实际采收量。

2．生态效益评价

（1）生态效率。生态效率反映了中药资源的可持续利用和药材的均衡生产，保持自然界生态平衡的水平，其计算公式为：

生态效率＝（年允收量－年实际采收量＋资源恢复量）/年实际采收量

生态效率的比值较复杂，在目前情况下有两大类情况。第一类为通过计算确定资源恢复量的大小，以便保证自然界的中药资源得到保护。第二类是用资源恢复量来调节年允收量，愈是资源恢复工作搞得好，年允收量将能扩大。如果此比值为负值，说明采收量过大，将会造成资源逐渐减少或枯竭。

（2）生物多样性水平。区域环境生物多样性水平也影响着药用资源的未来发展变化，生物多样性水平高，资源具有保持和增长的能力，相反，生物多样性水平低，生态环境脆弱，资源的变化将不稳定。

（3）濒危物种的保护程度。根据调查结果分析中药资源利用对濒危物种，特别是药用濒危物种的影响，考察药用濒危物种的保护程度。

3. 社会效益评价

（1）人均资源土地面积。出产中药资源的土地面积同地区人口数的比率反映了人均资源土地面积，数值越大，中药产业可发展潜力越大。

（2）人均药用资源占有量。人均药用资源占有量越大，中药产业发展潜力越大。

（3）系统就业满足度。从事中药材产业的人数及就业人口是否满足，也预示着资源的发展状况。

（三）资源蕴藏量及其动态预测

掌握药用资源储量的动态，是资源合理利用和科学管理的前提。只有在掌握了资源的现状及发展变化趋势后，才能制定出合理的开发利用规划。对已开发利用种类资源储量的动态，则应该相应地将资源储量自然动态变化和人为利用方式及强度结合起来进行分析，建立起资源利用模型，并可通过对不同的利用方式和强度的调整，推测资源储量相应的变化特点和规律。但是，无论资源是否已经开发利用，都必须首先掌握其自然状态下的动态发展规律，然后再相应地考虑利用情况。中药资源中，药用植物占大多数，下面以药用植物的贮量动态的预测为代表进行阐述。

影响药用植物资源自然动态变化的因素主要包括：①药用资源植物药用部位的增长情况；②药用资源植物种群数量增长情况。因此，要掌握资源的贮量动态，则必须首先了解药用植物资源药用部位和种群数量的增长情况，并使两者有机地结合起来。

1. 植物资源药用部位的增长分析

从利用角度看，药用植物资源的利用部位，无非是利用全株、茎叶、花果、根（根茎）等几个部分。但由于不同类群的植物各个部分的自身生长和发育的情况并不完全相同，从而使其资源药用部位的贮量情况也不相同。但总的看来，可分为有累加和无累加的两大类，如多年生植物的地下部分（根和根茎）是有累加的，而非常绿草本植物的地上部分（茎、叶、花、果实等）就是无累加的。

对有累加性的药用部位贮量的增长情况进行分析，由于不同部位自身的生长发育情况不同，其增长的方式和结果也不相同。加上目前还没有分别适用于植物体各不同部位的增长模型，故对其资源动态的研究方法尚无法详细地论述。故在此仅就一般的研究方法进行探讨。

从目前的研究和应用情况看，用于研究药用植物生长量随时间变化的主要手段是拟合分析，即根据实测得到的植物个体或部位的实际增长情况，与时间进行相关分析，并拟合出生长量随时间变化的曲线方程。

当前可用于对增长量与时间单因变量拟合的曲线方程较多，现将其主要的类型介绍如下：

（1）一元幂曲线 $Y = a \cdot X^b$，a、b 为参数，是植物生物量估测较为重要的模型，对个体的应用较多。

（2）修正指数方程 $y = K - a \cdot b^x$，a、b、K 为常数，用于描述有阻滞的生长，在实际工作中较为常用。

（3）单分子生长曲线 $y = A \cdot (1 - e^{-cx})$，$A$、$c$ 为参数，A 为植物体最大量，c 为内禀增长率，经常用于描述生物体的生长过程。

（4）理查德曲线 $y = A \cdot (1 - e^{-kx})$，$A$、$K$ 为参数，A 为植物生长的极限，本模型是用数学演绎法导出的理论生长方程，一般情况下拟合效果较好。

（5）逻辑斯蒂曲线 $y = K/(1 + me^{-rx})$，K、m、r 为参数，K 为环境限量，r 为瞬时增长率，是著名的阻滞生长方程，应用也较多。但不满足于 $X = 0$ 时，$y = 0$。

2. 无累积的贮量动态预测

在对无贮量累积的植物类群或药用部位的资源储量进行预测时，在不需考虑年龄结构的影响和贮量的年积累情况时，其研究方法相对来说就简单得多。在不考虑年龄结构时，单位面积资源总贮量等于个体数量与药用部分平均重量之积。由此可知，只要掌握了资源种类的个体数量和个体或药用部位的平均重量即可得到资源的总贮量。

药用生物的个体或药用部位的平均重量与气候条件密切相关，如果在同一地理区域及群落类型内，在气候条件变化不大的情况下，可将同龄级生物个体或药用部位的平均重量看成是相对恒定的，即可作为一个确定的常量处理。而药用植物种群的个体数量，是与种群自身特点及繁殖规律和气候特点等因素相关的，通常是变化和不确定的。这样在不考虑年龄结构和贮量的年累积情况时，对于资源储量动态的预测，实质上等同于对种群个体数量发展动态的估测。

3. 有累积贮量的动态预测

有资源储量累加作用的植物类群的贮量预测更为复杂。首先，有贮量累积的均为多年生的植物，其生长过程要受到多方面因子的影响，也包括其种群特点的影响。其次由于所利用的药用部位的差异，不同部位储量累积方式和特点也有所不同，其中既有直接累积的，如木本植物的根、干、枝；也有间接不明显累积的，如多年生草本植物的地下部分。再者，产生资源贮量累积的主要原因是由于多年生植物的逐年生长，不断生产有机物质形成的，然而，植物类群的大量无性繁殖，使得资源储量累积复杂化。因此，对有累积作用的药用植物资源储量预测比无累积作用的预测复杂和困难得多，所涉及到的影响因子也较多。

（1）确定个体或药用部位生物量的增加与年龄结构的关系。由资源储量的计算方法可知，单位面积的资源储量等于个体数量与药用部位的平均产量之积。在考虑到年龄结构时，则应将其扩展成各龄级的数量与其平均产量之积的总和。要搞清资源的贮量及对贮量动态进行预测和分析，首先需要掌握植物个体或药用部位的生产量与年龄间的相互关系，即建立起植物个体或药用部位产量与年龄级相关的生长模型，以利于求算出每个龄级下植物个体或药用部位的产量。建立植物个体或药用部位的生长模型，需要在确定的研究地区和群落类型内，对所关心的资源植物种类进行定位观测和调查分析，利用数学拟合的方法，构造出生长方程。目前常用的生长方程已在前面做过介绍。

（2）年龄阶段的划分与结构的预测。对资源储量有累加作用的类群，在预测其资源储量动态时，关键问题是解决具有年龄结构的种群发展变化问题。对于年龄级较易判别的类群，如木本类群，可直接对其实际生长的年龄进行确定，然后分级分析，对年龄阶段以等间隔和不等间隔的方式进行划分。对于年龄级不易划分的类群，可按其生长特点划分成不同的阶段。且已往的研究工作表明，在年龄结构的变化分析中，利用与年龄阶段相关的模型所预测的结果，要优于与年龄直接相关的模型所预测的结果。尤其是在对有无性繁殖的类群进行分析时，采用以生长时期为年龄阶段的方法更显得必要。在划分好年龄阶段并掌握现时状态年龄结构和种群发展特性的基础上，采用具有年龄结构的种群增长模型，对种群数量动态及年龄结构进行预测，得到某一时刻的种群大小及年龄结构。

（3）具稳定年龄结构的资源储量动态预测。利用具有年龄结构的种群增长模型对种群动态进行预测时，经迭代计算，种群的年龄结构最终将趋于一个恒定的年龄级比率，此后，虽然种群的数量可能增加，但年龄结构并不改变。在年龄结构稳定的情况下，种群各年龄阶段的个体数之比是一个确定的数值，使各龄级的平均贮量也保持为一个确定的数值。这样，对具稳定年龄结构的种群，在任何时刻，只要掌握了其个体数量，便可以求算出其资源储量情况。同时在具稳定年龄结构的种群中，个体数量的增长也是按一定比率进行的，即可以用简单的指数增长模型对其作出预测。另外，从理论上讲，如果种群的年龄结构达到稳定状态，则其种群个体的数量往往也要达到稳定状态，即种群处于稳定状态。

（4）密度制约因素与植物资源贮量。由于药用植物所生存的环境容纳量的限制，其种群的数量并非是无限制增长的，当单位面积的个体数量（密度）达到一定数值时，密度制约因素便要发挥作用，并直接反映在单位面积的生物量上，使单位面积的生物产量达到一个恒定界限。当药用植物种群密度发展到可以使密度制约发挥作用时，植物种群就要通过改变其出生率和死亡率来抑制其种群个体的数量增长。大量的研究表明，在高密度种群中，植物个体生物量（重量）W 与植株密度 d 之间的相互关系为：$\lg d = \lg c - a \lg W$，其中 a、c 为常数。a 值常为 $-2/3$，故通常称其为 $-2/3$ 自然稀疏定律。在这种状况下，单位面积内的单个个体重量还会有所增加，而种群的个体数量则开始减少。

三、调查成果及报告

（一）标本和资料的存档及数据库建设

在中药资源调查工作中，获得了大量的实物、数据、图片、图像等资料，应当建立标本室（馆）、档案室（馆）和资料数据库，以便对调查资料进行科学管理和有效利用。

药用植物和动物标本的制作整理已经在本章第二、三节论述，其保存方法和管理请参见有关文献。调查收集的资料可以分成几类：一是文字描述性资料，如原植物（动物或矿物）中文名、拉丁学名、分布地（省或地、县）、生长环境、药用部位、药材名称和性味功能等。如果需要，还可包括主要化学成分、药理作用、真伪鉴别等。二是数据性资料，如蕴藏量、产量、收购量、销售量、需要量等。更具体的还有野外调查资料，如样方号、样方面积、植物株数、药材鲜重及折干率等。三是图片图像和其他相关资料。根据资料类别的不同特点，可以设计相应的数据库进行存储和管理，并编制有关利用和管理的程序，形成有地方特色的数据库，必要时可以加入到省、国家的数据库中。

（二）绘制资源图

在野外调查的基础上，通过资料整理和数据核对，即可着手进行资源地图的绘制。资源地图是将中药资源的种类、分布或蕴藏量等数据，科学、形象地以地图形式反映出来，供有关部门在统筹安排、计划生产、合理利用及资源开发等方面作参考。

1．资源图的类型
资源图可以根据比例尺大小和内容等要素进行分类。

（1）按比例尺划分，可分为三类：①大比例尺资源图：比例尺为 1：15000～1：200000 的比例尺图；②中比例尺资源图：比例尺为 1：20 万以上至 1：100 万比例尺图；③小比例尺资源图：比例尺为 1：100 万以上的比例尺图。

（2）按资源图的内容划分，可分为四类。

①中药资源分布图。它主要反映中药资源种类（或物种）的分布。这种分布图又可分为两种；一种是地区性的综合资源分布图，一种是单种中药资源分布图。前者是反映某一地区（省、市、县或更小行政单位）药用植物种类及其分布。其优点是便于寻找各种药用植物的混合分布和单独分布的关系，对局部地区药材种类有全面的了解。缺点是由于种类过多，因而符号较多，图表混乱，且不易标得很详细和寻找。后者是反映一种药用资源的分布。这种资源分布图使用价值较大，对充分利用和开发某种中药资源有较大的价值，如图 2-4 和图 2-5。

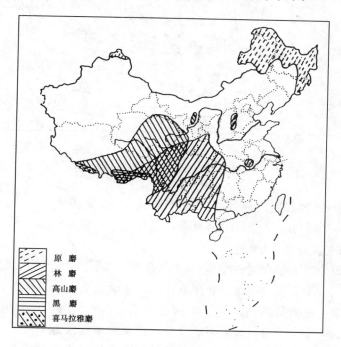

图 2-4　中国五种麝的分布区图（引自郑汉臣，2003 年）

②群落分布图。该类图必定含有所调查的药用植物，也可称为含有药用植物的群落分布图。它是在原有植被图的基础上结合广泛的中药资源调查而绘制的。它的意义在于可以减少资源调查的范围，并能计算出该种药用植物所占有的面积，并可在计算蕴藏量时参考。

③中药资源蕴藏量图。它主要反映某种资源的蕴藏量及在不同地区的分布。它是在进行广泛的蕴藏量调查基础上绘制的。

④中药资源区划图。中药资源的区划是中药资源开发利用的重要依据，它是在气候区划、植被区划等自然区划基础上，参考农业区划、林业区划等专业区划

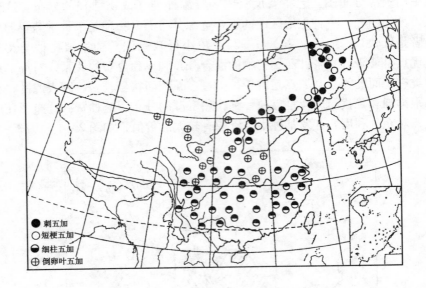

图 2 – 5　五加属几种植物地理分布图（引自郑汉臣，2003 年）

资料，依据中药资源的分布、特点和生产情况而制定的专业性区划。它既能反映中药资源的生产特点，又能反映出资源合理开发利用的方向。

2．中药资源分布图的编绘

中药资源分布图是在对一个地区全面普查的基础上进行的。调查的路线愈多，范围愈广，所绘制的资源分布图愈详尽。在编绘之前必须将有关资料按地区整理，对于单种资源分布图，除了依据自己调查的资料外，还应查阅各类植物志。在借助腊叶标本确定分布地时，要特别注意标本的采集年代。在许多大的腊叶标本室中保存的标本常常是年代较久远的，由于近些年人类活动的影响，会发生很大变化，因此必须采取谨慎的态度。

综合中药资源分布图由于涉及的种类较多，因之常用图形、符号或数字代表不同种的植物，然后按分布进行地图标记。

单种资源分布图采用点斑法或块斑法表示。点斑法又称圆点法，它是根据采到的标本或有关资料，在行政区划的素图上分别用圆点标出。块斑法是依据标本的分布范围用涂斑方式来表明它的分布。其优点是能表示出某种药用植物在某区的分布范围，从而为制定资源的利用和研究提供更方便的依据。有时由于调查较简略，特别是在大范围内（如全国、全省）表明某种中药资源的分布时，也可用不同线条勾画出主要范围来。

中药资源分布图只能表明其大致分布，而不能表明它们分布的实际面积，也不能表示它们量的关系。

3. 群落分布图的编绘

群落分布图的编制需借助植被图才能完成，仅有植被图还不能绘出群落分布图，还必须借助中药资源调查中获得的资料。哪些群落类型中有所调查的植物，凡有所调查植物的群落类型都应记载下来，还有该植物在这些群落中含有量的情况，一般可把它分为三个等级：高多度（德氏多度 cop ~ cop2）、中多度（cop1 ~ sp）、低多度（Sol）。然后对照植被图将其勾划出来。

在编绘群落分布图时应注意以下几个问题。第一，所选择的植物群落应是含有较大量的某种药用植物，并应有采收价值。第二，在图例中应标明这些植物群落中所调查种类的多度等级。第三，群落分布图中的群落单位，不一定要和植被分类的群落相吻合，它可以包括几种不同的群落类型，其根据主要考虑多度等级相近。这样编绘的某种中药资源的群落分布图的实践意义较大，它既可作为估算蕴藏量面积的主要依据，又可为制定合理开发计划提供科学依据。

4. 中药资源蕴藏量图的编绘

编制中药资源蕴藏量图最关键的是计算出各个地段的蕴藏量，需要准确调查各种群落类型中某种药用植物的蓄积量和某一地区的群落面积，然后计算出总蕴藏量。如果是省级图应以县（或主产乡）为单位，县级图至少要以乡为单位。蕴藏量大小一般是以圆圈或其他符号来表示。

5. 中药资源区划图的编绘

中药资源区划的目的，在于指导中药资源开发和中药生产。中药资源区划的对象是不同等级的地域单元系统，又可分为国家、省（区）、地（市）、县不同的行政区域范围。

在编绘中药资源区划图时，要搜集有关本地区自然条件、社会经济条件，并结合在中药资源调查中获得的各种资料数据进行综合分析。根据不同地区内的自然条件和社会经济条件、中药资源的主要种类、资源的开发利用以及中药产业生产发展状况，明确各区中药资源利用和开发的发展方向和建设途径。要注意中药生产特点的相对一致性，分析单品种资源水平地带性和垂直地带性，确定不同等级的地域单元。按区内相似性和区际差异性划分不同级别的中药区，根据区划结果绘制区划图。图 2 - 6 为贵州安顺地区的中药区划图。

另外，在编绘中药资源区划图时，还要搜集区划地区的农业区划、林业区划等专业性区划图，对于图面的基础性要素和分区边界，要尽可能和它们取得一致。

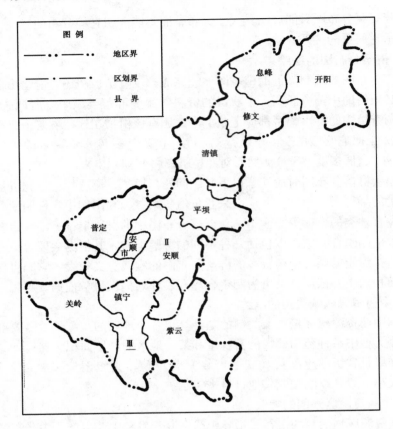

图 2-6 贵州安顺地区中药区划图

I. 东北部低中山丘陵天麻、杜仲、南板蓝根、五倍子中药区;

II. 中部低中山峰林峰丛丘陵山药、天麻、杜仲、龙胆、桔梗中药区;

III. 西南部低中山峡谷金银花、何首乌、杜仲、黄柏、厚朴、麝香、穿山甲中药区

(引自郑汉臣, 2003 年)

(三) 编写调查报告和工作总结

中药资源调查,在工作结束时要进行调查工作的总结,撰写调查报告。调查报告的内容,依据调查目的和任务而定,可分为综合报告和专题报告。如果是全面资源普查,则内容要广泛,这种总结一般称为综合资源普查报告,如涉及专门植物或专门问题则称为专题报告。

中药资源调查报告是调查工作的全面总结资料,内容包括工作任务、调查组织与调查过程的简述,调查地区自然地理条件概述,调查地区社会经济条件概述和中药资源调查的各种数据、标本、样品及各种成果图件等。在撰写资源普查报告时，关键是写明本地区存在动植物资源的主要种类、分布和资源利用情况，特别要提出主要中药资源种类的蕴藏量、经济量和年允收量并进行质量评价。中药资源调查报告的主要内容可以包括以下内容，下述格式供参考。

1．前言部分

前言包括以下几个方面：

（1）调查的目的和任务

（2）调查范围（地理位置、行政区域、总面积等）

（3）调查工作的组织领导与工作过程

（4）调查内容和完成结果的简要概述

（5）调查方法

2．社会经济概况和自然环境条件

社会经济状况主要包括调查地区的人口、劳动力、人民生活水平、中药资源在社会发展中的地位、有关生产单位等。

自然环境条件主要包括调查地区的地形地貌、气候、土壤、植被等。

3．资源现状分析

主要包括野生药用动植物资源的种类、数量、贮量、用途、地理分布规律、开发利用现状及保护管理现状。药用植物栽培和药用动物养殖种类的名称、数量及其生产情况。中药资源的加工、贮藏和保管情况。附各种数据表格及分析结果。

4．资源评价

对资源的现存质量进行评价，主要包括资源蕴藏量、经济效益及其开发利用情况等方面。另外，对于某些重要的新资源的成分化学、药理及临床实践的研究情况也应予以介绍。附各种数据表格及分析结果。

5．资源开发与可持续利用

分析资源的开发利用情况，分析资源的动态，预测资源的发展，提出合理开发和可持续利用的科学依据、方法、意见和建议。

6．调查工作总结与展望

对调查取得的结果进行概括总结，并对其结果的准确性、代表性做出分析和评价。对调查工作中存在的问题和今后要补充进行的工作提出意见或建议。

7．附件资料

（1）调查地区中药资源名录。

（2）调查地区中药资源分布图、贮量图和利用现状图等成果图。

（3）分析测试数据及各种统计图、表等。

第六节　中药资源普查及新技术应用

中药资源普查是通过一定的技术与调查方法，查清资源的数量和质量，了解资源的现状和动态变化状况，为中药资源的发展规划、决策、保护与利用活动提供必要的基础数据。它是中药现代化的基础工作和迫切要求，是对中药行业重大决策及中药产业化、国际化的战略需求，它对于保护资源和环境，保护生物多样性和生态平衡，实现可持续发展战略，特别是中药资源的可持续发展，具有重要意义。我国曾于 1958 年、1966 年和 1983 年进行过 3 次大规模的全国性中药资源调查，由于中药资源是以再生性资源为主，具有周期长、分布地域广、动态性强、易受人为因素及自然力的影响、蕴藏量易发生变化等特点。为查清基本情况，目前正在酝酿第四次普查。第四次普查将以现场调查、路线调查、访问调查和野外样方调查技术为基本方法，结合引进 3S 技术和计算机数据库等现代技术方法进行调查，根据不同药材的特性实施合适的调查统计方法。

一、第一次中药资源普查

（一）普查工作概括

1960～1962 年开展的中药资源普查，是中华人民共和国建国以后首次进行的大规模资源普查，主要技术力量来自中国医学科学院药物研究所。此次资源普查从 1958 年开始筹备，1960 年正式实施，1962 年完成，对 500 种全国常见的中药材进行了调查研究。

（二）普查的主要内容及其成果

普查工作包括多方面内容，从药材的物种、生药学，到化学成分、炮制方法和功效等方面，对全国近 500 种常用中药进行系统的科学调查和总结。普查的重点集中在部分地区，如在对西藏资源的调查中，发现了川贝母 *Fritillaria cirrhosa* D. Don、胡黄连 *Picrorhiza scrophulariiflora* Pennell、冬虫夏草、大黄等 90 多种当地中药材品种。

（三）取得的主要技术成就

通过此次普查，编撰了一些地方性中药志、中药材手册等文献资料。1961年，出版了专著《中药志》，总计 200 余万字。

二、第二次中药资源普查

（一）普查工作概括

在第一次中药资源普查的基础上，1969~1973 年开展了第二次中药资源普查。同第一次普查一样，重点对部分区域进行了系统调查，为全国性的中药资源普查积累了经验，奠定了基础。

（二）普查的主要内容及其成果

收集整理民间中草药资源为此次中药资源普查的重要内容之一。通过调查整理，共发掘出 3000 多种民间使用的、确有疗效的中草药，进一步加深了对全国中药资源状况的认识。

（三）取得的主要技术成就

通过本次调查，调查单位组织出版了《全国中草药汇编》、《中药大辞典》等著作。

三、第三次中药资源普查

（一）普查工作概括

根据国务院第 45 次常务会议的有关要求，"以摸清家底，制定长远发展规划"为主要目的，1983~1987 年进行了建国以来最大规模的中药资源普查，对全国资源进行了全面系统的调查研究。调查研究的内容包括，中药资源的种类和分布、数量和质量、保护和管理、中药区划、中药资源区域开发等。调查工作由中国药材公司牵头，地方药材公司配合，在全国范围内进行了调查。

（二）普查的主要内容及其成果

对全国中药资源种类进行了普查。根据调查结果统计，全国有中药资源种类 12807 种。其中，药用植物 383 科，2309 属，11146 种；药用动物 395 科，862 属，1581 种；药用矿物 12 类，80 种。

对常用中药材资源的储量进行了调查，并对全国栽培药材的产区和产量进行了调查。共调查研究 362 种中药材，其中植物药 320 种，占调查总数的 88%；动物药 29 种，占调查总数的 8%；矿物药 13 种，占调查总数的 3% 强。在 320 种植物药中，根和根茎类 120 种、藤木类 14 种、叶类 12 种、花类 16 种、果实种子类 79 种、皮类 15 种、全草类 47 种、菌藻类 7 种、树脂类 4 种及其他类 5 种。

对不同区域的中药资源种类进行了调查，摸清了各区域中药资源种类的数量。全国 6 大区的种类数量的排列顺序依次为：西南区、中南区、华东区、西北区、东北区、华北区。其中西南和中南两区的中药资源种类占全国总数的 50% ~ 60%，所属省区一般有 3000 ~ 4000 种，最多达 5000 种；华东和西北两区的种类约占全国的 30%，所属省区一般有 1500 ~ 2000 种，最高达 3300 种；东北和华北两区的种类较少，约占全国的 10%，所属省一般有 1000 ~ 1500 种，最高达 1700 种。

此次调查工作，对传统中药、民族药和民间药资源进行了分类调查研究，明确了广义的中药概念包括传统中药、民族药和民间药（草药）。在全国的中药材交易中，中药材种类一般在 800 ~ 1000 种左右，最高时达 1200 种。全国常用药材约 500 ~ 600 多种，少常用药材约 200 种，不常用药材约 100 种，还有少部分为极少用药材。近 80% 的民族有民族药物，其中具有独立民族医药体系的约占 1/3，我国的民族药约有 4000 多种。我国的民间药约在 5000 种左右。

（三）取得的主要技术成就

在对调查资料分析研究的基础上，编写出版了《中国中药资源丛书》，包括《中国中药资源》、《中国中药资源志要》、《中国中药区划》、《中国常用中药材》、《中国药材资源地图集》和《中国民间单验方》6 部专著，近百幅插图。

开展了全国中药区划工作。根据中药资源分布特点，围绕中药材生产合理布局和科学指导生产实际，制定了中药区划的原则和分区系统，将全国划分为 9 个一级区和 28 个二级区，提出了各区的发展方向。同时对 68 种药材进行了适宜区分析。

利用此次调查数据，建立了全国中药资源普查技术档案。

四、中药资源调查中新技术的应用

近几十年来，空间分析的核心技术 3S（遥感 RS、地理信息系统 GIS、全球定位系统 GPS）技术得到飞速发展，在资源、环境、交通、国防、地质等领域得到广泛应用，具有方便、快捷、实时、精确、节省人力物力等特点。3S 技术在中药资源调查研究中具有广阔应用前景，可以 3S 技术为核心，以群落学、统计学和计算机信息系统等高新技术手段为支柱，对中药资源进行调查，建立中药资源监测体系和保护体系。例如，重点中药资源数据库及决策系统、珍稀濒危药用物种及资源蕴藏量的预警系统、药材基地数据库和网络系统、药用植物种质资源数据库及动态管理系统、重点药材生产适宜分析和生产基地选址预测系统、中药材 GAP 生产管理信息系统等。将先进的科学技术与行政管理有机地结合起来，可提高对中药资源的宏观调控能力，科学地保证中药资源和中药产业的可持续发展。

☞ **复习思考题**

1. 中药资源调查有什么重要意义？
2. 中药资源调查的准备工作包括哪几个方面？
3. 药用植物资源调查的方法有几种？
4. 野生药用植物资源调查的内容有哪些？以你所处的地区为例，思考如何调查。
5. 人工培育药用植物资源的调查内容与野生药用植物资源的调查内容相比有哪些不同？
6. 药用动物资源调查的方法有几种？
7. 野生药用动物资源调查的内容有哪些？
8. 如何进行调查资料的统计与分析？
9. 中药资源质量评价的方法有哪几种？
10. 怎样绘制中药资源图和编写调查报告？

第三章
我国的中药区划
及其分区特征

我国的中药区划（Chinese medicinal material delimitation），是在中药资源调查的基础上，对中药资源的自然分布规律及其开发利用前景，以及中药生产的地域特点等进行系统研究，依据中药资源开发和中药生产的自然条件及社会经济条件的特点，按区内相似性和区际差异性等原则，将国土及海域划分为多个区域（包括不同级别的区域），并明确各区域中药资源的开发和中药生产的优势及其地域性特点，提出中药生产发展方向和建设途径。中药区划的基本目的是按照中药资源形成和发展的自然规律，中药资源与中药生产的地域分布规律，中药生产的客观经济规律，因地制宜地指导中药资源开发和中药生产。

第一节 我国的中药区划

从 1983 年开始，中国药材公司和全国中药资源普查办公室组织了全国 4 万名中药工作者进行了建国以来规模最大的一次中药资源普查研究。通过 5 年的实地调查和 4 年的系统研究以及资料整理，基本上查清了 20 世纪 80 年代 80% 以上国土面积的中药资源种类及其分布规律，并制订了全国中药区划的原则和方案，本书所运用的区划原则即是应用这次中药资源普查的结果。

一、中药区划的目的与意义

（一）中药区划是中药资源研究和开发的科学基础

中药区划涉及到中药产业的多个方面，首先必须了解不同地域中药资源的种类、分布、蕴藏量、产量及其消长规律；其次要探明影响中药资源分布、数量与质量变化和资源开发的自然条件和社会经济条件；另外，要掌握各地中药生产，包括野生药用物种的种类及其药材的采收和捕猎，家种家养药用物种的种类、新品种引种、矿物药的采掘、中药资源的加工及其综合利用，以及中药资源保护等方面的特点及其发展趋势。这些均是划分不同级别的中药区的具体依据，是论证不同中药区发展方向和途径的重要基础。

中药资源的分布特点与其他农业资源相比，具有更显著的区域性。我国古代医药学家很早就注意到药物功效与产地的关系，俗语即有"一方风土养万民，是亦一方地土出方药也"的说法。道地药材正说明这一特点，诸如关防风、怀山药、温郁金、建莲子、歙白术等均以地冠其名，而且沿用至今。有些中药资源虽然在道地产区以外亦产，但药材质量不及道地产区所产，甚至有的非道地产品不可代用，因虽是同种药物其不同产地功效不同。古人讲"草木昆虫各有相宜地产，气味功力自异寻常"也是这个意思。因此，正确评价不同地区中药资源的种类（基源）、数量（蕴藏量、产量）和质量（功能药效），以及分布与消长规律，深入探讨药物功效与产地的关系，无疑将为合理利用各地的中药资源、发挥其道地药材的资源优势提供科学依据。

（二）中药区划为中药材生产布局提供科学依据

每种药用资源都有一定的分布区域，"诸药所生，皆有境界"。当然，每种药用资源不可能在分布区所有的地方生长，只是在适于它的生态特性的生境中生长。这样的生境是常见的，如陆地上的平原、岗地；也有的是偶然地重复出现，如岛屿、孤立的山岭、群山环绕的深谷等。而且，各种药用资源并非一定出现在每一个适宜的地段上，有的种类在具有对它们适宜的条件时，可能是随处可见，有的种类却偶然见到。在探讨重点品种的分布区时，也看到分布广泛的种类，它们与生态环境的关系，以及生存的群落、生长的密度、出现的频度等，往往因所处分布区中的区位不同而有所变化。某种药用生物在其分布区的中心地区通常是常见的，它们可以占据多种多样的生境，而且在群落的构成中起着相当大的作用，成为优势种或建群种；而在靠近分布区的边缘，它们往往生长在较特定的生态环境中，在群落中仅仅是次要的成分。一般说来，凡是接近某个品种最适宜生存条件的地方，该种资源就比较常见，对生态环境的局部特性反应不突出。随着适宜生存条件的逐渐变化，其分布便逐渐稀少，而且对生境局部条件的选择变得更苛刻。对不同地区代表品种分布适宜区的分析研究，不仅为划分中药区提供依据，也为合理的引种新品种和变野生药材为家种、家养，在理论和实践上给予科学的指导，防止和纠正在分布区外或不适宜的生境范围内盲目种植。家种药材的分布状况除了受自然条件所制约外，也受交通、劳动力、经济水平、种植技术的影响。这方面的研究，将为药材生产的合理布局，建立稳定的生产基地提供依据。

（三）中药区划为调整药材生产结构提供科学依据

在研究大宗药材分布区的现状时不难看到，在不少地区不同药材的分布区是相互重叠的，有的品种十分相似，几乎达到重合的程度。这就构成了不同地区具有不同的主要药材品种组合形式的地域特征，这正是划分不同级别中药区的主要着眼点，是实现药材生产区域化的客观基础。药材生产的区域化是药材专业性生产在地区上的反映。药材生产专业化，是指一个地区（或单位）根据该地区的自然条件和社会经济条件，发展以道地药材为重点的最适宜品种，并且使这些品种的生产在该地区（或单位）药材生产中占绝对优势。一个地区实行某些药材品种专业化生产，须以其他地区实行另一些药材品种的专业化生产为前提，这样，地区之间才能互通有无，分工协作，形成社会化生产体系，从总体上满足国内外市场对各类药材的需要。中药是用于治疗疾病的特殊商品，保证产品质量使之保持显著功效，对药材生产至关重要。实行区域化种植，必须强调把道地药材的生产放在首位。中药的特殊性，还体现在品种多，疗效不同，它们之间往往不能相互替代；而其中有些品种需要量较大，有些需要量又很少。因此，在研究中药区域化生产时，在突出以道地药材为骨干品种的同时，也要兼顾适宜于本地区的常用、较常用、少常用和不常用药材的生产，使各类药材生产结构合理，并保持大体满足需要的生产规模。这样，地区之间和地区内各种药材生产都有一个合理的布局，必将加速实现药材生产的专业化步伐。中药区划是研究药材生产合理布局的科学手段，并且把实现药材生产合理布局作为区划研究的基本目的之一。中药区划在综合评价各地自然经济条件，研究主要药材品种适宜区域，分析药材生产现状和区域性特点的基础上划分不同级别中药区，这就为研究药材生产布局提供了系统资料和科学依据。中药区划依据区内相似性和区际差异性所制定的能够客观反映药材生产地域分布规律，明确提出各中药区的药材生产发展方向、途径和措施，这也使药材生产布局和基地建设真正建立在科学的基础上。按照不同中药区的特点，因地制宜，合理布局，发挥优势，有利于克服药材生产中存在的"就地生产、就地供应"及"小而全"的小农经济，避免超越生态适宜区的"南药北移"，"北药南栽"等违背客观规律的盲目生产，提高指导药材生产的科学性、自觉性和主动性。

（四）中药区划为制定药材生产规划提供科学依据

按照社会对中药的需求，根据中药资源的分布和经济、技术条件的可能，编制有充分科学依据的长远发展规划，是加强中药生产宏观管理的首要措施。中药区划根据中药生产地域分布规律，划分中药区，分区论证各区中药生产发展方向和途径，直接为制定中药发展规划提供依据，使规划建立在各地区自然条件和社会经济基础上，更加符合当地的实际，增强规划的科学性。从这个意义上讲，区划是规划的前提，规划是区划的实施。只有使中药区划和规划密切配合，才能达到持续、稳定发展中药生产的目的。

二、中药区划的原则

中药区划的对象是不同等级的地域单元系统，在其空间上构成的不可分割的区域内，中药资源和中药生产的特点，影响资源开发与中药生产的自然条件和社会经济条件，以及发展中药生产的方向、途径和措施等均应具有相对一致性。中药区划作为一项部门区划，是农业区划的组成部分，中药区划又是按国家、省（区）、地（市）、县不同行政区域范围进行的。中药区划应同各类农业区划（农业部门区划、自然条件区划、农业技术改造和综合农业区划）和林业区划相协调，不同等级的中药区划应互相衔接。在具体区划时应遵循以下几个原则：

（一）中药生产条件的相对一致性

中药资源是在一定的气候、地貌、土壤和植被等自然条件综合作用下长期发展的结果。这些生态因素的相对一致性，通常决定着中药资源与中药生产的相对一致性。不同的药用植物对气候因子具有不同的要求，如槟榔 *Areca catechu* L.、益智 *Alpinia oxyphylla* Miq.、巴戟天等在高温多湿地区才能开花结实，酸枣仁、连翘 *Forsythia suspense*（Thunb.） Vahl、槐米则是温带的代表药材，菖蒲、山慈菇要求水分充足的生态条件，而甘草、麻黄、锁阳则分布于干旱区和半干旱地区，山莨菪、北沙参喜光照，人参、细辛宜生长在阴湿的林下。地貌构成人类社会活动的基底，也是自然环境中重要的稳定性因素之一。地貌影响水分、热量在地球表面的再分配和地表物质的迁移，因而间接地影响着土壤和植被的构成和演替。地貌还制约着农、林、牧用地的分布及土地利用方式和生产水平，直接影响到药材的生产。如当归 *Angelica sinensis*（Oliv.） Diels、木香 *Aucklandia lappa* Decne、黄连等在高寒山区生长；泽泻 、款冬 *Tussilago farfara* L.、芡实只能在低洼湿地生长。土壤是陆生植物的基质，为植物生产提供必需的养料和水分，成为生态系统中物质循环和能量交换的重要场所，土壤结构和酸碱度常常直接影响药材的生长。不同药用植物对土壤质地的要求不同，如党参 *Codonopsis pilosula*（Franch.） Nannf.、山药、板蓝根、黄连等大多数根及根茎类药材均适宜生长在砂质壤土，而地黄适宜在肥沃的黏土生长，北沙参则野生于海边沙地上。许多药用植物对土壤酸碱度表现出特有的适应范围和要求，如人参、三七适宜微酸性，满山红适宜酸性，枸杞、麻黄、甘草、薏苡等则有较强的抗碱性。

中药资源是一种自然资源，但是当人们采集、捕猎它们，并收购、加工用于防病治病时，它们也就进入了社会经济活动的范畴。如果人们能合理地、有限度地采收或猎捕野生资源，尚可以再生和更新；如果盲目开发，忽视保护，野生资源将濒临灭绝。引种和饲养的动、植物受社会经济条件制约就更大了。不同的地区农业生产的结构不同，经济发展水平不同，常常影响着这些地区中药资源开发方向是以野生为主，还是以家种家养为主。一个地区的生产力水平，包括土地、劳动力、资金，以及交通运输、科学技术等，也制约中药生产水平的高低。因此，中药区划不仅要考虑各地的自然生态指标，也要考虑对中药资源开发和生产有直接影响的社会经济指标。所以说中药区划不是单纯的自然区划，也不是部门的经济区划，而是兼有自然和经济两种属性的综合性区划。

（二）中药生产特点的相对一致性

坚持中药生产特点的相对一致性，是中药区划的重要原则。20世纪80年代进行的中药区划，选择在药材生产中占有重要地位又具有地区特色的大宗药材103种（其中植物类85种，包括野生34种，家生或家野兼有者51种；动物类16种；矿物类2种），作为中药分区的标志种。在对全国362种中药资源普遍调查的基础上，重点研究了这些代表种类的资源现状和发展趋势。其中包括野生中药资源的数量、质量及其空间分布和时间上的消长规律，家种家养种类的栽培面积、饲养规模，以及产量、质量、道地性、生产和应用的历史及现实，主产区布局和发展，药材的收购、储藏、加工、销售及出口。在分析单品种资源水平地带性和垂直地带性分布规律的基础上，深入探讨不同地区的主要种类及其组合特征，按中药生产区域差异，确定不同等级的地域单元。大体上讲，划分出的中药区中，一级区主要代表药材种类产量、蕴藏量可占全国75%以上，二级区可占全国50%以上；代表种类的道地药材产区（即生态 - 生产适宜区）通常位于该中药区范围之内。

（三）中药生产发展方向、途径和措施的相对一致性

中药生产发展方向，是指一定时期内各中药区药材生产专业化发展趋势。以野生中药资源开发、利用和保护为主，或是以家种家养药材为主，这是两种不同的经营方向。我国东半部湿润和半湿润地区，以药材的家种家养为主，而西半部干旱和半干旱地区多数则以野生中药资源开发为主。在农区，药材栽培和饲养常常要同农业（种植业）、畜牧业、水产养殖业相结合，在林区须同林业、畜牧业、水产养殖业相结合，在牧区主要是野生资源的开发，但也与草地利用和改良密切相关。中药区是一个由多种中药资源组成的区域生产综合体，其中的优势品

种发展，标志着具体区域中药生产的发展方向。中药生产方向的确定，既要考虑社会的需求，又要立足于本地资源与生产条件的可能性。由于各地中药资源的不同，自然环境与社会经济条件的差别，不同区域的药材生产应有自己的优势品种和不同的生产与开发规模，以及不同的生产专业化水平。因此，中药区的划分仅仅依据生产特点和生产条件的异同是不够的，还必须把不同地域的中药生产发展方向的相对一致性作为分区原则。不同中药区在资源开发和生产中常常存在相似的问题，如中药资源的综合利用和保护、新资源开发目标、提高家种家养药材生产水平的技术手段、适当集中地调整药材生产布局、建立相应的生产基地等，针对这些问题所要采取的措施，都应具有相对的一致性。这样，生产发展目标可由相应的途径和措施来保证，达到发挥优势、扬长避短、提高社会效益与经济效益的目的。

（四）中药区划与农业区划相协调

中药资源开发和中药生产，同农业其他部门生产具有共同特点，其自然再生产和经济再生产交织在一起，既受自然规律制约，又受社会经济规律所控制。中药区划应该以自然区划，包括植被、植物区系、农业气候、土壤、农业地貌及综合自然区划为基础，也应同农业区划，包括种植业、牧业、林业、渔业及综合农业区划相协调。

中药资源在自然界中的存在不是孤立的。许多药用植物本来就是植被组成成分，有的甚至是植物群落的优势种（dominant species）或建群种（constructive species），在群落中占据一定的空间。植物群落对于某些药用动物来说也是藉以生存的条件和场所。东北的红松针、阔叶混交林便孕育了人参、细辛、五味子、黄柏、刺五加和虎、熊、鹿等众多重要的中药资源生物物种。例如，刺五加在空间上占据红松阔叶林分布地带，在时间上处于红松针、阔叶混交林砍伐后次生林发育阶段。可见中药资源分布与分区，不能脱离植物群落，中药区划应同植被区划协调。有些药用植物是划分植物区系的标志种（type species），如东北地区的人参，华北地区的酸枣；有些植物还是某地区的特有种或特有属，如中国喜马拉雅森林植物区的胡黄连、东蒙古亚地区的知母（属），所以在研究中药区划时，植物区系分区界线也需用来作为借鉴。中药资源的分布与地貌、气候、土壤等关系非常密切，中药区划往往与这些自然区划相对应。大的地貌类型在其形成的过程中常伴随各种植物和土壤的演变，它们之间存在着明显的同一性，尤其是大的山脉和高原通常是大的气候区、植被区和土壤区的分界线，常作为中药区划的重要自然分界线。就全国范围讲，气候因子是决定中药资源分布的主导因子，大的气候带和不同气候生态类型的中药资源分布区大体对应。因此，某些具有重要价值的气候指标，如≥10℃的积温、最冷月和最热月气温值、无霜期、年降水量等，均作为中药区划的主要参考依据。药材生产，特别是药材种植业、饲养业要同农业、牧业、林业、水产业相结合。有些地区实行粮药、林药、果药间作、套种，实际上把药材生产和农业生产融为一体。由此可见，中药区划研究也可以起到充实和提高农业区划理论和实践的作用。

（五）不同等级的中药区划相衔接

由于中药生产的地域范围不同，中药区划则有等级之分。按行政区域范围大小，中药区划分为全国中药区划、省（区）级中药区划、地（市，盟）级中药区划和县（旗）级中药区划。下级区划是上级区划的基础，上级区划是下级区划的指导。不同级别的区划自上而下，自下而上，相互结合，互相衔接，构成完整的体系。

中药区划应当是各省（区）、地（市、盟）、县（旗）级中药区划研究成果的总结。全国中药分区方案的制订，一方面要研究全国性影响中药资源分布、开发和生产的自然和社会经济条件及中药生产的特点，吸收全国农业各专业区划和部门区划研究成果中同中药有关的内容；另一方面则把全国中药区划建立在省、地、县级中药区划基础上。20世纪80年代规模空前的全国性中药资源普查，由县级开始做起，成绩显著。以县级中药资源普查成果为依据的省级中药区划，资料翔实，论证充分，客观反映了各省的实际情况，重点比较突出，具有鲜明的生产观点。植根于省级中药区划基础上的全国中药区划，体现了自上而下与自下而上两种研究途径的结合，这样必然有利于全国区划与省级区划的衔接，各省和省以下划分出来的中药区都能在全国中药区划系统中明确各自的地位、特点及其内部与外部的联系，进一步发挥自己的优势，逐步实现中药生产合理的地区分工，提高经济效益、生态效益和社会效益。

全国中药区划采取自下而上和自上而下相结合的方法，在依据全国中药生产地域分布规律和参照农业专业和部门区划、综合农业区划确定中药区界线时，尽量考虑与省级区划界线相衔接。一般采用了省级一级区界线，有的根据情况采用了省级二级区界线。但由于有些省级区划保持了乡级行政界线，而全国中药区划要保持县级行政区划界线，所以在采用省级区划界线时，必然要做些调整。同时，对某些从全国宏观角度分析有明显偏离的部分，则做些必要的改动。这样，全国中药区划同省级中药区划基本上做到了互相衔接。

（六）保持一定的行政区划单元的完整性

中药区划虽然不是单纯的部门经济区划，但含有社会经济的属性。因此，在确定中药区划分区边界时，应尽量保持一定行政区界的完整。这样做便于从基层单位取得经济统计资料以便研究分析，也有利于对中药区划所提出的发展方向、途径和措施的组织实施。不同等级的中药区划，所要保持的行政区界应有所不同。县级区划到村，省级区划到乡，而全国中药区划将保持县（旗、州、区）级行政区划的完整性。

三、我国中药区划的分区

20 世纪 80 年代开展的中药区划工作，是我国首次全国性系统的中药区划。我国幅员辽阔，自然环境复杂，蕴藏着极为丰富的药用植物、动物和矿物资源。以气候特点、土壤和植被类型、药用动植物的自然地理分布等自然因素为基础，依据上述分区原则，将全部国土区分为 9 个中药区。具体区域如下：

1　东北寒温带、中温带野生、家生中药区
2　华北暖温带家生、野生中药区
3　华东北亚热带、中亚热带家生、野生中药区
4　西南北亚热带、中亚热带野生、家生中药区
5　华南南亚热带、北热带家生、野生中药区
6　内蒙古中温带野生中药区
7　西北中温带、暖温带野生中药区
8　青藏高原野生中药区
9　海洋中药区

我国东部地区的北部区划为东北中药区，包括大、小兴安岭和长白山山区。大兴安岭北部位于我国寒温带，植被以兴安落叶松、樟子松为主，养鹿业有一定基础。小兴安岭、长白山山区位于我国中温带，属湿润气候区。该区为人参、细辛、黄柏、刺五加，哈士蟆等药材集中产区，这些药材的蕴藏量或产量均占全国90%以上。本区主产的许多药材多冠以"北"、"关"字头，如北五味子、北马兜铃、关黄柏、关苍术、关防风、关龙胆，在国内外享有盛名。

东北区以南为华北中药区，东部包括沿海的辽河平原和黄淮海平原，西部为黄土高原，属于暖温带湿润、半湿润气候区。该区以家种家养的动、植物药材为主，著名的药材金银花、白芍、地黄、怀牛膝、党参、北沙参、板蓝根、丹参、全蝎均占全国产量的50%以上。作为本区代表种的酸枣仁、连翘等蕴藏量占全国75%以上，其自然分布区与该区区界大致相符。

秦岭、淮河以南为华东、西南中药区。两区位于我国北亚热带和中亚热带，亚热带木本药材如山茱萸、吴茱萸、枳壳等基本上不越过此界。西南区与华东区虽同处我国北亚热带和中亚热带，但由于地理位置不同，在自然条件和药材生产

特点等方面存在明显的地域差异。华东区海拔一般在2000m以下，多为平原丘陵地貌，而西南区海拔在2000m以上，多高山深谷，植被、土壤垂直分布也很明显，高山上常有暖温带植物出现。华东区药材生产以家种为主，因水面条件较好，水生、湿生的药用植物繁多，喜水喜湿的药用动物种类也很丰富。浙贝母、杭白芍、杭麦冬、温郁金、杭菊花等著名的"浙八味"，安徽贝母、祁术、滁菊、徽菊、宣木瓜、茯苓、建泽泻、湘玉竹、抚芎、茅苍术、苏百合、苏薄荷以及龟甲、鳖甲、蜈蚣、蕲蛇、蟾酥、珍珠母等道地药材在全国均占重要地位。西南区中药资源中木本药材杜仲、厚朴、黄柏比重较大，四川盆地及周围山地丘陵是川药中心产区，主产川郁金、川芎、川麦冬、川白芷、川泽泻、川红花、川牛膝、川贝母等道地药材，反映了该区显著的区域特色。

南岭以南为华南中药区，亦即所谓南药区。该区地处南亚热带，是我国热带药用动植物的产区，也是国外南药引种区。国内的槟榔、砂仁、高良姜、巴戟天、益智、诃子、儿茶、蛤蚧等，几乎全部产于本区。

我国西部地区的北部为内蒙古中药区，其东界、南界与东北、华北中药区相接。松嫩及西辽河平原、阴山山地及坝上高原都是温带半湿润向半干旱气候过渡地带，在中药资源种类上，前者与东北中药区交错，后者与华北中药区交叉。内蒙古高原为半干旱地区，中药资源开发的主要特点是以野生药材为主，蒙药占一定比重，其中甘草、黄芪、黄芩、郁李仁、麻黄等在全国占重要地位。

西北中药区以阿拉善、西鄂尔多斯高原东缘与内蒙古中药区为界。该区除新疆东南部塔里木、吐鲁番、哈密等盆地和甘肃西北部属暖温带干旱区外，其余均为中温带干旱区，干旱为该区最主要的气候特点。该区为我国耐干旱药材如甘草、麻黄、枸杞子、肉苁蓉、锁阳等集中产区。阿尔泰、天山山地的伊贝母、红花、阿魏、雪莲花、马鹿茸很有地方特色，而且多数是维药中的常用药。

青藏高原为我国一个特殊的地理单元，是大陆地形格局中最高一组阶梯面。由于地势高亢，气候寒冷，与同纬度地区相比，具有独特的高寒气候特点。青藏中药区以野生资源开发为主，其中藏药占相当比重。著名的冬虫夏草、雪莲花、大黄、甘松、藏茵陈、绿绒蒿、角蒿等，均系该区主产，为其他中药区所少见。

我国疆域的东部和南部，为辽阔的海洋药材区。自北而南有渤海、黄海、东海、南海以及台湾以东海域，大约跨越纬度44°，包括热带、亚热带、暖温带和温带，总面积约120.8万平方公里。广阔的海域孕育着巨大的海洋药物资源，海洋药物的开发，特别是作为原料药的开发，已引起重视，海洋药物的人工培植和养殖已经提到日程。

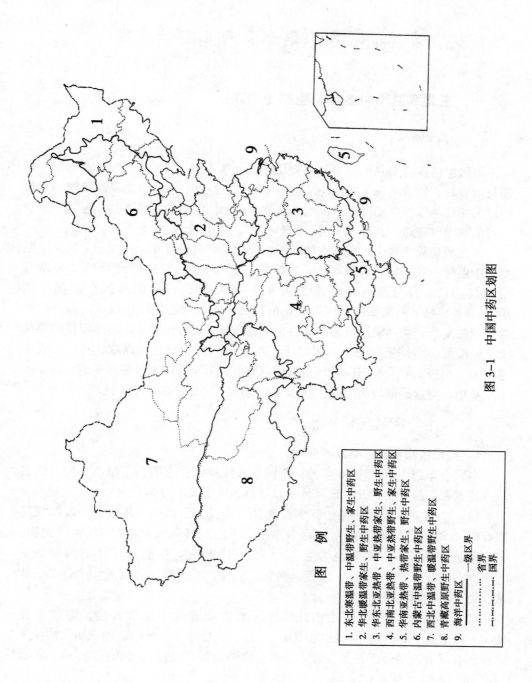

图 3-1　中国中药区划图

图　例

1. 东北寒温带、中温带野生、家生中药区
2. 华北暖温带家生、野生中药区
3. 华东北亚热带家生、野生中药区
4. 西南北亚热带、中亚热带野生、家生中药区
5. 华南亚热带、热带家生、野生中药区
6. 内蒙古中温带野生中药区
7. 西北中温带、暖温带野生中药区
8. 青藏高原野生中药区
9. 海洋中药区

———————　一级区界
·············　省界
—·—·—·—　国界

第二节 东北华北和西北温带地区

一、东北寒温带中温带野生家生中药区

(一) 自然条件与社会经济状况

该区包括我国东北平原及其两侧山地,位于东经 119°56′,北纬 40°13′。东部与俄罗斯、朝鲜毗邻,南部与辽东半岛相连,西部与呼伦贝尔草原接壤,北部则以黑龙江与俄罗斯相隔。本区地跨内蒙古自治区的东端及黑龙江、吉林、辽宁三省的东半壁疆域,共计 86 个县(旗),面积约 45 万平方公里。

该地域地貌主要由大小兴安岭、长白山山地以及松辽平原构成。本区属寒温带、中温带季风气候,其基本特征是春季干燥多风沙,冬季寒冷而漫长,降水集中在夏季,大部分地区年降水量为 400 ~ 700mm,长白山地区东南侧可达 1000mm。植物区系主要由东西伯利亚植物区系和长白植物区系构成,森林植被类型较为复杂,动物资源极为丰富。全区分布较广的地带性土壤有寒温带的漂灰土、中温带的暗棕壤、黑土和黑钙土。本区经济较为发达,以农、林、工业为主,大、小兴安岭及长白山林区是我国森林资源最丰富的木材生产基地和商品粮生产基地,交通运输较为发达。我国道地药材"关药"多产于本区域。

(二) 中药资源及其分布

1. 药用植物资源种类及其分布

本区分布药用植物约 1600 种,不同的地貌条件分布的药用植物不同。依据地貌特点和资源分布情况,该区域可以划分为以下几个分区。

(1) 大兴安岭山地:位于我国最北部,是我国最寒冷的地区,一般海拔高度 600 ~ 1500m。分布的药用植物以赤芍、满山红(兴安杜鹃)、龙胆(龙胆、条叶龙胆、三花龙胆)、防风为主,还分布有远志、金莲花、草乌、升麻(兴安升麻、大三叶升麻)、黄芩、紫菀、秦艽、桔梗、草苁蓉、红景天、黄芪、手掌参、关苍术、地榆等。

(2) 小兴安岭和长白山山地:该区域大部分为山地和丘陵,海拔多在 1000m 以下。分布的药用植物以人参、五味子、辽细辛、黄柏、刺五加、桔梗为主,还有天麻、牛蒡子、平贝母、苍术、膜荚黄芪、关白附(黄花乌头)、贯众(粗茎鳞毛蕨)、槲寄生等。

（3）松辽平原：该区域地势低平，海拔一般在 120～250m 之间，分布的药用植物以防风、柴胡、甘草、桔梗、麻黄、龙胆、知母、远志、杏仁、苦参等为主，还有黄芩、白头翁、狼毒、南沙参、徐长卿、罗布麻、地榆、威灵仙（棉团铁线莲）、蒲公英、穿山龙、马勃等。

2. 药用动物资源种类及其分布

本区动物资源较为丰富，约有药用动物 300 多种，在大兴安岭山地分布的药用动物主要有马鹿、黑熊、麝等；在小兴安岭和长白山山地分布的药用动物主要有梅花鹿、马鹿、中国林蛙，还有黑熊、棕熊、蟾蜍等；在松辽平原分布的药用动物有蟾蜍、全蝎等。

3. 药用矿物资源种类及其分布

本区分布的药用矿物有 50 多种，大兴安岭山地的矿物药有龙骨、龙齿、麦饭石、大青盐、芒硝、花蕊石等；小兴安岭和长白山山地分布的矿物药有花蕊石、青礞石、滑石、硫黄、磁石、硼砂、赤石脂、钟乳石、石膏、海浮石、阴起石等。

（三）中药资源的特点及其可持续利用措施

本区山峦重叠，森林茂密，特定的自然条件孕育了多种中药资源。道地药材品种和珍贵稀有种类较多，蕴藏量和产量较大，在全国重点普查的 362 个品种中，本区野生蕴藏量占全国 70% 以上的品种有人参、黄柏、桔梗、牛蒡子、泽兰、薄荷、淫羊藿等；占全国 50% 以上的品种有黄芪、百合、赤芍、益母草、独活、薤白等。其中人参、鹿茸、黄柏、五味子、细辛等皆为重要道地药材；黄芪、党参、升麻、桔梗、黄芩、刺五加、山楂等都是大宗地产药材。另外，北苍术、龙胆、防风、满山红、秦皮、哈蟆油、熊胆等药材的蕴藏量在全国也占有主导地位。

充分发挥本地区中药资源优势，在已有的基础上，继续发展道地药材种植与养殖，注重提高药材质量及深加工、精加工水平，保持珍稀道地品种的特色为本区中药资源开发利用的主要方向。立足于大、小兴安岭及长白山野生中药资源，依靠科技进步，推动中成药工业的迅速发展。坚持"开发、加工、保护"并举的原则，变资源优势为经济优势，以满足社会需要，发展地方经济。可重点开展以下三方面的工作：①建立规范化道地药材生产基地，进一步搞好人参、平贝母、细辛的野生变家种和鹿、林蛙、熊等人工饲养动物药材的生产；②加强对本区野生药材的保护和收购管理工作，同时建立和完善重点药材品种的资源保护区，合理开发资源，确保资源的可持续利用，对本区的野生人参、梅花鹿、熊、林蛙等，应划定自然保护区；③利用本区资源丰富的特点，开发新资源，发掘新产品，在对人参系列、鹿茸系列品种的不断完善与创新的同时，应加快对药用真菌类资源的开发利用。

（四）中药材生产与资源开发利用状况

本区吉林省为重要的人参和西洋参生产基地，靖宇县西洋参种植面积达千亩以上，在全国西洋参种植行业占有重要地位。靖宇县的西洋参种植基地以及靖宇县、临江县的人参基地，2004 年通过了国家食品药品监督管理局 GAP 认证现场检查。目前，平贝母、鹿茸、刺五加、龙胆、防风、五味子等中药材的规范化生产基地，在本区域均有较好的发展基础。在辽宁省细辛、玉竹、穿山龙、龙胆草、防风、关白附等中药材的种植得到了大面积的推广。另外，熊、梅花鹿、中国林蛙等动物的养殖生产，在本区发展良好。

二、华北暖温带家生野生中药区

（一）自然条件与社会经济状况

本区以华北为主，包括西北、东北、华中及华东地区的部分地域，位于东经 101°34′～124°8′，北纬 32°36′～41°45′地域范围内。东临渤海、黄海，南以秦巴山系熊耳山、伏牛山分水岭及淮河、苏北灌溉总渠为界，西至黄土高原西界，北达晋北、坝上及科尔沁高原。包括辽宁南部及西部，北京、天津、河北中部和南部，山西中部和南部，山东全部，陕西北部和中部，宁夏中南部，甘肃东南部，青海中部，河南中部和北部，安徽北部及江苏北部，共计 13 省（市）、94 市（地、州）、674 县（市、区），91.3 万平方公里的地域。

该区域地势西北高东南低，由山地、丘陵和平原呈阶梯状向海岸方向排列。本区位于我国暖温带，夏季酷热，冬季寒冷，雨热同季。东部的辽河平原和黄淮海平原受海洋暖湿气流的影响，年降水量在 600mm 以上，西部黄土高原年降水量低于 500mm。区内地带性土壤有三种，东部丘陵山地的微酸性棕壤，中部丘陵山地的褐色土，黄土高原的黑垆土。黄淮海平原地区主要是潮土、盐渍土和水稻土。该区种植业十分发达，为我国粮、油、棉、烟及温带水果的主产区。区内人口稠密，城市众多，工业基础雄厚，城乡交通运输便利。道地药材中的"北药"、"西药"、"怀药"、"怀药"多产于此区。

（二）中药资源及其分布

1．药用植物资源种类及其分布

本区分布的药用植物近 1500 种，草本植物约占 2/3，木本植物约占 1/3，不同种类在不同的地貌条件下分布不同。依据地貌特点和资源分布情况，该区域可以划分为以下几个分区。

（1）黄淮海辽平原北部的平原地区：出产有祁菊花、祁紫菀、祁木香、祁漏芦、地黄、枸杞子、山药、紫苏、牛膝、丹参等大宗药材。

（2）燕山山麓平原：出产有丹参、板蓝根、北沙参、白芷、桔梗、党参、白芍、白术、地黄、玄参、黄芪、紫菀、薏苡、山药、牛膝、银花、槐米等药材。

（3）黄淮海辽平原中部的河南：道地药材四大怀药——怀地黄、怀山药、怀菊花、怀牛膝均产于该地区，还盛产密银花、安阳花粉、禹白芷、红花、白芍、板蓝根、玄参等大宗药材。

（4）黄淮海辽平原南部的淮北平原：盛产亳白芍、亳菊花、亳花粉、板蓝根、桔梗、红花、丹参、颍半夏、薄荷、槐米等药材。江苏北部具有较大规模栽培的菊花和银杏。

（5）黄淮海辽平原的水域：出产有蒲黄、三棱、泽泻、芦根、灯心草、芡实、莲子等药材。

（6）滨海平原：出产有北沙参、草麻黄、刺蒺藜、芦苇、香蒲、白茅等药材。

（7）山东半岛丘陵区：济银花、北沙参、瓜蒌、猪牙皂是著名的地产药材，另外还出产酸枣仁、黄芩、银杏、杜仲、紫草、草乌、苍术、藁本、穿山龙、卷柏、石韦、远志、丹参、黄精、桔梗、茵陈、白薇、天冬等药材。

（8）冀北山地及丘陵区：出产远志、苍术、黄精、葛根、地榆、知母、防风、徐长卿、丹参、桔梗、黄芩、藁本、升麻、玉竹等药材。

（9）太行山地：地产药材有酸枣仁、知母、柴胡、地榆、仙鹤草、茜草、远志、穿山龙、黄柏、黄精、玉竹、苍术、黄芩、山楂、草乌、独活等，著名的道地药材西陵知母主产于该区的河北省易县。

（10）黄土高原的晋东山区：出产台党参、潞党参、猪苓、连翘、款冬花、小茴香等药材，还出产黄芪、麻黄、秦艽、苍术、黄芩、赤芍、远志、香加皮、甘草、黄柏、酸枣仁、知母、柴胡、黄精等。

（11）晋陕高原：出产甘草、麻黄、柴胡、枸杞、银柴胡、远志、黄芪、锁阳、款冬花、酸枣仁、杏仁、连翘、山楂、地黄、大黄、苍术、黄芩、沙棘等药材。

（12）陇东高原：出产大黄、款冬花、党参、黄芩、柴胡、当归、沙棘等药材，还出产羌活、秦艽、猪苓、杏仁、牛蒡子、酸枣仁、远志、郁李仁、独活等。

（13）汾渭平原：出产连翘、远志、柴胡、防风、红花、山药、丹参、玄参、地黄、山药、沙苑子、瓜蒌等大宗药材，还盛产黄芩、酸枣仁、白术、板蓝根等。

2．药用动物资源种类及其分布

本区分布有北方和南方的动物，又是季风区及蒙新区动物相互混杂的地带。药用动物种类近250种，道地药材有阿胶、牛黄等。其中黄淮海辽平原分布的动物药除了著名的山东阿胶、牛黄以外，还盛产全蝎、蟾酥、土鳖虫、蜈蚣、桑螵蛸、五灵脂、刺猬皮等。在渤海、黄海分布的动物药有石决明、牡蛎、鱼脑石、海螵蛸、瓦楞子、海盘车、海狗肾、海马、海龙等。在黄土高原的晋东山区分布的动物药有五灵脂、鹿茸、麝香、土鳖虫等。在晋陕高原分布的动物药有鹿茸、麝香等。在陇东高原动物药主要有麝香等。

3．药用矿物资源种类及其分布

本区约有药用矿物30种，在黄淮海辽平原分布的矿物药有代赭石、滑石、硫黄、浮石、金礞石、石膏、芒硝等。黄土高原盛产的矿物药有石膏、滑石、芒硝、硫黄、白矾、龙骨等，其中吴旗县的"五花龙骨"享有盛名。

（三）中药资源的特点及其可持续利用措施

本区中药资源丰富，种类多，产量大，药材生产水平较高，在国内占有重要地位，是中国暖温带中药材的集中产区。其中道地药材有亳白芍、潞党参、热河黄芩和西陵知母，以及河南的四大怀药——地黄、山药、牛膝和菊花。分布于本区的野生药材有酸枣仁、连翘、槐米、沙棘等，其产品除满足本区需要外供应全国，并有部分出口。大宗的家种药材主要有地黄、黄芩、柴胡、远志、牛膝、山药、板蓝根、白芍、紫菀、白附子、酸枣仁、党参、枸杞子、瓜蒌、金银花、丹参、北沙参等。

本区中药材生产，应以发展传统的家种道地药材为主，保持和提高产品质量，加强在国内外市场上的竞争力，进一步开发和保护野生中药资源。因地制宜地搞好区内外重要中药材生产和购销的地域分工及协作，应相对集中合理布局。在科学的总体宏观决策下，充分发挥各地资源优势，提高中药生产的现代化水平，获得更显著的生态、经济和社会效益。可以重点做好以下几方面工作：①在自然条件适宜，具有长期实践经验的传统产区，建立地黄、黄芩、柴胡、远志、菊花、白芍、金银花、党参、大黄等道地药材规范化生产基地，不断提高种植药材的质量；②对西部生态环境实行保护，栽树种草防止水土流失，保护党参、大黄、麝等野生资源，适度开发利用连翘、酸枣仁、沙棘、全蝎等野生药材资源；③充分利用北京、天津、西安、沈阳等大城市的科技优势和制药工业基础，加强新资源和新产品的开发和合理利用，依托亳州、安国、百泉、禹县等传统集散地市场，加强药材市场管理，促进购销活动，通过市场引导中药材产业的健康发展。

（四）中药材生产与资源开发利用状况

本区在药用植物栽培上具有悠久历史，在国内早已形成怀牛膝、金银花、白芍、北沙参、板蓝根、党参、大黄等大宗药材的集中产地。中药材规范化生产基地建设发展较快，目前已经形成多个具有一定规模的种植基地，规范化栽培的品种有山药、地黄、桔梗、金银花、牛膝、北沙参、黄芩、知母、紫菀、白芷、芥穗等，河南、山东、河北、山西等省的种植面积均在 10 万亩以上。河北的金莲花、陕西的丹参、河南的山茱萸、安徽的板蓝根等均已通过国家食品药品监督管理局的 GAP 认证现场检查。本区药用动物的养殖，如蝎、梅花鹿等养殖，均发展良好。

三、内蒙古中温带野生中药区

（一）自然条件与社会经济状况

本区地处我国中北部，位于东经 107°02′～128°11′，北纬 38°17′～51°03′地域范围内，东至东北大平原，南抵晋北高原，西部与蒙古人民共和国为界，北至大兴安岭南麓。包括黑龙江中南部、吉林西部、辽宁西北部、河北北部、山西北部和内蒙古中部和东部，涉及 6 个省（区）、29 个市（地、盟）、154 个县（区、旗），约 98 万平方公里的地域。

本区地貌复杂，东段有大兴安岭山脉由北向南延伸。阴山山脉及坝上高原，是本区的南北分界。北部为广阔的内蒙古高原，东部为松嫩平原及西辽河平原。东北部和中部为半湿润大陆性季风气候，西部为干旱草原向荒漠草原过渡气候。大部分地区光照充足，长年多风，冬季寒冷干燥，夏季凉爽，东部的降水量为 700mm 左右，到西部降到 200mm 左右。东部平原为黑土、草甸土、风沙土，内蒙古高原为黑钙土。区内草地面积占 50% 以上，畜牧业较为发达。境内铁路、公路四通八达。

（二）中药资源及其分布

1. 药用植物资源种类及其分布

本区药用植物资源种类丰富，野生药用植物约有 1000 余种，其中草本植物占 80% 以上，分布在不同的地貌条件下。依据地貌特点和资源分布情况，该区域可以划分为以下几个分区。

（1）内蒙古高原：东北部呼伦贝尔草原向南至锡林郭勒草原东部，盛产的植物药材有知母、赤芍、远志、苦杏仁、黄芪、银柴胡、柴胡、黄芩、秦艽、苍术等，另外还出产防风、白鲜皮、桔梗、草乌、地榆、威灵仙、瞿麦、升麻、狼毒、漏芦、金莲花、麻黄、甘草、薤白、茵陈、白头翁、菖蒲、泽泻、马勃等。兴安盟北部、锡林郭勒盟东南部为山地，在林下分布有喜阴湿的药用植物，如黄精、玉竹、贯众、升麻、龙胆、铃兰、草乌、茜草、苦参、手掌参、五味子、白鲜皮、黄芩、苍术、秦艽、金莲花等。草原主产的药材有甘草、柴胡、猪苓、黄芪、地榆、防风、桔梗、赤芍等。西部的乌兰察布高原向西至巴彦淖尔盟北部为半荒漠、荒漠及沙地，出产有麻黄、狼毒、甘草、苍术、远志、黄芩、苦杏仁、郁李仁、防风、赤芍、秦艽、锁阳、发菜等。

（2）阴山山地和坝上高原：东部坝上高原分布的药用植物以甘草、麻黄、黄芪、黄芩、防风、柴胡、赤芍、黄精、玉竹、苍术、藁本、远志、知母等为主，还出产白头翁、苦参、威灵仙、茵陈、地榆、狼毒、草乌、金莲花等药材。阴山山地的药用植物以麻黄、甘草、黄芩、黄芪、知母、远志、狼毒为主，还出产苦参、百里香、防风、银柴胡、赤芍、山楂、郁李仁、茵陈、地榆、苍术、百合、黄精、玉竹、白头翁、草乌、升麻、白鲜皮、龙胆、威灵仙、漏芦等药材，西部黄河中游东鄂尔多斯高原，盛产的大宗植物药材有柴胡、款冬花、知母、萹蓄、狼毒、远志、黄芪、甘草等，还有王不留行、益母草、薤白、紫草、罗布麻、党参、枸杞子等。

2．药用动物资源种类及其分布

内蒙古高原出产的动物药主要是牛黄，另外还出产鹿茸、刺猬皮、夜明砂、望月砂等。阴山山地和坝上出产的动物药主要有鹿茸、牛黄、狗肾、鸡内金、全蝎、土鳖虫、刺猬皮、蛇蜕等。

3．药用矿物资源种类及其分布

内蒙古高原出产的矿物药以龙骨、芒硝、大青盐、石膏为主，还产有炉甘石、紫石英、赭石、玛瑙等。阴山山地和坝上高原分布的矿物药以石膏、龙骨为主。

另外，本区还是民族药蒙药的主产地，如沙棘、蒙古山萝卜、香青兰、文冠木、金莲花、草乌、野猪粪、寒水石均有一定的蕴藏量。

（三）中药资源的特点及其可持续利用措施

本区野生药材资源丰富，黄芪、知母、黄芩等盛产于草原上。据20世纪80年代全国资源调查统计，该区黄芪野生蕴藏量约占全国的70％，知母的野生蕴藏量约2200万公斤，约占全国的80％。"多伦赤芍"、"梁外甘草"均为本区道地药材，畅销全国。另外，防风、麻黄等药材资源的蕴藏量也较大。

本区中药资源以野生为主，名贵道地药材蕴藏丰富，商品购销量大，在国内占有重要地位。发挥本区中药资源优势，特别是道地药材优势，扩大新品种、新资源的开发和综合利用，尤其是花草类和果实类药材，应加大开发利用力度。在资源开发中要做到采、护、育结合，并在有条件的地区对适应性较强的药材，进行规范化生产，培育大面积的人工资源。根据蒙药的特点，加强系统研究，扩大新品种、新剂型的生产及应用，增加民族药特色。

本区近 2/5 的地区为蒙古族居住区域，蒙医药具有鲜明的民族特色。目前，常用蒙成药 400 余种，中蒙药材 500 余种，专用蒙药材 260 种。

（四）中药材生产与资源开发利用状况

黄芪是本区大宗的道地药材，该区域的南部为黄芪的主要种植区，栽培历史悠久，所产药材身干，条粗长，表皮皱纹少，质坚而绵不易折断，粉足，味甜，可谓佳品，是全国黄芪的商品基地。本区种植的药材还有甘草、麻黄、锁阳等。另外，本区养殖的药用动物有熊、鹿和乌鸡等。

本区中成药工业比较发达，在国内外中药市场具有一定影响。本区没有中药材交易专业市场，但由于交通发达，名贵道地药材多，药材流通顺畅。

四、西北中温带暖温带野生中药区

（一）自然条件与社会经济状况

本区地处我国西北内陆，位于东经 73°32′ ~ 109°40′，北纬 35°25′ ~ 49°31′范围内。东起鄂尔多斯高原中部，西与原苏联、阿富汗及克什米尔相邻，南界东段为 300mm 等雨量线，西段为昆仑山，北与蒙古人民共和国为界。区域范围包括新疆、青海、宁夏北部和内蒙古西部，全区涉及 4 省（区）、33 地（市、盟）、151 县（旗、市），约 261.21 万平方公里的广大地域。

本区地貌类型复杂，高山、盆地和高原相间分布，沙漠与戈壁面积大、分布广。本区从北到南地跨干旱中温带、干旱南温带和高原温带三个气候带。区域内日照时间长，干旱少雨，一般地区年降水量仅为 20 ~ 200mm，山区为 200 ~ 700mm，而年蒸发量一般为 1500 ~ 3000mm。植被以亚洲荒漠植物区系成分占优势，山地森林植物区系以西伯利亚落叶松、雪岭云杉等为主体。土壤种类较多，地带性土壤有灰棕漠土、灰漠土、棕钙土和灰钙土等，非地带性土壤有风沙土、草甸土、沼泽土和盐土等。该区是少数民族聚集的地区，为我国重要的畜牧业生产基地，牧区和农业交错分布，天然放牧业和绿洲农业在国民经济中占有重要地位。本区麻黄素、甘草膏生产在全国医药工业中占有重要地位。

（二）中药资源及其分布

1. 药用植物资源种类及其分布

本区气候干旱，分布的药用植物多以中生和旱生的荒漠植物为主，药用植物约 160 科 2000 余种，分布在不同的地貌条件下。依据地貌特点和资源分布情况，该区域可以划分为以下几个分区。

（1）东部的鄂尔多斯高原西部：主要有甘草、麻黄、银柴胡、苦豆子、马蔺子、马勃、香青兰、黄芩、远志、知母、狼毒、枸杞子等，还出产葶苈子、蒺藜、益母草、茵陈、北五加皮、漏芦等。

（2）阿拉善高原：重要的药材有肉苁蓉、锁阳、麻黄、甘草等，还出产柽柳、蒲公英、蒺藜、漏芦、茵陈等。

（3）吐鲁番盆地：主要以维药品种为主，如索索葡萄、黑种草子等。

（4）天山南坡、西昆仑山：主要有新疆软紫草、麻黄、阿魏、新疆党参，还出产雪莲花、胡桐泪等。

（5）南疆盆地绿洲平原：以甘草（胀果甘草）、肉苁蓉（管花肉苁蓉）为主，还产有麻黄、锁阳、罗布麻等。

（6）北部的阿尔泰山地：常用的中药材有赤芍、麻黄、伊贝母、秦艽、肉苁蓉、白鲜皮、天仙子、甘草、柴胡等，常用民族药有泰冬虫草、阿尔泰灵芝、岩白菜、阿里红、丘陵老鹳草、准噶尔乌头、垂花青兰、阿尔泰金莲花、多裂阿魏、准噶尔郁金香、包茎独行草、块茎糙苏等。

（7）中部的准噶尔盆地及西部山地：主要有甘草、肉苁蓉、锁阳、阿魏、麻黄、红花、伊贝母、新疆软紫草、新疆党参、巴旦杏、秦艽、赤芍、塔城黄芪等，还有牛蒡子、苍耳子、白蒺藜、王不留行、菟丝子、泽泻、蒲黄，民族药有勿忘草、兔耳草、耧斗菜、缬草、悬钩子、婆婆纳、棘豆、多种乌头等。

（8）南部的天山北坡及伊犁谷地：主要有雪莲、伊贝母、新疆党参、新疆软紫草、新疆藁本、阿魏、秦艽、甘草、麻黄、赤芍、黄芪、紫菀、珠芽蓼、羌活、柴胡、牛蒡子、乌头、雪上一枝蒿、瞿麦、老鹳草等。

（9）祁连山东段山地：主要有秦艽、羌活、贝母、甘草、麻黄、雪莲、红花等。

（10）中部的青海湖环湖地区：重要的药材有甘草、麻黄、大黄、黄芪、羌活、秦艽、柴胡、防风等。

（11）祁连山西段山地：主要有羌活、大黄、黄芪、秦艽、柴胡、独活、川芎、红景天等。

2．药用动物资源种类及其分布

本区约有药用动物 160 种，在阿拉善、西鄂尔多斯高原及柴达木、塔里木盆地出产的动物类药材主要有刺猬皮、牛黄、五灵脂、马鹿角、羚羊角等。阿尔泰、天山山地及准噶尔盆地有传统名产药材马鹿的鹿茸、鹿角，另外还有驴皮、麝香、海里香（河狸）、羚羊角、龟甲（四爪陆龟）、五灵脂等。东部的祁连山东段山地动物类药材有麝香、鹿茸。在西部的祁连山西段、阿尔金山山地出产的有牛黄、鹿茸、熊胆、麝香等。

3．药用矿物资源种类及其分布

本区约有药用矿物 60 多种，在阿拉善、西鄂尔多斯高原及柴达木、塔里木盆地分布的矿物类药材有大青盐、云母石、玛瑙、石膏、蛇含石、密陀僧、硫黄、寒水石、龙骨、龙齿、玄精石、自然铜、朱砂、芒硝、花蕊石、阳起石、炉甘石、禹粮石、胆矾、信石、紫石英、滑石、硼砂、磁石、赭石、光明盐等。其中大青盐是本区的名产药材。祁连山山地矿物药主要有石膏、芒硝、龙齿等。

（三）中药资源的特点及其可持续利用措施

本区中药资源的特点可以概况为四方面：①药材种类具有西北高原特点，自然分布的种类较少，单种类蕴藏量大。其中甘草的蕴藏量约占全国的 90% 以上，麻黄年收购量属全国第二位。肉苁蓉、锁阳、新疆软紫草、伊贝母等为本区特有大宗药材，蕴藏量、年收购量几乎占全国的 100%。除此之外，常见的高原特有药材还有新疆赤芍、新疆藁本、新疆羌活、新疆独活、阿魏、刺糖、新疆黄精、新疆党参、一枝蒿等数十种。本区是马鹿的主要分布区，马鹿茸的产量占全国的 10% 左右。②分布不匀，开发利用不平衡。甘草、麻黄、苦豆子、罗布麻、锁阳、肉苁蓉等药材单一群落分布在不同的地貌条件下，但收购量 80% 以上的种类却只有甘草和麻黄。③民族药、民间药丰富。传统维药 600 余种，常用的达 360 种之多，维药中疗效独特的植物类药材有阿里红、雪莲花、孜然、洋甘菊、苦豆子、薰衣草等，蒙药、藏药及哈萨克药应用也较为广泛，常用的蒙药有角蒿、山沉香、蒙古茺、沙冬青等。④野生资源中濒危物种较多，本区特殊的自然条件孕育着西北内陆的特有动、植物物种。本区的野驴、野马、野骆驼、赛加羚羊、雪豹、四爪陆龟等野生动物有的处于濒危状态，有的濒临灭绝。梭梭、胡杨、雪莲花等野生资源，被列为国家重点保护物种。被列为国家重点保护野生资源种类的还有马鹿、甘草、胀果甘草、光果甘草、新疆贝母、伊犁贝母、肉苁蓉、新疆紫草、新疆阿魏、阜康阿魏等，并分别建立了各种自然保护区。

本区资源的可持续利用，应坚持野生资源保护与合理利用并举，在积极保护好现有资源的基础上，结合农林牧业开发，综合利用药材资源，建立本区特产道地药材生产基地。进一步开展野生变家种，积极发展药材种植产业，改变目前大部分道地药材偏重于采收野生资源的状况。开拓中药材的深加工，挖掘民族药、民间药，充分发挥当地资源优势。要统筹兼顾，突出重点，因地制宜，发挥优势。采取措施，保护现有资源，加强药材生产技术指导，提高科学技术。应重点做好以下三方面的工作：①建立甘草、麻黄、肉苁蓉、紫草等大宗地产药材的规范化生产基地；②严格野生资源利用的管理工作，建立野生资源的保护、恢复和利用基地，实行封滩育草、围栏护育和半野生化栽培等措施扩大野生资源，保护生态环境；③加强科学研究和科技人才的培养，开展民族药物的系统研究与开发，对大宗药材展开深度的开发利用。

（四）中药材生产与资源开发利用状况

本区地域辽阔，由于干旱的气候条件等因素，药材人工种植发展缓慢。目前人工种植、养殖生产的药材种类较少，主要以甘草、麻黄、肉苁蓉等中生和旱生的药用植物为主。在新疆种植面积较大的品种有甘草、枸杞、红花，也建立起了具有一定规模的阿魏、雪莲人工种植基地。在青海有秦艽的人工种植基地。本区的药用动物养殖，有马鹿、麝等。据 20 世纪 80 年代统计，本区常年收购利用的药材有 100~150 种，年收购量 3000 万公斤，其中以家生为主的 40 多种，产量占 10% 左右。

第三节 华东华南亚热带热带地区及海域

一、华东北亚热带中亚热带家生野生中药区

（一）自然条件与社会经济状况

本区位于我国东南部，地处东经 110°55′ 至 122°26′，北纬 23°22′ 至 34°15′ 范围内。东临东海、黄海，南至南岭山地，西抵武当山、武陵山、雪峰山一线，北以秦巴山系熊耳山、伏牛山分水岭与淮河、苏北灌溉总渠为界。包括浙江、江苏、上海全部，以及江苏中部和南部、安徽的中部和南部、湖北中部和东部、湖南的中部和东部、福建中部和北部、河南南部、广东省北部，涉及到 10 个省、市，82 个地、州、市，共 514 个县（市、区）。

地貌主要由秦岭、淮阳山地、长江沿江丘陵平原、江南丘陵山地、南岭山地、东南沿海丘陵、江浙沿海平原构成。位于浙、赣、闽、粤之间的武夷山与南

岭山地，成为拦阻北方冷空气的屏障。大别山主峰白马尖（1774m）和武夷山主峰黄岗山（2158m）为本区最高的山峰。本区属北亚热带、中亚热带，年日照时数 1600～2400 小时，太阳总辐射量 105～125kcal/cm²，是全国各大区中较低的。年平均气温 14℃～21℃，全年≥10℃积温为 4500℃～7000℃，最冷月均温 0℃～12℃，最热月均温 27℃～29.5℃，无霜期 210～350 天。丰富的自然条件给多种中药资源的发育提供了良好的生存环境。由于受到第四纪大陆冰川的影响较小，区内南部丘陵山地保存了许多古老的植物区系，孑遗植物多，如银杏、水杉、金钱松、鹅掌楸、喜树、水松等本区均有分布。同时也分布了古热带和泛热带植物区系延伸而来的一些植物，还有许多北温带区系成分延伸到本区。境内北部分布着北亚热带地带性土壤黄棕壤，呈中性稍偏酸性，南部广泛分布中亚热带地带性土壤黄壤与红壤，呈酸性。丘陵山地还有石灰土、紫色土，沿海分布盐土，沿江河、湖泊分布潮土，并有大面积的水稻土。本区大中城市多，交通比较方便，人民消费水平较高，进出口贸易活跃，科学技术水平较高，加工业基础较强，对中药资源开发与综合利用十分有利。著名的"浙八味"、"四大皖药"等道地药材产于本区。

（二）中药资源及其分布

1. 药用植物资源种类及其分布

本区分布药用植物约有 2500 余种，不同的地貌条件分布的药用植物不同。依据地貌特点和资源分布情况，该区域可以划分为以下几个分区。

（1）钱塘江和长江中下游山地平原：位于洪泽湖与鄱阳湖以东，苏北灌溉总渠以南地区。主要由苏中平原、苏浙平原和丘陵山地构成，盛产的药材有浙贝母、延胡索、菊花、白术、木瓜、太子参、薄荷，尚分布有前胡、苍术、明党参、夏枯草、芡实、牛蒡子、榧子、桑白皮、白梅花等。

（2）江南低山丘陵：位于华东中药区南部，武陵山、雪峰山以东地区，主要生产的药材有厚朴、辛夷、郁金、玄参、泽泻、莲子，另外还有钩藤、土茯苓、鸡血藤、防己、厚朴、栀子、乌梅等。

（3）江淮丘陵山地：位于华东中药区北部，在武当山、荆山以东，熊耳山、伏牛山分水岭与淮河以南，主要出产的药材有茯苓、辛夷、山茱萸、猫爪草，还有桔梗、柴胡、半夏、霍山石斛、杜仲、款冬花、滁菊花、安徽贝母、蔓荆子等。

（4）长江中游丘陵平原及湖泊：位于华东中药区中部，在宜昌、常德以东，荆山、大洪山、大别山及淮阳山系以南，南京市以西，主要出产的药材有牡丹皮、枳壳、三棱、白前、茵陈、牡丹皮、夏天无、薏苡仁、板蓝根、白芷、香蕌等。

2. 药用动物资源种类及其分布

本区气候条件优越，约有药用动物300多种，在钱塘江和长江中下游山地平原地区出产的药材有蟾酥、地龙、土鳖虫、珍珠、蕲蛇等，在江南低山丘陵地区出产的药材有金钱白花蛇、穿山甲、蜈蚣、桑螵蛸等，在江淮丘陵山地出产的药材有蜈蚣、灵猫香、琥珀、麝香等，在长江中游丘陵平原及湖泊地区出产的药材有龟甲、鳖甲、水蛭等。

3. 药用矿物资源种类及其分布

在钱塘江和长江中下游山地平原地区分布有滑石、磁石、紫石英、代赭石、寒水石、自然铜、礞石、云母等，在江南低山丘陵地区分布有石燕、磁石、钟乳石、鹅管石、胆矾、硼砂、伏龙肝、蛇含石、赤石脂、信石等，在江淮丘陵山地分布有龙骨、琥珀、石膏、紫石英、禹粮石、阳起石、滑石等，在长江中游丘陵平原及湖泊地区分布有白石英、寒水石、自然铜、铜绿、白矾、砒石、雄黄等。

（三）中药资源的特点及其可持续利用措施

本区气候条件优越，地貌类型复杂。中药资源种类多样，既有丘陵山地分布的种类，也有平原、滩涂、水生的药材，尤其是蕨类、木本（主要是乔木）中药资源颇具特色。全区植物类中药资源约2500种，动物类300多种，矿物类近50种，加上华东沿海蕴藏的海洋药用资源，全区中药资源约3300种，占全国的30%左右。在20世纪80年代全国重点普查的品种，本区有出产的约293种，占到80%，其中产量（或收购量）占全国25%～50%的品种是菊花、茯苓、牡丹皮、薏苡仁、杜仲、厚朴、桔梗、丹参、百合、乌梅、葛根、薄荷、南沙参、黄精、香附、钩藤等，占70%以上的有延胡索、太子参、夏天无、山茱萸、射干、辛夷、芡实、榧子等。另外珍贵道地药材众多，如"浙八昧"、"四大皖药"等。

本区人口稠密，交通便利，地势低缓，气候温暖湿润，山丘、平原、水域、滩涂兼有，亚热带动植物资源品种相当丰富，水生、湿生和海洋生药材富有特色。中药资源开发利用较早，中药材种植业比较发达，药材的引种、驯化发展较快。野生资源破坏比较严重，不少道地药材资源产量很小。因此，保护野生资源，加强道地药材的规范化种植，继续做好野生变家种的工作，努力发掘地方习用品种是本区的主要发展方向。

（四）中药材生产与资源开发利用状况

本区重点发展的品种、家养品种，以亚热带喜暖湿的药材为主，如浙八味、四大皖药等品种。由于本区人口众多，本区家种药材占地面积一般不宜扩大，主要应调整布局，在传统产地或产量、质量俱优，生态适宜的新产区建立基地。应注重改进栽培技术、提高管理水平，保持道地药材的优良品质。有不少药材可利用荒坡、荒岗、荒滩等种植。本区山地面积大，木本药材已经具有一定规模，但分布不均，对市场紧缺的品种可适当发展。

二、华南南亚热带热带家生野生中药区

（一）自然条件与社会经济状况

本区位于我国的最南端，东经97°24′~122°2′，北纬3°48′~26°30′区域范围内。背山面海，东南濒临南海与太平洋，西与云南高原相接，北有南岭与武夷山脉屏障。包括福建东南部、广东南部、广西的东南沿海及云南的西南部、台湾本岛及其周围全部岛屿、海南岛及南海诸岛等，涉到6个省、区，37个地、市、州，共计203个县、市。

本区地势西北高，东南低。东部以山地、丘陵为主，间有盆地、台地平原，一般海拔300~800m，少数达1000m；海岸曲折，平原狭小，较大的有珠江三角洲、韩江三角洲以及雷州半岛、北部湾滨海台地。西部属云南高原南缘。山地海拔多在1000~1500m。本区属南亚热带、热带。年日照时数1500~2600小时，年平均温度20℃~24℃。年降雨量达1500~2000mm。本区气候特点是：高温多雨，冬暖夏长，干湿季节比较分明。是发展南药生产得天独厚的一片宝地。本区的土壤类型，以赤红壤为主，另外尚有红壤及山地黄壤、水稻土、冲积土、草甸土、沼泽土等。本区内工业发展不平衡，以珠江三角洲一带基础较好，农业集约化程度较高，商品生产较发达，是我国热带、亚热带南药生产区，热带作物有一定经营基础，渔业发达，发展潜力大。

（二）中药资源及其分布

1. 药用植物资源种类及其分布
本区分布的药用植物约3800种以上，其中药用植物种类在不同的地貌条件下分布不同。依据地貌特点和资源分布情况，该区域可以划分为以下几个分区。

（1）岭南沿海、台湾北部山地丘陵：出产的药材有砂仁、巴戟天、化橘红、广藿香、安息香、血竭、红豆蔻、木鳖子、山豆根、广陈皮、钩藤、华南龙胆、巴豆、走马胎等。

（2）雷州半岛、海南岛、台湾南部山地丘陵：出产的药材有槟榔、益智、高良姜、白豆蔻、草豆蔻、沉香、丁香、降香、鸦胆子、蔓荆子、了哥王、翻白草等。

（3）滇西南地区：出产的药材有砂仁、苏木、儿茶、千年健、云南龙脑、木蝴蝶、荜茇、萝芙木、相思子、鸡血藤等。

2．药用动物资源种类及其分布

该区域出产动物类药材约 200 多种。岭南沿海、台湾北部山地丘陵地区，出产有蛤蚧、穿山甲、果子狸等。雷州半岛、海南岛、台湾南部山地丘陵区域，出产有水鹿、燕窝、望月砂等。

3．药用矿物资源种类及其分布

该区域出产矿物及其他类药材约 30 种左右。岭南沿海、台湾北部山地丘陵地区，主要药用矿物资源有硫铁矿、石膏、赤铁矿、多水高岭土、砷华、方解石、钟乳石、萤石、琥珀等。雷州半岛、海南岛、台湾南部山地丘陵地区，出产有海浮石、蛇含石、花蕊石、自然铜、禹粮石等。滇西南分布的药用矿物主要有石膏、琥珀、雄黄、朱砂等。

（三）中药资源的特点及其可持续利用措施

本区以南亚热带、热带中药资源为其特色。20 世纪 80 年代在全国重点普查的 362 个品种中，本区有产的约 231 种，占 64％，其中产（购）量占全国 25％～50％的有茯苓、泽泻、三七、天冬、钩藤、穿山甲、金钱白花蛇、穿心莲、葛根等，占 50％～70％的有山药、半夏、何首乌、佛手、香橼、木鳖子、使君子、草豆蔻等，占 70％以上的有藿香、益智、肉桂、槟榔、巴戟天、郁金、草果、砂仁、诃子、高良姜、荜茇、鸡血藤、红豆蔻、血竭、苏木、芦荟等。

（四）中药材生产与资源开发利用状况

本区地处南亚热带、热带地区，是我国唯一适合南药发展的地理区域，中药资源的开发主要侧重于南药的生产和保护。20 世纪 60 年代以来，从国外引进了 30 多种南药，如白豆蔻、降香、肉桂、檀香、丁香、马钱子、千年健、大风子、藤黄等，均引种成功，有的已扩大繁殖，并提供商品。近几年来，以企业为主成功地建立了巴戟天、砂仁、广藿香、化橘红等规范化种植基地，使南药的生产逐渐走向规模化和规范化。

本区气候炎热，降雨量大，丘陵山地面积较大，热带、亚热带中药资源十分丰富。中药资源的开发利用，必须本着扬长避短、突出重点的原则，将有限的土地资源和人力、财力，用于适合当地条件的南药生产上，并要重视野生资源及其生态环境的保护，做好药材的生产和收购工作。具体做好以下几点：①根据社会需要，结合企业需求开展中药材规范化种植工作，并做好主要南药品种的合理布局；②积极发展道地药材，并对其他药材有计划地安排生产，对木本药材的生产，如肉桂等，要与林业部门合作，实行林药结合；③结合自然保护工作，加强中药资源管理；④积极开发新资源，做好濒危药材品种野生变家种工作。

三、海洋中药区

（一）自然条件与社会经济状况

本区位于我国大陆的东部和东南部，北起鸭绿江口，南到北仑河口，位于东经108°07′~123°42′，北纬2°21′~41°范围内。西与华北暖温带家生、野生中药区，及华东北亚热带、中亚热带家生、野生中药区相连，北接华南南亚热带、热带家生、野生中药区。整个海域包括渤海、黄海、东海和南海，总面积达470万平方公里。海岸线曲折漫长，大陆海岸线18000多公里，岛屿海岸线14000多公里，有海洋岛屿5000多个，其中有居民居住的岛屿约450个。我国沿海分布有辽宁、河北、天津、山东、江苏、上海、浙江、福建、广东、广西、海南等12个省、市，58个县、市。海底地貌，由西北向东南倾斜，海底地形的起伏也有自西北向东南逐渐加大的趋势。海域的气候条件与相邻大陆相似，分别具有暖温带、亚热带和热带的气候特征。

该区域蕴藏着十分丰富的药用生物资源，它是我国中药资源宝库中的一个重要组成部分。根据海洋生物对水温的不同要求，可分为暖水性、冷水性、暖温性等生物类型。盐度在相当大的程度上左右着各种动物的栖息和洄游，通常是海洋生物种数随盐度降低而减少。

（二）中药资源及其分布

1. 药用植物资源种类及其分布

本区分布的海洋药用植物约92种，不同海域中分别不同。在渤海、黄海、东海区域，主要分布有昆布、石莼、海带、羊栖菜、海蒿子、紫菜、石花菜、海萝、江蓠、麒麟菜等。在南海区域，滨海地带分布有岗松、露兜树、鸭嘴草、水蜈蚣、红树林等，海藻类有巨大鞘丝藻、石莼、铁钉菜、鹅肠菜、马尾藻、海门冬、海人草、鹧鸪菜等。

2. 药用动物资源种类及其分布

本区分布的海洋药用动物约535种，在不同的海域中分别不同。在渤海、黄海、东海区域，主要分布有石决明、鱼脑石、海螵蛸、瓦楞子、海盘车、牡蛎、海参、海狗肾、海蛇等。在南海区域分布有海参、石决明、玳瑁、海蛇、海浮石、珊瑚、海龟、海马、瓦楞子、牡蛎、海星、珍珠等。

···

（三）中药资源的特点及其开发利用

我国利用海洋生物治疗疾病具有悠久的历史，在《山海经》中记载的就有27种海洋药物，在《神农本草经》、《本草拾遗》、《本草纲目》、《海药本草》中均有记载，为我国海洋医药事业的发展奠定了基础。我国海域多为北太平洋西部的陆缘海，水位浅，自然条件优越。海洋药用资源十分丰富，种类繁多，近几年开发的速度也较快，虽有许多资源待开发，但资源破坏较严重。在海洋资源利用方面应做好以下几方面的工作。①加强海洋药用生物资源的保护。近几年，由于捕捞过度，致使一部分药用海洋资源破坏较严重，甚至有些物种处于濒危状态。要做到捕养结合，合理利用资源，保护环境免受污染。②发展药材养殖业，这是开发海洋药用资源的有效途径。③积极创造条件开发外海药用资源。我国外海资源较丰富，我国东海外海具药用价值的有乌鲳、水珍鱼、海鳗、黄姑鱼等，南海外海的种类也较多，是值得开发的主要区域。

第四节　西南北亚热带及青藏高原地区

一、西南北亚热带中亚热带野生家生中药区

（一）自然条件与社会经济状况

本区位于我国西南部，地处东经91°27′～112°21′，北纬22°45′～35°22′范围内。西界至横断山、喜马拉雅山南麓，东与鄂西北及湘西山地相接，南到桂北山地丘陵，北至秦岭并向西北延至陇南山地。包括贵州、四川、云南大部、甘肃东南部、陕西南部、湖北和湖南西部、广西北部以及西藏东部，涉及9个省（区），74个地、州（市），共51个县（市、特区）。

该区域地貌类型复杂，山地、丘陵、高原、平原、盆地、河谷等交错分布。山地、丘陵和高原，占全区土地面积的95%左右，河谷平原，山间盆地约占5%，最大的成都平原亦不过7500平方公里。本区地势西高东低，山岳纵横，河流广布。本区跨越北亚热带和中亚热带两个气候带，属于东亚亚热带季风气候。年平均气温在14℃～21℃之间。植物区系为我国北方暖温带落叶林与南方亚热带常绿阔叶林过渡地带，主要植被为常绿、落叶阔叶混交林与常绿阔叶林。本区南、北部热量的差异较大，东、西部湿度不同，由北至南依次出现各种森林土壤类型。如黄褐土、黄棕土、黄壤、红壤、砖红壤性红壤、石灰土等。本区气候优

越，资源丰富，适宜农林牧副业综合发展，为我国著名的粮食、油料、烟叶、茶叶、甘蔗、柑橘、蚕丝及药材等产区，也是我国重要的用材林和经济林基地。药用植物具有较悠久的种植和生产历史。

（二）中药资源及其分布

1. 药用植物资源种类及其分布

本区分布药用植物约 4800 种，不同的地貌条件分布的药用植物不同。依据地貌特点和资源分布情况，该区域可以划分为以下几个分区。

（1）秦巴山地、汉中盆地：位于秦岭、大巴山地以及其间的汉水中、上游地区，本区有亚高山、中山、低山丘陵及山间盆地，具"两山夹一江"的地貌特点。主要出产的药材有当归、天麻、杜仲、独活、猪苓、华中五味子、九节菖蒲、淫羊藿、大黄等。

（2）川黔湘鄂山原山地：位于云贵高原东部及其延伸地带，以丘陵为主，间有河谷盆地。主要出产的药用植物有黄连、杜仲、黄柏、厚朴、吴茱萸、茯苓、款冬花、木香等。

（3）滇黔桂山原丘陵：位于云贵高原东南缘向广西丘陵盆地过渡的斜坡地带，主要出产的药材有三七、石斛、木蝴蝶、两面针、南沙参等。

（4）四川盆地：本区位于四面环山的四川盆地底部，以丘陵为主，平原和山地较少，四周环山，部分地区海拔在 300～500m 之间。主要出产的药材有川芎、麦冬、附子、郁金、白芷、白芍、枳壳、泽泻、红花等。

（5）云贵高原：本区地貌较复杂，有高原、山地、盆地、河谷，山川相间，地势陡峻，自然条件具有明显的立体性。主要出产的药材有黄连、木香、茯苓、天麻、半夏、川牛膝、续断、龙胆、雪上一枝蒿、铁棒锤等。

（6）横断山、东喜马拉雅山南麓：该区域为我国西南边疆，是青藏高原东南缘向云南高原山地过渡的斜坡地带，横跨喜马拉雅山东南缘、横断山脉中南段及滇西高原西部，山脉和江河相间并列，南北纵贯，地势高峻，峡谷幽深。主要出产的药材有川贝母、当归、大黄、羌活、重楼、岩白菜、红景天、虎耳草等。

2. 药用动物资源种类及其分布

本区分布的药用动物约有 300 多种。秦巴山地、汉中盆地出产的药材有麝香、熊胆、牛黄、五灵脂、灵猫香、乌梢蛇、水牛角、水蛭、夜明砂、僵蚕、全蝎等。川黔湘鄂山原山地分布的动物有林麝、云豹、大灵猫、小灵猫、穿山甲等。滇黔桂山原丘陵分布的动物有赤链蛇、王锦蛇、乌梢蛇、银环蛇、蕲蛇等。四川盆地分布的动物有水獭、猕猴、大灵猫、小灵猫等。云贵高原分布的动物有麝、穿山甲、乌梢蛇等。横断山、东喜马拉雅山南麓分布的动物有麝、熊、穿山甲等。

3. 药用矿物资源种类及其分布

本区分布的药用矿物约有 80 种左右。秦巴山地、汉中盆地分布的矿物有石膏、赭石、蛇含石、禹粮石、滑石、寒水石、鹅管石等。川黔湘鄂山原山地分布的矿物有朱砂、水银、雄黄、石膏、寒水石、白矾、石燕、代赭石、自然铜、硫黄等。滇黔桂山原丘陵分布的矿物有石膏、雄黄、朱砂、钟乳石、滑石等。四川盆地分布的矿物有石膏、滑石、芒硝等。云贵高原分布的矿物有石膏、朱砂、雄黄、自然铜等。横断山、东喜马拉雅山南麓分布的矿物有硼砂、滑石、石膏、硫黄、云黄、龙骨等。

（三）中药资源的特点及其可持续利用措施

本区有复杂多样的气候，山岳纵横的地貌，森林、草地、沼泽，适宜多种药用植物及药用动物生长繁衍，矿藏丰富。本区中药资源约 5000 多种，且中药开发利用历史悠久，源远流长。道地药材品种众多，质量上乘，有"川广云贵，道地药材"的美名。四川出产的药材有雅连、白芍、川芎、党参、冬虫夏草、川贝母、黄连、石斛、附子、川郁金、川明参、川楝子、川木香、白姜、巴豆、使君子、川红花、羌活、半夏、甘松、白芷、泽泻、天麻、杜仲、厚朴、黄柏、枳壳等，另外，还有四川南江、通江出产的银耳等。云南出产的药材有三七、云茯苓、云木香、云黄连、雪上一枝蒿、云当归等。贵州出产的有天麻、杜仲、半夏、茯苓、吴茱萸、朱砂等。甘肃岷县、武都、文县等地生产的当归，文县、舟曲等地产的"纹党"，宕昌、武都、岷县等地生产的红芪。陕西凤县的"凤党"，汉中、南郑、城固等地的天麻，石泉、岚皋、略阳的杜仲。湖北郧西、竹溪等地的杜仲，竹溪等地的味连，保康、南漳、房县的银耳。发展优质的道地药材，应作为本区中药资源发展的主要方向，应有规划地进行道地药材的规范化种植，同时应加强中药资源的保护工作。

（四）中药材生产与资源开发利用状况

本区道地药材众多，在中药材种植方面具有较成熟的经验，目前已经建立多个道地药材规范化种植基地。如川芎、川黄连、川红花、川当归、川牛膝、云三七、天麻等。在种植药材方面应注意以下几方面：①按 GAP 标准进行中药材规范化生产，生产方式因品种而异，适宜集约栽培的就栽培，适宜野生抚育的则抚育。②利用林场、荒地建立种植基地，减少占用耕地。早在 1978 年，经国家批准就建立了全国中药材生产和商品药基地，目前该区域已有多个种植基地通过国家 GAP 认证，如何首乌、三七、鱼腥草、天麻、黄连等。该区制药企业实力雄厚，通过国家 GMP 认证的企业有 40 余家，利用当地资源研发出多种中成药、保健品、饮片、化妆品和植物提取物等。

二、青藏高原野生中药区

（一）自然条件与社会经济状况

本区位于我国西南部，地处东经 78°10′~104°10′，北纬 27°30′~36°15′地域范围内。西与克什米尔及印度等国接壤，东邻四川盆地，南接喜马拉雅山脉，北至昆仑山与新疆及青海柴达木盆地分界。本区包括西藏大部、青海南部、四川西北部及甘肃东南部的 13 个地、州、市，共 107 个县（市）。

本区地貌复杂，山脉纵横，有着多条 1000~2000 公里以上的巨大山脉。近东西走向的山脉主要有喜马拉雅山脉、冈底斯－念青唐古拉山脉、喀喇昆仑－唐古拉山脉、可可西里－巴颜喀拉山脉和昆仑山脉，平均海拔都在 5500~6000m 以上。本区位于北半球中纬度地带，又是中纬度地带强烈隆升起来的地球最高最大的高原，由于受印度洋热带海洋季风环流及干冷的西风环流的交替控制和影响，其气候具有明显而独特的高寒类型。其特点是日照强烈，辐射量大，年平均气温多在 -6℃~3℃之间，水湿状况差异悬殊，年降水量差异较大。本区土壤种类主要有莎嘎土、草毡土和寒漠土。本区是全国人口最稀少的地方，人口密度约为 3 人／千亩，交通较闭塞，经济不够发达。

（二）中药资源及其分布

1. 药用植物资源种类及其分布

川青藏高山峡谷出产的药材有冬虫夏草、川贝母、大黄、羌活、甘松、藏茵陈、秦艽等。雅鲁藏布江中游山原坡地出产有胡黄连、山莨菪、绿绒蒿、角蒿、川贝母、独一味、小莨菪、藏党参、藏紫草等。羌塘高原出产的主要药材有马勃、冬虫夏草、雪莲花、锁阳等。

2. 药用动物资源种类及其分布

川青藏高山峡谷出产的药用动物主要有鹿茸、麝香等。雅鲁藏布江中游山原坡地出产的动物药材主要有麝香、鹿茸等。羌塘高原出产的动物药材及动物主要有熊胆、鹿角、雪鸡、野牦牛、藏羚、沙蜥等。

3. 药用矿物资源种类及其分布

川青藏高山峡谷分布的药用矿物主要有朱砂、雄黄、石膏、硝石、龙骨等。雅鲁藏布江中游山原坡地分布的药用矿物主要有大青盐、石膏、芒硝、云母、硼砂、紫硇砂等。羌塘高原分布的药用矿物主要有硼砂、大青盐、石膏、芒硝、玛瑙等。

（三）中药资源的特点及其开发利用

本区由于特殊的地理位置，家种药用植物较少，野生中药资源蕴藏量极大，在全国占有重要位置，应合理开发利用。该区藏药历史应用悠久，值得深入开发研究。另外本区有许多生药性状、疗效与《中华人民共和国药典》收载品来源类同的新品种和新资源，可供深入开发利用。细花滇紫草 *Onosma hookeri* Clarke、长花滇紫草 *O. hookeri* var. *longiflorum*，全区蕴藏量约 300 万公斤。西藏龙胆性状、疗效与粗茎龙胆近似，全区蕴藏量约 500 万公斤，年产量可达 50～100 万公斤。铁棒锤、江孜乌头以乌头资源蕴藏量约 3620 万公斤，其性状、生态及主要化学成分与雪上一枝蒿正品短柄乌头较相似。窄竹叶柴胡根粗条长，为北柴胡类型，全区蕴藏量约 200 万公斤。竹节羌活、宽叶羌活，全区蕴藏量在 50 万公斤以上。该区分布的药材以野生为主，要加强资源保护和环境保护工作，同时应积极开展野生变家种的试验研究。

☞ **复习思考题**

1. 中药区划的目的意义是什么？
2. 中药区划应遵守哪几条原则？
3. 简述我国中药区划的分区概况。
4. 野生中药资源分布较多的是哪几个区域？怎样合理地进行野生资源的保护和开发利用？

第四章
道地药材资源

　　道地药材资源是中药资源中应用广泛、品质优异、产量较大、经济价值较高的重要资源。学习道地药材资源的有关内容，对于合理开发利用我国不同地区的道地药材资源，促进道地药材更好地发展，保证中药材质量，提高中医药临床疗效都具有重要的意义。本章介绍了道地药材的形成和发展以及我国不同地区的常用道地药材资源，并对 85 种重要的道地药材的药材来源、道地沿革、生境分布、栽培或养殖管理、采收加工、品质评价、开发利用前景等方面作了阐述。

第一节　道地药材的形成和发展

　　道地药材是在长期的历史发展过程中形成的，并在不断地发展变化。明确道地药材的形成和发展，有利于合理开发利用道地药材资源，促进道地药材更好地发展，对了解我国各地区的道地药材资源具有重要的指导意义。本节主要介绍道地药材的概念、基本特征、形成原因、产地变迁及其研究方法。

一、道地药材的特征

　　中药材中，具有特定的产区和种质，采用特定的生产技术和采收加工方法生产，经过长期的临床验证和流通过程的推介，被公认为品质和疗效优于其他产区同类产品者，称为道地药材（authentic and superior Chinese medicinal materials），或称地道药材。一般来讲，道地药材具有特定的种质，且在特定的自然环境条件地域内所生，其生产和加工技术成熟规范，质量和疗效较其他产区的同种药材要好。我国目前较为公认的道地药材约有 200 余种。

　　"道地"和"地道"之辞出自古代本草。孙思邈在《千金翼方》中，首次采用当时的行政区划"道"来归纳药材产地，并强调，"用药必依土地"之概念。"道地"一词始见于明代刘文泰所著的《本草品汇精要》，该书在对大多数药材论述其产地时，专门设有"道地"一项，这是历代本草明确药材道地产区的最早记录。"地道"一词最早出现于清代汪昂的《本草备要》中，其凡例云："药品稍近遐者，必详其地道形色。"可见，"地道"一词的含义与"道地"相同，都是对药材货真质优的褒奖和推崇。道地药材的主要特征可以概况为，明显的地理性，特有的质量标准，丰富的文化内涵和较高的经济价值。

（一）道地药材具有明显的地理性

道地药材是在一定的地域内形成的，具有明显的地理性。这些地域（区）有着特定的自然条件，具有一定的集中生产规模，在市场中享有良好的声誉。道地药材一般在药名前冠以地名，如宁夏枸杞、川贝母、关黄柏、怀地黄、密银花、宣木瓜、浙玄参、杭菊花、茅苍术、建泽泻、阳春砂仁等，以表示其道地产区。但是也有少数道地药材名前面的地名，是指该药材传统的或主要的集散地或进口地，而不是指产地，如藏红花，并非西藏所产，而是最早由西藏传入我国。广木香原产印度，因由广州进口，故此而得名。现我国云南有大量引种栽培，提供药材并可供出口，所以广木香之名逐渐被云木香所取代。

（二）道地药材具有特有的质量标准

道地药材在长期的发展中，其生产和加工技术日趋完善，才逐渐得到人们的公认。其独特而严格的质量标准，保证了道地药材的生存和发展。如主产于宁夏中宁的宁夏枸杞，以其粒大、色红、肉厚、质柔润、籽少、味甜的性状标准，使其他产地的枸杞难望其项背。野生地黄植株瘦小，根细如手指，而河南温县、博爱、武陟、孟县栽培的"怀地黄"，不仅植株粗壮，产量大，而且梓醇含量高，质量上乘。安徽铜陵等地生产的"凤丹皮"，其加工品具有切口紧闭、肉厚粉足、亮星多、香气浓、久贮不变色、久煎不发烂等特点，丹皮酚的含量可以达到2.88%左右，为药材丹皮之珍品，大量出口。

（三）道地药材具有丰富的文化内涵

道地药材作为其主产地文化传统的一个标志，具有浓厚的地方文化底蕴。出现某种道地药材，反映了产地人民在药材栽培生产和农业耕种技术上的深厚造诣，也体现了当地医疗中的用药水平，是产地传统文化与医疗实践紧密结合的产物。道地药材的形成，也在某种程度上促进了当地传统文化的发展。道地药材由于品质优良、质量稳定而有助于当地人民产生良好的自信心，外界对道地药材的评价和赞誉也影响到当地人民的文化结构和文化心理。许多药材重要产区或集散地大力宣传古代医药名人及当地道地药材，如河南的南阳有伏牛山，盛产山茱萸和连翘等多种道地药材，当地建有医圣祠以纪念我国汉代名医张仲景，这极大地丰富了道地药材文化的内涵。许多道地药材长期大量出口，也促进了当地文化的对外交流。

（四）道地药材具有较高的经济价值

道地药材是其主产地经济的重要组成部分。民以药为主，地以药为显，药以地为贵，是道地药材经济的集中刻画。由于生产规模大，成本低，栽培加工技术娴熟，质量上乘，使道地药材在不同产区同一品种的竞争中处于领先地位，带来了巨大的经济效益，加速了当地经济的良性循环。例如，河南所产怀牛膝价格高出其他地区所产者近 30%，河南所产密银花的价格是其他产地金银花的两倍。我国的道地药材还大量出口国外创汇。据统计，云南省文山州三七种植业 2003 年产值达 5.12 亿元人民币，三七加工业产值 3.32 亿元，三七药材出口量达 500000 公斤。道地药材的发展，在一定程度上带动了当地农业、工业、旅游、出口创汇等方面的经济发展。

二、道地药材形成的因素

道地药材是在中医药临床长期、反复实践中产生的公认的优质中药材。它的形成，主要依赖于其优良的物种遗传基因，独特的自然生态环境和文化背景，完善的生产加工技术，系统的中医药学理论以及长期的商贸活动等。

（一）优良的物种遗传基因是形成道地药材的内在因素

道地药材的形成，首先与"物种"有直接关系，优良的物种遗传基因是决定道地药材品质的内在因素。药材的物种来源不同，往往会存在质量的差异。例如黄芪有很多种，但以蒙古黄芪为上品。大黄也有很多种，它们隶属于蓼科大黄属，在我国西北至西南地区分布多达 43 种，能入药的主要有掌叶组和波叶组的数种植物。长期的研究和临床验证证明，来源于掌叶组的掌叶大黄、唐古特大黄及药用大黄为正品大黄。前两种习称"北大黄"，是甘肃、青海的道地药材，后一种习称"南大黄"，是四川等地的道地药材，均为《中华人民共和国药典》（2005 年版）所收载。而来源于波叶组的藏边大黄、河套大黄、华北大黄、天山大黄等的根和根茎，虽然也含有蒽醌衍生物成分，但不含双蒽酮苷、番泻苷，故泻下作用很差，药材的横断面除藏边大黄外均无星点，所以都不是正品大黄，仅在部分地区或民间称山大黄或土大黄，一般作兽药用或作工业染料的原料。

栽培的药材，即使是同一个种，还有种下品种等问题。道地药材在长期栽培过程中形成了许多优良的品种资源，如人参中的黄果、大马牙、二马牙、长脖、圆膀等，地黄中的白状元、金状元、北京 1 号等。太子参由于人工选择及生态适应形成了很多的农家品种，如福建的"柘荣1号"、"柘荣2号"，山东的"抗病毒1号"等。这些品种有其特定的遗传基础，多数具有产量高、品质好或有较强的抗病性等特点。

（二）独特的自然生态环境是形成道地药材的外在条件

植物的生长、发育和繁殖，都离不开其生活的环境条件。独特的生态环境条件，是形成道地药材极为重要的外在因素。我国地域宽广，地形、地貌、气候、土壤和生物等环境条件各地千差万别，而某一地域的环境因子形成特殊的生态条件，对某种植物的生长、发育及器官的外部形态和内部的构造上都有作用，甚至在生理机能和药用活性成分的合成上都有影响，从而使中药材的品质产生差异。不同药用植物生长发育所需要的环境条件是不同的，有的甚至十分严格，如三七只在我国云南的文山州和广西西南部的狭窄区域内可以栽培，川芎只产于四川彭州、都江堰等地，因而形成了一些特定地区所产的特定的道地药材。

道地药材的形成与产区的光照、温度、水分、土壤、生物和人类影响等外界环境条件密切联系。在诸多环境因素中，土壤和气候条件对道地药材形成具有显著的影响。土壤是生物与非生物之间进行物质与能量移动和转化的基本介质，更是形成道地药材的天然基质。品质优良的道地药材通常需要特有的土壤类型。有的道地药材对土壤的选择性很强，使最佳的栽培地区更为集中。如怀牛膝的最佳栽培地在河南省武陟县，其中又以西陶乡和大封乡最好，因该地受黄河、沁河多次泛滥和改道的影响，土层深厚，土壤肥力强，使牛膝根可长达1.5m，且侧根、须根少，油性足，成色好，当地称为"怀参"，长期受到国内外药商的青睐。大多数道地药材对温度的需求有一定的范围，当温度达到或接近药用生物耐受的极限时，其生长发育和药材的产量和质量都会受到限制。如人参、西洋参的适宜生长温度是10℃~34℃，超过35℃时茎叶会灼伤以至枯死。益智在花期对温度敏感，其适宜温度为24℃~26℃，22℃以下开花少，低于10℃时不开花，低温影响益智的开花结实，也影响其产量。

环境因素对道地药材形成的影响是综合性的，所有的环境因素并非在任何时间都是同等重要，而是某种因素在某段时间或对某种植物表现出特有的强度和影响。如果环境条件发生变化，将会改变药材的道地性特征，甚至使其品质和药效降低。例如青蒿由于产地不同，环境条件有异，青蒿素的含量差异很大，生长在南方，如重庆、四川、广东、海南、广西等地的青蒿，青蒿素的含量较生长于北方地区者高很多。

（三）完善的栽培加工技术是形成道地药材的可靠保证

我国道地药材具有一个共同特点，除了少数品种直接来源于野生资源外，大多数均来源于人工栽培。在长期栽培过程中，不断总结经验，在良种选育、规范种植、适时采收和精细加工等方面，逐步形成了一整套道地药材的栽培和加工方法。

种子和种苗的质量好坏，直接关系到药材的产量和质量。多数道地药材的栽培，对种子和种苗的采收、保存、处理都具有特定的要求。例如，甘肃岷县的当归种植，要使用3年生植株所结的种子，并要在种子由红转为粉白色时分批采收。实践证明，如当归种子过熟呈枯黄色，播种后容易提早抽薹，长期使用提早抽薹的植株所结种子育苗，抽薹率就高。浙江地区多于初冬采收白术的种子，于晴天整体挖出留种植株，连同果序的茎秆扎成小把，倒挂在屋檐下阴凉通风处20~30天，使种子充分后熟，当果序露出白色茸毛时再晒1~2天，再轻击果序震落白术籽。优良的种子种苗，使物种保持了优良遗传特性而且大大提高了药材的产量和质量。

系统而娴熟的栽培管理和病虫害防治技术，保证了道地药材正常的生长发育和优良的品质。大多数道地药材的种植都具有独到的技术特点。如在伊贝母栽培生产中，采用适当降低土壤含水量，增施氮、磷肥料以及降低光照强度等技术措施，均可不同程度地提高其鳞茎中的生物碱含量。经实践发现，在种植川贝母之前先种一季大蒜，可以有效地降低其虫害。

道地药材优良的质量主要体现在其有效成分的含量上，而有效成分的含量与道地药材的采收季节和加工方法密切相关。经过长期实践和经验总结，道地产区大多摸索出了最佳采收季节和最适宜的加工方法，保证了道地药材的最大产量和最佳质量。如杭菊花的主产地浙江桐乡一带，于11月分3批采收菊花，采摘花瓣平直、花心散开60%~70%、花色洁白者，不采露水花，以免引起腐烂。采用蒸法加工时，水要分次少加，以免水沸腾而影响质量，蒸花时间约4~4.5分钟，久蒸不易晒干，过快易致生花变质。晒干时强调未干不翻动，晚收不叠压，晒3天翻动一次，6~7天后贮藏数天再晒1~2天，至花心变硬即可。如此特有的采收加工技术，有效地保证了杭菊花朵大瓣阔、色白芯黄、清香甘醇的道地性状。著名的凤丹皮，采用清水稍浸，淋润软化再切片，有效成分丹皮酚含量比水浸至软再切等其他加工方法都高。大黄加工时要戴手套，目的是防止手上的汗液使大黄变色，影响药材外观。

（四）传统的中医药学理论是形成道地药材的思想基础

医术药术，相辅相成。作为中医药理论这一中华文化不可分割的部分，中药离不开中医系统理论的指导。从古到今，中医名家均以货真质优的药材作为增强医治效果、展示超群医术的物质基础。因而，在我国古代大量的医书医案中无不浸润着对道地药材的精辟论述和推崇赞誉。我国历代医药学名家呕心沥血、历经千辛万苦编著的本草著作，更是以道地药材为其特有精华，奠定了形成道地药材坚实的思想基础，这就是道地药材所具有的中国特色和强大生命力所在。

我国现存最早的药物专著《神农本草经》序中谓："药有……采治时月、生熟、土地所出。"已隐示药物的采收时间及出自土地的重要性。在其收载的药物名称中，亦出现巴豆、蜀椒、秦椒、阿胶等带有道地色彩的一些药名。《黄帝内经》明确指出："岁物者，天地之专精也。非司岁物则气散，质同而异等也。"梁代陶弘景所著《本草经集注》则进一步论述："案诸药所生，皆的有境界。……自江东以来，小小杂药，多出近道，气力性理，不及本邦。假令荆、益不通，则全用历阳当归、钱塘三建，岂得相似？所以疗病不及往人，亦当缘此故也。"借此强调原产地药材在疗效上优于非原产地药材的观点。同时，为了解决医不识药，不辨真假的问题，该书对目前称之的一些道地药材的记载从药名、产地、形态等方面有了简单描述，对 40 多种常用药材明确以何处所产为"第一"、"最胜"、"为佳"、"为良"等记述，足以成为现今确定道地药材的最原始依据之一。《新修本草》对药材道地性概括为："窃以动植形生，因方舛性。离其本土，则质同而效异。"而后在《本草衍义》中有"凡诸草本昆虫，产之有地，……失其地，则性味少异"等论述。这些对药材认识的论述，为道地药材概念的形成奠定了极为重要的基础。

三、道地药材的发展

道地药材在其形成与发展的过程中，始终以货真质优、疗效卓著为其主要标志，这是千百年来以"优胜劣汰、择优而立"为准绳的人为选择结果。所以，随着时间的推移，时代的进步，科学技术以及中医药事业的不断发展，人们对道地药材的认识也在不断深入，从而使道地药材在品种来源、道地产区、栽培加工等方面得以不断更新和完善。

（一）道地药材品种来源的变迁

道地药材初期形成时，是以产地论优劣，因受当时政治、地理、文化、交通、科学技术、临床应用及植物分类水平等诸多因素的限制，并不能全面而准确地反映它真实的性质。因而，在历代本草等医药书籍中，对某些道地药材的记载常出现名称较为混乱甚至误传的现象。经过反复的临床验证和本草传播，人们逐渐发现原本草记载的不足和错误，并加以更正、更新。尤其是近代科学技术的发展，使人们对道地药材本质的认识不断深化，在品种来源上进行了更为准确的矫正和补充。

紫草始载于《神农本草经》，载为中品，历代本草所记载的原植物均为紫草科植物紫草 *Lithospermum erythrorhizon* Sieb. et Zucc.，现今紫草商品分为硬紫草和软紫草，前者为历代本草中所记载的紫草，后者为历代本草均未记载的同科植物新疆紫草 *Amebia euchroma* (Royle) Johnst.。据分析，软紫草是建国以后开发利用的大宗药材，其根条肥大，松软易碎，气味特殊，色素含量为硬紫草的 3.5 倍，其抑菌种类和强度也大于硬紫草，因而现代人认为软紫草品质更佳。

有些道地药材最初仅有一大品种名称，而后伴随时代的变迁，也会发生品种的分化。如药材贝母，在明代以前仅言贝母而无川、浙之分，仅有少量产地和临床疗效的不全面记载。如《本经逢原》即有"贝母川产味甘，最佳；西产味薄，次之；象山者微苦，又次之"之说。至《滇南本草》苦马菜条附案中首次出现川贝母名。当人们逐渐认识到川、浙所产贝母在功效上的明显区别后，贝母即被分化为川、浙两大类。《本草正》首先将川贝母与浙贝母（土贝母）分条论述，《本草纲目拾遗》也将浙贝母单列一条，与现今所用一致。目前，贝母品种又进一步分化，《中华人民共和国药典》（2005 年版）将主产于四川等地的川贝母、主产于浙江的浙贝母、主产于新疆的伊贝母、主产于东北的平贝母、主产于湖北的湖北贝母进一步分条记述，这是由于功效不同所致品种分化。

药材菊花在《神农本草经》中被列为上品，自《神农本草经集注》开始记有两种，《本草衍义》记有 20 余种，《本草纲目》记有百种，反映了对菊花较全面的认识。时至近代，因产地不同和加工方法有别，菊花出现了主产于安徽亳州的亳菊、主产于安徽歙县的贡菊、主产于安徽滁州的滁菊、主产于浙江桐乡的杭菊、主产于河南武陟的怀菊、主产于河北安国的祁菊等道地品种，各显春秋。这是由于产地与加工方法不同所致品种分化。

（二）道地药材产区的变迁

道地药材与其主要产区密切相关。由于自然地理条件和人类生产活动等多种因素的变化，有些道地药材的产区也会发生变迁。目前人参的道地产区在东北吉林等地，而乾隆皇帝曾在为人参所写颂诗的自注中说："昔陶弘景称人参上党者佳，今惟辽阳、吉林、宁古塔诸山中所产者神效，上党之参直同凡卉矣。"可以认为，人参的主要产区在清代由早期的上党、辽东并立，而变迁为东北了，直至今日。地黄原出陕西咸阳，《名医别录》载，"地黄生咸阳川泽黄土地者为佳"。而后来河南怀庆（今河南温县、沁阳等县）栽培的地黄发展为道地品种，称怀地黄。《本草纲目》载，"今人唯以怀庆地黄为上，亦各处随时兴废不同尔"。

药材道地产区的变迁，除原有产区承续传统之外，还有其他新的道地产区出现并逐渐被认可。枸杞自《神农本草经》有记载开始，历代本草均以宁夏、甘肃等地所产者为道地，习称"西枸杞"或"宁夏枸杞"。20世纪中叶，新疆博乐、精河地区从宁夏引种枸杞，因其独特的气候和土壤条件，生产出了具有地方特色的枸杞子，目前其产品已行销全国十余个省区。

有些道地药材在古代本草中未明确其道地产区，经多年发展，为现今所明确。如药材白芷，始见于《神农本草经》，记载"生河东"，《本草经集注》曰"出近道"，而近代所用白芷多为人工栽培品，形成了杭白芷主产浙江、川白芷主产四川、祁白芷主产河北、禹白芷主产河南这样4个道地产区。

综上所述，道地药材的产区时有变迁，究其原因，是多方面的，而其中自然地理条件的改变和人类活动的因素对道地药材产区盛衰兴亡的影响至关重要。道地药材在经历了品种、来源、产区等的变迁后，提高了药材的优良品质，保证了药材的真实有效，才使道地药材历经沧桑，经久不衰。

四、道地药材的研究方法

道地药材素以"货真质优"为其特有的质量标准，阐述其科学内涵的方法学基础是比较研究。经过千百年历史的实践和发展，人们对道地药材的研究，从早期的个别产地、简单性状、部分临床的粗浅评价，到以现代科学技术手段进行综合比较评价，使道地药材的研究发生了质的飞跃。目前道地药材的系统研究，通常包括历史基原考证、产区环境评价、遗传基因的比较、药材性状评价、药材化学品质评价和药理药效及临床评价等方面。

（一）历史基原考证

道地药材大多具有悠久的用药历史，但由于历史条件等诸多因素的影响，不同时期、不同本草著作记载的道地药材常会出现品种和来源等方面的混乱现象，只有对其用药历史及不同时期品种来源进行全面考证，才能正本清源、判明真伪。

在进行道地药材历史基原考证的研究过程中主要是对主流本草，二十六史，各道、州、府、郡进贡药材史料，历代地理（方）志，清宫医案等有关道地药材资料进行分析整理，通过这些研究可明确一些道地药材的来源和产地。

人参用药历史悠久，由于早期本草产地多处、名称多样、形态各异的记载，近代对人参的原植物究竟为何物有着截然不同的结论，有人根据其中部分产地的记载和形态描述认为，《神农本草经》所载人参系来源于桔梗科植物党参。但根据多数本草文献记载的人参"生上党和辽东"、"其草背阳向阴"等的生境习性，"根如人形者神"、"人参苗似五加而阔短，茎圆有三、四桠，桠头有五叶"等的形态特征以及方书、医案的大量记述，确定为五加科人参，直至现今。

大黄始载于《神农本草经》，列为下品，有"甘草国老，大黄将军"之说。根据其常用性和重要性将大黄与甘草齐名，足见当时之影响。从分布上来说，其产地自古就以甘肃、四川北部为主。但部分本草中记述的河东及幽、并以北的劣质大黄，属于波叶组大黄，非道地正品大黄，所称的"紫地褐色"、"蜀川锦纹"才是指掌叶组正品大黄。而青海大黄（西宁大黄）是由于优质大黄的野生资源不断减少，于明末以后才逐渐开发的。

（二）产区环境和栽培历史调查

道地药材与其特有的产区环境有着极为密切的关系。通过对道地产区环境的全面评价，可以进一步阐明道地药材的固有特性和开发利用的必备基础条件，同时也为道地药材的进一步质量评价提供可靠的依据。

道地药材的产区环境包括，产区的地理条件（如经纬度、海拔高度、地形地貌等），土壤条件（如土壤类型、结构、质地、酸碱度、自然肥力等），排灌水条件（当地水系以及水质和降水量等），光照条件（如日照长短、光照强度等），温度条件（如年平均温度、最高和最低温度、积温、无霜期等）。可以采用多元统计分析等方法，研究太阳辐射、水分、温度、土壤等生态因子，以及地质背景等环境条件对道地药材形成的影响。

栽培历史调查应包括所研究药材在该地区自然分布或人工栽培的情况，如栽培历史、特有的栽培技术、特定的采收期、采收方法和加工技术等，产区内该药材的种植面积、平均亩产量、总产量及历年来尤其是近年来的收购或销售情况等。

下面以怀牛膝为例说明道地药材的栽培历史调查。怀牛膝在河南古怀庆府地区，人工栽培的历史有千年之久，其最佳栽培地在武陟县，尤其是西陶乡和大封乡。该处受黄河、沁河多次泛滥和改道的影响，土层深厚，自然肥力强，牛膝根可长到1.5m长，且侧根、须根极少，匀称，油润，在当地有"怀参"之称，现仍保持有头肥、二肥、平条、杂条等出口等级。该县最适种牛膝土地有2万亩，平均亩产250公斤。栽培技术要点是：选择优良品种（矮秆、茎基细、红芽多、分枝少、叶卵圆），采用倒栽法（剪去主根下半部分和根茎10~16cm以上的茎枝，秋栽过冬，第二年收种），三年一轮作，施有机肥，打顶防徒长。

（三）遗传基因的比较

道地药材的形成从生物学角度来看，应是基因型和环境之间相互作用的产物。可以用于道地药材遗传基因研究的分子生物学方法，包括 DNA 测序和分子遗传标记等技术。近年来国内外从 DNA 分子水平上来研究中药材道地性取得了一定的进展。如有人采用 RAPD 对当归药材的道地性进行分析，表明不同产地当归居群的遗传背景具有丰富的多样性，为当归药材道地性提供了基因水平上的参考信息。

（四）药材性状评价

道地药材的性状评价是我国传统的、独具特色的评价方法，它是采用眼看、手摸、鼻闻、口尝、水试、火试等十分简便的方法来对药材的外观性状进行直观的评价，具有简单、易行、迅速的特点，又称为经验鉴别。在长期的药材鉴别实践中，人们积累了极为丰富的性状鉴别经验，大大提高了性状评价的准确性，甚至达到"一目了然辨真伪"的程度。即使在科学技术如此发达的今天，道地药材的性状鉴别仍具有重要价值，其准确性高，实用性强，可作为现代鉴别方法的重要补充。

道地药材性状描述中，有许多药材学术语，如大黄的"星点"，何首乌的"云锦样花纹"，黄芪、甘草的"菊花心"，茅苍术的"朱砂点"，黄连的"过桥"，人参的"芦头、芦碗、珍珠点"，白芷的"疙瘩丁"，防风的"蚯蚓头"，党参的"狮子盘头"，川贝母的"怀中抱月"，天麻的"鹦哥嘴"，槟榔的"大理石样花纹"，海马的"马头、蛇尾、瓦楞身"，鹿茸的"单门、莲花、二杠、三岔"等。这些术语无不用最通俗易懂、形象生动的词语，简明地描述了道地药材某一特有的性状，使人一目了然。

（五）化学品质评价

以化学分析方法评价药材的质量优劣是 20 世纪发展起来的新技术，可为道地药材提供更为精确的评价标准。药材的化学品质评价以定量为主要特征，国家药典中对大多数药材提出了定量指标。但是由于药材的来源复杂、产地各异，大多数药材的有效成分尚不十分明确，或者变异幅度太大，难以规定一个合理数值，所以药典中尚有一些药材无定量指标，但对中药材的化学分析方法有详细的标准。多年来，对道地药材化学品质的分析，采用色谱法和光谱法开展了大量的、系统的研究工作，包括不同的产地、品种、栽培技术、采收加工方法对药材质量的影响，为形成道地药材系统、可控的质量分析体系奠定了基础。近年来，越来越多的学者采用化学指纹图谱和模式识别等方法对道地药材加以识别鉴定。

来源于不同产地的同一药材，道地者与非道地者在主要理化指标方面有明显差异。如"浙八味"中的延胡索，总生物碱含量为 0.5% ~ 0.6%，为其他产地所不及，而产于东北等地的东北延胡索、全叶延胡索等，不仅总生物碱含量低，而且不含镇静、镇痛的主要成分延胡索乙素。采用 GC/MS 分析不同产地川芎的挥发油成分，发现四川都江堰市（原灌县）川芎的反式薄荷醇含量较高，其他地区引种的品种此成分含量甚微，可作为川芎道地性的标识成分。对安徽铜陵和河南洛阳、湖北利川、四川垫江、山东荷泽等地所产丹皮的有效成分丹皮酚含量的分析结果显示，安徽铜陵"凤丹皮"中丹皮酚的含量达 2.88%，大大高于其他地区所产，道地性尤其显著。

道地药材的最适宜采收期是长期实践的经验积累，采取化学分析手段足可证明，不同采收期对多数道地药材主要成分的影响是明显的。如蕲艾挥发油的分析结果显示，从 4 月至 6 月挥发油含量逐渐升高，端午节前后数天含量达到最高峰，而后逐渐下降，至 8 月花期达到最低，故蕲艾的最佳采收期为端午节前后。麻黄中麻黄碱的含量春季甚微，至 8 ~ 9 月达到高峰值，此时为最佳采收期。采用 HPLC 法比较不同年限人参的人参皂苷含量，以 5 年生、9 月初的产品含量最高，与经验种植年限和采收期一致。

近年来，利用无机元素分析方法对道地药材的评价进行了许多有益的研究，尤其是将药材中的微量元素分析结果作为评价道地性和非道地性药材的区别之一。如研究发现，东北甘草与西北甘草的微量元素谱不同，且钾和锶的含量有明显差异。

（六）药理药效评价

药材优劣与否，主要应看疗效。近年人们在道地药材的研究过程中，逐渐增加了采用药理药效评价指标，甚至用临床疗效比较的方法对不同产地来源的药材进行研究。例如，不同产地太子参，对小鼠脾虚和细胞免疫功能低下改善影响的研究试验表明，江苏所产太子参的作用最强，为江苏所产太子参的道地性提供了佐证。再如，有文献报道，甘肃礼县所产掌叶大黄的止血有效率高于陕西所产掌叶大黄，而且副作用也低。

第二节　北方地区的道地药材资源

本节所述北方地区系指我国东北、华北和西北各省区，包括东北的吉林、辽宁、黑龙江，华北的北京、天津、河北、山西、内蒙古，以及西北的陕西、宁夏、甘肃、新疆等省市自治区。东北地区地貌主要由大小兴安岭、长白山地和三江平原构成，是我国最寒冷地区，大部分属于寒温带和中温带的湿润与半湿润地区，典型植被以针叶林和温带针阔叶混交林为主。土壤为漂灰土、暗棕壤、黑土和黑钙土等。本区中药资源有 2000 多种，名贵的道地药材众多，是道地药材"关药"的主要产区。"关药"是指山海关以北，大约东经 120°～135°，北纬40°～55°之间的东北三省和内蒙古自治区的一部分所出产的道地药材，比通常所说的"关外"范围要广，如人参、细辛、五味子、黄柏、防风、龙胆、黄芪、党参、刺五加、鹿茸、哈蟆油等，药名或带"关"字或带"辽"字。华北地区，地势西北高、东南低，明显地分为山地、丘陵和平原三部分。该区属于暖温带气候，典型植被是暖温性针阔叶混交林或落叶阔叶林。土壤为原生和次生黄土，其次有冲积褐土、盐碱土、棕色森林土。本区中药资源近 1800 多种，是道地药材"北药"的主要产区。"北药"一般指河北、北京、天津、山东、山西、内蒙古自治区中部地区产的道地药材，如北沙参、北山楂、北柴胡、黄芩、知母等。北药与个别关药，如北五味子（辽五味子）等在名义上有交叉。有的中药界人士把关药也称为"北药"。西北地区，高山、盆地及高原相间分布，为我国最干旱地区，沙漠和戈壁面积大、分布广，典型植被以藜科、禾本科和菊科的蒿属为主，伴有豆科、蔷薇科、毛茛科的植物。本区中药资源有 2000 多种，是道地药材"西药"的主要产区。"西药"指"丝绸之路"之起点西安以西广大地区所产的道地药材，包括"秦药"（如秦皮、秦归、秦艽等）和青藏高原，以及新疆（古西域）的道地药材，如甘草、麻黄、枸杞子、红花、赤芍、罗布麻、大黄等。

一、根及根茎类药材

（一）人参

药材来源　为五加科植物人参 *Panax ginseng* C. A. Mey. 的干燥根及根茎。

道地沿革　始载于《神农本草经》，列为上品。《名医别录》云："如人形者有神，生上党及辽东。"《本草经集注》曰："上党郡在冀州西南。"《本草品汇精要》载："道地辽东、高丽、上党者佳。"《增订伪药条辨》谓："产吉林，以野生为贵，故又谓吉林参。……辽东人参，产宁古塔，即今吉林宁安县地。"《药物出产辨》称："产奉天省。新开河地方为最好，其次松江、河头、道江等均有出。"唐代以前，以上党参为佳。至清代以辽参为道地。近代，吉林通化、集安、抚松、靖宇一带，是著名的人参道地产区。

生境分布　生于深山阴湿林下。分布于东北及河北北部。吉林、辽宁有大量栽培，山东、山西等地亦有栽培。

栽培管理　人参喜寒冷、湿润气候，怕热，忌强光。宜在含有机质、通透性良好的砂质壤土、腐殖质壤土栽培，忌连作。人参为阴性植物，人工集约栽培时必须搭棚遮荫。半野生化栽培应作为人工培育的主要发展方向，即在人参的自然分布区人工播种于林下，并加以适当抚育管理。施肥一般为腐熟有机肥、草木灰、过磷酸钙。病害有斑点病、炭疽病等，虫害有金针虫等。入冻之前盖蒿草，培防寒土。

采收加工　播种在山林野生状态自然生长的称"林下参"，在 7 月下旬至 9 月果熟红时采挖。采收根部，勿伤根断须，加工全须生晒参或白参。栽培者为"园参"，栽种 5 ~ 6 年后，于 9 月 ~ 10 月采挖。不宜长时间曝晒，除去茎叶泥土，按参根大小、形状分等分别加工成不同规格的商品。根据加工方法不同，主要有三大类，即生晒参、红参和白参（糖参）。

品质评价　人参以体大质实、完整、无虫蛀、无变质者为佳。人参的商品规格，因野生、家种和加工方法不同，分别分成多个等级。一般以人参皂苷含量作为人参质量的标志。各种人参中总皂苷的含量通常为 2% ~ 12%，挥发油约含 0.12%，油中成分有 β - 榄香烯、人参炔醇、反多炔环氧物、人参醇等。《中华人民共和国药典》（2005 年版）规定，本品含人参皂苷 Rg_1 和人参皂苷 Re 的总量不得少于 0.30%，人参皂苷 Rb_1 不得少于 0.20%，水分不得过 12.0%，总灰分不得过 5.0%，酸不溶性灰分不得过 1.0%。

开发利用前景　人参有大补元气、补脾益肺、生津止渴、安神益智的功效，常用于气虚欲脱、脉微欲绝的危重证候，是方剂配伍及中成药的重要原料，如玉泉丸、归脾丸、生脉注射液等。人参有延长寿命、抗氧化、抗肿瘤、提高机体免疫力、增强记忆力等多种药理作用，可用于治疗心力衰竭、心源性休克等多种疾病。除供药用外，人参可制成多种滋补品和化妆品。如参花晶、人参露、人参雪花膏、人参牙膏、健肤膏及人参枣汁等。人参叶也被收入了《中华人民共和国药典》（2005 年版）。人参用途广泛，市场需求量大，有很高的开发利用价值。

（二）甘草

药材来源　为豆科植物甘草 *Glycyrrhiza uralensis* Fisch.（习称乌拉尔甘草，以同甘草泛指称谓区别）、胀果甘草 *G. inflate* Bat.、光果甘草 *G. glabra* L. 的干燥根及根茎。

道地沿革　始载于《神农本草经》，列为上品。《名医别录》载："生河西川谷积沙山及上郡。"《本草经集注》称："此草最为众药主，经方少有不用者，河西上郡今不复通市。今出蜀汉中，悉从汶山诸地中来，赤皮断理，看之坚实者，是抱罕草，最佳。抱罕乃西羌地名。"《图经本草》道："今陕西、河东州郡皆有之。"《本草品汇精要》云："山西隆庆州者最胜。"《本草纲目》载："今出河东西界。"《药物出产辨》曰："产内蒙古，俗称王爷地。"近代主产于内蒙古杭锦旗、阿拉善旗、准格尔旗、达拉特旗，甘肃金塔、安西、民勤、庆阳、镇原，陕西定边、吴旗，山西阳高、吕梁，以及新疆等地。此外，辽宁建平、北票、阜新，吉林白城地区，黑龙江肇州、安达，河北张家口地区，以及青海、宁夏等地也产。以内蒙古、宁夏产者质优。

生境分布　乌拉尔甘草是我国甘草资源分布最广泛的种，喜光、耐旱、耐寒、耐盐碱，野生于向阳干燥钙质土草原或河岸两旁。从东北的黑龙江、辽宁、吉林，华北的河北、山西、内蒙古，西北的陕西、甘肃、宁夏、青海直到新疆的拜城均有分布。胀果甘草的耐盐碱性比较强，因而在盐渍化土壤上也能生长，分布于新疆南部和甘肃西部地区，新疆的原料草多为胀果甘草。光果甘草生长在荒漠、半荒漠草原，在新疆天山南北都有分布，集中分布在新疆伊犁地区。

栽培管理　甘草喜光、耐旱、耐热、耐盐碱和耐寒，是防风固沙的优良植物，也是钙质土的指示植物。在多雨地区或土质较黏的土壤、酸性土壤和排水不良地方不宜种植。甘草人工种植采用种子繁殖和根茎繁殖二种方法。种子繁殖省工省时，但要求有较好的土壤和水分条件。根茎繁殖对土壤的要求不严，而且生长周期短。野生甘草的繁育就主要依靠根茎滋生新植株。

采收加工　春、秋二季采挖，除去茎基、枝杈、须根等，截成适当长短的段，晒至半干，打成小捆，再晒至全干。也有将外面栓皮削去者，称为"粉草"。置干燥通风处，防霉蛀。

品质评价　甘草以外皮细紧、色红棕、质坚实、断面黄白色、粉性足、味甜者为佳。商品按产地不同，有西草、东草之分，也有称为梁外草、王爷地草、西镇草、东北草、新疆草等者。甘草中主要含有甘草酸等三萜皂苷类成分及甘草苷、异甘草苷等多种黄酮类成分。此外，还有甘草多糖、香豆素类、生物碱类等。《中华人民共和国药典》（2005 年版）规定，本品按干燥品计算，含甘草酸不得少于 2.0%，含甘草苷不得少 1.0%，水分不得过 12.0%，总灰分不得过 7.0%，酸不溶性灰分不得过 2.0%。

开发利用前景　甘草有补脾益气，清热解毒，祛痰止咳，缓急止痛，调和诸药的功效，为中医最常用的药物之一，有"十方九草"之称，广泛用于方剂与中成药。甘草资源在我国国民经济中占有重要位置，它用途广、作用大，广泛用于医药、食品、化工、畜牧业等领域。除作中药饮片直接应用于临床外，从甘草中提制的甘草酸及其多种盐类，可治慢性肝炎、消化道溃疡、食物中毒、痤疮、咳嗽等。甘草酸可使化学药物造成的肝损害恢复正常，有抗炎、抗过敏作用，可制成口腔、肛门和外用的一系列消炎、止痒、镇痛制剂。甘草酸用于化妆品中，不仅是一种天然乳化剂，还有抗菌、消炎、止痒、保湿、软化皮肤、防止产生皮屑、生发护发等功效，日本、法国等已有数十种含甘草酸的化妆品。甘草中的黄酮类化合物有解痉、抗溃疡、止血、降低血中胆固醇、抑制艾滋病毒作用。甘草系列产品常见的有甘草片、甘草合剂、甘草膏、甘草霜、甘草粉、甘草甜素、甘草酸单铵盐、甘草渣等。从甘草中还可提制抗菌抗氧化剂，用于动植物油脂、含油食品及化妆品中。甘草粉及其加工品还大量用作糕点、糖果、蜜饯、酱油等添加剂或辅料，可增加甜味和天然风味。甘草又是烟草工业的重要辅料。提取有用成分后的甘草残渣，可用于生产粗纸、纤维板和隔音隔热建筑材料。甘草的地上部分，可作骆驼、牛等牧畜饲料，如过度放牧，会使甘草生长缓慢，资源退化。

（三）防风

药材来源 为伞形科多年生草本植物防风 *Saposhnikovia divaricata*（Turcz.）Schischk. 的干燥根。

道地沿革 始载于《神农本草经》，列为上品。《名医别录》云："生沙苑川泽及邯郸、琅琊、上蔡。"《本草经集注》载："今第一出彭城、兰陵，即近琅琊者。郁州百市亦得之。次出襄阳、义阳县界，亦可用。即近上蔡者唯实而脂润，头节坚如蚯蚓头者为好"。《新修本草》称："今出齐州、龙山最善，淄州、兖州、青州者亦佳。"《图经本草》曰："今京东、淮、浙州郡皆有之。""关中生者，然轻虚，不及齐州者良。"《药物出产辨》道："产黑龙江省洮南县，为最多。"现以黑龙江西部草甸草原产红条防风为优质道地药材。

生境分布 生于草原、丘陵地带的山坡灌丛、林缘或田边路旁。分布于东北及河北、山东、内蒙古。

栽培管理 适宜温和凉爽的气候，耐寒，耐干旱，喜在阳光充足、土层深厚、排水良好的砂质壤土及含石灰质的壤土栽培。用种子繁殖或用分根繁殖。孕蕾期要及时摘除花蕾。病害有白粉病等，虫害有黄凤蝶等。

采收加工 春、秋二季采挖，除去茎基、泥沙及须根，晒干。

品质评价 防风以皮细而紧，条粗壮，整齐，无毛须，质柔软，断面黄白色，中心色黄，无抽薹，根空者为佳。商品分 1～2 等。含挥发油，油中主要成分有辛醛、己醛、β-没药烯、花侧柏烯、β-桉叶醇等。从己烷提取液中分得1-甲基苯己妥等五种呋喃香豆精，3-O-白芷酰亥茅酚等四种色素酮。醋酸乙酯、丁醇提取物分得5-O-甲基维斯阿米醇的葡萄糖苷、生麻素苷、生麻素、亥茅酚苷及亥茅酚等。《中华人民共和国药典》（2005 年版）规定，本品含生麻素苷和5-O-甲基维斯阿米醇苷的总量不得少于 0.24%。另规定，醇溶性浸出物不得少于 13.0%，水分不得过 10.0%，总灰分不得过 6.5%，酸不溶性灰分不得过 1.5%。

开发利用前景 防风具有祛风解表、胜湿、止痉的功效，是方剂配伍及制作成药的主要原料，成药有防风清热丸、防风通圣散、荆防败毒散等。本品有解热、抗炎、镇痛、抗病毒、抗肿瘤、抗惊厥及提高机体免疫功能作用。常用于治疗感冒头痛、风湿痹痛、风疹瘙痒、破伤风等。

（四）黄芪

药材来源 为豆科植物蒙古黄芪 *Astragalus membranaceus*（Fisch.）Bge. var. *monghlicus*（Bge.）Hsiao 或膜荚黄芪 *A. membranaceus*（Fisch.）Bge. 的干燥根。

道地沿革 原名黄耆，始载于《神农本草经》，列为上品。《名医别录》云："生蜀郡山谷，白水，汉中。"《本草经集注》载："第一出陇西、洮阳，色黄白甜美，今亦难得。次用黑水宕昌者，……又有蚕陵白水者，色理胜蜀中者而冷补。"《新修本草》称："今出原州及华原者最良，蜀汉不复采用。宜州、宁州者亦佳。"《图经本草》谓："今河东、陕西州郡多有之。"《植物名实图考》道："有数种，山西、蒙古产者佳。"综上所述，历史上黄芪品种及产地各异，唐代以前以西北地区主产，特别是甘肃产者为道地，宋代以后则以山西产者为良，至清代除山西产之外，又加内蒙古黄芪为道地药材。现今以内蒙古锡林郭勒草原北部、沿中蒙边境一带所产的蒙古黄芪，山西浑源、应县、繁峙、五台县家种的膜荚黄芪为道地。野生膜荚黄芪由于产地不同，商品上分为卜奎芪、宁古塔芪和正口芪。卜奎芪因原产于黑龙江省齐齐哈尔地区（齐齐哈尔旧称卜奎）而得名，主要产地在大兴安岭地区及嫩江、爱晖、孙吴等县和内蒙古莫力达瓦旗及达斡尔族自治旗。宁古塔芪因原产于黑龙江省宁安县（宁安县旧称宁古塔）而得名，主要产地在黑龙江省宁安、东宁、林口、穆棱和海林等县。正口芪主要产于河北张家口一带。蒙古黄芪目前野生资源已近枯竭，商品主要来自东北和内蒙古。

生境分布 膜荚黄芪生于山坡草丛、灌丛、林缘。主要分布于我国黑龙江、吉林、辽宁、内蒙古、河北、山东、山西、陕西、宁夏、甘肃、青海、新疆、四川以及云南等省区，蒙古、朝鲜、俄罗斯（西伯利亚和远东地区）也有分布。蒙古黄芪生于草地、山坡。主要分布在我国吉林、河北、山西和内蒙古等地，蒙古和俄罗斯（西伯利亚地区）也有分布。

栽培管理 喜凉爽气候，耐旱耐寒，怕热怕涝，要求透水力强的中性和微碱性的砂质壤土，以土层深厚，富含丰富的腐殖质为宜。盛花期土壤不宜过于干旱，以免落花落果。用种子繁殖，雨季应注意排水，并培土以防倒伏。虫害有黄芪籽蜂、蚜虫等。

采收加工　膜荚黄芪播种后 4~5 年春秋二季均可采挖，以秋季采挖者质较佳，东北地区多在四五月间挖取，除净泥土及须根。堆放 1~2 天，让其"发汗回潮"，然后再晒，如此反复数次，直至全干。蒙古黄芪栽培 4 年后于寒露期间采收，野生品在立秋后采挖。

品质评价　黄芪以条粗长、皱纹少、质坚而绵、粉性足、味甜者为佳。膜荚黄芪和蒙古黄芪主要含皂苷类、黄酮类、多糖类成分等。《中华人民共和国药典》（2005 年版）规定，含黄芪甲苷不得少于 0.040%，总灰分不得过 5.0%，酸不溶性灰分不得过 1.0%，浸出物不得少于 17.0%。

开发利用前景　黄芪具有补气固表，利尿托毒，排脓，敛疮生肌的功效，制作中成药与配伍方剂常用，如当归补血汤、补中益气丸、玉屏风散等。黄芪地上部分富含蛋白质、粗纤维、脂肪等，蒙古利用其茎叶作家畜饲料，其中还含有香豆素类成分，俄罗斯用其作助产剂，我国大兴安岭地区用其幼嫩茎叶制成袋泡茶，有增强机体免疫能力等作用。

（五）党参

药材来源　为桔梗科植物党参 *Codonopsis pilosula*（Franch.）Nannf.、素花党参 *C. pilosula* Nannf. var. *modesta*（Nannf.）L. T. Shen 或川党参 *C. tangshen* Oliv. 的干燥根。

道地沿革　党参之名始出《本草从新》，云："按古本草之参须上党者为佳，今真党参久已难得，肆中所卖党参种类甚多，皆不堪用，唯防党性味和平足贵。根有狮子盘头者真，硬纹者伪也。"《本草纲目拾遗》引翁有良辨误："产于山西太行山潞安州等处为胜，陕西者次之。"又引《百草镜》云："党参一名黄参，黄润者良。出山西潞安太原等处。"《植物名实图考》云："党参，山西多产。"清代党参之名更加普及，甚至在《治兽慈丹》、《牛经备要》等书中均有党参之名。上述本草所载与现用党参相符。古代上党除生长五加科人参外，也产党参，后上党人参绝迹，至清代逐渐将形似防风，根有狮子盘头，花如沙参者，独立出来为新的药材品种，定为党参。现今道地商品有"潞党"，主产于山西潞城、长治、平顺、黎城等地，长治一带被誉为"党参之乡"。山西吕梁山、五台山野生党参资源比较丰富，其中以五台、宁武、静乐所产党参芦头大、主茎粗长、环长横纹，称"台党"，为野生党参中的珍品。"西党"药材主产于四川平武、青川、九寨沟、理县、松潘等地，又称晶党，为素花党参。产于甘肃文县者，横纹多而紧密，习称"纹党"。"条党"又称"单支党"、"川党"、"八仙党"，为川党参的根，主产于湖北、陕西、四川等地，为人工用种子播种栽培者，条壮体肥，味甘，糖分充足，品质较优。其中，主产于湖北恩施板桥区的条党又名"板桥党参"，出口商品称"中国板党"。"东党"为东北三省所产的野生党参，根条较短粗，主产于吉林安图、敦化、蛟河、通化，黑龙江尚志、五常，辽宁凤城、宽甸等地。"凤党"主产于陕西凤县、镇巴、南郑、平利等。"白党"为主产于贵州赫章、织金、威宁等县的管花党参，皮肉色均较白，质硬味淡，质量较次。潞党、台党、凤党、纹党、晶党、板党等均为著名的道地药材。

生境分布　生于荒山灌木草丛中，林缘、林下及山坡路边，全国各地大量栽培。分布于山西、陕西及甘肃、青海、四川、东北、华北等省区。

栽培管理　党参适应性较强，喜温和凉爽气候。不同的生长时期对水分、温度、阳光的要求有所不同。幼苗喜阴，成株喜光，能耐受33℃的高温，也可在－30℃条件下安全越冬。在排水不利和高温高湿时易发生根腐病。党参是深根系植物，土壤pH6.5~7.0为宜，忌连作，一般应隔3~4年再种植，前茬以豆科、禾本科作物为好。应选择土层深厚，疏松肥沃，排水良好的砂壤土栽培，不宜在容易干旱的岗地和低洼易涝地种植。

采收加工　秋季采挖，除去地上部分及须根，洗净泥土，晒至半干，反复搓揉3~4次，晒至七八成干时，捆成小把，晒干。

品质评价　党参以条粗壮、质柔润、气味浓、嚼之无渣者为佳。党参含有三萜类化合物蒲公英萜醇、木栓酮、齐墩果酸等，尚含皂苷、多种甾醇、多种氨基酸，另含多糖、挥发油、淀粉、脂肪、树脂等。《中华人民共和国药典》（2005年版）规定，醇溶性浸出物不得少于55.0%。

开发利用前景　党参补中益气，健脾益肺，是我国重要的传统补益中药，临床常用以代替古方中的人参，用以治疗脾肺气虚的轻证。含有人体必需氨基酸、微量元素、多糖等，有较高的营养保健价值，尤其是在增强机体免疫功能，提高人体抗病能力方面作用显著，已被制成党参酒、党参饮料等。还是保健药膳的常用原料，传统中药党参以根入药，茎叶常丢弃。研究表明，茎叶中含有挥发油，多种氨基酸，常量及微量元素，微量生物碱等。党参为药食两用的大宗品种，近年来兽医中应用也较广泛，主要用于饲料添加剂中。

（六）龙胆

药材来源　为龙胆科多年生草本植物条叶龙胆 *Gentiana manshurica* kitag.、龙胆 *G. scabra* Bge.、三花龙胆 *G. triflora* Pall. 或坚龙胆 *G. rigescens* Franch. 的干燥根及根茎。前三种习称"龙胆"。后一种习称"坚龙胆"。

道地沿革　始载于《神农本草经》，列为中品。《名医别录》云："龙胆生齐朐山谷及宛句。"《本草经集注》曰："今出近道，以吴兴者为胜，根状似牛膝，味甚苦"，故以胆为名。据查考，本草书籍所收龙胆的产地主要是浙江、山东、河南等，主要是条叶龙胆的分布区，而本草书籍附图则为龙胆科龙胆属的多种植物。《药物出产辨》道："一产江苏镇江府；一产吉林、奉天洮南。"现用商品药材，来源于龙胆科龙胆属多种植物，主产于东北三省及内蒙古，产量大，品质优。

生境分布　龙胆生于草甸、灌丛中。分布于黑龙江、吉林、辽宁、内蒙古、新疆等地。条叶龙胆，生于山坡路旁灌丛中。分布于东北及山西、陕西等地。三花龙胆，生于湿草间和灌丛中，分布于黑龙江、辽宁、吉林和内蒙古。坚龙胆生于向阳坡，分布于湖南、广西、四川等地。

栽培管理　喜凉爽气候，以轻黏土及腐殖质土为宜。不宜在高燥和阳光直射强烈的地区栽培。用分根、种子繁殖，春、秋两季均可进行，但以秋季为好。病害主要有斑枯病。

采收加工　春、秋两季均可采挖根及根茎，以秋季采者质量较好，除去泥土杂质，晒干，或切段后干燥备用。

品质评价　龙胆以条粗长，质柔软，色黄或黄棕，味极苦者为佳。龙胆含龙胆苦苷、龙胆碱、当药苦苷、当药苷、龙胆糖、龙胆三糖等，条叶龙胆含龙胆苦苷、当药苦苷、当药苷等。三花龙胆含龙胆苦苷、当药苦苷、苦龙胆酯苷。《中华人民共和国药典》（2005 年版）规定，本品含龙胆苦苷不得少于 1.0%，总灰分不得过 7.0%。

开发利用前景　龙胆是清热燥湿、泻肝火之主药，是配伍方剂及制作中成药，如龙胆泻肝汤、凉惊丸等的原料。本品所含龙胆苦苷，有保护肝细胞、降低谷丙转氨酶、利胆作用，还有抗炎、抑杀疟原虫等作用。龙胆碱有镇静、松弛肌肉、降血压作用，少量服用龙胆草，能增强胃液分泌。临床常用于治疗急慢性肝炎、角膜溃疡、带状疱疹、肾盂肾炎等病症。除药用外，国外尚有报道，可用于保健品、软饮料、护肤、养发等方面。龙胆目前主要以根茎及根作药用，地上部分大部废弃，仅少数几种作药用。为了充分利用龙胆资源，有必要对地上部分进行开发。有研究发现，条叶龙胆地上部分中含较多的龙胆苦苷，又可年年采收，故应考虑加工利用，尤其在提取制剂时更可充分利用。为了扩大龙胆资源，人们已采取人工栽培和组织培养的方法来进行龙胆资源开发。

（七）　当归

药材来源　为伞形科植物当归 *Angelica sinensis*（Oliv.）Diels 的干燥根及根茎。

道地沿革　始载于《神农本草经》，列为中品。《名医别录》云："生陇西川谷，二月、八月采根阴干。"《本草经集注》曰："今陇西叼阳黑水当归，多肉少枝，气香，名马尾当归，稍难得。四川北部当归，多根枝而细。历阳所出，……不相似"。《新修本草》载："今出当州、宕州、翼州、松州，宕州最佳。"《图经本草》谓："今川蜀、陕西诸郡及江宁府、滁州皆有之，以蜀中者为胜。"《本草纲目》道："今陕、蜀、秦州、汶州诸处，人多栽莳为货，以秦归头圆、尾多、色紫、气香肥润者名马尾归，最胜他处"，并有"川产者力刚而善攻，秦产者力柔而善补"的评价。现主产于甘肃岷县、武都、漳县、成县、两当、舟曲、西和、渭源、文县，以及云南、陕西、四川、湖北等地。古今一致以岷山山脉所产当归为佳品，又称岷当归，因其含量丰富、质量最佳、产量最大而驰名中外，早在公元 6 世纪初，就将其作为贡品。近代各地引种当归者，滇西北栽培者（云归）也颇受临床欢迎。

生境分布　生于高寒多雨山区，多栽培。分布于甘肃、云南、四川、青海、陕西、湖南、湖北、贵州等地。

栽培管理　当归喜凉爽和湿润的气候，宜在高寒潮湿山区，土层深厚肥沃，排水较好的砂质壤土栽培，忌连作。第二年以后喜阳，故育苗最好选择半阴半阳的北向缓坡地，移栽则以向阳的地方为宜，忌连作。主产区一般采用育苗移栽。病害主要有根腐病和褐斑病。

采收加工　甘肃当归生长 2 年以上者霜降前采挖，除去泥土。待水分稍蒸发根变软时，捆成小把，堆在特殊的熏棚木架上，先以湿木材猛熏上色（忌用明火），再以文火熏干至干度达 70% ~80% 时，可停火将其自干。加工时不能阴干或日晒，阴干者质轻皮肉发青，日晒或火烤则易枯硬如柴，皮色变红而无油性。云南当归则于栽培后第二年冬至前后采挖，摊晒至干即可。

品质评价　当归以主根粗长、油润、外皮黄棕色、断面黄白色、气味浓郁者为佳。柴性大、干枯无油或断面呈绿褐色者不供药用。含挥发油和有机酸等，如阿魏酸、藁本内酯、正丁烯基酞内酯等。《中华人民共和国药典》（2005 年版）规定，阿魏酸不得少于 0.050%，水分不得过 12.0%，总灰分不得过 7.0%，酸不溶性灰分不得过 2.0%，醇溶性浸出物不得少于 45.0%。

开发利用前景　当归有补血活血、调经止痛、润肠通便功能，制作中成药和方剂配伍常用，如四物汤、活络效灵丹。开发出腹宁滴丸、当归注射液、当归精油注射液、归麻止痛膏等新产品。在化妆品领域也深受消费者青睐，如当归人参洗发剂，能防止脱发，当归复方制作的化妆品，能治黄褐斑、色素沉着等。

（八）黄芩

药材来源　为唇形科植物黄芩 *Scutellaria baicalensis* Georgi 的干燥根。

道地沿革　始载于《神农本草经》，列为中品。《名医别录》云："黄芩生秭归川谷及冤句。"《本草经集注》曰："秭归属建平郡，今第一出彭城，郁州亦有之。"说明当时所用黄芩除今湖北秭归及其和四川邻近的巫山一带所产者外，山东菏泽、江苏与山东毗邻地区亦产。《图经本草》载："今川蜀、河东陕西近郡皆有之。"则指四川、山西亦产黄芩。现陕西中部一带黄芩分布稀少，长期以来主产地转移到河北等地，主产于河北、山西、内蒙古、辽宁、吉林等省区。以山西产量大，河北承德所产的"热河黄芩"质量优。

生境分布　生于山野向阳的干燥山坡，常见于路边及山坡草地，有栽培。分布于黑龙江、吉林、辽宁、河北、河南、山东、山西、内蒙古、甘肃、陕西、宁夏等省区。

栽培管理　适宜温暖而偏冷凉的气候，耐旱，耐寒，怕涝。须选排水良好而肥沃疏松的砂质壤土种植。种子繁殖，育苗移栽。3月下旬至4月上旬播种，出苗后进行除草松土、追肥等管理。于秋季9月或次年春季3月出圃定植。摘除花蕾，以免影响根部生长，雨季注意排水。病害有叶枯病。

采收加工　在"霜降"前后，选晴天采挖，去掉茎叶及泥土，晒至半干，撞去外皮，再晒至全干或烘干。在晾晒过程中，避免暴晒、雨淋。家种黄芩二年或三年即可收获。

品质评价　黄芩以条长、质坚实、表面光滑、头部不空虚或少空虚者为佳。商品分为条芩与枯芩。本品含黄芩苷、黄芩素、汉黄芩苷、汉黄芩素、β-谷甾醇、豆甾醇、苯甲酸等。《中华人民共和国药典》（2005年版）规定，本品含黄芩苷不得少于9.0%，醇溶性浸出物不得少于40.0%。另外，规定水分不得过12.0%，总灰分不得过6.0%。

开发利用前景　黄芩具有清热燥湿、泻火解毒、止血、安胎的功效，是配伍方剂及制作成药如清金丸、清气化痰丸的主要原料。本品具有抗菌、抗病毒、降压、降血脂、利胆等作用，可用于治疗小儿呼吸道感染、高血压病、急性胆道感染等。黄芩一般只药用其根，东北民间，广泛用其叶作茶饮，有清热解毒作用。黄芩属药用植物中如半枝莲、异色黄芩、地盆草、韩信草、钝叶黄芩、并头黄芩、柳叶黄芩等全草均有清热、燥湿、解毒等和黄芩相似的药效，具有开发利用价值。

（九）柴胡

药材来源　为伞形科植物柴胡 *Bupleurum chinense* DC. 或狭叶柴胡 *B. scorzonerifolium* Willd. 的干燥根。

道地沿革　始载于《神农本草经》，列为上品，原名茈胡。《本草经集注》

云："今出近道。长安河内并有之。"《图经本草》易其名为柴胡，指出："今关陕、江湖间近道皆有之，以银州者为胜，二月苗，甚香，茎青紫，坚硬，微有细线，叶似竹叶而紧小，亦有似邪蒿者，亦有似麦门冬叶而短者，七月开黄花。根淡赤色，似前胡而强。"《本草品汇精要》曰："道地银州、寿州、栾州者为佳。"《本草纲目》载："北地所产者，亦如前胡而软，今人谓之北柴胡是也，入药亦良。"据考证，古代本草中柴胡主要为柴胡属多种植物，亦有其他科植物。北柴胡主产于河北、辽宁、河南、陕西等地。

生境分布 生于干旱荒山坡、林缘灌丛中。分布于辽宁、河北、河南、甘肃等地。

栽培管理 适宜温和湿润的气候，耐寒，耐旱，怕水涝，土壤以肥沃疏松、排水良好的砂质壤土为好。种子繁殖，3～4月播种，多雨季节注意排水。栽后第3年翻蔸，易地另种。

采收加工 春、秋二季采挖根部，除去茎叶及泥沙，晒干即得。

品质评价 北柴胡以身干、根粗长、无茎苗、须根少者为佳。北柴胡含挥发油，柴胡皂苷a、c、d，柴胡皂苷元，油酸，亚麻酸，棕榈酸，α-菠菜甾醇，豆甾醇及多糖等。《中华人民共和国药典》（2005年版）规定，本品醇溶性浸出物不得少于11.0%，总灰分不得过8.0%。

开发利用前景 北柴胡主要功效为疏散退热、疏肝解郁、升举阳气、清胆截疟，是组成小柴胡汤、柴胡疏肝散、补中益气汤、逍遥丸等方剂及成药的主要原料。我国柴胡属植物种类繁多，从中开发新资源的潜力较大。目前国产药用柴胡种类已近30种，除大部分为野生外，在一些地区已开始进行人工栽培，栽培柴胡功用与野生柴胡基本一致，可供药用。目前柴胡主要药用其根部，已开发出片剂、注射液等，地上部分未被充分利用。经研究发现，多种柴胡属植物茎叶所含皂苷与其根中基本相同。有些地区也有用全草入药的，利用柴胡地上部分水提液，浓缩后制成柴胡片，对小儿呼吸道感染及肺炎疗效显著，其成分主要为柴胡地上部分总黄酮，为扩大柴胡资源提供了范例。

（十）知母

药材来源 为百合科植物知母 *Anemarrhena asphodeloides* Bge. 的干燥根茎。

道地沿革 始载于《神农本草经》，列为中品。《本草经集注》云："今出彭城，形似菖蒲而柔润，叶至难死，掘出随生，须枯燥乃止"。《本草图经》曰："知母生河内川谷，今濒河诸郡及解州、滁州亦有之"。《植物名实图考》载："今药肆所售，根外黄，肉白，长数寸，……盖其韭叶者。"形如韭叶者与药铺所售知母相符。目前主产于河北、山西、陕西、内蒙古等地。以河北易县、涞源一带所产者品质为好，有西陵知母之称。

生境分布 生于山地、干燥丘陵或草原地带，有栽培。分布于东北及河北、河南、山东、山西、内蒙古、陕西、甘肃等地。

栽培管理 适宜温暖气候，耐干旱，于排水良好而肥沃的砂质壤土栽种。种子繁殖，直播或育苗移栽，或用根茎繁殖。种子播种后须浇水，保持土壤湿润。结合松土除草，进行间苗。育苗 2~3 年，秋末或早春移栽，注意中耕除草，适当追肥。植株开花时须剪除花茎。害虫有蛴螬等。

采收加工 春、秋二季采挖，刨出根状茎，抖掉泥土，晒干或烘干。知母传统上有两种加工方法，干后去掉须根及泥沙即为"毛知母"，趁鲜时剥去外皮，再晒干即为"光知母"或"知母肉"。东北、西北、华北、华东地区习用去皮知母即"知母肉"，西南和中南地区习用带皮知母即"毛知母"。

品质评价 知母以根茎肥大，质坚实而柔润，断面黄白色者为佳。本品含知母皂苷 A－Ⅰ、A－Ⅱ、A－Ⅲ、A－Ⅳ、B－Ⅰ、B－Ⅱ，其皂苷元有菝葜皂苷元、马尔可皂苷元和新吉托皂苷元，其结合的糖有 D－葡萄糖、D－半乳糖等，另外还含有黄酮类化合物。《中华人民共和国药典》（2005 年版）规定，本品含菝葜皂苷元不得少于 1.0%，水分不得过 12.0%，总灰分不得过 8.5%，酸不溶性灰分不得过 4.0%。

开发利用前景 知母为清热泻火、滋阴润燥之主药，是组成方剂及成药如知柏地黄丸、二母丸、大补阴丸的主要原料。本品有抗菌、抗病毒、抗癌、解热、抗氧化、抗辐射、降血糖等各种作用，临床常用于急性传染病、糖尿病、泌尿系感染的治疗。

（十一）赤芍

药材来源 为芍药科植物芍药 *Paeonia lactiflora* Pall. 或川赤芍 *P. veitchii* Lynch 的干燥根。

道地沿革 始载于《神农本草经》，列为中品，原名芍药。《名医别录》云："生中岳川谷及丘陵。"《本草经集注》载："今出白山、蒋山、茅山最好，白而长尺许，余处亦有而多赤。"《开宝本草》曰："有赤白两种，其花亦有赤白二色。"《图经本草》称："今处处有之，淮南者胜。""芍药有二种，一者金芍药，二者木芍药，救病用金芍药。"《本草品汇精要》道："道地泽州、白山、蒋山、茅山、淮南、海盐、杭越。"《药物出产辨》谓："原产陕西汉中府，向日均以汉口来之狗头芍药最好气味。"近代以内蒙古多伦一代所产为道地，称为多伦赤芍。

生境分布 生于山坡林缘，草坡上。分布于内蒙古、辽宁、河北、黑龙江、吉林等地。以野生居多。

栽培管理 喜温暖湿润、避风向阳的环境和疏松肥沃的砂质、腐殖质壤土。用芽头分株法繁殖。也可用新鲜成熟种子播种或压条、扦插等方法繁殖。春季早摘花蕾可推迟植株枯萎，使生长期相对延长，有利于提高药材质量。

采收加工 春、秋季采挖，去除地上部分及泥土，晾晒至半干时，捆成小捆，晒至足干。

品质评价 赤芍以条粗长，断面粉白色，粉性大者为佳。芍药根主要含芍药苷、羟基芍药苷、苯甲酰芍药苷、芍药内酯苷、芍药苷元酮、芍药新苷，以及苯甲酸、鞣质等。《中华人民共和国药典》（2005年版）规定，本品含芍药苷不得少于1.8%。

开发利用前景 赤芍具有清热凉血、祛瘀止痛功效，是组成方剂犀角地黄汤及成药如夺命丹、茯苓丸等的原料。本品能明显增强肝细胞DNA的合成，能显著促进胸腺嘧啶核苷掺入肝细胞。注射液或赤药苷能直接扩张冠状动脉，对急性心缺血有保护作用。另外，芍药苷有镇静、镇痛、解热及抗惊厥、抗溃疡和降压作用，能对抗乙酰胆碱引起的平滑肌痉挛。目前已有散剂、膏剂、注射剂、丸剂等剂型，本品有广泛的临床应用价值。

二、全草及花果种子类药材

（一）肉苁蓉

药材来源 为列当科植物肉苁蓉 Cistanche deserticola Y. C. Ma 或管花肉苁蓉 C. tubulosa（Schrenk）Wight 的干燥带鳞叶的肉质茎。

道地沿革 始载于《神农本草经》。《名医别录》云："肉苁蓉生河西山谷及代郡、雁门。"《本草经集经》载："今第一出陇西。"《嘉祐补注本草》称："出肃州、禄福县沙中。原州、秦州、灵州皆有之。"《图经本草》曰："今陇西州郡多有之，然不及西羌界中来者……"《本草品汇精要》谓："道地西羌、陇西。"现主产于内蒙古、宁夏、甘肃、新疆等地，以内蒙古、甘肃的质量佳，新疆产量大。寄生于梭梭根部的肉苁蓉，别称"梭梭大芸"，为常用道地药材，由于野生资源日益枯竭，已被我国列为二级保护物种，并被收入《国际野生植物保护名录》。新疆的南疆、东疆所产的管花肉苁蓉（药材别名为"红柳大芸"）开发利用较晚，1959年开始收购，1980年《新疆药材标准》收载，习惯认为质量不如梭梭大芸，但资源比较丰富，产量高，已在药材市场广为销售，并有出口，对于保障市场供应，减少肉苁蓉的资源破坏具有重要作用，2005年版《中华人民共和国药典》正式收入，作为肉苁蓉的药材来源之一。

生境分布　肉苁蓉多生于沙区或洪击扇冲积地的梭梭荒漠中。分布于西北干旱地区，即新疆、内蒙古、甘肃、青海、宁夏等地。管花肉苁蓉生于水分较足的柽柳丛中及沙丘地。分布于新疆莎东、和田县等地。

栽培管理　目前，我国肉苁蓉药材基本来自野生资源。人工栽培技术已经研究成功，需要规模化推广应用。

采收加工　多于春季苗未出土或刚出土时采挖，除去花序，切段，晒干。通常将鲜品置砂土中半埋半露，较全部暴晒干得快，干后即为甜大芸（淡大芸），质佳。秋季采收者因水分大，不易干燥，故将肥大者投入盐湖中腌1～3年（盐大芸），质量较次，药用时须洗去盐分。

品质评价　肉苁蓉以条粗壮，密被鳞片，色棕褐，质柔润者为佳。含肉苁蓉苷A、B、C、H及角甾苷、海胆苷、甜菜碱、琥珀酸等。《中华人民共和国药典》（2005年版）规定，肉苁蓉含松果菊苷和毛蕊花糖苷的总量不得少于0.30％，管花肉苁蓉含松果菊苷不得少于1.0％，水分不得过10.0％，二者总灰分不得过8.0％，酸不溶性灰分不得过1.5％，醇溶性浸出物不得少于28.0％。

开发利用前景　肉苁蓉具补肾阳、益精血、润肠通便之功效，有极高的药用价值，是我国传统的名贵中药材，也是历代补肾壮阳类处方中使用频度很高的补益药物之一，素有"沙漠人参"之美誉。在我国古代的多种滋补药方和保健药酒中都缺不了肉苁蓉；肉苁蓉与大米共煮的"苁蓉米"、与肉类一起炖食的"苁蓉肉"都是民间滋补佳品。目前我国对肉苁蓉的利用仍处在初级加工水平，制剂仅有丸剂、片剂、冲剂、口服液等少数几种。日本将肉苁蓉中提出的肉苁蓉苷作为应激性机能障碍的改善剂或治疗剂，用于治疗各种机能性障碍，特别是性机能障碍和健忘症。提取成分后的肉苁蓉残渣，可用作饲料添加剂。

（二）细辛

药材来源　为马兜铃科植物北细辛 *Asarum heterotropoides* Fr. Schmidt var. *mandshuricum*（Maxim.）Kitag.、汉城细辛 *A. sieboldii* Miq. var. *seoulense* Na-kai. 或华细辛 *A. sieboldii* Miq. 的根及根茎。前二种习称"辽细辛"。

道地沿革　始载于《神农本草经》，列为上品。《名医别录》载："细辛生华阴山谷。"《本草经集注》曰："今用东阳临海者，形段乃好，而烈不及华阴高丽者，用之去头节。"《图经本草》云："细辛生华山山谷，处处有之，然他处所出者，不及华州者真。"《本草纲目》也称"华州真细辛"。上述本草所云华山、华阴、高丽产细辛为真为佳者，与现代产于陕西的华细辛和东北所产的北细辛相同。近代以东北所产为道地。

生境分布　北细辛，生于林下阴湿处，山沟腐殖质厚的湿润土壤中，分布于黑龙江、吉林、辽宁等省，有栽培。汉城细辛，生于林下阴湿地及沟底灌丛间。北细辛分布于辽宁和吉林两省东南部。华细辛分布于河南、山东、安徽、浙江、江西、陕西等省。

栽培管理　适宜阴凉湿润的气候，耐寒，忌烈日。宜土层深厚、富含腐殖质的壤土或砂质壤土。生产上有种子繁殖和根茎繁殖两种方法。幼苗期需搭棚遮荫。

采收加工　夏季果熟期或初秋采收，将植株连根挖取，去净泥土，摊放通风处阴干。不宜晒太阳和水洗。

品质评价　细辛以身干，根色灰黄，叶色绿，气香，味辛麻舌者为佳。细辛全草含挥发油，油中主要成分为甲基丁香酚。《中华人民共和国药典》（2005 年版）规定，本品含挥发油不得少于 2.0%，总灰分不得过 12.0%。

开发利用前景　细辛具有祛风散寒、通窍止痛、温肺化饮的功效，是组成麻黄附子细辛汤、川芎茶调散等方剂和中成药的主要原料。细辛同属植物的挥发油，可对动物产生相似的解热、降温、镇痛、抗惊厥及局麻作用，其醇浸液及挥发油体外实验有抑菌作用，所含消旋去甲乌药碱有强心、扩张血管、松弛平滑肌、增强脂代谢及升高血糖等作用。以辽细辛作用最强，单叶细辛和小叶马蹄香挥发油弱于辽细辛，但口服毒性小，表明开展细辛属植物新的药用资源开发研究具有广阔前景和实际意义。

（三）麻黄

药材来源　为麻黄科植物草麻黄 *Ephedra sinica* Stapf、中麻黄 *E. intermedia* Schrenk et C. A. Mey. 或木贼麻黄 *E. equisetina* Bge. 的干燥草质茎。

道地沿革　始见于《神农本草经》，列为中品。《名医别录》载："生晋地及河东，立秋采茎，阴干令青。"《本草经集注》云："今出青州、彭城、荥阳、中牟者为胜，蜀中亦有，不好。"《新修本草》道："郑州鹿台及关中沙苑河旁沙洲上最多。"《增订伪药条辨》称："山西大同府代州边城出者肥大，外青黄而内赤色为道地。"麻黄药材主产于河北、山西、陕西、新疆、内蒙等省区。尤以新疆、内蒙资源最为丰富。现内蒙、新疆、宁夏、陕西已建立栽培生产基地。

生境分布　草麻黄生于砂质干燥地带，一般见于干河床、干草原、河滩附近及固定沙丘，常成片丛生。中麻黄生于干旱荒漠、干旱多砂石的山地或草地。木贼麻黄生于干旱砾质山地、山间谷地的砂石堆上或山壁石缝中。麻黄在东北、华北和西北都有分布。

栽培管理　麻黄喜凉爽干旱气候，耐寒，耐旱，对土壤要求不严，以荒沙丘、干燥坡地或向阳山坡的沙土、砂壤土生长较好。低洼地和排水不良的黏土不宜栽种。麻黄的繁殖采用种子繁殖、育苗移栽或分根繁殖等。

采收加工 秋季9月上旬以后，当地面结冻前采收。割取地上绿色草质部分，干燥即得。干燥时应避免长时间日晒或雨淋，管理不好则颜色变黄，降低有效成分。

品质评价 麻黄一般以干燥、茎粗、淡绿或黄绿色、内心充实、朱砂点明显、手拉不脱节、味苦涩者为佳。色变枯黄脱节者不可供药用。主要含麻黄碱、伪麻黄碱、甲基麻黄碱、去甲基麻黄碱等生物碱。《中华人民共和国药典》（2005年版）规定，本品按干燥品计算，含盐酸麻黄碱不得少于1.0%，杂质不得过5%，水分不得过9.0%，总灰分不得过10.0%。

开发利用前景 麻黄具有发汗解表、宣肺平喘、利水消肿的功效，是医治风寒感冒、全身疼痛、咳嗽和气喘等的良药，作为麻黄汤、麻杏石甘汤、小青龙颗粒等的原料，也是提取麻黄素的唯一原料。欧美国家已将麻黄素和麻黄浸膏粉广泛用于药品、保健品、运动饮料和减肥饮料等制造生产。但在美国曾出现含麻黄制剂的运动饮料与减肥饮料在长期食用后造成不良后果，影响了相关产品的开发。麻黄纤维是草质的，质地脆，经处理后可制造低级纸张或作其他填充料。春季和秋季缺草时，牲畜也吃麻黄。过度采挖麻黄会导致生态平衡失调、草地沙化、资源严重破坏。

（四）枸杞子

药材来源 为茄科植物宁夏枸杞 *Lycium barbarum* L. 的干燥果实。

道地沿革 始载于《神农本草经》，列为上品。《名医别录》云："生常山平泽，及诸丘陵阪岸。"《本草纲目》载："古者枸杞、地骨取常山者为上，其他丘陵阪岸者皆可用。后世惟取陕西者良，而又以甘州者为绝品。……河西及甘州者……异于他处者。"《本草品汇精要》称："道地陕西、甘州、茂州。"《药物出产辨》道："产甘肃、宁夏、摄湾、宁安等。"现时以产于宁夏中宁、中卫的"西枸杞"最为驰名。"津枸杞"以河北大城、青县及天津静海等为主产地。甘肃张掖（古称甘州）的产品称"甘枸杞"、"甘杞子"。新疆、内蒙亦产。

生境分布 生于山坡、田野向阳干燥处。自然分布于天津、河北、山西、内蒙古、山东、河南、四川、陕西、甘肃、宁夏、青海、新疆等地。宁夏有大量栽培，河北、天津、浙江有引种。

栽培管理 枸杞对气温的适应性广，耐寒性强，在25.6℃下越冬无冻害，耐干旱，可适应碱性土、砂壤。种子繁殖，可在春、夏、秋三季播种，但以春播为主。枸杞还可用枝条扦插、压条和嫁接繁殖等方式。

采收加工 6~11月果实陆续成熟，当果实由绿变红或橙红色、果肉稍软、果蒂疏松时，及时采摘。过早，色泽不鲜，果不饱满。过晚，果实易脱落，加工后质量差。切勿采雨后果及露水果。

品质评价 枸杞子一般以粒大、色红、肉厚、质柔润、籽少、味甜者为佳。含甜菜碱、胡萝卜素、烟酸、维生素 B_1、硫胺素、抗坏血酸、玉蜀黍黄素等。《中华人民共和国药典》（2005 年版）规定，枸杞子多糖以葡萄糖计不得少于 1.8%，甜菜碱不得少于 0.30%，水分不得过 13.0%，总灰分不得过 5.0%，水溶性浸出物不得少于 55.0%。

开发利用前景 枸杞子具滋补肝肾、益精明目之功效，常用于方剂与中成药，如杞菊地黄丸、七宝美髯丹等。既是传统常用中药材，又是群众喜爱的保健品。近几年来宁夏等地在枸杞子医药科研、食品工业等方面进行了积极有效的探索，研制出医药产品，有以枸杞多糖为原料生产的杞宝胶囊，对提高人体免疫机能和抗衰老方面作用明显，尚有枸杞巴戟酒、枸杞酒等，颇受患者欢迎。在保健食品方面已开发的品种有枸杞水晶糖、保鲜枸杞、枸杞露、枸杞膏等系列产品。大部分研究成果都已转化为商品，取得了较好的经济效益和社会效益。但枸杞深层次综合利用尚嫌不足，如枸杞子天然色素鲜红可人，可考虑开发利用；又如甜菜碱，据报道作为饲料添加剂，可明显提高乳牛的产奶量和家畜产蛋量。如能深入研究、综合利用，不仅使其经济价值得以提高，同时也使其有限的资源得以充分利用。枸杞叶虽不是传统中药材，但却是我国人民群众千百年来喜食佳蔬。研究表明，枸杞叶、果柄中除含有人体必需氨基酸和多种维生素外，尚含有利于儿童智能的锂元素。将枸杞叶或果柄制成枸杞茶或枸杞袋泡茶，其味清香、醇厚，对人体健康和发育大有裨益。枸杞是药食同源佳品，果实甜香可口，酸味适中，在滋补食品、保健饮料等领域日益引起人们的兴趣，具有良好的发展前景。

（五）五味子

药材来源 为木兰科植物五味子 *Schisandra chinensis*（Turcz.）Baill. 的干燥成熟果实。

道地沿革 始载于《神农本草经》，列为上品。《本草经集注》云：“今第一出高丽，多肉而酸甜；次出青州、冀州，味过酸其核并似猪肾。又有建平者，少肉，核形不相似，味苦，亦良。”《本草纲目》载：“五味今有南北之分，南产者色红，北产者色黑，入滋补药必用北产者乃良。”《药物出产辨》称：“产奉天、吉林两省为最。”“北五味子”主产东北，又称“辽五味子”。

生境分布 生于半阴湿的山沟、灌木丛中，常缠绕在其他植物上。有栽培。分布于黑龙江、吉林、辽宁、河北、山西、内蒙、陕西等省区。

栽培管理 适宜凉爽气候，能耐寒，以深厚、疏松肥沃的壤土为好。种子繁殖，育苗移栽，适当增加光照可提高产量，春季或冬季追施有机肥和磷肥。休眠期间，适当剪枝。

采收加工　秋季果实成熟尚未脱落时采摘，防止脱落，采后拣去果枝、花托及杂质，晒干或酒蒸晾干。

品质评价　五味子以粒大、果肉厚、色紫红、柔润者为佳。含多种木脂素类成分，其中有五味子醇甲、五味子乙素、五味子醇乙、五味子酯甲和酯乙等。《中华人民共和国药典》（2005 年版）规定，本品含五味子醇甲不得少于0.40%，杂质不得过1%。

开发利用前景　五味子为敛肺滋肾、生津敛汗、涩精止泻之主药，为常用小青龙汤等方剂配伍及组成中成药五味子丸、四神丸、生脉散等的原料。五味子果实含有挥发油、糖类、苯甲酸、维生素 C 等多种成分，有兴奋呼吸系统及镇咳祛痰作用。种子含有多种木脂素类成分，具有降低血清转氨酶、保护肝细胞作用，为治肝炎的新药。五味子除丸、散、糖浆等剂型外，又开发出冲剂、袋泡剂、乳剂、胶囊剂等。除药用外，尚为良好的天然饮料原料，叶子可制茶叶和香料。五味子属植物茎中具有同五味子种子相同的成分，可以考虑开发作为降酶药物应用，从降酶成分总木脂素的含量来看，以 7 月份含量最高，在果实未成熟以前可用雄株的茎作药用，为扩大五味子资源提供了前景。

（六）酸枣仁

药材来源　为鼠李科植物酸枣 *Ziziphus jujuba* Mill. var. *spinosa*（Bunge）Hu ex H. F. Chou 的干燥成熟种子。

道地沿革　始载于《神农本草经》。《名医别录》云："生河东川泽。"《本草经集注》曰："今出东山间。"《图经本草》道："今近汴洛及西北州郡皆有之，野生多在坡坂及城垒间"。《本草衍义》载："天下皆有之，但以土产宜与不宜尔，……今陕西、临潼山野所处亦好，乃土地所宜也。"《药物出产辨》称："产直隶顺德府、山东济宁府。"现时仍以北方干旱山区为主产，主产于河北邢台、任丘、邯郸、承德，陕西延安、黄陵、铜川、宜川，辽宁凌源、绥中、海城，河南开封、密县等地。河北邢台及辽宁朝阳所产量大质优。

生境分布　生于向阳或干燥山坡、丘陵、平原、路旁。自然分布于北京、天津、河北、山西、内蒙古、辽宁、江苏、安徽、江西、山东、河南、湖北、湖南、四川、陕西、甘肃、宁夏等地。

栽培管理　酸枣树冠形成较缓慢，但根系发达。喜向阳、干燥的环境。适应性极强，能耐碱、耐寒、耐旱、耐瘠薄，但不耐涝。丘陵、山地、沟边、路旁、荒地均能生长。但人工栽培以土层厚、肥沃、排水良好的砂壤土为好，土壤酸碱度以 pH5.5～8.5 之间为宜。可用种子和分株繁殖。

采收加工　9～10 月果熟后摘下浸泡一夜，去果肉，捞出种子，碾破壳，取枣仁，晒干，生用或炒用。炒至鼓起即可，时间过久会损失药效。

品质评价　酸枣仁一般以粒大、饱满、外皮色紫红、光滑油润、种仁色黄白、无核壳者为佳。含黄酮类化合物及其衍生物，还含有酸枣仁皂苷 A、B，白桦脂酸，白桦脂醇。另含胡萝卜苷、阿魏酸、植物甾醇、脂肪油和维生素 C 等。《中华人民共和国药典》（2005 年版）规定，本品含核壳等杂质不得过 5%。

开发利用前景　酸枣仁补肝，宁心，敛汗，生津，常用于安神类中成药与方剂，如酸枣仁汤、枣仁安神液等。我国酸枣资源较丰富，又具有繁殖快、结实早、收益多的特点，对其综合利用大有前途。酸枣除种仁供药用外，枣树花还具有明目和愈合创伤的作用。其花粉是高级补品，具有软化血管，增大肺活量，增强造血机能和免疫能力的作用。树根、树皮、鲜叶亦可药用，枣肉可做食品或保健饮料，叶片可作饲料和茶叶，还可提取芦丁。树皮、根皮及托叶刺具有收敛止血功能，用于治疗便血崩漏、高血压等。果核壳可用以制造活性炭。果肉虽薄但含有大量维生素 C，可生食或作果酱，可酿酒。其木材纹理细密，耐磨压，是很好的民用材料。

（七）连翘

药材来源　为木犀科植物连翘 *Forsythia suspensa*（Thunb.）Vahl 的干燥果实。

道地沿革　始载于《神农本草经》，列为下品。《新修本草》谓："此物有两种：大翘，小翘。"《图经本草》云："连翘，今近京及河中、江宁府、泽、润、淄、衮、鼎、岳、利州，南康军皆有之。"主产于山西、陕西、河南等省，多为栽培，野生品主产于太行山、吕梁山和伏牛山。

生境分布　喜向阳和温暖气候，耐寒耐旱。野生环境为阳坡或半阴半阳山坡。连翘分布于山西、陕西、河北、河南、湖北、湖南、四川、江苏、江西、甘肃等省。

栽培管理　连翘生长发育能力强，每年从基部抽出大量的枝条，对土壤气候要求不严格，喜温暖潮湿气候。

采收加工　秋季果实初熟尚带绿色时，摘下青色果实，除去杂质，蒸熟，晒干，习称"青翘"；果实熟透时采收，色黄，除去杂质，晒干，习称"黄翘"或"老翘"。

品质评价　"青翘"以色较绿、不开裂为佳；"老翘"以色较黄、瓣大、壳厚者为佳。连翘果实中含木脂素类、黄酮类、苯乙烷类、乙基环己醇类、三萜类及香豆素类及挥发性成分。《中华人民共和国药典》（2005 年版）规定，连翘苷不得少于 0.15%，醇溶性浸出物青翘不得少于 30.0%、青翘不得少于 16.0%，杂质青翘不得过 3%、老翘不得过 9%，水分不得过 10.0%，总灰分不得过 4.0%，酸不溶性灰分不得过 1.0%。

开发利用前景 连翘功能清热解毒、消肿散结，中成药和方剂常用，如银翘散，银翘解毒片等。山西、陕西等地均有精工炮制而成的连翘茶，富含铁、锌、硒、钙、钾等多种人体必需的矿物元素及连翘苷、芦丁、维生素 C 等多种有机物，口感滑润，味道鲜醇，开发前景较好。

（八）红花

药材来源 本品为菊科植物红花 *Carthamus tinctorius* L. 的干燥花。

道地沿革 原名红蓝花，始载于《开宝本草》。《博物志》云："张骞得种于西域。"又载："今处处有之。"红花主产于四川、河南、浙江、陕西、新疆、山西、河北、山东、黑龙江等省区。

生境分布 红花性喜温暖，适应性较强。现全国各地多有栽培。

栽培管理 红花能耐寒、耐旱，在较寒冷及干旱地区均可以正常生长。但怕高温高湿，尤其在花期怕涝怕梅雨。开花后，白天温度稳定在 21℃~32℃ 的年份，通常能获得较高的产量。红花对土壤的要求不严，能适应较广泛的土壤。但宜选择地势高燥、排水良好、中等肥沃的砂壤土，以油沙土、紫色夹沙土最为适宜。重黏土及低洼积水地不宜栽培。

采收加工 5~7 月间花冠由黄变红时择晴天早晨露水未干时采摘，阴干或晒干。

品质评价 红花以花冠色红而鲜艳、无枝刺、质柔润、手握软如茸毛者为佳。含有黄酮类、脂肪酸、色素、挥发油以及多炔等化合物。《中华人民共和国药典》（2005 年版）规定，羟基红花黄色素 A 不得少于 1.0%，山奈素不得少于 0.050%，水溶性浸出物不得少于 30.0%，杂质不得过 2%，水分不得过 13.0%，总灰分不得过 15.0%，酸不溶性灰分不得过 5.0%。

开发利用前景 红花功能活血通经、散瘀止痛。为活血化瘀中成药与方剂常用，如桃红四物汤、血府逐瘀胶囊等。红花花冠中所含色素大体可分为红色素和黄色素两种。红色素经处理后可制成从玫瑰红到樱桃红的成品，红花红色素主要用于口红、胭脂等高级化妆品及高级蛋糕的配色中。黄色素作为食用天然色素，成本低，使用范围广，颇具竞争力。由于人工合成的"柠檬黄"为有毒色素，世界上许多国家禁止使用，故红花黄色素在外销食用色素中具有较大的市场潜力。红花花粉食品具有助体力、消除疲劳、美容和抗衰老等作用。红花油在许多国家和地区已被广泛用作食品加工与食用油，也是高级的干性油，具有优良的保色性，现已被大量地用于制造油漆、蜡纸、印刷油墨及润滑油。红花籽榨油后的饼粕有带壳饼粕和去壳饼粕两种。带壳饼粕的营养价值与苜蓿相似，可作为肥育牲畜的饲料；去壳饼粕则与亚麻子油饼相似，可代替母鸡饲料中的蛋白质。从饼粕中制得的蛋白质浓缩粉和分离物，可作为食物的强化剂，具有很大的开发潜力。

三、茎皮类药材

关黄柏

药材来源　为芸香科落叶乔木黄檗 *Phellodendron amurense* Rupr. 的干燥树皮。

道地沿革　《神农本草经》，名作檗木，列为中品。《名医别录》则称为黄檗，谓："生汉中及永昌。"《本草经集注》云："今出邵陵者，轻薄色深为胜。出东山者，厚而色浅。"《蜀本草》载："今所在有，本出房、商、合等州山谷中，皮紧，厚二三分、鲜黄者上。"《图经本草》称："今处处有之，以蜀中出者为佳。"《增订伪药条辨》道："四川顺庆府南充县出者为川柏，色老黄，内外皮黄黑，块片小者佳，可作染料用。湖南及关东出者为关柏，块片甚大而薄，色淡黄者次。"黄柏曾分关黄柏和川黄柏两大类，川黄柏为芸香科落叶乔木黄皮树 *P. Chinense* Schneid. 的干燥树皮。关黄柏为后起之药材，目前全国黄柏产销情况是，关黄柏为黄柏主流产品。主产于辽宁、吉林、黑龙江、河北、内蒙古等地，加工后的商品质量与外观均优于川黄柏，市场上占主导地位。《中华人民共和国药典》（2005 年版）将关黄柏和黄柏作为两个药材收录，药典中的"黄柏"为川黄柏。

生境分布　黄檗生于杂木林中或山间河谷及溪流附近，也有栽培，主要分布于辽宁、吉林、黑龙江、河北、内蒙古等地。

栽培管理　适宜凉爽气候，耐严寒。需选土层深厚肥沃、腐殖质较多而湿润的壤土种植。种子繁殖，育苗移栽，春播在 3～4 月，秋播在 10 月。也可于 7～8 月间进行扦插繁殖。

采收加工　定植 15 年后于 3～6 月间采收。剥取树皮、枝皮，趁鲜刮去粗皮，晒干。

品质评价　关黄柏以身干，皮厚，断面色黄，粗皮去净，皮张平坦完整者为佳。含多种生物碱，主要为小檗碱及少量药根碱等。另含黄柏内酯、黄柏桐、黄柏酮酸及菜油甾醇、黏液质等。《中华人民共和国药典》（2005 年版）规定，关黄柏含小檗碱以盐酸小檗碱计不得少于 0.60%，水分不得过 12.0%，总灰分不得过 8.5%。川黄柏含小檗碱以盐酸小檗碱计不得少于 3.0%，醇溶性浸出物不得少于 14.0%，水分不得过 12.0%，总灰分不得过 8.0%。

开发利用前景 关黄柏为清热燥湿、泻火解毒、退热的主药，是方剂配伍及中成药，如知柏地黄丸、大补阴丸、三妙丸的原料。黄柏提取液具有较强的抗菌、抗真菌作用。黄柏果实含少量小檗碱、掌叶防己碱，含挥发油约 2%，油中主要成分为香叶烯，是镇咳祛痰的主要成分。除药用外，黄檗为东北地区珍贵用材树种，材质好，可作为家具、枪托及飞机用材。树皮木栓可做瓶塞、软木或隔音、隔热材料等，内皮的黄色可做染料。叶和果实可供提取挥发油，花是一种优良的蜜源。黄柏树皮环剥再生，可为保护资源，提高黄檗树的利用率，开辟新的有效途径。

四、动物类药材

（一）鹿茸

药材来源 为鹿科动物梅花鹿 *Cervus nippon* Temminck 或马鹿 *C. elaphus* Linnaeus 的雄鹿未骨化密生茸毛的幼角。前者习称"花鹿茸"，后者习称"马鹿茸"。

道地沿革 始载于《神农本草经》，列为中品。《图经本草》云："今有山林处皆有之。"《增订伪药条辨》曰："东三省及青海、新疆产均佳。"《本草纲目》载："鹿，处处山林中有之。马身羊尾，头侧而长，高脚而行速。牡者有角，夏至则解。大如小马，黄质白斑。"《药物出产辨》称："产中国边境，长白山为最佳，关东亦佳。"现今"花鹿茸"主产于辽宁、吉林、河北，以家养为主；"马鹿茸"主产于黑龙江、吉林、内蒙古，以野生为主。

生境分布 梅花鹿栖息于针叶及阔叶混交林的林间和林缘草地，冬季多在山地阳坡少雪处，夏季则活动于密林中，晨昏在林间草地采食。目前野生者极少或已绝迹，多为家养。分布于东北、华北、华东、华南地区。马鹿栖息于较大的混交林里。冬季常在温暖向阳地方，春天到丘陵南坡或山林凹地处，夏季向高山迁移或向山地北坡森林繁茂处迁移。野生或饲养。分布于东北、西北、西南及内蒙古。

养殖管理 鹿场以靠近山林、草地和饲料丰盛之处为宜。有圈养和放养两种方式。以青草、树叶、嫩芽、树皮、苔藓为食，粮食、蔬菜更宜。以盐碱地补充盐分。8~10 月为交配期，通过选种选配的方法，提高茸的产量与质量。仔鹿易患白痢等肠胃病，要保持仔鹿环境清洁和及时治疗、分养。交配期、妊产期及长茸期要多加营养丰富的精饲料。

采收加工 夏秋二季锯取鹿茸，经加工后，晒干或烘干。头年产初生茸，次年产正式茸。

品质评价 鹿茸以茸形粗壮饱满，皮毛完整，质嫩，油润，无骨棱，无钉者为佳。鹿茸含脑素、少量雌酮、PGE_2 等多种前列腺素。含 15 种氨基酸，其中以甘氨酸、谷氨酸、脯氨酸含量最高。另含多种微量元素等。

开发利用前景 鹿茸具有壮肾阳，益精血，强筋骨，调冲任，固带脉，托毒疮等多种功效，为治肾阳不足，精血亏虚之要药。多入丸散剂，如参茸固本丸、加味地黄丸、鹿茸散等，也可浸酒服，是中药材中与人参媲美的著名滋补药。研究表明，鹿茸能促进生长发育，增强免疫，增强体力，抗疲劳，调节内分泌和新陈代谢，具有促性激素样作用，还能促进造血机能，加速溃疡和创伤愈合；鹿茸多糖，还具有增强学习记忆的能力，鹿茸注射液可治乳腺增生症、房室传导阻滞等。

（二）哈蟆油

药材来源 为蛙科动物中国林蛙 *Rana temporaria chensinensis* David 雌蛙的干燥输卵管。

道地沿革 中国林蛙有悠久的药用历史。经考证，《图经本草》及《本草纲目》中所载的山蛤，其原动物即是中国林蛙。中国林蛙在东北古称哈士蟆，其输卵管俗称哈士蟆油。清乾隆 37 年《盛京通志》中指出："哈士蟆为山蛤的俗称。"在《桦甸县志》中的"食货"、"物产"、"动物"篇中均有蛤士蟆油的阐述。哈士蟆油在东北民间长期作美味食品，使用过程中发现它有明显的滋补强壮功效，现已广泛在海内外应用。哈蟆油主产于东北，销全国并出口。

生境分布 4 月下旬至 9 月下旬生活于阴湿山坡的树丛中，9 月底至次年 3 月营水栖生活，严冬时聚集深水处大石块下进行冬眠，2～3 月间冰层解冻后产卵。分布于东北及内蒙古、清海、甘肃、陕西、山西、河北、河南、山东和四川等地。

养殖管理 饲养场宜建在杂木林区有山溪水或小河流过的地方，有条件可在室内散养或笼养。幼蛙以水中微生物及蚊蝇小昆虫为食，或喂黄粉虫。成蛙以昆虫、蚯蚓、菜叶、配合饲料为食。开春冰层解冻后，开始交配产卵，通过选种选配的方法提高产油量。定期换水，保持水质清新，合理控制养殖密度，定时定量投喂食物。

采收加工 在东北 9～11 月，以霜降期捕捉最好，用绳从口部穿过成串，悬挂风干。剥油前用热水（70℃）浸烫 1～2 分钟，立即捞出装入麻袋中闷润过夜，次日用刀剖开腹部，轻轻将输卵管取出，去尽卵子及内脏，置通风处阴干。

近年有人采用鲜剥油法，即将雌蛙烫死后，破腹取油，干燥。所得商品，色泽及气味较好。哈蟆油必须密封包装，否则会变质，可用尼龙复合膜塑料袋、玻璃瓶或铁罐密封保存。

品质评价 哈蟆油以色黄白，有光泽，块大油厚，表面不带皮膜者为佳。含雌酮、17β –雌二醇、类胡萝卜素、胆甾醇、多种氨基酸等。《中华人民共和国药典》（2005 年版）规定，本品的膨胀度不得低于55。

开发利用前景 哈蟆油具有补肾益精、养阴润肺之功效，用于身体虚弱，病后失调，神疲乏力，心悸失眠，盗汗不止，劳伤咳血等病症。用水浸泡，炖汤加糖调服，或作丸剂服。现代研究，本品有增强免疫力，增强性功能，抗衰老，调血脂作用。除药用外，林蛙还是害虫的天敌，在开发利用的同时，必须采取积极的保护措施。应建立中国林蛙自然保护区，制定合理的捕蛙制度，限定捕蛙时期，严禁在繁殖季节捕捉，以保护卵团、蝌蚪及一、二年生幼蛙。目前，人工养殖中国林蛙已获成功，各产区应集约经营，开展养殖工作。

黑龙江、吉林、辽宁盛产的药材还有西洋参、桔梗、升麻、薤白、平贝母、牛蒡子、灵芝、藁本、两头尖、紫杉等。

北京、天津、河北、山西主产的药材还有甘遂、远志、白头翁、香附、北豆根、白芷、板蓝根、大青叶与青黛、白薇、蔓荆子、酸枣仁、桃仁、薏苡仁、小茴香、王不留行、火麻仁、大枣、全蝎、五灵脂、滑石、代赭石等。

内蒙古自治区主产的药材还有锁阳、郁李仁、苦杏仁、刺蒺藜、冬葵果、淫羊藿、禹余粮等。其中大部分药材为"蒙药"常用。

新疆维吾尔自治区所产的药材还有伊贝母、黑种草、孜然、雪莲花、罗布麻、阿魏、阿里红、刺糖等。其中大部分为"维药"常用。

宁夏回族自治区所产的药材还有银柴胡、白鲜皮等。

甘肃省盛产的药材还有大黄、羌活、地骨皮等。

陕西省盛产的药材还有防己、野菊花、连翘、沙苑子、杜仲、山茱萸、地黄等。

青海省盛产的道地药材还有猪苓、麝香、冬虫夏草等。

第三节 华东华中地区的道地药材资源

华东、华中地区位于我国的东南部及中部，包括浙江、上海、江苏、山东、安徽、河南、江西、湖北、湖南等省市。本区以低山丘陵为主，北有山东半岛丘陵，中有秦巴山系的熊平山、伏牛山、淮阴山、淮阳丘陵、江南丘陵，南有闽浙丘陵和南岭山地，平均海拔500m左右。南北丘陵间为黄河中下游平原、淮北平原、长江中下游平原。气候温和，雨量充配，冬凉夏暖，四季分明。本区北部多为黄棕壤，南部多为黄壤和红壤。本区为北温带与亚热带之间的过渡地区，植被类型有落叶、阔叶常绿混交林，长江以南分布有典型的亚热带常绿阔叶林。本区中药资源有 3300 多种，名贵的道地药材众多，是怀药、皖药、浙药的产区。"怀"是古代河南怀庆府的简称。"怀药"一般指产于古怀庆府所辖的博爱、武陟、孟县、沁阳等地的常用中药材，如著名的"四大怀药"指怀地黄、怀牛膝、怀山药、怀菊花。怀药有时也泛指河南境内所产有道地特性的药材。"皖"是安徽省的简称，"皖药"是以"四大皖药"为代表的安徽道地药材的简称。"四大皖药"系指滁菊、贡菊、茯苓、凤丹皮、宣木瓜。浙药是以"浙八味"为代表的浙江道地药材的简称。"浙八味"系指白术、白芍、元胡、菊花、玄参、麦冬、浙贝母、温郁金。

一、根及根茎类药材

（一）北沙参

药材来源　为伞形科植物珊瑚菜 *Glehnia littoralis* Fr. Schmidt ex Miq. 的干燥根。

道地沿革　《药品化义》沙参项下注："北地沙土所产，故名沙参；皮淡黄、肉白、中条者佳；南产色苍体虺纯苦。"这可能是区分南北沙参的最早记述。《本经逢原》云："沙参有两种，北者质坚性寒，南者体虚力微。"据本草记载，南、北沙参之分始于清代，明以前所用沙参，均为桔梗科沙参属多种植物的根，即今之南沙参。《增订伪药条辨》对北沙参的道地性有详尽论述："按北沙参山东日照、故墩、莱阳、海南各县均产，海南出者条细质坚、皮光洁、色白、鲜治润泽者为佳。"《药物出产辨》云："产山东莱阳。"山东栽培北沙参的历史已有 500 多年。目前，山东北沙参的产量居全国第一位，以莱阳高格庄乡胡城村产者最佳，故又有"莱阳沙参"之名。现北沙参主产于山东莱阳及河北定州、乐亭、安国等地。

生境分布　北沙参生长于海边沙滩或排水良好的砂质土地，主为栽培。分布于山东、河北、辽宁、江苏、浙江、福建等地。

栽培管理　北沙参耐干旱，忌水涝，喜疏松肥沃的砂质壤土及温暖湿润的气候。春播于 4 月下旬播种，秋播于 10 月上旬播种。播种时施基肥，生长期适当追施磷肥、钾肥。非留种田及时摘除花蕾可显著提高产量。

采收加工　夏秋二季采挖，除去地上部分及须根，洗净，稍晾，置沸水中烫后，除去外皮，干燥，或洗净直接干燥。

品质评价　北沙参以身干、条细长、质坚、色白、味甘者为佳。北沙参含欧前胡素、补骨脂素、佛手柑内酯、圆当归内酯 - 7 - O - β - 龙胆二糖苷、花椒毒酚、花椒毒素等多种香豆精类化合物，还含有北沙参糖、磷脂等。

开发利用前景 北沙参具养阴清肺、祛痰止咳的功能。为临床处方及中成药配伍的重要原料药，如沙参麦冬汤、月华丸等。加工过程中除下的外皮及细小的根、须根还可作菜食用，亦有与北沙参相同的作用。

（二）浙贝母

药材来源 为百合科植物浙贝母 *Fritillaria thunbergii* Miq. 的干燥鳞茎。

道地沿革 古代贝母不分川、浙，至明末清初，川贝和浙贝两大类型逐步分开。《本草正》首先将浙贝（称土贝母）与（川）贝母分条论述，《本草纲目拾遗》也将浙贝母单列一条，并引用叶阎斋云："宁波象山所出贝母，亦分两瓣，味苦而不甜，其顶平而不尖，不能如川贝之象荷花蕊也。"《本经逢原》也提及"贝母浙产。"现以浙江宁波、江苏南通所产者为道地。

生境分布 浙贝母生于海拔较低的山丘荫蔽处或竹林下。分布于江苏、安徽、浙江和湖南。现浙江宁波、江苏南通地区有大量栽培。

栽培管理 浙贝母喜温暖湿润、雨量充沛的海洋性气候，较耐寒，怕水浸。以阳光充足、土层深厚肥沃、疏松、排水良好的微酸性或中性砂质壤土栽培为宜。多用鳞茎繁殖。及时中耕除草、追肥、打顶。浙贝母休眠期（浙贝越夏）可套种瓜类、豆类等，以降低地温。病害有灰霉病、黑斑病、干腐病等。

采收加工 5月中下旬地上部分茎叶枯萎后采挖鳞茎，洗净后将大者先挖出贝心芽，再加工成"元宝贝"；小者直接加工成"珠贝"。将鲜贝母加蚌壳粉在撞船里撞击去皮，取出摊开日晒3~4天，停晒1~3天，再日晒3~4天，反复至全干。

品质评价 浙贝母以鳞叶肥厚、质坚实、粉性足、断面色白者为佳。浙贝母含浙贝素甲、浙贝素乙、贝母辛碱、异浙贝母碱等成分。《中华人民共和国药典》（2005年版）规定，浙贝母含贝母素甲和贝母素乙的总量不得少于0.080%，醇溶性浸出物不得少于8.0%，水分不得过18.0%，总灰分不得过6.0%，酸不溶性灰分不得过1.0%。

开发利用前景 浙贝母具清热散结、化痰止咳功效。用于风热犯肺、痰火咳嗽、肺痈、瘰疬、疮毒等。注意不宜与乌头类药材同用。传统中成药橘红丸、黄氏响声丸、通宣理肺丸、二母宁嗽丸、贝母花流浸膏等均以浙贝母为主要原料。浙贝母近年来用于美容，如治疗雀斑的改容丸，其主要原料为浙贝母。近年来浙贝母粉用于治疗急性白血病和中药戒毒，亦可用于胃痛病人的药膳。

（三）延胡索（元胡）

药材来源　为罂粟科植物延胡索 *Corydalis yanhusuo* W. T. Wang 的干燥块茎。

道地沿革　延胡索始载于《本草拾遗》。五代《海药本草》云："生于奚，从安东道来……"据考证，"奚"即今河北省承德地区。"安东"是指今辽宁省为主包括河北省东北部及内蒙古东南一带，说明当时延胡索药材主要来自东北地区。明代以后延胡索的产地有了变化，弘治《句容县志》土产栏载有延胡索。《本草蒙筌》中延胡索的附图注明为茅山玄胡索和西玄胡索。《本草纲目》有："今二茅山西上龙洞种之……"《本草原始》中未提安东延胡索，指出延胡索"以茅山者为胜。"康熙《重修东阳县志》载："延胡索生田中，虽平原亦种。"可见自明代以来，所用药材多为江浙一带所栽培延胡索。现今以主产于浙江东阳、磐安的为道地，是著名的"浙八味"之一。

生境分布　延胡索生于低海拔旷野草地、丘陵林缘。药材主产于浙江，江苏、湖北、湖南等地也有栽培。

栽培管理　延胡索喜温暖湿润气候，耐寒，怕旱，怕涝，怕强光照。以地势高燥、向阳、排水良好、富含腐殖质的中性或微酸性砂质壤土或壤土栽培为好。延胡索用块茎繁殖。应及时除草、灌溉排水，重施腊肥，巧施苗肥、追肥。病害主要有霜霉病、菌核病、锈病等，虫害主要有地老虎、蝼蛄等。

采收加工　种植第 2 年的 5 月上旬至下旬，地上部分枯萎后采挖块茎。除去须根，擦去老皮，倒入沸水中煮烫 3～5 分钟，至无白心为度，捞起晾晒 3～4日，堆放室内 2～3 日，反复 2～3 次即可干燥，50℃～60℃烘干亦可。

品质评价　延胡索以个大、饱满、质坚实、断面色黄者为优。延胡索主含生物碱，有延胡索甲素、延胡索乙素等约 20 余种生物碱。《中华人民共和国药典》（2005 年版）规定，含延胡索乙素不得少于 0.050%，醇溶性浸出物不得少于 13.0%，水分不得过 15.0%，总灰分不得过 4.0%，酸不溶性灰分不得过 1.5%。

开发利用前景　延胡索具活血、利气、止痛功效，用于胸胁、脘腹疼痛，经闭痛经，产后瘀阻，跌仆肿痛等，是内、外、妇、骨诸科方剂配伍中的常用要药。延胡索是中成药元胡止痛片、元胡止痛滴丸等的主要原料。

（四）玄参

药材来源　为玄参科植物玄参 *Scrophularia ningpoensis* Hemsl. 的干燥根。

道地沿革　玄参始载于《神农本草经》。《名医别录》云："玄参生河间川谷及冤句"。《本草品汇精要》曰："道地江州衡州邢州。"《药物出产辨》载："产浙江杭州府。"玄参栽培始于近代，原产钱塘江冲击地上，20 世纪 70 年代后因社会经济条件的变化，产地有所变迁，现主产于浙江东阳、杭州、临海、富阳、桐庐等地，以浙江所产为道地，是著名的"浙八味"之一，享誉国内外。

生境分布 玄参生于山坡林下。分布于浙江、安徽、江苏、江西、福建、湖南、湖北、广东等省，南方各地均有栽培。

栽培管理 玄参喜温和湿润气候，耐寒，耐旱，怕涝，适应性较强。在平原、丘陵及低山坡均可栽培，以土层深厚、疏松、肥沃、排水良好的砂质壤土为宜。多用子芽繁殖。生长期中，中耕除草 3～4 次，6 月中旬追肥、培土，及时灌排水，花期摘除花序。病害有斑枯病、叶斑病等，虫害主要有棉红蜘蛛。

采收加工 栽种 1 年后，在秋季当茎叶枯萎时采挖块根。曝晒至半干，堆积盖草压实，反复至块根内部变黑，再晒至全干。

品质评价 玄参以条粗壮、质坚实、断面色黑者为佳。玄参含环烯醚萜苷、哈帕苷、哈巴俄苷等均能使根变黑的成分。此外含微量挥发油、氨基酸、L－天冬酰胺、甾醇、糖类等。《中华人民共和国药典》（2005 年版）规定，玄参含哈巴俄苷不得少于 0.050%，水溶性浸出物不得少于 60.0%，水分不得过 12.0%，总灰分不得过 5.0%，酸不溶性灰分不得过 1.8%。

开发利用前景 玄参具凉血滋阴，泻火解毒功效，用于热病伤阴，温毒发斑，津伤便秘，目赤，瘰疬，痈肿疮毒等。药理研究证实，玄参有镇静降压、强心、解热、扩张血管等作用。玄参有抗氧化作用，可延缓皮肤衰老和治疗皮肤干燥综合征，可开发美容化妆品。

（五）牡丹皮

药材来源 为毛茛科植物牡丹 *Paeonia suffruticosa* Andr. 的干燥根皮。

道地沿革 牡丹始载于《神农本草经》。《名医别录》云："生巴郡山谷及汉中。"《本草经集注》曰："今东间亦有。"《新修本草》载："生汉中。"《图经本草》称："今丹、延、青、越、滁、和州山中皆有之。"《本草纲目》道："今出合州（今安徽合肥）者佳，和州（今安徽和县）、宣州（今安徽宣州）者并良。白者补，赤者利。"《本草品汇精要》谓："巴蜀剑南合州和宣州者并良。"据《铜陵县志》记载，早在 1600 年前的两晋时代，就栽培过牡丹，现是安徽四大栽培名药之一，主产于铜陵、南陵等县的"凤丹皮"更为著名的道地药材。

生境分布 牡丹多为栽培，安徽、四川、湖南、湖北、陕西、山东、甘肃、贵州等地均有栽培。

栽培管理 牡丹为深根植物，喜温和、向阳、雨量适中的环境，栽培以土层深厚、排水良好的砂土及腐殖质土为宜。种子繁殖或分株繁殖。除施足基肥外，每年春秋季各追肥 1 次。北方需防寒越冬。病害有灰霉病、锈病等。

采收加工 栽培 3~5 年后采收，10~11 月挖出根部，剥取根皮，晒干为原丹皮（连丹皮）。用竹刀刮去外皮，抽出木质部，晒干，称刮丹皮（粉丹皮），为最佳品，大多出口。

品质评价 牡丹皮以条粗长、皮厚、无木心、断面白色、粉性足、结晶多、香气浓者为优。丹皮含丹皮酚、芍药苷、挥发油及苯甲酸、植物甾醇等。《中华人民共和国药典》（2005 年版）规定，牡丹皮含丹皮酚不得少于 1.2%，醇溶性浸出物不得少于 15.0%，水分不得过 13.0%，总灰分不得过 5.0%，酸不溶性灰分不得过 1.0%。

开发利用前景 牡丹皮具清热凉血、活血化瘀功效，用于温毒发斑，吐血衄血，无汗骨蒸，经闭痛经，痈肿疮毒，跌扑伤痛等，还可用于黄疸性肝炎和紫癜的治疗。据研究，丹皮有抗氧化、延缓皮肤衰老作用，可开发美容化妆品。

（六）地黄

药材来源 为玄参科植物地黄 *Rehmannia glutinosa* Libosch. 的新鲜或干燥块根。

道地沿革 《名医别录》云："地黄生咸阳川泽（西安附近）黄土地者佳。"《本草经集注》曰："今以彭城干地黄最好，……近用江宁板桥者为胜。"《图经本草》称："以同州者为上。"《本草品汇精要》道："今怀庆者为胜。"《本草纲目》载："今人惟以怀庆地黄为上，亦各处随时兴废不同尔。"《本草从新》谓："以怀庆肥大而短，糯体细皮，菊花心者佳。"地黄原出咸阳，后河南怀庆发展为道地品种。古之河南怀庆即今之河南温县、沁阳、武陟、博爱等县，所产地黄习称怀地黄，为著名的四大怀药之一，量大质优，畅销国内外。

生境分布 地黄常野生于向阳高燥的山坡、田埂、路旁。现多为栽培。分布于河南、辽宁、河北、山东、浙江等地。

栽培管理 地黄喜温和凉爽、阳光充足的环境，适宜栽培于地势高燥、土层深厚、透水性好的微碱性或弱酸性肥沃砂质壤土，忌重茬和涝洼积水地。多用块根繁殖。除留种外，要及时除薹，清除沿地表长出的细根（串皮根），以提高地黄的产量和质量。病害有斑枯病、枯萎病等。

采收加工 秋季采根，洗净，鲜用者习称"鲜地黄"；将鲜地黄徐徐烘焙至内部变黑，约八成干时，捏成团块，即为"生地黄"；生地黄加黄酒 50% 拌匀，置容器内，密闭，隔水炖至酒被吸尽，显乌黑色，味转甜，取出晒至上皮稍干即为"熟地黄"。

品质评价 鲜地黄以粗壮、色红黄者为佳；生地黄以块大、体重、断面乌黑色者为佳；熟地黄以乌黑色、有光泽、黏性大、质柔软、味甜者为佳。地黄含多种苷类成分，其中以环烯醚萜苷类为主，如梓醇等 20 多种，此为主要活性成分。并含多种糖类，如水苏糖等。含 20 多种氨基酸。鲜地黄中精氨酸含量最高。生地黄中尚含甘露醇、β－谷甾醇、豆甾醇、地黄素、磷酸等。从熟地黄中分离并鉴定出 19 种有机酸。地黄中还含有多种无机离子及微量元素、卵磷脂及维生素 A 类物质。《中华人民共和国药典》（2005 年版）规定，生地黄含梓醇不得少于 0.2%，水溶性浸出物不得少于 65.0%，水分不得过 15.0%，总灰分不得过 6.0%，酸不溶性灰分不得过 2.0%。

开发利用前景 鲜地黄、生地黄清热凉血，养血生津。熟地黄滋阴补血，益精填髓。常用于方剂配伍及中成药原料，如六味地黄丸、天王补心丹等二十多种中成药。还可用于保健食品、饮料、化妆品等。已研究开发的保健食品有鲜地黄腌制的十香地黄菜、地黄罐头，含地黄的清凉滋补饮料六味地黄口服液、六味地黄茶、地黄精等。地黄刺激性小，含多种营养成分，并具抗菌消炎作用，可制成幼儿药物沐浴液、洁肤液、成人洗发香波、止痒头油等。地黄鲜叶梓醇含量比鲜根高，也很有开发价值。

（七）山药

药材来源 为薯蓣科植物薯蓣 *Dioscorea opposita* Thunb. 的干燥根茎。

道地沿革 始载于《神农本草经》，列为上品。《名医别录》云："薯蓣生嵩高山谷。"《救荒本草》曰："人家园圃种者，肥大如手臂，味美，怀、孟间产者入药最佳。"《本草原始》载："今人多用怀庆者。"《植物名实图考》称："生怀庆山中者白细坚实，入药用之，种者根粗，江南有一种扁阔者，俗称脚板薯，味淡。"清道光《河内县志》道："薯蓣，河内者良。"《药物出产辨》谓："产河南怀庆府沁阳、武陟、温、孟四县，以温、孟县为最多。"《本草品汇精要》云："今河南者佳。"河南山药于夏朝以后有栽培，宋代怀庆府已成为山药主产区，以河南沁阳、武陟、温县、孟县所产为主，习称怀山药，为道地药材。

生境分布 生于向阳温暖的山坡、山谷林下，或溪边、路旁灌丛中或杂草中。现主要为栽培品。分布于河南、山西、河北、陕西、湖南等地。

栽培管理 山药喜土层深厚、排水良好、疏松肥沃、中性的砂质壤土。有芦头（指根茎上部）繁殖、零余子繁殖及种子繁殖三种方法。掌握适时追肥 1～2 次，立柱搭架，及时灌排水。病害有褐斑病、炭疽病。

采收加工 冬季茎叶枯萎后采挖，切去芦头，洗净，除去外皮及须根，干燥，习称"毛山药"；或选择肥大顺直的毛山药，置清水中，浸至无干心，闷透，用木板搓成圆柱形，切齐两端，晒干，打光，习称"光山药"。

品质评价　山药以条粗、质坚实、粉性足、色洁白者为优。山药含淀粉、黏液质、胆碱、山药素、维生素 C 等。

开发利用前景　山药功效补脾养胃，生津益肺，补肾益精。具有较高的药用价值，大量用于临床处方及中成药的配伍，如参苓白术散、六味地黄丸、肾气丸等。山药营养丰富，对人体有很好的补益作用，并具有防癌、抗癌、升血糖、增强人体体质等功效，且味美可口，并且还是一种无公害食品，因此还被大量用于保健食品，深受广大消费者的喜爱。现正在研究开发的山药深加工保健食品项目，具有广阔的市场前景。

（八）牛膝

药材来源　为苋科植物牛膝 *Achyranthes bidentata* Bl. 的干燥根。

道地沿革　《名医别录》云："生河内川谷及临朐。"《本草经集注》曰："今出近道蔡州者，最长大柔润。"《图经本草》谓："今江淮、闽粤、关中亦有之，然不及怀州者为真。"《本草衍义》称："今西京作畦种，有长三尺者最佳。"（西京即今之河南洛阳）　《本草品汇精要》道："怀州者为佳。"清《武陟县志》载："牛膝以怀庆为佳。"《药物出产辨》云："产河南怀庆府武陟温三县。"牛膝栽培历史悠久，河南武陟、沁阳、温县地区所产者习称怀牛膝，为道地药材，量大质优。

生境分布　多生于山野路旁。现主要为栽培品。分布于河南、河北、山东、山西、四川、江苏等地。

栽培管理　牛膝喜暖怕冷，家种牛膝多栽培于平原地区温暖而干燥、阳光充足的环境。除苗期及根部膨大期外，均要求水分较低，故宜选择土层深厚，土质疏松，排水良好的砂质壤土，忌盐碱地和低洼地。采用种子直播繁殖。病害有锈病、叶斑病。

采收加工　冬季茎叶枯萎时采挖，除去须根及泥沙，捆成小把，晒至干皱后，将顶端切齐，晒干。

品质评价　牛膝以身条通顺，肉质肥厚，皮细，黄白色，油润者为优。含多种昆虫变态激素（脱皮甾酮、牛膝甾酮等）、β－谷甾醇、豆甾烯醇、红苋甾醇、琥珀酸、三萜皂苷（水解得齐墩果酸）、肽多糖（有免疫活性）、活性寡糖及多种无机元素等。《中华人民共和国药典》（2005 年版）规定，水饱和正丁醇浸出物不得少于 6.5%，水分不得过 15.0%，总灰分不得过 9.0%，酸不溶性灰分不得过 1.0%。

开发利用前景　牛膝功能补肝肾，强筋骨，逐瘀通经，引血下行，常用于临床处方配伍及中成药原料，如济生肾气丸、虎潜丸、七宝美髯丹等 20 多种中成药。药理实验证明，牛膝还具有收缩子宫、镇痛、利尿等作用，可以扩大药用范围。从中药牛膝中分离得到的一种小分子量多糖化合物牛膝多糖，具有显著增强机体免疫功能的作用，对提高肿瘤患者因化疗和放疗引起的白细胞下降的有效率可达97%，并同时可恢复免疫系统的损伤。牛膝多糖对慢性肝炎患者能恢复其肝功能，并能显著改善患者的体征，且几乎无毒性，值得开发利用。

（九）郁金

药材来源 为姜科植物温郁金 *Curcuma wenyujin* Y. H. Chen et C. Ling.、姜黄 *C. longa* L.、广西莪术 *C. kwangsiensis* S. G. lee et C. F. Liang 或蓬莪术 *C. phaeocaulis* Val. 的干燥块根。分别习称"温郁金"、"黄丝郁金"、"桂郁金"和"绿丝郁金"。

道地沿革 郁金始载于《药性论》。《新修本草》谓："生蜀地及西戎。"《图经本草》曰："今广南、江西州郡亦有之，然不及蜀中者佳。"《本草蒙筌》云："色赤兼黄，生蜀地者胜。"《药物出产辨》载："产四川为正地道。"现今郁金药材因植物来源和产地不同，商品可分为川郁金、温郁金和桂郁金。四川家种郁金始于华阳县金子沱，已有900多年栽培历史，现以盆西平坝金马河沿岸所产郁金品质最佳，素以个大、圆熟、皮细、体重、断面结实、色泽鲜亮而驰名海内外。主产于浙江南部的温郁金，为"浙八味"之一。均为著名的道地药材。

生境分布 郁金多为栽培。温郁金主产于浙江瑞安，姜黄（黄丝郁金）主产于四川温江及乐山地区，广西莪术（桂郁金）主产于广西、广东。

栽培管理 郁金喜温暖湿润气候，阳光充足、雨量充沛的环境。怕严寒霜冻，怕干旱积水。宜在土层深厚、上层疏松、下层较紧密的砂质壤土栽培。多用根茎繁殖。畦栽，每穴栽根茎3~5块。病害有黑斑病，害虫有地老虎和蛴螬等。

采收加工 在栽种当年的12月中、下旬，茎叶逐渐枯萎，选晴天干燥时，挖出地下部分，抖去泥土，摘下块根，蒸或煮约15分钟，晒干或烘干，撞去须根即可。

品质评价 郁金以质坚实、外皮皱纹细、断面色黄者为优。黄丝郁金主含挥发油1.2%~1.5%，挥发油主要成分为姜黄酮、芳香姜黄酮、姜黄烯等；其余各种郁金的挥发油含量为0.4%~0.7%。《中华人民共和国药典》（2005年版）规定，水分不得过15.0%，总灰分不得过9.0%。

开发利用前景 郁金具有行气化瘀、清心解郁、利胆退黄之功效，是常用药材。温郁金品质上乘，历史上曾供应国内除广西、四川以外的大多数省区。根据温郁金在冬至前后收获，不易干燥，浙江药农用郁金的叶等烧成草木灰混拌，使其黏附在块根上，以防止发黏、出水、霉烂，又容易晒干，根颜色变成黑色，故有"黑郁金"之称，享誉国内外。郁金可用于药品、天然色素和保健食品的开发。姜黄素具有抗肿瘤、抗炎、抗氧化、保肝等作用，是郁金综合开发利用的重中之重。郁金含有丰富的钙、钾、镁等矿物元素及硒、锌、锰、铁、磷等微量元素，其提取物可用作饲料的添加剂。

（十）白芍

药材来源　为毛茛科植物芍药 *Paeonia lactiflora* Pall. 栽培品的干燥根。

道地沿革　芍药始载于《神农本草经》，云："生丘陵山谷。"《本草经集注》始分赤、白两种，云："今出白山、蒋山、茅山最好，白而长大。"《本草品汇精要》称："……以泽州、白山、蒋山、茅山、淮南、海盐、杭越为道地。"《图经本草》曰："今处处有之，淮南者胜。"《本草别说》载有："今世所用者多是人家种植。"《药物出产辨》道："产四川中江渠河为川芍，安徽亳州为亳芍，产浙江杭州为杭芍。"白芍栽培始于宋代，历史悠久。现今浙江杭州所产"杭白芍"、安徽亳州所产"亳白芍"均为著名的道地药材。

生境分布　芍药生于山坡草地和林下。各地多有栽培。

栽培管理　白芍喜温暖、湿润、阳光充足的环境，耐寒、耐旱、怕涝，宜种植于土层深厚、排水良好、肥沃疏松、含腐殖质的砂质壤土或壤土。种子繁殖，9月下旬播种，翌年4月出苗，也可分根繁殖。除留种田外，及时摘除花蕾。白芍的病害主要有褐斑病、立枯病、根腐病、灰霉病、锈病等，虫害有红蜘蛛、蚜虫、蛴螬、地老虎等。

采收加工　9~10月采挖栽培3~4年生的根，除去地上茎及泥土，水洗，置沸水中煮至透心，立即捞起入冷水中浸泡，刮去外皮，取出反复堆晒至干。

品质评价　白芍以根粗长匀直、皮色光洁、质坚实、断面粉白色、粉性大、无白心或断裂痕者为优。白芍主含芍药苷、氧化芍药苷、白芍苷等，尚含 β－谷甾醇、胡萝卜苷、没食子鞣质、苯甲酸、蔗糖、挥发油等。《中华人民共和国药典》（2005版）规定，白芍含芍药苷不得少于1.6%。

开发利用前景　白芍养血敛阴，柔肝止痛，平抑肝阳，为临床处方与中成药常用，如四物汤、逍遥散、芍甘片等。我国生产白芍历史悠久，为常用的大宗药材，浙江、安徽、四川已成为全国白芍三大产地，形成了杭白芍、亳芍、川芍三大道地药材品系。通常认为，杭白芍品质佳，亳白芍产量大。目前白芍是"浙八味"、"四大皖药"、"川药"的骨干品种，在栽培、加工、储存以及销售等方面具有一定的优势。安徽亳州等地从保健、饮料入手，开展白芍的深加工，扩大销路，同时采用直接刮皮晒干的"生芍药"技术，以适应出口需要。

（十一）白芷

药材来源 为伞形科植物白芷 *Angelica dahurica*（Fisch. ex Hoffm.） Benth. et Hook. f. 或杭白芷 *A. dahurica*（Fisch. ex Hoffm.） Benth. et Hook. f. var. *formosana*（Boiss.） Shan et Yuan. 的干燥根。

道地沿革 白芷始载于《神农本草经》。《名医别录》记载："生河东川谷下泽。"《本草经集注》曰："今出近道，处处有，近下湿地，东间甚多。"《图经本草》云："所在有之，吴地尤多"。《药物出产辨》载："产四川为正。"白芷古代用野生，后经河南、浙江、四川栽培，道地产区较多，逐渐形成主产于河南禹县、长葛的"禹白芷"，主产于浙江杭州、永康的"杭白芷"，主产于河北安国、定县的"祁白芷"，主产于安徽亳州的"亳白芷"，主产于四川遂宁的"川白芷"等道地药材。

生境分布 野生于河旁沙土，湿草甸子，灌木丛或石砾质土中。杭白芷栽培于浙江、江苏、安徽、湖南、湖北、四川等地，白芷栽培于河北、河南等地。

栽培管理 白芷喜温暖湿润气候，耐寒。宜在阳光充足、土层深厚、疏松肥沃、排水良好的砂质壤土栽培。种子繁殖，常直播，不宜移栽。多于8、9月进行秋播。病害有斑枯病、根腐病等，虫害主要有蚜虫、红蜘蛛等。

采收加工 夏秋间叶黄时，挖取根部。杭白芷加工方法为：将洗净的根放入缸内，加石灰拌匀，放置一周，晒干或烘干。

品质评价 白芷以独支、条粗壮、质硬、体重、粉性足、香浓者为优。白芷含欧前胡素、异欧前胡素、水合氧化前胡素等多种香豆素类化合物及挥发油。《中华人民共和国药典》（2005年版）规定，含欧前胡素不得少于0.080%，醇溶性浸出物不得少于15.0%，水分不得过14.0%，总灰分不得过6.0%，酸不溶性灰分不得过1.5%。

开发利用前景 白芷具有祛风除湿、通窍止痛、消肿排脓之功效，主治感冒头痛、眉棱骨痛、鼻塞、鼻渊、白带、疮痈肿痛等。常用于临床处方与中成药，如九味羌活汤、苍耳子散等。现代临床研究表明，白芷在治疗功能性头痛、风湿性关节炎以及白癜风、银屑病等皮肤疾病方面有较好的疗效。此外，由于其有酪氨酸酶抑制作用，能保护纤维蛋白不被酶水解，起增白、保湿、防止色素沉着和防止皮肤老化的作用，尚可治疗皮肤湿痒。若外敷面部，可治瘢疵，可开发美容化妆品。

（十二）麦冬

药材来源 为百合科植物麦冬 *Ophiopogon japonicus*（L. f.） Ker – Gawl. 的

干燥块根。

道地沿革　麦冬始载于《神农本草经》。《本草拾遗》曰："出江宁者小润，出新安者大白"。《图经本草》载："今所在有之，……或云吴地者尤胜。"《证类本草》记有："江宁新安者佳，吴地者尤胜。"《本草纲目》云："古人惟用野生者。后世所用是种莳而成。……浙中来者甚良。"《药物出产辨》载："产四川绵阳者俗名瓜黄，产浙江者名苏冬。"现时仍以主产浙江杭州、慈溪的杭麦冬，主产四川绵阳、三台县的绵麦冬为道地药材。

生境分布　麦冬生于海拔 2000m 以下的山坡阴湿处、林下或溪旁。浙江、四川、广西等地有大量栽培。

栽培管理　麦冬喜温暖湿润气候和荫蔽的环境，耐寒，怕高温，苗期要求阴湿条件，可与其他作物间作或给以适当荫蔽。以疏松肥沃、湿润、排水良好的中性或微碱性壤土或砂质壤土栽培为宜。忌连作。分株繁殖。4 月下旬至 5 月上旬栽种。病害有黑斑病，虫害主要有蛴螬危害根部。

采收加工　麦冬于栽后第二年 4 月下旬收获。选晴天挖取，切下块根和须根，晒干水气后，揉搓，再晒，再搓，反复 4 ~ 5 次，直到去尽须根后，干燥。杭麦冬在栽后 3 ~ 4 年收获，将洗净的根晒 3 ~ 5 日，放在箩筐内闷放 2 ~ 3 日，再翻晒 3 ~ 5 日，剪去须根，晒干。

品质评价　麦冬以体型短、饱满、色泽黄白、滋黏糯性、味甘、气清香为优。含麦冬皂苷 A、B、C、D，多种黄酮类化合物，尚有 β - 谷甾醇、豆甾醇、多糖等。《中华人民共和国药典》（2005 年版）规定，水溶性浸出物不得少于 60.0%，水分不得过 18.0%，总灰分不得过 5.0%，酸不溶性灰分不得过 0.8%。

开发利用前景　麦冬具有滋阴润肺、益胃生津、清心除烦之功效，主治肺燥干咳、肺痈、阴虚劳嗽、消渴、心烦失眠、咽喉疼痛等，为临床处方与中成药常用，如麦门冬汤、生脉饮等。现代临床研究表明，麦冬可用于治疗冠心病。广东以麦冬和菊花制成麦菊晶冲剂，用于津少口干，夏令及高温作业的清凉饮料。麦冬还可用于干燥综合征的治疗。

（十三）白术

药材来源　为菊科植物白术 *Atractylodes macrocephala* Koidz. 的干燥根茎。

道地沿革　白术始载于《神农本草经》，无苍术、白术之分。《名医别录》云："术生郑山山谷、汉中、南郑。"《本草经集注》曰："今处处有，以蒋山、白山、茅山者为胜……"《本草蒙筌》谓："浙术俗称云头术，种平壤，肥大，由粪力也，易润油。歙术俗名狗头术，虽瘦小，得土气也充，甚燥白，胜于浙术。"《本草纲目拾遗》称："即野术之产于潜者，出县治后鹤山者为第一，今难得。""寿丰天目山有仙丈峰，产吴术，名鸡腿术，入药最佳。"明万历《杭州府志》载："白术以产于潜者佳，称于术。"白术在浙江栽培始于宋代以前，明、清以来发展迅速。现时仍以浙江磐安、新昌及安徽皖南等地所产者为道地。

生境分布 白术原野生于山区、丘陵地带，现多已绝迹。各地多有栽培，以浙江栽培的数量最大。

栽培管理 白术喜凉爽的气候，忌高温多湿。以选地势高燥稍有倾斜的坡地，土层深厚，疏松肥沃，排水良好的砂质壤土栽培为宜，忌连作。种子繁殖，育苗移栽。3月下旬至4月上旬播种。12月下旬至次年3月下旬，选正芽及根系发达的术苗栽种。病害有根腐病、立枯病等。

采收加工 10月下旬至11月中旬下部叶枯黄、上部叶变脆时，挖取2~3年生的根茎，除去细根及茎叶。烘干称烘术，晒干称生晒术。

品质评价 白术以个大、质坚实、表面瘤状突起少、断面色黄白、气味香者为佳。白术含挥发油约1.4%，主成分为苍术酮，白术内酯A、B，3-β-乙酰氧基苍术酮，3-β-羟基苍术酮等，此外还含有氧香豆素类、氨基酸、糖类及树脂等。《中华人民共和国药典》（2005年版）规定，总灰分不得超过5.0%，酸不溶性灰分不得超过1.0%。

开发利用前景 白术为常用中药，具有健脾益气、燥湿利水、止汗、安胎之功效，主治脾气虚弱、食少腹胀、大便溏薄、小便不利、水肿、气虚自汗、胎动不安等。是四君子丸、补中益气丸、参苓白术散等多种制剂的主药。白术能提高机体免疫水平，可用于肿瘤治疗。

二、全草及花果种子类药材

（一）金银花

药材来源 为忍冬科植物忍冬 *Lonicera japonica* Thunb. 的干燥花蕾或带初开的花。

道地沿革 《本草纲目》云："忍冬，茎叶及花，功用皆同。"并称"花初开者，蕊瓣俱色白，经二三日，则色变黄，新旧相参，黄白相映，故呼金银花，气甚芳香，四月采花阴干。"清代《费城县志》载："金银花，从前间有之，不过采以代茶，至嘉庆初商旅贩往他处，闻获厚利，不数年山角水湄栽至几遍。"山东为金银花的主产区，栽培历史有200年之久，产量居全国第一位，其中平邑、费县产的东银花量大质优。河南密县产的密银花与其齐名，均远销东南亚，享誉国内外。

生境分布 生于砂质壤土或荒坡、地边、田埂、房前屋后等闲地块及篱笆旁。主要为栽培。分布于山东、河南、河北、陕西等地。

栽培管理　忍冬喜温暖、湿润、阳光充足的环境（故不宜与林木间作）。耐寒、耐热、耐旱、耐盐碱、怕涝。对土壤要求不严，以砂质土壤为好。种子繁殖、压条繁殖和扦插繁殖，以后者为主，成活率高，开花早，效益高。种子繁殖于4月上、中旬条播；压条繁殖于早春萌芽前压条；扦插繁殖选择阴雨天，剪取优良品种的1～2年生健壮枝条，随剪随插。病害有褐斑病，虫害有咖啡虎天牛和蚜虫等。

采收加工　自5月中、下旬开始采摘"头茬花"，6月下旬再采二、三茬花，至10月底仍有新的花蕾。采摘应于早晨露水刚干时，摘取白色、上部膨大尚未开放的花蕾，过早或过晚质、量均降低。收后立即阴干、晒干或烘干。

品质评价　金银花以花蕾多、色淡、质柔软、气清香者为佳。含黄酮类，为木犀草素及木犀草素－7－葡萄糖苷，并含肌醇、绿原酸、异绿原酸、皂苷及挥发油。《中华人民共和国药典》（2005年版）规定，本品含绿原酸不得少于1.5%，水分不得过12.0%，总灰分不得过10.0%，酸不溶性灰分不得过3.0%。

开发利用前景　金银花功效为清热解毒、凉散风热。不仅用于方剂配伍及中成药原料，如银翘散、银翘解毒片等，还可用于保健饮品。忍冬的茎枝为中药忍冬藤，具清热解毒、疏风通络功效，广泛用于临床。茎、叶均含有绿原酸、异绿原酸等，可代替花蕾，大量用于食品、饮料及化工原料，促进了金银花资源的开发。金银花为消暑解热之佳品，可制作清凉饮料与糖果，产品有银花啤酒、银花汽水、忍冬可乐及银花糖果。此外金银花还是食品添加剂以及忍冬花牙膏、金银花痱子水等日用品的原料。

（二）枳壳

药材来源　为芸香科植物酸橙 *Citrus aurantium* L. 及其栽培变种的干燥未成熟果实。

道地沿革　枳壳始载于《名医别录》，云："生河内川泽。"《开宝本草》云："生商州川谷。"《图经本草》载："今洛西、江湖州郡皆有之，以商州者为长。"《本草品汇精要》记有："道地成州商州川谷。"《药物出产辨》记载枳壳"产四川为正"。江西省《新干县志》记载"枳壳盛产于闻名全国的商州——新干县三湖镇，已有千余年的栽培历史"。自古枳壳多以江西清江县所产"江枳壳"为质优，湖南沅江的"湘枳壳"、四川万县所产的"川枳壳"亦享有盛誉，均畅销国内外。江苏、浙江所产者品质与湘枳壳类似，称"苏枳壳"，多销省内。

生境分布　枳壳多为栽培。主产于江西、浙江、湖南、四川等地。

栽培管理　酸橙喜温暖湿润气候，耐阴性强。以选阳光充足、土层深厚、疏松肥沃、富含腐殖质、排水良好的微酸性壤土栽培为宜。种子繁殖或嫁接繁殖。苗期注意松土除草、追肥、保持湿润。可用种子繁殖的幼苗作砧木，春、秋嫁接。幼树每年整形修剪，结果树修剪主要删密留疏、除去病弱枝。病害有溃疡病、疮痂病、立枯病等。虫害主要有星天牛、介壳虫等。

采收加工 种子繁殖在栽后 8～10 年结果，嫁接苗栽后 4～5 年结果，于 7～8 月间果实未成熟时采摘，大者横切成两半，晒干或微火烘干。

品质评价 枳壳以外果皮色绿褐、果肉厚、质坚硬、香气浓者为优。酸橙幼果主含柚皮苷、新橙皮苷、野漆树苷、忍冬苷等。《中华人民共和国药典》（2005 年版）规定，药材枳壳含柚皮苷不得少于 4.0%，总灰分不得过 7.0%。

开发利用前景 枳壳具有理气开胸、行滞消胀的功用，主治胸膈痞满、胁肋胀痛、食积不化、脘腹胀满、脱肛、子宫脱垂等症，是传统中成药平消片、理气散等的重要组成部分。现代临床研究，枳壳可用于治疗胆结石。

（三）菊花

药材来源 为菊科植物菊 *Chrysanthemum morifolium* Ramat. 的干燥头状花序。

道地沿革 菊花有两千多年栽培历史。《名医别录》云："生雍州川泽及田野中。"清《武陟县志》载："白菊河内名地薇蒿。"《药物出产辨》曰："白者以产安徽亳州为最。"《续武陟县志》称："菊花以武陟所独优。"菊花自古以怀菊为优，但延至现代，道地已有新的发展，商品上可分为亳菊、滁菊、贡菊、杭菊、怀菊等道地药材。亳菊主产于安徽亳州、涡阳；滁菊主产于安徽滁县、全椒、定远；贡菊主产于安徽歙县。杭菊主产于浙江桐乡、海宁、嘉兴等地。怀菊主产于河南武陟、沁阳、温县等地。杭菊、贡菊远销东南亚，享誉国内外。

生境分布 菊花栽培或野生于平坝、丘陵、山地的路边、向阳山坡处。药用菊花以栽培为主。分布于安徽、浙江、河南、山东、四川等地。

栽培管理 菊花喜温暖，耐寒冷，忌荫蔽，怕风怕涝。需栽培在肥沃而排水良好、中性至微酸性土壤中。以扦插繁殖与分根繁殖为主。菊花是喜肥植物，可结合中耕追肥。打顶增权，多结花蕾，是提高产量的有效措施。病害有叶枯病、霜霉病、枯萎病、花叶病。虫害有蚜虫等。

采收加工 9～11 月花盛开时分批采收，阴干（亳菊、怀菊）或焙干（贡菊），或熏（滁菊）、蒸（杭菊）后晒干。

品质评价 各种菊花均以身干、花朵完整、颜色新鲜、气清香、少梗叶者为佳。主含绿原酸、挥发油及黄酮类成分。挥发油中主要为菊花酮、龙脑、龙脑乙酸酯等，黄酮类主要为木犀草素－7－葡萄糖苷、大波斯菊苷等。《中华人民共和国药典》（2005 年版）规定，本品含绿原酸不得少于 0. 20% 。

开发利用前景　菊花功效散风清热，平肝明目，为临床处方及中成药配伍的重要原料药，如杞菊地黄丸、桑菊感冒片等。滁菊花蕊硕大金黄，花瓣晶莹玉白，馨香郁幽，不湿不燥，为菊中珍品；贡菊"金心、玉瓣、翠蒂"，清香可口；杭菊"心黄边白，点茶绝佳"。菊花做茶饮用，可清心明目、消暑除烦、平肝降火。故常用来制成茶饮料如菊花露、菊花茶、菊花晶等液体或固体饮料，并制成药膳等保健品。

（四）薄荷

药材来源　为唇形科植物薄荷 *Mentha haplocalyx* Briq. 的干燥地上部分。

道地沿革　《图经本草》云："生江浙间，彼人多以作茶饮之。"《本草纲目》曰："苏州所莳者，茎小而气芳，江西者稍粗，川蜀者更粗，入药以苏产为胜。"由此可知明代以前江苏、江西、四川就广为栽培，迄今该三省仍为薄荷的主产地，以江苏太仓产的薄荷为道地货，畅销国内外。

生境分布　一般生长在温暖湿润、阳光充足的砂质土壤。主为栽培。分布于江苏、江西、安徽、湖南、山东、河北、四川等地。

栽培管理　薄荷对环境的适应性较强。特别喜阳光充足、温暖湿润的环境，以肥沃的砂质壤土、黏性壤土为宜。根茎和地上茎均有很强的萌芽能力，主要用根茎繁殖，也可用秧苗繁殖。病害主要有锈病。

采收加工　夏、秋季茎叶茂盛或花开至三轮时，选晴天分次收割，晒干或晾干。

品质评价　薄荷以叶多、色绿深、气味浓者为优。薄荷含挥发油，又称薄荷素油。油中主要含 l – 薄荷醇、l – 薄荷酮等。叶中尚含多种游离氨基酸、树脂及少量鞣质等。《中华人民共和国药典》（2005 年版）规定，叶不得少于 30% ，本品含挥发油不得少于 0. 8% （ml/g）。

开发利用前景　薄荷性凉，味辛，功效散风热，清头目，透疹毒，利咽喉等，为临床处方及中成药配伍的重要原料药，如银翘散、逍遥丸等。英国科学家最近发现，薄荷叶对治疗癌症有特殊的功效。另外，从新鲜茎叶中提取的薄荷素油与薄荷脑可作芳香剂、调味剂及祛风药，可用来制作花露水、防晒润肤露、肤净露、驱臭露、洗发香波等化妆品。还是生产糖果、饮料、牙膏、化妆品的重要原料，如薄荷水等。江苏生产的"白熊牌"薄荷油和薄荷脑在国际市场享有"亚洲之香"的美誉。薄荷的嫩茎叶凉拌食用，可清热解毒，味道清凉爽口，是一种开发前景良好的药食兼用的绿叶蔬菜。

（五）山茱萸

药材来源 为山茱萸科植物山茱萸 *Cornus officinalis* Sieb. et Zucc. 的干燥成熟果肉。

道地沿革 始载于《神农本草经》，列为中品。《图经本草》云："生汉中山谷及琅琊、冤句、东海、承县。"《本草品汇精品》曰："兖州、海州为道地。"现代以浙江为道地，是著名的"浙八味"之一。主产于临安、淳安等地，量大质优。

生境分布 生长于房前屋后、村头路边、山梁沟岔。由于药用价值高，适应性广，结果年限长，经济效益高，现广为种植。主要分布于浙江、河南、安徽、山西、山东、陕西、四川等地。

栽培管理 山茱萸喜温暖湿润、阳光充足的环境及排水良好、深厚肥沃的砂质壤土。种子繁殖、扦插繁殖及嫁接繁殖。病害有炭疽病、白粉病。

采收加工 10~11月间果实颜色变红时采摘，文火焙烘或置沸水中略烫，除去果核，干燥。

品质评价 山茱萸以肉厚、柔软、色紫红者为佳。山茱萸含马钱苷、山茱萸苷、熊果酸、酒石酸、莫诺苷、獐牙菜苦素、鞣质等。《中华人民共和国药典》（2005年版）规定，本品含马钱苷不得少于0.6%，水溶性浸出物不得少于50.0%，杂质（果核、果梗）不得过3%，水分不得过16.0%，总灰分不得过6.0%，酸不溶性灰分不得过0.5%。

开发利用前景 山茱萸功效补益肝肾，涩精固脱，常用于临床处方及中成药的配伍，如六味地黄丸、左归丸、右归丸等。药理研究认为，山茱萸还有利尿降血压、抗肠管痉挛、抗菌、增强肌体免疫力、抗疲劳、抗缺氧、抑制癌细胞的作用。可以扩大药用范围，并可开发生产保健品。山茱萸果核含有与果肉相同的矿质元素、氨基酸、没食子酸、苹果酸等成分，也可研究利用。

三、菌类药材

茯苓

药材来源 为多孔菌科真菌茯苓 *Poria cocos*（Schw.）Wolf. 的干燥菌核。

道地沿革 始载于《神农本草经》。《名医别录》云："生太山山谷大松下。"《本草经集注》曰："今出郁州。"《新修本草》载："今太山亦有茯苓，白实而块小，而不复采用。第一出华山，形极粗大，雍州、南山亦有，不如华山。"《图经本草》谓："茯苓生泰山山谷，今泰、华、嵩山皆有之。"《本草品汇精要》称:"严州者佳。"《药物出产辨》道:"以云南产者为云苓,最正地道。"其中野生者以云南的云龙、剑川、腾冲等所产者为著,称"云苓",质较佳。栽培者以安徽、湖北为多,称"安苓",产量较大。

生境分布 茯苓为寄生或腐生性真菌,多寄生于马尾松、赤松根部,深入地下 20～30cm,生于海拔 400～1000m 向阳山坡松林下。多寄生于松科植物赤松或马尾松等树根上。分布于吉林、河南、安徽、浙江、福建、台湾、湖北、广西、四川、贵州、云南等省。药材主产于云南、贵州、湖北、安徽、河南、四川等省。

栽培管理 茯苓是一种好气性真菌,喜温暖稍干燥的环境,怕严寒,忌水涝。宜选土层深厚、疏松通气、宽敞向阳、排水良好的砂土或黄砂土坡地。茯苓栽培切忌连作,凡栽培过茯苓的场地在三年内不能再种茯苓。生产上主要采用段木栽培和树蔸栽培两种方法。各种松树都是栽培茯苓的适生树种。利用树蔸栽培茯苓时则于根蔸上削 2～3 个新口,然后将菌种分别接种在新口处,加盖松木片或松叶并覆土 15～18cm,每树蔸用菌种 0.5～1 瓶。危害茯苓菌核的主要是腐烂病。

采收加工 栽培茯苓于接种后第二年 7～8 月间采挖。将鲜茯苓堆放在不通风处,用稻草围盖,反复"发汗"数次至现皱纹,待内部水分大部散失后,阴干(忌晒、烘),即成"茯苓个",另可将各部位分别加工成"茯苓皮"、"赤茯苓"、"白茯苓"、"茯神"。

品质评价 茯苓以体重坚实、外皮色棕褐、皮纹细、无裂隙、断面白色细腻、粘牙力强者为佳。茯苓菌核含 β-茯苓聚糖,含量可达75%左右,另含茯苓酸、块苓酸、松苓酸等四环三萜酸类化合物。此外,还含麦角甾醇、胆碱、腺嘌呤、卵磷脂等。《中华人民共和国药典》(2005 年版)规定,药材水分不得过 15.0%,总灰分不得过 4.0%,酸不溶性灰分不得过 2.0%。

开发利用前景 茯苓有利水消肿、渗湿、健脾、宁心的功效,为方剂配伍和中成药常用,如五苓散、参苓白术散等。现代研究表明,茯苓有镇静、抑菌、降血糖、预防胃溃疡,以及抗肿瘤与增强免疫功能等作用,茯苓制剂对鼻咽癌、胃癌、肝癌有一定的抑制作用。除作药用外,茯苓还是滋补、强壮的保健食品。东南亚一带以茯苓为原料制成解暑、利尿、除湿的食品,还有些国家将其作为海军常用食物及滋补品的原料。我国则以茯苓为原料制成各种糕点或饮料,如北京的清宫名点"茯苓夹饼"、天津的"茯苓饼干"、湖北罗田的"茯苓软糖"、湖南安化的"茯苓糕"等都是人们喜爱的食品。可见茯苓是一种价值高、开发潜力大的真菌类中药及保健食品。

四、动物类药材

（一）蕲蛇

药材来源 为脊索动物门爬行纲蝰科动物五步蛇 *Agkistrodon acutus*（Güenther）的干燥体。

道地沿革 蕲蛇原名白花蛇，始载于《开宝本草》，云："生南地及蜀郡诸山中。"《图经本草》云："今黔中及蕲州、邓州皆有之。"柳宗元在《捕蛇者说》中描述湖南零陵五步蛇"黑质而白章"的特点。《本草纲目》谓："花蛇，湖、蜀皆有，今惟以蕲蛇擅名。然蕲地亦不多得，市肆所货，官司所取者，皆自江南兴国州诸山中来。"《药物出产辨》曰："产浙江金华府。"现主产浙江及广东、广西。

生境分布 栖息于平原、山区、丘陵、村庄等废洞穴中。有人工养殖。主要分布于浙江温州、丽水，江西，福建，湖南，广东等地。

养殖管理 蛇的养殖有蛇场养殖、蛇园养殖、蛇箱养殖及蛇缸养殖。繁殖方式有卵生和卵胎生两种，可野外捕蛇引种繁殖及种卵孵化繁殖。蛇对环境要求十分严格。适宜温度为18℃～30℃，高于30℃需避暑或洗澡降温，低于5℃则入蛰冬眠。肉食性，且食活动物。病害主要有霉斑病、急性肺炎、口腔炎等。

采收加工 多于夏、秋二季捕捉，剖腹，除去内脏，洗净，用竹片撑开腹部，盘成圆盘状，干燥后拆除竹片。

品质评价 蕲蛇以头尾齐全、条大、花纹明显、内壁洁净者为佳。主含精胺、蛇肉碱、δ-羟基赖氨酸、硬脂酸、棕榈酸、胆甾醇、蛋白质、脂肪、皂苷、微量元素等。蛇毒中含凝血酶、酯酶和抗血凝素等。《中华人民共和国药典》（2005年版）规定，稀乙醇浸出物不得少于10.0%。

开发利用前景 蕲蛇有毒。功效祛风、通络、止痉，多用于中成药，如白花蛇酒、驱风散、定命散等。蕲蛇蛇毒可制取多种抗蛇毒血清，是治疗蛇伤的特效药，价值超过黄金。蛇油为蛇体脂肪炼成，含亚油酸、亚麻酸、甘油棕榈酸，可用于血管硬化、冻疮及水火烫伤。目前已从蕲蛇蛇毒中分离出凝血酶样酶，制成蕲蛇酶注射液，用于治疗急性脑梗死及后遗症、脑缺血、心绞痛、心肌梗死、血栓闭塞性脉管炎、高脂血症等。蕲蛇头眼亦可入药，药材名分别为白花蛇头、白花蛇目睛。

（二）蜈蚣

药材来源 为节肢动物门多足纲蜈蚣科动物少棘巨蜈蚣 *Scolopendra subspini-*

pes mutilans L. Koch 的干燥体。

道地沿革　始载于《本经》，列为下品。《名医别录》载："生大吴川谷及江南。头、足赤者良。"《本草衍义》谓："蜈蚣背光，黑绿色，足赤腹黄。"《本草纲目》云："春出冬蛰，节节有足，双须歧尾。"现主产于湖北、江苏、安徽、浙江等地。尤以湖北随州、广水、京山、钟祥、宜昌、当阳、襄阳、枣阳、安陆、枝江和江苏宜兴，浙江岱山、普陀、定海及安徽滁县、六安、巢湖等为主产区，是湖北著名的道地药材。

生境分布　少棘巨蜈蚣喜栖息于阴暗潮湿的灌木、草丛中及墙角边、树枝杂草堆、腐烂的植物碎屑里。野生及家养。主要分布于湖北、湖南、江苏、浙江、安徽、河南、江西、四川、贵州、云南、广西等地的丘陵及低山地区。

养殖管理　温度、湿度对少棘巨蜈蚣的影响均较大。适宜生长温度为25℃~32℃，绝对含水量30%左右最佳。繁殖期将雌体分开饲养，要保持孵化室安静，孵化时不要喂食。孵化后要适时分离。

采收加工　春、夏二季捕捉，用竹片插入头尾，绷直，干燥，或用沸水烫死，干燥。

品质评价　蜈蚣以身干、条大、完整、色绿褐、腹干瘪者为佳。蜈蚣含两种似蜂毒的有毒成分，即组胺样物质及溶血性蛋白质。尚含酪氨酸、亮氨酸、蚁酸、脂肪油、胆甾醇等。《中华人民共和国药典》（2005年版）规定，稀乙醇浸出物不得少于20.0%，总灰分不得过5.0%。

开发利用前景　蜈蚣有祛风定惊、攻毒散结、通络止痛的功能。不仅用于处方及中成药的配伍，如不二散等，还用于治疗癌症。目前蜈蚣新的用途在不断发展。特别是蜈蚣毒素的开发研究，在应用于疑难病症的治疗上，具有极为广阔的开发前景。

（三）蟾酥

药材来源　为脊索动物门两栖纲蟾蜍科动物中华大蟾蜍 *Bufo bufo gargarizans* Cantor 或黑眶蟾蜍 *B. melanostictus* Schneider 的干燥分泌物。

道地沿革　《药性本草》载有蟾蜍眉脂。蟾酥之名见于《本草衍义》，云："眉间白汁，谓之蟾酥。"《名医别录》云："生江湖池泽。"《图经本草》曰："今处处有之。"《药物出产辨》载："产直隶省北京东面之丰润、玉田两县为最好，亦多出。"现时主产于江苏、山东、上海等地。

生境分布　蟾蜍喜湿、喜暗、喜温暖。常栖息于水边草丛、砖石孔洞、野外土穴等阴暗潮湿的地方。全国大部分地区有分布，主要分布于山东、江苏、河北、浙江、湖北等地。

养殖管理　排灌方便的池塘、水田、水沟均可饲养。繁殖方法，捉种蟾蜍，每平方米放 1～2 对或收集卵块作种进行孵化。可喂动植物碎屑或猪牛粪、麸皮、蔬菜屑、嫩草、鱼肠、猪血及厨房废弃物等。蝌蚪时期水质要新鲜，池水要保持在 0.2～0.4m 的水位，幼蛙池内放养密度每平方米 30～100 只为宜。9～10 月份必须准备好越冬场所及食料。蟾蜍本身有毒，病害难以入侵。注意防止蛇等天敌。

采收加工　夏秋两季捕捉蟾蜍，洗净，挤出并收集耳后腺及皮肤腺的白色浆液（忌用铁器，以免变黑），滤去杂质，放入圆模型中晒干或低温干燥，即为团蟾酥，如涂于箬竹叶或玻璃板上晒干或低温干燥，即为片蟾酥。

品质评价　蟾酥分为团蟾酥、片蟾酥两种规格。均以色红棕、断面角质状、半透明、有光泽者为佳。蟾酥含有强心甾类化合物，包括蟾毒配基类化合物和蟾毒类成分。尚含吲哚类生物碱、甾醇类、肾上腺素、多种氨基酸及无机元素（锌、铜、锰、铬、硒）等。据近年报道，从蟾酥中还可分离出吗啡。《中华人民共和国药典》（2005 版）规定，含华蟾酥毒基和脂蟾毒配基的总量不得少于 6.0%，总灰分不得过 5.0%，酸不溶性灰分不得过 2.0%。

开发利用前景　蟾酥有毒。功效解毒，止痛，开窍醒神，常用于制作中成药，如蟾酥丸、六神丸、梅花点舌丹、一粒牙痛丸、心宝、华蟾素注射液等 50 余种中成药都离不开蟾酥。近年来医学家发现，蟾酥具有它药不可比拟的强心、利尿、抗癌（如天蟾胶囊）、麻醉、抗辐射、增加白血球等新用途。目前德国已用蟾酥制剂治疗冠心病，日本以蟾酥为原料生产"救生丹"，一年可获利几千万美元。另外，蟾酥原动物的干燥体或除去内脏的干燥体称干蟾，也是中药，可消肿解毒，止痛，利尿。目前，已有地方加工生产蟾衣、蟾酥、干蟾、蟾舌、蟾头、蟾肝、蟾胆等产品，创造出了更好的社会与经济效益。

（四）全蝎

药材来源　为节肢动物门蛛形纲钳蝎科动物东亚钳蝎 *Buthus martensii* Karsch 的干燥体。

道地沿革　入药始见于《开宝本草》，采自青州。《图经本草》谓："今汴洛河、陕州郡皆有之。"《药物出产辨》云："产湖北郧阳府、河南南阳府、山东等处。"现山东主产于沂蒙山区腹地的沂水、蒙阴、平邑等县，河南主产于南阳地区，湖北主产于老河口一带。现以山东、河南量大质优。

生境分布　蝎子多在固定的窝穴内结伴栖息，旧房中的墙缝屋顶、野外石块下均可见到。绝大多数为自然繁殖，少数为人工饲养。主要分布于河南、山东、湖北、安徽等地。

养殖管理 能够防止蝎子逃跑，白天能藏身，晚上能活动，能加热、散热，又便于管理的场所都可饲养。通常有瓶养、盆养、缸养、池养、箱养及房养。捕捉种蝎不能使其受伤，不同地区不同种不同大小的蝎子不能混在一起饲养。适宜生长发育温度为20℃~39℃，适宜交配繁殖的温度为28℃~39℃。饮食以昆虫、瓜类的皮瓤、嫩玉米等为主。

采收加工 春末秋初捕捉，放入清水洗去泥沙，捞出，入清水或淡盐水浸泡30分钟至2小时，然后加热煮沸20~30分钟，煮至蝎子全身僵硬，捞出，置通风处，阴干。

品质评价 全蝎以身干、完整、绿褐色、腹中无杂质者为佳。全蝎含有蝎毒素（既是有效成分也是毒性成分）、蝎酥、牛黄酸、卵磷脂、三甲胺、甜菜碱等十余种成分。从蝎毒素中分得抗癫痫肽。《中华人民共和国药典》（2005年版）规定，醇溶性浸出物不得少于20.0%。

开发利用前景 全蝎功效为熄风镇痉，攻毒散结，通络止痛，是我国传统的名贵中药材，临床应用已有2000多年的历史。目前以全蝎配伍的汤剂达百余种，中成药达60多种，如补阳还五汤、五虎追风散、牵正散等。现代医学证明，蝎毒能够抑制肿瘤、艾滋病病毒。蝎子富含蛋白质，营养价值高，滋补作用强。以全蝎为原料制成的美味佳肴已达百余种，成为宴席上的名贵菜肴，深受青睐，既可防治病症，又可保健。全蝎还被加工成保健品，如蝎精口服液、蝎精胶囊、蝎粉、中华蝎酒等。从蝎子中提取的蝎毒可以制造绿色农药，具有无污染，对人畜无害，杀虫率高等特点，是生产绿色蔬菜和水果的理想农药。全蝎是我国重要的出口药材。如日本、新加坡等国家药用全蝎主要从我国进口。

（五）阿胶

药材来源 为马科动物驴 *Equus asinus* L. 的皮经煎煮、浓缩制成的固体胶。

道地沿革 阿胶是中国传统中药，作为补血药应用至今已有2500余年的历史，与人参、鹿茸并称"中药三宝"。其最早见于《神农本草经》，列为上品。《本草经集注》云："出东阿，故名阿胶。"《水经注》云："东阿有井，……岁常煮胶以贡天府。"《图经本草》云："其胶以乌驴皮得阿井水煎成乃佳尔。"（阿井的确切位置在山东东阿县岳家庄西北约三公里处） 据上可知，以东阿为道地之历史甚为久长。《本草纲目》誉之为"圣药阿胶"。自清代中叶以来，阿胶制作中心移至济南。现代主产于山东、河北、河南、浙江等地，仍以山东阿胶最为驰名。

采收加工 将驴皮漂泡，去毛，切块再漂泡洗净，分次水煎，滤过，合并滤液，浓缩（可分别加入适量的黄酒、冰糖和豆油）至稠膏状，冷凝，切块，晾干。

品质评价 阿胶以色匀、质脆、半透明、断面光亮、无腥气者为优。主含明胶蛋白及多种氨基酸、20 多种微量元素，以 Fe 含量较高。《中华人民共和国药典》(2005 年版) 规定，阿胶含总氮（N）量不得少于 13.0%，水分不得过 15.0%，总灰分不得过 1.0%，水不溶物不得过 2.0%。阿胶每 100g 中含挥发性碱性物质以氮（N）计不得过 0.10g。

开发利用前景 阿胶补血，滋阴，润肺，止血，是集治疗、滋补于一体的上等佳品。临床验证，阿胶能够治疗贫血、再生障碍性贫血、白血球减少症、血小板减少症及产前产后血虚、虚劳羸瘦、头晕、乏力、心悸、胃纳差等血虚证。不仅用于方剂及中成药配伍治疗疾病，如清燥救肺汤、补肺阿胶汤、九仙散，还可开发作为保健用品，目前已有产品阿胶生化膏、阿胶当归合剂、阿胶补血口服液、阿胶颗粒、参茸阿胶、速溶阿胶冲剂、复方阿胶浆、阿胶枣等。

（六）土鳖虫（䗪虫）

药材来源 为鳖蠊科昆虫地鳖 *Eupolyphaga sinensis* Walker 或冀地鳖 *Steleophaga* plaplancyi（Boleny）的雌虫干燥体。

道地沿革 土鳖虫始载于《神农本草经》。《名医别录》载："生河东川泽及沙中，人家墙壁下土中湿处。"过去药用土鳖虫主要依靠捕捉野生虫体。江苏、安徽所产者称"苏土元"，质量上乘。池养。

生境分布 地鳖和冀地鳖常集栖于疏松阴湿的土层或墙角松土中，不定居。全国大部分地区有分布或饲养。

养殖管理 地鳖喜温暖、背光的环境，昼伏夜出。适宜生活于室内、外阴湿的松土中。夏秋季气温高、湿度大时繁殖力最强。有冬眠习性。上世纪 60 年代开始在江苏无锡进行野生转家养研究，70 年代末创造出加温快速繁殖的科学饲养方法。养殖池内填以沙土、黏土或壤土，以含腐殖质较多并经冬季冻酥的菜园土为佳。注意防止蛇、鼠、家禽、蚂蚁等进入养殖池。

采收加工 现采用夏秋两季采收。一般用食饵或夜间用灯光诱捕野生地鳖，人工养殖的可随时捕捉。捕后置沸水中烫死，晒干或烘干。

品质评价 土鳖虫以完整、无泥、油润光泽、色紫褐者为优。地鳖含挥发油、多种氨基酸及二十八烷醇、β-谷甾醇、十八烷基甘油醚（鲨肝醇）、尿嘧啶和尿囊素。《中华人民共和国药典》(2005 年版) 规定，药材水溶性浸出物不得少于 22.0%，水分不得过 10.0%，总灰分不得过 13.0%，酸不溶性灰分不得过 5.0%。

开发利用前景 土鳖虫具有散血瘀、消坚结、接骨续筋、消肿止痛、下乳通经等功效，主治血瘀经闭、跌打瘀肿、筋伤骨折等。土鳖虫是传统中成药三虫片以及回生第一丹、抗乳腺增殖丸的主要原料。现代临床研究证明，土鳖虫治疗外伤血肿有卓效，在治疗冠心病、动脉粥样硬化、骨折、肿瘤、糖尿病等疾病方面有一定应用前景。

浙江、上海主产的药材还有温厚朴、乌药、桔梗、海桐皮、土茯苓、杭荆芥、千金子、明党参、火麻仁、丝瓜络、莱菔子、白芥子、前胡、金钱白花蛇、乌梢蛇、僵蚕、蝉蜕等。

江苏主产的药材还有茅苍术、蒲黄、天花粉与瓜蒌、板蓝根、决明子、明党参、银杏、荆芥、泽泻、芡实、冬瓜子、冬瓜皮、龟甲、鳖甲、刺猬皮等。

山东主产的药材还有香附、瓜蒌、蔓荆子、茵陈、蒲黄、猪牙皂、大枣、山楂、滑石、白茅根、酸枣仁、黄芩、刺蒺藜、银杏、远志、穿山龙、桔梗、茵陈、海藻、昆布、石决明、牡蛎、海螵蛸等。

安徽主产的药材还有宣木瓜、前胡、桔梗、明党参、太子参、夏枯草、春柴胡、猫爪草、辛夷、三棱、芡实、槐米、鳖甲、龟甲、珍珠、硫黄等。

河南主产的药材还有怀红花、禹白附、禹白芷、辛夷、天花粉、南沙参、苍术、前胡、白头翁、柴胡、桔梗、杜仲、花椒、酸枣仁、柏子仁、合欢皮、杜仲、板蓝根、猫爪草、牛黄、金礞石等。

江西主产的药材还有枳实、厚朴、泰和乌鸡、芡实、茵陈、栀子、蔓荆子、抚芎、江香薷、前胡、使君子、龟甲、鳖甲、金钱白花蛇等。

湖北主产的药材还有艾叶、射干、白芥子、茶芎、薏苡仁、芡实、独活、香附、五灵脂、龟甲、鳖甲、石膏、厚朴。

湖南主产的药材还有栀子、芡实、莲子、葛根、龟甲、鳖甲、水蛭、珍珠、玉竹、零陵香、金钱白花蛇、穿山甲、轻粉、红粉、硫黄、雄黄、朱砂、砒石等。

第四节　华南地区的道地药材资源

华南地区位于我国最南部，包括广东、香港、澳门、海南、广西、福建以及台湾。本地区以山地、丘陵为主，间有盆地、台地、平原。属于热带和南亚热带季风气候，气温高，雨水多，冬天暖，夏天长，干湿季节分明，水热资源丰富。年降雨量为1200~2000mm，为全国之首。典型植被是常绿热带雨林和南亚热带季风常绿阔叶林。土壤主要为砖红壤性红壤（赤红壤），其次有红壤、黄壤、石灰土、磷质石灰土等。本地区是我国道地药材"广药"、"南药"的产区。"广药"一般指广东、广西南部及海南岛盛产的道地药材，如广防己、广藿香、广豆根、广金钱草、广陈皮等。"南药"一般指产于中国南方的热带药物，也指经东南亚海运进口的亚洲和非洲的热带药物，许多广药也被称为南药，著名的南药有广藿香、巴戟天、肉桂、沉香、砂仁、姜黄、莪术、槟榔、建泽泻、广豆根、广金钱草、广陈皮、化橘红、蛤蚧等。其中槟榔、益智、砂仁、巴戟天被称为"四大南药"。

一、根及根茎类药材

（一）巴戟天

药材来源 为茜草科植物巴戟天 *Morinda officinalis* How 的干燥根。

道地沿革 始载于《神农本草经》，列为上品。《名医别录》和《本草蒙筌》所载巴戟天与该种不符，但《药物出产辨》称，"产广东清远、三坑、罗定为好"，所载巴戟天为当前的主流商品。主产于广东德庆、五华、郁南、紫金、封开、和平、高要，海南琼海、万宁，广西北流、容县、灵山、钦州、于明，福建南靖、平和、武平等县。以广东产量大、质量好，为道地药材。

生境分布 生于山谷、溪边或林下，有栽培。分布于广东、海南、广西、福建、江西、湖北、云南、四川等省区。

栽培管理 巴戟天属多年生深根植物，宜选择山坡中下部腐殖质丰富、土层深厚、质地疏松的黄泥砂质壤土。巴戟天以扦插繁殖为主，也可采取种子繁殖。春秋两季均可定植，而以春季为好。定植二年后应加强田间管理。主要病害有茎基腐病、轮纹病。

采收加工 种植五年以上可采收。全年均可采挖，以秋、冬季挖者质佳。挖取根部，洗净泥沙，除去须根，晒至六七成干，轻轻捶扁，切段，晒干。

品质评价 巴戟天以根条粗壮、呈连珠状、肉厚、木心小、细润、色紫黑、干燥无泥沙者为佳。含有甲基异茜草素等蒽醌类化合物，还含有植物甾醇、糖类、树脂和多种氨基酸等。《中华人民共和国药典》（2005年版）规定，水溶性浸出物不得少于50.0%，本品水分不得过15.0%，总灰分不得过6.0%，酸不溶性灰分不得过0.8%。

开发利用前景 巴戟天有补肾助阳、祛风除湿之功效，是常用的抗衰老药物。方剂配伍和中成药中常用，如巴戟丸、金刚丸等。在保健食品中也较常用，现已开发的巴戟天系列产品有巴戟乌鸡精、巴戟黑米酒、巴戟滋补膏、巴戟补肾丹等。

（二）泽泻

药材来源 为泽泻科植物泽泻 *Alisma orientalis*（Sam.）Juzep. 的干燥块茎。

道地沿革 始载于《神农本草经》，列为上品。《名医别录》载："生汝南池泽。"《本草经集注》曰："今近道亦有，不堪用。惟用汉中、南郑、青州、代州。"《本草品汇精要》道："泾州、华州、汉中者佳。"《药物出产辨》称："福建省建宁府为上。"历史上野生于中原及江、淮地区，栽培始于明代万历年间。福建栽培泽泻于康熙年间，《建阳县志》即有记载。泽泻主产福建（建泽泻）、四川（川泽泻）等地，以福建武夷山东侧的闽江上游建瓯、建阳谷地所产者为优，建瓯县被称为"泽泻之乡"。主产于福建建瓯、建阳、顺昌、福州、漳浦和四川都江堰、崇庆、彭山、犍为、富顺及江西广昌、石城、宁都等地。产福建、江西者称"建泽泻"，产四川者称"川泽泻"。

生境分布 喜温和、阳光充足的环境，生于浅沼泽地，栽培于海拔 800m 以下的水田。分布于上海、江苏、浙江、江西、湖北、湖南、四川、云南、贵州、广东、广西、福建等地。

栽培管理 土壤以富含腐殖质黏土为宜，以种子繁殖，6 月下旬至 7 月上旬撒播，为防强烈日晒，需搭棚遮荫。8 月上旬至下旬移栽。泽泻生长期短，应施足基肥，移栽后 20 天开始追粪。常见害虫有蚜虫，可灌水淹没苗尖，使蚜虫浮水后再捕杀。

采收加工 冬季采挖块茎，洗净，装入竹筐中撞去须根及粗皮，晒干。

品质评价 建泽泻以个大、形圆、质实、粉性足者为优。含多种四环三萜酮醇衍生物，包括泽泻萜醇 A、B、C 及其乙酸酯、表泽泻萜醇 A，还含泽泻醇、环氧泽泻烯以及挥发油、卵磷脂、胆碱、糠醛等。《中华人民共和国药典》（2005 年版）规定，本品总灰分不得过 5.0%，酸不溶性灰分不得过 0.5%。

开发利用前景 泽泻能利水消肿，渗湿泄热，中药方剂配伍和中成药常用，如六味地黄丸、泽泻片等。泽泻含卵磷脂，能补血，滋养头发。泽泻和首乌等中药材提取物制成三色高级头油，有生发、乌发之功能。泽泻含蛋白质和淀粉，对皮肤有保护作用，如人参抗皱霜含有泽泻和人参提取物，减皱抗皱的效果较好。

（三）莪术

药材来源 为姜科植物蓬莪术 *Curcuma phaeocaulis* Val.、广西莪术 *C. kwangsiensis* S. G. Lee et C. F. Liang 或温郁金 *C. wenyujin* Y. H. Chen et C. Ling 的干燥根茎。

道地沿革 莪术原名蓬莪茂。始载于《药性论》，谓："蓬莪茂生西戎及广南诸州。叶似襄荷，子似干椹，茂在根下并生，一好一恶，恶者有毒。"《图经本草》云："蓬莪茂生西戎及广南诸州，今江浙或有之。"《证类本草》有"端州蓬莪茂"（端州即今广东肇庆地区）、"温州蓬莪茂"二图，后者为今之温莪术。蓬莪术主产于四川、福建、广东等省，广西莪术主产于广西，温莪术主产于浙江。

生境分布 生于山谷、溪旁及林边等阴湿处。蓬莪术分布于四川、福建、广东等省。广西莪术分布于广西。温莪术分布于浙江、四川、台湾、江西等地。

栽培管理 喜温暖湿润的气候，以排水良好、疏松肥沃的砂质壤土为宜。冬末或早春翻地，同时施以基肥。用根茎繁殖。生长期进行松土，除草，施肥2~3次，天旱须浇水，雨季注意排水。

采收加工 生于山间荒地。秋冬两季均可采挖，去净泥土，蒸熟后晒干，除毛须及杂质供药用。

品质评价 莪术以个均匀、质坚实、断面灰褐色者为佳。含挥发油、树脂、黏液质等。《中华人民共和国药典》（2005年版）规定，莪术挥发油含量不得低于1.5%（ml/g），总灰分不得过7.0%，酸不溶性灰分不得过2.0%。

开发利用前景 莪术能行气破血，消积止痛，用于中药方剂配伍及中成药如莪术丸。莪术中得到的挥发油——莪术油具有消炎、止痛、活血化瘀、去腐生肌、增强机体免疫能力的功能，可制成莪术挥发油注射液、莪术油软膏、抗病毒制剂、莪术油葡萄糖注射液、复方莪术注射液等。从莪术油中可提炼出榄香烯，可制口服液和注射液。

二、全草及花果种子类药材

（一）砂仁

药材来源 为姜科植物阳春砂 *Amomum villosum* Lour.、海南砂 *A. longiligulare* T. L. Wu. 或绿壳砂 *A. villosum* Lour. var. *xanthioides* T. L. Wu et Senjen 的干燥成熟果实。

道地沿革 《海药本草》载："生西海及西戎等地、波斯诸国。多从安东道来。"《图经本草》曰："今惟岭南山泽间有之。"《药物出产辨》道："产广东阳春县为最，以蟠龙山为第一。"阳春砂主产于广东阳春、高州、信宜、广宁、封开、云浮，广西防城、武鸣、隆安、百色，福建长泰、同安，云南马关、潞西、瑞丽，重庆合川，四川青神、宜宾，贵州沿河、关岭等地。其中，广东阳春量大质优为道地，尤以该县蟠龙金花坑所产砂仁最佳。海南砂主产于海南澄迈、崖县，广西博白、陆川。绿壳砂主产于云南西双版纳、临沧、文山、思茅、红河及广东广宁。进口的为"缩砂"（基原植物为缩砂 *A. xanthioides* Wall.）。主产于越南、泰国、缅甸、印度尼西亚等地。

生境分布 阳春砂生于山沟林下阴湿处，现在栽培较多。海南砂生于山谷林下阴湿处。阳春砂分布于广东、广西、福建、云南等地。海南砂分布于海南。

栽培管理 该类植物喜暖怕冷，喜湿怕旱，种植地宜选择南或东南坡地。生产上有种子繁殖和分株繁殖两种方法。合理调节荫蔽度，以及采用人工辅助授粉和昆虫（彩带蜂）授粉可提高结果率。病害主要有叶斑病、炭疽病、茎腐病和果腐病。

采收加工 夏、秋果实成熟时采收。去除杂质，晒干或火焙法干燥，为"壳砂"；将种子团晒干，并上白粉，即成"砂仁"。

品质评价 砂仁以个大、坚实饱满、种仁红棕色、香气浓者为优。阳春砂含龙脑、乙酸龙脑酯、樟脑、柠檬烯等挥发油成分。海南砂含乙酸龙脑酯、α-蒎烯、莰烯、柠檬烯、伞花烃等挥发油成分。《中华人民共和国药典》(2005 年版)规定，阳春砂、绿壳砂种子团含挥发油不得少于 3.0%（ml/g），水分不得过 15.0%；海南砂种子团含挥发油不得少于 1.0%（ml/g），水分不得过 15.0%。

开发利用前景 砂仁为化湿行气、温中止泻、安胎之主药。其经济价值很高，不仅用于方剂配伍及中成药原料，如香砂六君丸、香砂养胃丸等，还可用于保健食品、药酒、饮品、化妆品、调料食品。原植物的其他部分也可综合开发利用，砂仁叶提取的砂仁油与砂仁、砂仁果的成分相似。砂仁叶油具有清凉的香味，可用于健胃饮料及烟用香精中。砂仁茎杆也可提取砂仁油，同时茎叶是较好的造纸原料及动物饲料。

（二）益智

药材来源 为姜科植物益智 *Alpinia oxyphylla* Miq. 的干燥成熟果实。

道地沿革 首载于《南方草木状》，云："出交趾（越南），合浦。"本草书始见于唐代陈藏器所著《本草拾遗》，云："益智出昆仑及交趾国，今岭南州郡往往有之。"主产于海南保亭、琼中、陵水、琼海、白沙、三亚、屯昌、澄迈。此外，广东信宜、阳江，广西灵山、横县，云南西双版纳，福建南安、漳州亦产。

生境分布 野生益智多生长于气候温暖、海拔 100～800m、阴湿、土壤肥沃的山谷或山沟边。家种者多栽于橡胶木或杂木林下。分布于海南、广东、广西等地。

栽培管理 该类植物喜温暖湿润气候，宜选疏松、肥沃的微酸性砂质壤土或壤土栽培。生产上有种子繁殖和分株繁殖两种方法。每年早春和秋冬进行中耕除草和追肥。病害主要有立枯病、轮纹叶枯病，虫害有根结线虫、益智弄蝶（又名苞叶虫）、益智秆蝇（又名蛀心虫）、地老虎等。

采收加工 5~6 月间果实呈褐色、果皮茸毛减少时采摘，除去果柄，晒干。砂炒后去壳取仁，生用或盐水微炒用。

品质评价 益智仁以果大饱满、气味浓、干燥无杂质者为佳。含挥发油，油中主要含桉油醇以及姜烯、姜醇等。《中华人民共和国药典》（2005 年版）规定，本品种子含挥发油不得少于 1.0% (ml/g)。

开发利用前景 益智仁有暖肾固精缩尿、温脾开胃摄唾之功效，为方剂配伍及中成药常用，如缩泉丸等。其价值还体现在食用方面。海南的民众一向就有生食益智的生活习惯，即采摘未熟的益智青果用盐腌制，皮脆味辣甜香可口，为助餐佳品，能开胃、健胃、健脾、增加食欲。

（三）佛手

药材来源 为芸香科植物佛手 *Citrus medica* L. var. *sarcodactylis* Swingle 的干燥果实。

道地沿革 《图经本草》载有枸橼。《本草纲目》释名为香橼、佛手柑，谓："枸橼产闽广间，木似朱栾而叶尖长，枝间有刺，……其实状如人手，有指，俗呼佛手柑。"广东、广西各地栽种，以肇庆高要地区较多且产者为优。古代皇宫常有摆设佛手的场面，特别是到了唐宋以后，佛手成了皇宫御花园必不可少的花卉珍品。如今佛手已成为盆栽观赏之佳品。

生境分布 广佛手是柑橘类中较近于热带性的品种，不耐寒，在广东、广西可露地种植，更北的地方需设施栽培。

栽培管理 可在水田或山坡种植，忌过涝或过旱。种植前应扩穴施基肥，苗木新梢转绿后四季均可种植。广佛手树势强旺，需整形修剪，在花果期应适当疏花疏果。广佛手需防治黄龙病、溃疡病等病害，其害虫有潜叶蛾、红蜘蛛、介壳虫和天牛等。

采收加工 广佛手果实金黄色时采收。9~10 月，当果实表皮变黄色时，用果剪从果梗处剪下果实。用刀把果实纵切成片，也可用刨刀刨片，鲜片厚约 1cm，晒干后用塑料袋密封贮存，防止香气散失。

品质评价 广佛手以足干、片大、整块指状分裂、边缘金黄色、肉白色、气味浓香者为佳。广佛手果皮中含大量挥发油，其中具有生理活性的药效成分主要有苧烯、萜品油烯、β－月桂烯、顺式－牻牛儿醇、β－蒎烯、邻－散花烃等。广佛手果肉含橙皮苷、挥发油和少量香叶木苷。《中华人民共和国药典》（2005 年版）规定，本品醇溶性浸出物不得少于 10.0%，水分不得过 15.0%。

开发利用前景　广佛手果味甜、微苦，性温，具有舒肝解郁、理气和中、燥湿化痰之功效。可治肝胃气滞疼痛、脘腹胀满、食后呕吐等症，对防治胃癌、肝癌、肺癌等癌症也具有一定的功效，除药用外，还可提取香精，加工成佛手糖、果脯蜜饯、佛手酒、佛手解酒茶、佛手戒烟糖等保健食品。

（四）广藿香

药材来源　为唇形科植物广藿香 *Pogostemon cablin*（Blanco）Benth. 的干燥地上部分。

道地沿革　藿香最早记载于《异物志》，云："藿香交趾有之。"《南方草木状》曰："出交趾、九真、武平、兴古诸地。"《交州记》、《广志》、《南州异物志》等均有记载。本草记载始见于《嘉祐本草》，云："出日南诸国。"《图经本草》载："岭南多有之，人家亦多种。"广藿香原产菲律宾、印尼、马来西亚等热带地区，我国引种栽培已有千余年历史（自宋朝引种栽培）。长期以来，我国广东省广州市郊石牌、高要、肇庆，海南省万宁，云南临沧等地区均有传统栽培，以石牌广藿香（牌香）、高要广藿香及海南广藿香著名，其中产于广州郊区的石牌香质量最好。

生境分布　广藿香属亚热带植物，喜生于温暖湿润，阳光充足的环境。我国广东、海南及广西有栽培。

栽培管理　广藿香在我国产区罕见开花结实，故一般采用茎枝扦插繁殖或组织培养繁殖。茎枝扦插繁殖可分扦插育苗移栽和大田直插法两种。广藿香的病害主要有根腐病和角斑病等，害虫主要有蚜虫、卷叶螟、红蜘蛛、地老虎等。

采收加工　广藿香于6~7月间生长繁茂时采收，海南地区每年收2次，第1次在5~6月，第2次在9~10月，除去须根、泥土，晒2~3天，堆放，闷2天后再晒，再闷，如此堆晒至干为止。

品质评价　广藿香以茎叶粗壮、不带须根、香气浓厚者为优。含挥发油，主要成分有百秋李醇、广藿香醇，主要抗菌成分为百秋李醇、广藿香酮、丁香油酚及桂皮醛等。另外，广藿香还含有黄酮类成分。《中华人民共和国药典》（2005年版）规定，本品叶不得少于20%，百秋李醇不得少于0.10%，醇溶性浸出物不得少于4.0%，杂质不得过2%，水分不得过14.0%，总灰分不得过11.0%，酸不溶性灰分不得超过4.0%。

开发利用前景　广藿香芳香化湿，开胃止呕，发表解暑，为重要的中成药原料，如藿香正气丸等。广藿香挥发油也是医药工业和轻、化工业的重要原料。

（五）陈皮

药材来源 为芸香科植物橘 *Citrus reticulata* Blanco 及其栽培变种的干燥成熟果皮。

道地沿革 《本草品汇精要》载："道地广东。"《本草纲目》曰："橘皮纹细，色红而薄，内多筋脉，其味苦辛。柑皮纹粗，色黄而厚，内多白膜，其味辛甘。柚皮最厚而虚，纹更粗，色黄，内多膜无筋，其味甘多辛少，但以此别之，即不差矣。橘皮性温，柑、柚皮性冷，不可不知。今天下多以广中来者为胜，江西者次之，然亦多以柑皮杂之，柑皮犹可用，柚皮则悬绝矣。"《药物出产辨》道："产广东新会为最。"近代以广东新会所产的陈皮为道地，有"广陈皮"、"新会皮"之称。

生境分布 喜高温多湿的亚热带气候，在我国长江以南各地广泛栽培。产于广东新会、四会、广州、江门等地的称广陈皮；产于四川、浙江、福建、江西、湖南等地的称陈皮。

栽培管理 选择阳光充足，地势高燥，土层深厚，通气性能良好的砂质土壤。可选用枳橙、枸头橙、红柠檬、酸橘、香橙、酸柚等为砧木嫁接繁殖，幼年树应整形。

采收加工 9~12月采摘成熟的果实，剥取果皮，阴干或晒干。广陈皮常剖成整齐的三瓣或四瓣，基部相连。

品质评价 广陈皮以皮薄、片大、色红、油润、香气浓者为佳。含橙皮柑、新橙皮柑、柠檬烯、肌醇、β-谷甾醇等。《中华人民共和国药典》（2005年版）规定，本品橙皮柑不得少于3.5%，水分不得过13.0%。

开发利用前景 陈皮能理气健脾，燥湿化痰。陈皮在方剂配伍和中成药中常用，如平胃散、川贝陈皮、蛇胆陈皮、甘草陈皮、陈皮膏等。在凉果、食品方面，新会陈皮梅、陈皮鸭、陈皮酒等的色、香、味都具特色。新会陈皮在粤菜日常菜肴中作为上好的烹饪配料、香料使用。

（六）化橘红

药材来源 为芸香科植物化州柚 *Citrus grandis* (L.) 'Tomentosa' Hort. 或柚 *C. grandis* (L.) Osbesk 的干燥未成熟或近成熟的外层果皮。

道地沿革 化州橘始见于明万历年间的《高州府志》，云："化州橘唯化州独有"。《本草纲目拾遗》始有化州橘红的记载。《药物出产辨》曰："产广东化州，以赖家园为最。"现主产广东化县，是名贵的栽培道地药材。

生境分布 喜温暖湿润气候，不耐干旱。栽培于丘陵地带。化州柚在广东、广西等地有栽培。柚在浙江、江西、福建、台湾、广东、广西、四川、湖南、湖北、贵州、云南有栽培。

栽培管理 宜选土层深厚、富含腐殖质、疏松肥沃的中性或微酸性土壤栽培。用种子、压条、嫁接繁殖，以嫁接繁殖为主。幼树要勤松土、除草、追施氮肥。

采收加工 果实未成熟时采收，置沸水中略烫后，将果皮割成5或7瓣，除去果瓤及部分中果皮，压制成形，干燥。化州柚果皮习称"毛橘红"，柚果皮习称"光七爪"、"光五爪"。

品质评价 化橘红以皮薄均匀，气味浓者为优。含挥发油，主要成分为柚皮苷、新橙皮苷、枸橼苷、枸橼醛、牻牛儿醇、芳樟醇等。《中华人民共和国药典》（2005年版）规定，本品含柚皮苷不得少于1.5%。

开发利用前景 化橘红理气宽中，燥湿化痰，常用于方剂配伍及中成药，如化橘红痰咳液、橘红痰咳煎膏、橘红痰咳颗粒。化橘红还能制成橘红工艺品，如橘红烟斗、橘红烟盒、橘红茶叶缸等等。这类产品不仅具有观赏价值，可以令人赏心悦目，而且具有开胸行气、止咳除病的效用。

（七）槟榔

药材来源 为棕榈科植物槟榔 *Areca catechu* L. 的干燥成熟种子。

道地沿革 首见于《南方草木状》。《名医别录》列为中品，曰："生南海。"《图经本草》曰："槟榔生南海，今岭外诸州皆有之。"《海槎余录》载："产于海南，唯石、崖、琼山、会冈、乐会诸州县为多。"《本草品汇精要》称："道地广州。"槟榔是典型的热带树种，一般认为它原产马来西亚，现已广泛栽培在亚洲南部和东南部的许多国家和地区。在我国，台湾和海南是槟榔的主要产地。海南引种栽培有1500年，是海南的道地药材。

生境分布 槟榔性喜高温，要求雨量充沛、空气潮湿、年均温度在24℃～26℃、年降雨量1700～2000mm、空气相对湿度80%左右。分布于广西、云南、福建、台湾、广东等地。国外以印度尼西亚、印度、斯里兰卡、菲律宾等地产量为大。

栽培管理 以土层深厚、有机质丰富的砂质壤土为宜。房前屋后、地边路旁、山坡洞谷均可种植，且易种易管，一般种植后5～6年便可收获。种子育苗，育苗前需用堆积催芽法或苗床催芽法等方法进行催芽。幼龄树需要勤除草培土。

采收加工 冬、春季果实成熟时采收。摘下果实，将果皮剥下，取其种子，晒干。

品质评价 槟榔以个大、坚实、体重、断面颜色鲜艳者为优。含总生物碱

0.3%~0.7%，主要为槟榔碱。此外，尚含缩合鞣质、脂肪及红色素等。《中华人民共和国药典》（2005年版）规定，本品含醚溶性生物碱以槟榔碱计，不得少于0.30%，水分不得过10.0%。

开发利用前景 槟榔是一种经济价值很高的药用植物，被列为四大南药之首，其果、种子、皮、花均可入药。槟榔种子（药材名槟榔）杀虫消积，行气利水，截疟。方剂配伍和中成药中常用，如木香槟榔丸、鸡鸣散。其果皮（槟榔壳）称大腹皮，能行气宽中，利水消肿，主治腹胀、水肿、小便不利等症。槟榔未成熟的果皮用于提取鞣料单宁，供制皮革、染料和药物。加工后的果皮是轻纺工业的原料，可制成优质纤维隔板、绝缘材料或填充物，也可编织毛毯、提取黑色染料。老的树干通直坚韧，可做房屋梁柱、板材或家具、乐器用材。叶鞘可制刷具扫帚，经久耐用。台湾、海南、湖南等地的人们喜欢嚼食槟榔。海南科研部门研制开发了槟榔牙膏、复方槟榔含漱液、槟榔香皂、槟榔花口服液等卫生保健系列产品。

（八）莲子

药材来源 为睡莲科植物莲 *Nelumbo nucifera* Gaertn. 的干燥成熟种子。

道地沿革 有关莲子的产地，首载于《本草经集注》，曰："藕实茎，……一名莲。生汝南池泽。"《本草纲目》称："莲藕荆扬豫益诸处湖泽陂池皆有之。"《辞海》中"建宁"条目中称"建莲"为建宁特产。莲子除福建出产外，现在主要产地还有湖南（出产"湖莲子"）、湖北、江西及江苏、浙江等地。

生境分布 莲为水生植物，生长于湖塘之中。分布于湖南、湖北、福建、江西、浙江、江苏、河南、河北、山东、山西、安徽、辽宁、黑龙江、贵州、陕西等地。

栽培管理 莲的繁殖可分为播种繁殖和分藕繁殖两种。莲田要阳光充足，灌溉方便。适当稀植，调节盛花期，合理施肥。科学管水，一般生长前期只需浅水，中期满水，后期少水。主要害虫有斜纹夜蛾、蚜虫、金龟子、黄刺蛾。主要病害有荷花褐斑病、荷花腐烂病等。

采收加工 秋季果实成熟时采割莲房，取出果实，除去果皮，干燥。

品质评价 莲子以个大、饱满者为佳。含牛角花糖苷、莲心碱、异莲心碱、淀粉、棉子糖、蛋白质、脂肪及钙、磷、铁盐等。《中华人民共和国药典》（2005年版）规定，本品水分不得过14.0%。

开发利用前景 莲子能固精止带，补脾止泻，益肾养心，用于方剂配伍及中成药原料，如金锁固精丸、参苓白术丸等。还可用于保健食品、饮品等，已开发出速冻鲜莲、鲜莲籽汁、莲籽婴儿米粉、莲藕粉、莲心茶、莲心含片、莲片、即食莲籽、莲心雪茶饮料、荷香花卉果酒等系列产品。

三、茎木类药材

(一)沉香

药材来源 为瑞香科植物白木香 *Aquilaria sinensis*(Lour.) Gilg 含有树脂的心材。

道地沿革 沉香始载于《名医别录》,列为上品。沈怀远《南越志》云:"交州(交趾)有密香树,欲取先断其根经年后,外皮朽烂。《图经本草》谓:"……今惟海南诸国及交广崖州有之……"《本草拾遗》称:"密香生交州,大树节如沉香。"《本草纲目拾遗》道:"产琼者名土伽香,状如油迷,剖之香特酷烈"。《本草品汇精要》称:"道地琼、崖等州。"《药物出产辨》载:"产广东琼州、海南为上。"《证类本草》更有"崖州沉香"与"广州沉香"之图。国产沉香(白木香)主产于海南东方、保亭、陵水等地,广东湛江、徐闻、肇庆、广宁等地也有。广西产量甚少。进口沉香(沉香)主产于印度尼西亚、马来西亚、柬埔寨及越南等国。

生境分布 生于平地、丘陵或荒山中,有少量栽培。分布于广东、海南、广西、台湾等省区。

栽培管理 白木香喜温暖湿润、雨水分布均匀的环境。用种子繁殖。幼龄期行间可间种作物,注意除草、松土、追肥及修枝等抚育管理。

采收加工 全年均可采收生有沉香的树干和根,用刀除去不含树脂的部分及腐朽木,阴干。

品质评价 沉香以色黑、质坚硬、油性足、香气浓者为优。含挥发油及树脂。《中华人民共和国药典》(2005 年版)规定,本品醇溶性浸出物不得少于 10.0%。

开发利用前景 沉香能行气止痛,温中止呕,纳气平喘,用于中药方剂配伍及中成药,如沉香化气丸等。还常用作香料。在泰国、印度尼西亚、柬埔寨等一些东盟国家,沉香的使用范围很广,除了用于医学、香料等用途外,还被用于寺庙中。

(二)肉桂

药材来源 为樟科植物肉桂 *Cinnamomum cassia* Presl 的干燥树皮。

道地沿革 以菌桂之名始载于《神农本草经》,列为上品。《名医别录》云:"生交趾、桂林山谷岩崖间。"《新修本草》曰:"出融州、桂州、交州甚良。"《本草品汇精要》载:"道地桂阳、广州、观州。"《药物出产辨》道:"产广东肇庆之属罗定等处。"原产越南南部及喜玛拉雅山东麓一带。在我国，药材主产于广西防城、平南、荣县、桂平、滕县、岑溪、钦州、博白、陆川、北流、苍梧，广东信宜、高要。广西产量约为全国的90%，有"肉桂之乡"之称。进口药材主要来源于越南。

生境分布 宜温暖湿润、阳光充足的环境。广西、广东、福建、云南等地广为栽培。印度、老挝、越南、印度尼西亚也有栽培。

栽培管理 以土层深厚、土质疏松、排水和透性良好的红黄壤土为宜。用种子育苗繁殖，苗期需设棚遮荫，出苗后结合松土除草，注意浇水施肥。

采收加工 一般于8~10月间，选择桂树，按一定阔度剥取树皮，加工成不同的规格，干燥。主要有下列几种：第一种，官桂：剥取栽培5~6年的幼树干皮和粗枝皮，晒1~2天后，卷成圆筒状，阴干。第二种，企边桂：剥取十余年生的干皮，两端削齐，夹在木制的凸凹板内，晒干。第三种，板桂：剥取老年桂树的干皮，在离地30cm处作环状割口，将皮剥离，夹在桂夹内晒至九成干时取出，纵横堆叠，加压，约1个月后即完全干燥。各种肉桂商品均宜贮藏于干燥阴凉处，或入锡盒内，密闭保存。

品质评价 肉桂以体重、外皮细、肉厚、断面色紫、油性大、香气浓厚、味甜辣、嚼之渣少为优。含挥发油，主要成分为桂皮醛，尚含有黏液、鞣质、碳水化合物等。《中华人民共和国药典》（2005年版）规定，本品挥发油不得少于1.2%（ml/g），桂皮醛不得少于1.5%，水分不得超过15.0%，总灰分不得过5.0%。

开发利用前景 肉桂树浑身都是宝。幼果（桂子）、嫩枝（桂枝）和树皮（桂皮）均可用作中药材，其中桂皮（肉桂）能补火助阳，散寒止痛，温经通脉，引火归原，在方剂配伍和中成药中常用，如肾气丸、右归饮等。桂叶和桂皮可以提取肉桂油和天然香料。用肉桂树的干燥枝、叶经过水蒸气蒸馏得到的挥发油，系驱风药及健胃药。肉桂油在食品中作为天然的食用香料广泛应用，主要用于软饮料、糖果、罐头食品、焙烤食品、酒类和烟草类等。肉桂油还具有驱虫、防霉和杀菌的作用，能够制成衣物、鞋袜和高档日用品的驱虫剂和防霉剂。此外，还能够利用肉桂醛和其他芳香物质一起生产香皂和除臭剂。

四、动物类药材

（一）蛤蚧

药材来源 为脊索动物门壁虎科动物蛤蚧 *Gekko gecko* Linnaeus 的干燥体。

道地沿革 《海药本草》载："生广南。"李时珍引《海槎录》曰："广西横州甚多蛤蚧。"《药物出产辨》云："产广西，以龙州为多。"广西是蛤蚧的道地产区。主产于广西龙州、崇左、扶绥、大新、天等、隆安、凭祥、宁明、马山、平果、田东、田阳、靖西、德保、都安、武鸣等地及广东怀集、阳江、阳春、从化、英德、罗定等地。

生境分布　喜温暖、湿润气候，栖于石灰岩地区或石峰林立地带的阴暗缝隙、洞穴之中。分布于广西、广东、云南、贵州等省区。

养殖管理　饲养场地应选择通风良好、冬暖夏凉、便于诱虫的林阴地。蛤蚧养殖有室内笼箱养和房养两种，以房养较为普遍。蛤蚧是肉食性动物，以吃昆虫为主，但忌食死腐食物。可利用自然界的昆虫和人工培育饵料互相补充。蛤蚧易发生口角炎和口腔炎、夜盲症等，应注意防治。

采收加工　于5~9月捕捉，剖开腹部，取出内脏，用布抹净血液（不可用水洗），再以竹片撑开使身体扁平，四肢顺直，以微火焙干，将两只合成1对，扎好。

品质评价　蛤蚧以体大、尾粗而长、无虫蛀者为优。含肌肽、胆碱、肉碱、鸟嘌呤及蛋白质、氨基酸、脂肪等。

开发利用前景　蛤蚧的干制品是驰名中外的珍贵药材，能补肺益肾，定喘助阳，是配制"蛤蚧酒"、"蛤蚧精"、"蛤蚧大补丸"等中成药的主要原料。

（二）穿山甲

药材来源　为哺乳纲鳞甲目鲮鲤科动物穿山甲 *Manis pentadactyla* Linnaeus 的鳞甲。

道地沿革　《本草纲目》记载："鳞鲤即今之穿山甲也，生湖广岭南，及金商均房诸州深山大谷中皆有之。"主产于广西南宁、百色、柳州，云南红河、文山、西双版纳、大理、德宏等地。

生境分布　常栖息于山地、丘陵的疏林、灌丛、草甸等潮湿地下，掘洞而居。分布于我国云南、广西、海南岛、台湾、贵州、湖南、福建、安徽、浙江等地，并向南延伸至越南、缅甸、印度半岛等地。

养殖管理　建造饲养场宜选择阴凉、潮湿无砂石的地方。穿山甲性情温顺，食量少，每天傍晚喂食一次，以肉、鱼、虾类以及其他小昆虫为主，还可喂些米饭。

采收加工　全年均可捕捉，以春夏为多。捕得后，敲头致昏，倒吊起来，割舌取血，剖腹，剥皮，去净残肉，晒干，称甲张。将甲张放在开水中，鳞（甲）片会自行脱落，或将甲张放入石灰水中，烂去皮肉，洗净晒干后即可得到甲片。

品质评价　商品一般分大甲片、小甲片两种。按颜色又分铁甲（褐色）和铜甲（棕色）。以半透明，不带肉者为佳。《中华人民共和国药典》（2005年版）规定，本品杂质不得过4%。

开发利用前景 穿山甲具有通经下乳，消肿排脓，搜风通络的功能，有着广泛的药用价值和食用价值，是一有开发前景的药用动物和药膳动物。

广东省及香港、澳门特别行政区盛产的药材还有山柰、广防己、广金钱草、木鳖子、石决明、广地龙、红豆蔻、芦荟、何首乌、枇杷叶、金钱白花蛇、金樱子、玳瑁、胡椒、鸦胆子、剑麻、高良姜、海马、海龙（刁海龙、拟海龙）、番石榴、玉竹等。

海南省主产的药材还有丁香、草豆蔻、肉豆蔻、大风子、降香、胖大海、番泻叶等。

广西壮族自治区主产的药材还有八角茴香、山豆根、千年健、石刁柏、石斛（金钗石斛、环草石斛、马鞭石斛）、安息香、鸡血藤、郁金、罗汉果、珍珠、荜澄茄、钩藤（大叶钩藤、毛钩藤、华钩藤）、海桐皮、桑寄生、三七、山药、天花粉、葛根（粉葛）、水半夏、草果、桂圆。常用壮药有龙船花、阳桃、两面针、鸡蛋花等。

福建省主产的药材还有龙眼肉、枇杷叶、白花蛇舌草、青皮、狗脊、南板蓝根、荔枝核、厚朴（凹叶厚朴）、穿心莲、绿衣枳壳、薏苡仁、乌梅、栀子、太子参、茯苓、青黛、麦冬等。

台湾盛产的药材还有樟脑、金线莲、香茅草、龙眼肉、海马等。

第五节 西南和青藏高原地区的道地药材资源

西南地区主要包括贵州省、四川省、云南省。全区绝大部分为山地、丘陵及高原，地势西高东低，高差悬殊，河流广布，植被主要为常绿落叶阔叶混交林和常绿阔叶林。全区中药资源约5000种，其中植物类约4500多种，动物类300多种，矿物类约80种，且有众多的道地药材，是"川药"、"云药"、"贵药"的道地产区。"川药"是指以四川为道地产区的常用药材，如川芎、川附子、川牛膝、川麦冬、川郁金、川白芷、川黄柏、川黄连、川贝母、川大黄等。"云药"是指产于云南的道地药材，常见云药有云木香、云南三七、云黄连、云当归、云天麻等。有些云药如三七、儿茶、诃子等也被看作是"南药"。"贵药"是以贵州为主产地的道地药材。常见贵药有天麻、杜仲、半夏、吴茱萸等。野生药材中占全国产量50%以上的主要品种有茯苓、厚朴、胡黄连、猪苓、天麻、半夏、川续断、川楝子、天门冬及矿物药雄黄、朱砂等。动物药则有乌梢蛇、穿山甲及熊胆等。

青藏高原位于我国西南部，包括西藏大部、青海南部、四川西北部及甘肃南部。本区地貌复杂，山脉纵横，山脉间分布有高原、盆地和谷地，平均海拔4000～5000m。本区气候具有明显而独特的高寒类型，干湿季分明。东南部的植被为针阔叶混交林和寒温性针叶林，西北部的植被为高寒灌木、高寒草甸、高寒草原和高山荒漠草原，藏南谷地的植被为温性草原和温性落叶灌丛。全区有中药资源1100余种，一些贵重药材和高原特有品种在全国占有重要地位。其中蕴藏量占全国60%～80%以上的种类有冬虫夏草、甘松、大黄、胡黄连。动物类药材主要有麝香及鹿茸。矿物类药材主要有石膏、云母、芒硝等。

一、根及根茎类药材

（一）木香

药材来源　为菊科植物木香 *Aucklandia lappa* Decne. 的干燥根。

道地沿革　木香始载于《神农本草经》，列为上品。《名医别录》云："生永昌山谷（今云南保山县）。"《本草经集注》曰："今多从外国舶上来，乃云大秦国以疗肿毒。"《新修本草》载："此有二种，当以昆仑来者为佳，西胡来者不善。"《图经本草》称："今惟广州舶上有来者也，他无所出。以其形如枯骨，味苦粘牙者为良"。《药物出产辨》道："产西藏、印度、叙利亚等处，有产四川。"木香原多为进口（广木香），目前我国云南省已有较大面积的种植（云木香），以丽江地区和迪庆州产量较大。

生境分布　喜冷凉湿润较荫蔽的环境。栽培于海拔2500m以上高山区，在气候凉爽的平原和丘陵地区也可生长。全部为栽培品。近年来，除云南大量栽培外，四川、湖北、湖南、广东、广西、陕西、甘肃、西藏等省区均有栽培和生产。

栽培管理　适宜选土层深厚、地下水位低、排水良好、湿润的黑油砂土或砂质壤土种植。生荒地或熟地均可以种植，不宜连作。以种子繁殖为主，亦可以用分根繁殖。种子繁殖又可分为直播和育苗移栽两种种植方式。

采收加工　秋、冬二季采挖，除去泥沙、茎叶和须根，按根的生长情况，将根切成10cm左右的短节，粗大者再纵切成2～4块。用火炕干，炕时要用文火，一般控制在50℃～60℃。等全干后，装在铁制桶中撞击粗皮、细根、泥沙，待表面呈灰黄色即可。

品质评价　木香以身干、体坚实、油性大、香气浓者为佳。含挥发油，油中主要成分为木香内酯、去氢木香内酯、二氢木香内酯、异去氢木香内酯、木香醇、木香酸等。《中华人民共和国药典》（2005 年版）规定，本品含木香烃内酯和去氢木香内酯的总量不得少于 1.8％，总灰分不得过 4.0％。

开发利用前景 木香为行气止痛、健脾消食之药，用于中药方剂配伍及中成药，如木香顺气丸、六味木香胶囊等。

（二）天麻

药材来源 为兰科植物天麻 *Gastrodia elata* Blume 的干燥块茎。

道地沿革 《名医别录》云："生陈仓川谷、雍州及太山少室。"《开宝本草》曰："生郓州、利州、太山、劳山诸处，……今多用郓州者。"《药物出产辨》载："四川、云南、陕西汉中所产者佳。"近代以"贵天麻产量大"，质较佳，最为驰名。主产地为四川、云南、贵州、湖北、陕西、安徽等地，其中以四川分布最广，人工栽培以陕西产量最大。

生境分布 野生天麻多生长在被砍伐的杂木林而有大量残留树桩及树根的地方或竹林地中。天麻喜气候凉爽、湿润的环境，怕严寒酷暑，野生天麻一般分布在海拔 1000～1800m 的高山林间。分布于四川、云南、贵州、湖北、陕西、安徽等地，河北、河南、山东及东北山区也有少量分布。

栽培管理 天麻种子细小，无胚乳，发芽较困难，与密环菌 *Armdlaria mellea* (Vaht. ex Fr) Oud 互为共生，才能正常繁殖生长。繁殖方式分为种子繁殖、块茎繁殖及组织培养繁殖，当前生产上采用块茎繁殖为主。栽培天麻首先应在木材上培养好密环菌，然后再栽种天麻。

采收加工 天麻应在休眠期采收。冬栽的第二年冬或第三年春采收，春季 4～5 月间采挖者为"春麻"，立冬前 9～10 月采挖者为"冬麻"，冬麻质较优。挖起后趁鲜去泥土及粗皮，大小分档，清水略泡，蒸透心，敞开，低温（60℃以下）干燥。

品质评价 天麻以个大、质坚实、断面半透明、无空心者为佳。天麻鲜品中含多种酚性成分，如天麻素、对羟基苯甲醇、对羟基苯甲醛及香草醇等。《中华人民共和国药典》（2005 年版）规定，本品含天麻素不得少于 0.20％，水分不得过 15.0％，总灰分不得过 4.5％。

开发利用前景 天麻能平肝、熄风、止痉，是名贵中药材，它具有多种药用及保健功能。已制成多种保健品，如天麻药酒等。近代研究表明，天麻还有明目和增强记忆力的作用，对人的神经系统有保护和调节作用，能增强视神经的分辨能力，目前已用作宇航人员和老年人的保健食品。

（三）重楼

药材来源　为百合科植物云南重楼 *Paris polyphylla* Smith var. *yunnanensis*（Franch.）Hand. – Mazz. 或七叶一枝花 *P. polyphylla* Smith var. *chinensis*（Franch.）Hara 的干燥根茎。

道地沿革　重楼首载于《滇南本草》，为重楼属植物，现称滇重楼，蚤休首载于《神农本草经》，即《本草纲目》中的七叶一枝花，为重楼属植物，现称华重楼或七叶一枝花。《本草纲目》谓："重楼金线处处有之，生于深山阴湿之地，一茎独上。"主产于云南、四川、贵州等省。

生境分布　野生于我国长江以南，海拔 700 ~ 3200m 的中低山区山坡、山谷、溪边。常生于林下、灌丛、草丛、沟边、路旁阴湿处。分布于福建、江苏、浙江、江西、湖北、湖南、四川、贵州、云南、广西、广东、台湾等地。

栽培管理　重楼的繁殖方式分为种子繁殖和根茎繁殖，成熟的重楼果实中种子的胚尚发育不全，萌发过程中胚茎又需要一定的休眠期，所以重楼种子需经过两次低温休眠才能萌发，在自然情况下经过两个冬天才能出土成苗。育苗 3 ~ 4 年后移栽，移栽时间宜在地上茎倒苗之后，根茎休眠之时，在雨季也可连根带土移栽。重楼的根茎各部位切段都能繁殖出新植株。

采收加工　采后除去茎叶、须根，洗净泥土，曝晒至干，如遇阴雨，低温烘干也可。切忌水煮或高温烘干，以防淀粉糊化变成角质状。

品质评价　重楼以根茎粗壮、坚实、断面色白、粉性足者为佳。《中华人民共和国药典》（2005 年版）规定，含重楼皂苷 I 和重楼皂苷 II 的总量不得少于 0.80%，水分不得过 12.0%，总灰分不得过 6.0%，酸不溶性灰分不得过 3.0%。

开发利用前景　历史上为少常用中药，20 世纪 70 年代研究发现，重楼根茎含多种皂苷，有平喘、止咳、抗菌作用，对流感病毒有抑制作用，引起各地药厂重视，成为清热解毒中成药重要原料。

（四）川芎

药材来源　为伞形科植物川芎 *Ligusticum chuanxiong* Hort. 的干燥根茎。

道地沿革　始载于《神农本草经》，列为上品。当时产地为武功川谷，武功即今之陕西武功县。《名医别录》记载产于斜谷西岭。斜谷亦即武功县。其后《本草经集注》曰："今惟出历阳，蜀中亦有而细。"《新修本草》云："今出秦州，其历阳出者不复用。其人间种者，形块大，重实多脂。"由此可见，初唐及以前川芎产地主要集中在大西北。《图经本草》称："芎，今关、陕、蜀川、江东山中多有之，而以蜀川者为胜。"《药物出产辨》称："出自灌县"。现在川芎的主要产地集中在四川盆地西部平坝区的都江堰市（原灌县）、崇庆等。近些年种植区已扩展到 10 余个县和四川各地。但仍以都江堰、崇庆种植最为适宜，质优量大，为道地产区。

生境分布 川芎适宜长于气候温和湿润，海拔 700～800m 的冲击平原。在土质疏松、肥沃、排水良好、地势向阳的褐色砂壤土中生长良好。均为栽培。主要栽培于四川，贵州、云南、甘肃、陕西、湖南、湖北、江西、河北、辽宁亦有引种。

栽培管理 川芎用茎节（称苓子或芎苓子）繁殖。于大暑至立秋间种植。生长期要及时松土、锄草、浇水、追肥。主要病害有根腐病，害虫有蚜虫。

采收加工 川芎以根茎入药。栽后第二年收获，平原栽者以 5 月下旬，当茎上的节盘显著突出，并略带紫色时采挖；山地栽者多在 8～9 月份挖取。根茎挖出后除去茎叶、须根、泥土，洗净，晒干或烘干后，放入竹制撞笼中来回抖撞，除净泥沙和须根。

品质评价 川芎以个大饱满、质硬体重、坚实、断面黄白色、油性大、香气浓者为佳。根茎含挥发油，主要成分为蛇床内酯、川芎嗪、阿魏酸、川芎酚等。按《中华人民共和国药典》(2005 年版) 规定，用乙醇作溶剂，醇溶性浸出物不得少于 12.0%，总灰分不得过 6.0%，酸不溶性灰分不得过 2.0%。

开发利用前景 川芎有活血行气、祛风止痛之功效。可用于月经不调，经闭痛经，胸胁刺痛，头痛，风湿痹痛等，为方剂配伍与中成药常用，如四物汤、血府逐瘀胶囊等。川芎地上部分的挥发油成分与地下部分基本相似，有很好的开发前景。此外，川芎能扩张头部毛细血管，促进血液循环，增加头发营养，可延缓白发生长，现已将川芎开发成洗发液、生发露等。川芎嗪盐酸滴眼液可防止青少年近视。

（五）黄连

药材来源 毛茛科植物黄连 *Coptis chinensis* Franch. 、三角叶黄连 *C. deltoidea* C. Y. Cheng et Hsiao 和云黄连 *C. teeta* Wall. 的干燥根茎。商品分别称为"味连"、"雅连"和"云连"。

道地沿革 黄连作为名贵的传统中药，两千年前就已入药。最早记载于战国至东汉时代的《神农本草经》，并且在历代本草书中都被列为上品，是常用药材。《名医别录》曰："生巫阳川谷及蜀郡、太山。"《图经本草》云："南北皆有，以嵩山茅山者为佳。"《本草纲目》记载："今虽吴蜀皆有，惟以雅州、眉州为良。"《药物出产辨》称："产云南者为云连，出古涌县有名西连者。"从历代对黄连的道地与质量论述来看，四川很早就是黄连的主产地，但也有记载浙江东阳、安徽宣城、广西柳州所产为佳。目前仍以川连最为道地，尤其是色泽均黄的峨眉连和龙头凤尾的雅连，品质最优。

生境分布 黄连一般生长在海拔 1200～1800m 的高寒山区，是一种高海拔阴生植物，喜阴湿凉爽的气候。冬季在零下 8℃ 以内能正常越冬。适合山区冷凉、多雨地区。黄连分布于四川、贵州、湖南、湖北、陕西南部。三角叶黄连分布于四川峨眉及洪雅一带。云南黄连分布于云南西北部、西藏南部。

栽培管理 黄连喜温暖湿润的气候和阴湿的环境。以选土层深厚、疏松、肥沃、排水良好、潮湿或荫蔽的砂质壤土栽培为宜。用根茎繁殖。在自然状态下黄连种子的萌发率极低，可采用种子砂藏和精细育苗模式。黄连对水分要求较高，不耐干旱，需水分较多，但不能积水，雨季要及时排水。黄连为喜阴植物，忌强烈的直射光照射，苗期最怕强光，因此，栽培黄连必须搭棚，透光率为 50% 左右。黄连的病害较少，在雨季多发生白粉病。

采收加工 黄连移栽后第 5 年才能收获，是生长年限较长的药用植物。黄连最适宜的收获期为 10 月上旬和 11 月下旬入冬前。用四齿耙按行株距将黄连挖出，剪去须根和叶子，每亩可产 500kg 左右鲜根。鲜根出土后，最好用炕烘干，烘干时不宜火力过大，边烘边翻，直到干燥为止。

品质评价 黄连以粗壮、坚实、断面红黄色者为佳，主含小檗碱、黄连碱、甲基黄连碱、巴马亭、药根碱、木兰花碱等。黄连含有多种微量元素如锰、镍、铜、锌、铁、锶、钡等。《中华人民共和国药典》(2005 年版) 规定，黄连含小檗碱以盐酸小檗碱计不得少于 3.6%，总灰分不得过 5.0%。

开发利用前景 黄连能清热燥湿，泻火解毒，为方剂配伍与中成药常用，如黄连解毒汤、香连丸等。黄连除根茎药用外，其余各部分均含有小檗碱、黄连碱等。植株重量与根茎基本相同，具有很高的开发价值。此外，黄连提取物还可作为黄连素，与柿树根提取物合用可制成粉刺霜，用以治疗感染性粉刺和斑疹。

（六）附子

药材来源 为毛茛科植物乌头 *Aconitum carmichaeli* Debx. 子根的加工品。

道地沿革 始载于《神农本草经》，列为下品。《名医别录》云："附子生犍为山谷及广汉。"《新修本草》曰："天雄、附子、乌头，并汉蜀道锦州、龙州者佳。"《本草品汇精要》谓："道地梓州蜀中。"《药物出产辨》中载附子和川乌头"产四川龙安府江油县"。由此可见，附子一直以来以川产为佳，特别是四川江油、平武、绵阳，销往全国各地并出口。

生境分布 乌头喜温暖湿润、阳光充足、排水良好的地区生长，在紫红泥和油沙土中生长良好。分布于长江中、下游，北至秦岭和山东东部，南至广西西北部。

栽培管理　以土层深厚肥沃、排水良好的腐殖质壤土或砂壤土为优，黏土及低洼地不宜种植。怕高温干旱，忌水涝和连作，宜水旱轮作。附子以乌头块根繁殖，每年立冬后挖取子根或野生乌头作种，在冬至前 6 ~ 10 天栽种。种子繁殖亦可，在采种后，冬天播种，至第 2 年冬天即可挖取块根。

采收加工　6 月下旬至 8 月上旬采挖，开花前挖取子根，除去须根及泥沙的成为"泥附子"。可加工成盐附子、黑顺片及白附片。选取大小均匀的泥附子，洗净后浸泡在盐卤和食盐的混合液中，每日取出晾晒，并逐渐延长晾晒时间，使附子充分吸收盐分，直到附子表面出现大量结晶盐粒、质地变硬时，即为盐附子。选取较小的泥附子，洗净，浸入胆巴水液中数日后，加热煮至透心，捞出漂洗，切成 5mm 厚的薄片，染色（加红糖及菜油制成调色剂），染成浓茶色，蒸片、烤片或晒干，即为黑顺片。白附片是选取较大或中等大的泥附子，经洗净、泡胆后，煮熟、剥皮、切片、蒸片，不加调色剂，晒至半干后以硫黄熏白，再晒干。栽培植物的母根，采挖后洗净晒干即为川乌。

品质评价　盐附子以个大、体重、坚实、灰黑色、表面起盐霜、无空心、无腐烂者为佳；黑顺片以片大、厚薄均匀、切面色棕黄、油润有光泽、无盐软片者为佳；白附片是以片大、色白、半透明、厚薄均匀者为佳。含多种毒性很强的双酯类生物碱和乌头多糖，炮制后毒性减小。

开发利用前景　附子有回阳救逆、温里止痛、祛风湿等功效，为方剂配伍与中成药常用，如四逆汤、参附汤、附子理中丸等。附子有一定的毒性，限制了其广泛使用。

（七）三七

药材来源　为五加科植物三七 *Panax notoginseng*（Burk.）F. H. Chen 的干燥根及根茎。

道地沿革　三七始载于《本草纲目》，云："生广西南丹诸州番峒深山中，采根暴干，黄黑色，……味微甘而苦，颇似人参之味。"《药物出产辨》曰："产广西田州为正道。"三七与人参为同一属，都是第三纪的一种残遗植物，幸存于云南、广西交界处，原为野生，逐步变为家种，其栽培已有数百年的历史，现已很难找到野生品。三七从古至今主产区一直是云南的文山州和广西的百色地区。目前主产地为云南、广西，江西、湖北、四川等地也见栽培。

生境分布　三七适宜在夏季凉爽，冬季温暖，四季温差不大的地区生长。三七多栽培于热带和南亚热带，海拔 800 ~ 1500m 的山脚开阔缓坡地或丘陵间。栽培见于云南、广西、四川、贵州、湖北、江西等地，海南亦有引种。

栽培管理 三七喜温凉而稍阴湿、有散弱阳光照射，故需搭棚遮荫栽种。应选地势较高、向阳、背风、排水良好的黑色砂质壤土或棕红色砂质壤土。用种子繁殖，主要采用育苗移栽。采 3～4 年生植株的种子，处理后当年点播，次年清明前后出苗。在栽种后期，病虫害发生较多，要及时防治。

采收加工 7～8 月开花前采挖或摘除花茎后到 10 月份采挖的三七，称为"春三七"，体结实饱满。12 月至翌年 1 月结子后采挖的三七，称"冬三七"，体松瘪瘦。挖出全根，除净茎秆，洗净泥土，称"鲜三七"。除去须根、支根和泥土，揉晒至全干。芦头、侧根、须根可分别加工成"剪口"、"筋条"和"绒根"。

品质评价 三七以个头大、饱满、体重坚实、无疙瘩、无"长条"、断面灰绿色、无裂隙者为佳。三七含人参皂甘 Rg_1 和 Rb_1，还含有 Rc、Rd、Re 及三七皂苷 R_1、R_2、R_3 等。《中华人民共和国药典》(2005 版) 规定，三七含人参皂苷 Rg_1、人参皂苷 Rb_1 和三七皂苷 R_1 三者的总量不得少于 5.0%，醇溶性浸出物不得少于 16.0%，水分不得过 14.0%，总灰分不得过 6.0%，酸不溶性灰分不得过 3.0%。

开发利用前景 三七是名贵的中药材，功效散瘀止血，消肿定痛，素有"生打熟补"之说，近年来用于治疗冠心病、心绞痛、高脂血症、高血压等，均有良好的疗效，为方剂配伍与中成药常用，如化血丹、云南白药等。三七花可用来泡茶治疗头晕、目眩、耳鸣等症。三七也是重要的日用化工产品和营养保健产品，比如三七牙膏、三七蜂蜜和田七口服液等；三七还能滋润和清洁皮肤，并对面部的黄褐斑有一定疗效，可用来制成各种护肤品。三七花、三七籽、三七口含片等在市场上十分畅销。

(八) 川贝母

药材来源 为百合科植物川贝母 *Fritillaria cirrhosa* D. Don、暗紫贝母 *F. unibracteata* Hsiao et K. C. Hsia、甘肃贝母 *F. przewalskii* Maxim. 或梭砂贝母 *F. delavayi* Franch. 的干燥鳞茎。川贝母、暗紫贝母、甘肃贝母为松贝和青贝的来源，梭砂贝母为炉贝的来源。

道地沿革 始载于《神农本草经》，列为中品。《本草经集注》谓："形似聚贝子，故名贝母"。《本草纲目拾遗》将川贝与浙贝分开，谓川贝味甘而补肺，治虚寒咳嗽以川贝为宜。《本经逢原》认为："贝母川产味甘，最佳；西产味薄，次之；象山者微苦，又次之。"《本草汇言》云："川者为妙。"而张景岳认为，川贝清降之功不及浙贝。《百草镜》评述川贝、浙贝的功用各有所宜，和当今应用颇为一致。现时，川贝母主产四川、云南、西藏等地，以四川阿坝、甘孜产者质量较优。

生境分布 喜温和凉爽、阳光充足、雨量充沛而较湿润的环境，怕旱怕涝，适生于海拔 1600～3000m 的高寒山区的小灌木林下及草丛中，以较小的群落存在。川贝母主要分布于西藏、云南、四川，亦见于甘肃、青海、宁夏、陕西等地；暗紫贝母分布于四川、青海等地；甘肃贝母分布于甘肃、青海、四川等地；梭砂贝母分布于四川、青海、云南、西藏等地。

栽培管理 栽培川贝应选择气候凉爽湿润、雨量适中的山区，以半阴半阳的坡地为好，以含腐殖质丰富，肥沃疏松，排水良好的砂质壤土、壤土为宜。川贝用种子繁殖，采后立即播种。播种后畦表面盖草，以遮荫保水。撤去地面覆盖物，搭矮式双透棚（透光透雨）遮荫栽培。一、二年生荫蔽度为 50%，第三年荫蔽度调整为 30% 左右，第四年裸露栽培。不留种田应及时摘除花蕾，以促进鳞茎生长。

采收加工 生长三年的植株，待其地上部分枯萎后即可采挖。除去残茎及泥土（勿用水淘洗）后，摊在木板或竹席上，其间垫以麻袋或棉毯，日光下曝晒，勿翻动，直至晒干；鳞茎表皮发白上粉后方可翻。曝晒过程中切忌堆积发热，否则泛油发黄。

品质评价 川贝母以质坚实、粉性足、色泽白、个大均匀者为佳。含川贝素、青贝素、松贝甲素、炉贝素等。《中华人民共和国药典》（2005 年版）规定，川贝母醇溶性浸出物以稀乙烯为溶剂，不得少于 9.0%，水分不得过 15.0%，总灰分不得过 5.0%，酸不溶性灰分不得过 0.5%。

开发利用前景 川贝母具有清热润肺、化痰止咳之功效，为方剂配伍与中成药常用，如贝母瓜蒌散、蛇胆川贝止咳露等。鳞茎中含 90% 左右的淀粉，这些淀粉在成药生产中，一般被当作残渣而丢弃，实际上它可作为赋形剂或填充剂，也可作饮料或酿酒。此外，川贝母地上部分也含有与鳞茎相似的成分，有待开发利用。在栽培过程中摘除的花薹可制成浸膏作川贝母制剂用。

（九）丹参

药材来源 为唇形科植物丹参 *Salvia miltiorrhiza* Bge. 的干燥根及根茎。

道地沿革 始载于《神农本草经》，列为上品。《本草经集注》云："今近道处处有之。茎方有毛，紫花。"《本草纲目》曰："处处山中有之。一枝五叶，叶如时苏而尖，青色皱毛。小花成穗如蛾形，中有细子。其根皮丹而肉紫。"《图经本草》谓："今陕西，河东州郡及随州皆有之。二月生苗，高一尺许。"

生境分布 丹参喜光照充足、空气湿润、土质较疏松肥沃的环境，适应性强，通常散布于稀疏的林下、灌丛、草坡、路边。丹参耐寒，在北方能露地越冬，但怕旱又怕涝，低洼积水易引起烂根。分布于安徽、山西、河北、四川、江苏、湖北、甘肃、辽宁、陕西、山东、浙江、河南、广西、江西等地。

栽培管理 丹参为深根植物，要求土层深厚、土质疏松，以保水排水性能较好的壤土为宜。砂土保水性差，易受旱，黏性土壤排水不良，易烂根，均不宜种植。可采用种子繁殖、芦头繁殖、切根繁殖、扦插繁殖和组织培养繁殖。种子繁殖多用育苗移栽法。

采收加工 秋栽秋播于第二年 10~11 月地上部枯萎或翌年春萌芽前均可收获。春播春栽者可于当年 11 月收获，但根不充实，产量低。将根全部挖起，先放地上晒，使根失水变软，不易碰断，再剪掉茎叶，抖净泥土，装筐运回。把运回的参根放晒场晒至半干，将根理顺捏拢，晒至 8~9 成干再捏一次，晒至全干，去掉须根和芦头，即成商品。加工时忌水洗。

品质评价 丹参以根条粗壮、外皮为紫红色者为佳。含丹参酮 II$_A$、丹酚酸 B 和丹参素等。《中华人民共和国药典》(2005 年版) 规定，丹参含丹参酮 II$_A$ 不得少于 0.20%，丹酚酸 B 不得少于 3.0%，水溶性浸出物不得少于 35.0%，醇溶性浸出物不得少于 15.0%，水分不得过 13.0%，总灰分不得过 10.0%，酸不溶性灰分不得过 3.0%。

开发利用前景 丹参为常用重要中药，有活血祛瘀、消肿止痛、养血安神的功能。用于治疗脑栓塞、宫外孕、冠心病、风湿性心脏病、心绞痛、慢性肝病、肝硬化、脉管炎等均取得良好效果。近年来又发展了几种新剂型，如丹参注射液、复方丹参注射液、复方丹参滴丸、复方丹参胶囊、复方丹参膏、复方丹参气雾剂等。此外，丹参含有维生素及微量元素锌、铜等，可用于微量元素不足而造成的白发、黄发、头发干燥等症，添加于发用化妆品中，具有促进头发生长，使头发由白变黑的作用，可用于研制生产各种养发乌发、护发的系列保健品。

（十）黄精

药材来源 为百合科黄精属植物滇黄精 *Polygonatum kingianum* Coll. et Hemsl.、黄精 *P. sibiricum* Red. 或多花黄精 *P. cyrtonema* Hua 的干燥根茎，分别习称"大黄精"、"鸡头黄精"、"姜形黄精"。

道地沿革 始载于《名医别录》。《图经本草》云："南北皆有，以嵩山茅山者为佳"。滇黄精主产于贵州、广西、云南等省区。黄精主产于河北、内蒙古、陕西等省区。多花黄精主产于贵州、湖南、云南、安徽、浙江等省。

生境分布 黄精属植物在我国分布广泛，但适应性较差、生境选择性强。喜生于土壤肥沃、表层水分充足、荫蔽、但上层透光性充足的林缘、灌丛和草丛或林下开阔地带。分布于云南、四川、贵州、广西、河北、内蒙古、陕西、安徽、浙江、黑龙江、吉林、辽宁等地。

栽培管理　黄精适宜生长于土层深厚、肥沃、疏松和湿润的壤土。多采用根茎繁殖，亦可选用种子繁殖。但种子繁殖生长较慢。春栽于 3 月下旬，秋栽在 9～10 月上旬进行。

采收加工　用种子繁殖的 3～4 年收获，用根茎繁殖的 1～2 年收获，于秋季地上部分枯萎或早春萌发前，刨收根状茎。去掉须芽、残茎，洗净泥土，蒸 10～20 分钟，以透心为准。取出晾晒 7～10 天，边晒边揉，晒至全干。

品质评价　黄精以块大、肥润、色黄、质润泽、味甜、断面干透明者为佳。黄精的主要成分为烟酸，黄精多糖甲、乙、丙，低聚糖甲、乙、丙，赖氨酸等 10 多种氨基酸，以及薯蓣皂苷元等甾体皂苷。多花黄精含强心苷。《中华人民共和国药典》（2005 年版）规定，黄精含黄精多糖以无水葡萄糖计，不得少于 7.0%，醇溶性浸出物不得少于 45.0%，水分不得过 18.0%，总灰分不得过 4.0%，酸不溶性灰分不得过 1.0%。

开发利用前景　黄精补气养阴，健脾润肺，益肾，能扩张血管、促进血液循环、降低血压，对肾上腺素引起的血糖过高有抑制作用。并能防止粥样动脉硬化，同时对肝脏脂肪浸润有一定作用，对结核杆菌、金黄色葡萄球菌及皮肤真菌有抑制作用，对结核杆菌有特效。黄精多糖具促进免疫功能而增强人体抗病抗衰老的能力。

（十一）半夏

药材来源　为天南星科植物半夏 *Pinellia ternata*（Thunb.）Breit. 的干燥块茎。

道地沿革　《名医别录》最早曾指出，半夏"生槐里川谷"。《千金翼方》中则认为道地药材应属今湖北谷城、江苏镇江、安徽宣城所产。而《本草经集注》则曰："槐里属扶风，今第一出青州，吴中亦有以肉白者为佳。"《图经本草》载："在处有之，以齐州者为佳。"《药物出产辨》则认为"产湖北荆州为最"。《中国道地药材》认为"以湖北、河南、山东所产为佳"。

生境分布　半夏喜温和湿润的气候，较耐寒，怕阳光，不耐旱，野生于山坡林下、池塘旁、水田边。分布于全国大部分地区。

栽培管理　在土质疏松肥沃、排水良好的砂质壤土中生长良好。喜湿润，怕涝，低洼积水地不宜种植。以块茎繁殖，也可用珠芽和种子繁殖。块茎繁殖，繁殖系数较低，约为 1∶5。半夏怕烈日照射，平地栽培多与玉米等作物间作。

采收加工　直播种子种植的宜在第 3、4 年采收，块茎繁殖的于当年或翌年采收。一般于夏季、秋季茎叶枯萎倒苗后采挖，但以芒种夏至间采挖为好。选择晴天采挖，避免损伤。切忌暴晒，否则不易去皮。

品质评价 半夏以个大、皮净、色白、质坚、粉足、无臭者为佳。

开发利用前景 半夏为常用中药，具有祛湿、化痰、止咳、止呕等功效。为方剂配伍和中成药常用，如半夏泻心汤、二陈汤等。

（十二）大黄

药材来源 为蓼科植物掌叶大黄 *Rheum palmatum* L. 、唐古特大黄 *R . tanguticum* Maxim. ex Balf. 或药用大黄 *R . officinale* Baill. 的干燥根及根茎。

道地沿革 《名医别录》云："生河西山谷及陇西。"《图经本草》曰："今蜀川锦文者佳，其次秦陇来者，谓之土番大黄。"《新修本草》称："今出宕州、凉州、西羌、蜀地者皆佳。"《本草纲目》谓："今以庄浪出者为最，庄浪即古泾原陇西地，与《别录》相合。"掌叶大黄和唐古特大黄药材称北大黄，主产于青海、甘肃等地。药用大黄药材称南大黄，主产于四川。

生境分布 青藏高原一带的大黄常见于海拔 3500～4400m 石灰岩山地的阳坡或半阳坡。掌叶大黄在林缘或草坡，分布于陕西、甘肃、青海、四川和西藏等地；唐古特大黄分布于青海、湖北、四川西部和西藏；药用大黄分布于陕西、湖北、四川和云南。

栽培管理 大黄喜湿润冷凉的气候，耐严寒，怕高温，颇喜阳光。野生大黄一般在高海拔区都有分布，栽培的大黄一般见于海拔 1400～2800m。大黄根系发达，适宜土层深厚、富含腐殖质、排水良好的砂质壤土，忌连作。大黄一般以种子繁殖，根芽繁殖亦可。种子繁殖 9 至 10 月为直播最佳期；根芽繁殖是选取母株的子芽或线根的芽眼进行栽种。田间管理过程中，大黄除施足基肥外，每年在夏季和冬季前要追肥一次。病害有轮纹病、根腐病。害虫主要有夜蛾劲虫及蚜虫。

采收加工 选择三年以上的植株，9～10 月采挖根茎，除去泥土、茎及细根，刮去粗皮，按规格加工成片、瓣、卵圆形或圆柱形，干燥即得商品药材。

品质评价 大黄以气清香，味微苦而微涩者为优。游离型的蒽醌主要有大黄酸、大黄素、大黄酚、芦荟大黄素等。蒽酚和蒽酮类主要有大黄二蒽酮 A、B、C，掌叶二蒽酮 A、B、C 以及苷类等。《中华人民共和国药典》（2005 年版）规定，含芦荟大黄素、大黄酸、大黄素、大黄酚和大黄素甲醚的总量不得少于1.5%，水溶性浸出物不得少于 25.0%，干燥失重不得过 15.0%，总灰分不得过10.0%，酸不溶性灰分不得过 0.8%。

开发利用前景 大黄性寒，味苦。具有泻下攻积，清热泻火，凉血解毒，逐瘀通经等功效，为方剂配伍和中成药常用，如大承气汤、麻子仁丸、金黄散等。现已开发出多种大黄制剂，如大黄注射液、大黄总蒽酮栓剂等。在化妆品中也可作防腐剂和色素，并且还能防止皮肤病、毛囊炎、痤疮等。近年来从大黄的近缘植物中分离出多种与大黄类似的化学成分。并发现了大黄具有健胃、治疗精神病和心脑血管疾病等方面的作用。

（十三）秦艽

药材来源 秦艽为龙胆科植物秦艽 *Gentiana macrophylla* Pall.、麻花秦艽 *G. straminea* Maxim.、粗茎秦艽 *G. crassicaulis* Duthie ex Burk. 或小秦艽 *G. dahurica* Fisch. 的干燥根。

道地沿革 始载于《神农本草经》，列为中品。《图经本草》谓："今河陕州郡多有之。"《本草纲目》云："秦艽出秦中，以根作罗纹交纠者佳，故名秦艽。"《药物出产辨》载："以陕西省汉中府产者为正地道。"而现今秦艽的主产地除内蒙古、甘肃外向青海转移。

生境分布 秦艽喜凉爽湿润气候，耐寒，以土层深厚、肥沃、富含腐殖质的壤土最适宜生长。原植物生长于海拔 2000m 以上的高山、草地、林缘、溪边。秦艽分布于西北、华北、东北、西南等地。

栽培管理 秦艽耐寒，忌高温，怕积水，适宜于海拔 2000~2500m，年降雨量 500mm 以上的黑垆土或黑砂土壤生长。秦艽用种子繁殖，种子很小且寿命短，隔年种子不能发芽，当年种子发芽率为 20% 左右。秦艽出苗后生长一年即可移栽。选择前茬作物为禾本科的地块进行移栽。病害主要有锈病，害虫有蚜虫等。

采收加工 秦艽栽种后 2~3 年即可采挖，挖出全株，除去基叶、须根和泥土，晒干即成。

品质评价 秦艽以质实、色棕黄、气味浓厚者为佳。主要含有生物碱及苷类等成分。《中华人民共和国药典》（2005 年版）规定，秦艽含龙胆苦苷不得少于 2.0%，醇溶性浸出物不得少于 24.0%。

开发利用前景 秦艽味辛、苦，性微寒。具有祛风湿、清虚热、止痹痛之功效。常用于方剂配伍与中成药，如秦艽鳖甲散、关节止痛片等。

（十四）甘松

药材来源 为败酱科植物甘松 *Nardostachys chinensis* Batal. 或匙叶甘松 *N. jatamansi* DC. 的根及根茎。

道地沿革 《本草纲目》云："产于川西松州，其味甘，故名。"甘松主产于青海东南部和四川西北部，蕴藏量大，开发历史悠久。

生境分布 甘松耐寒，野生甘松生长在海拔 3200~5000m 且富含腐殖质的高山草甸或山地灌丛中。分布于四川、青海、甘肃等地。

栽培管理 目前甘松尚无人工种植。

采收加工 春、秋皆可采收，以秋季采者为佳。采挖后去净泥沙，不用水洗，直接晒干或阴干。

品质评价 甘松以主根肥壮、条长、芳香味浓、无碎片泥沙者为优。甘松根茎和根含挥发油，如甘松香酮、甘松酮、9－马兜铃烯等。匙叶甘松含马兜铃烯、β－马里烯、甘松酮、赛切烯、赛切烷等。《中华人民共和国药典》（2005 年版）规定，含挥发油不得少于 2.0%。

开发利用前景 甘松性温，味辛、甘。能理气止痛，开郁醒脾。用于治疗胸腹胀痛、胃痛呕吐、食欲不振、消化不良、牙痛等病症。匙叶甘松还具有镇静、降压、抗菌、解痉、扩张支气管的作用。甘松理气茶以甘松为主药，行气止痛、理脾开胃，适用于气滞胃寒型胃脘痛证。

（十五）独活

药材来源 为伞形科植物重齿毛当归 *Angelica pubescens* Maxim. f. biserrata Shan et Yuan 的干燥根。

道地沿革 独活始载于《神农本草经》，列为上品。古代独活与羌活不分，《药性本草》始分出独活和羌活。《名医别录》云："生雍州川谷，或陇西南安。"《图经本草》曰："今人以紫色而节密者为羌活，黄色而作块者为独活。"《本草纲目》载："独活、羌活乃一类两种，以他地者为独活，西羌者为羌活。"主产于四川奉节、巫山、巫溪、都江堰，湖北巴东、恩施、长阳，陕西镇平，甘肃天水、岷县等地。甘肃陇南山区分布较多。甘肃为独活的历史道地产区。

生境分布 独活为多年生草本植物，生于山谷沟边或草丛中，分布于四川、湖北、陕西、甘肃，浙江、江西、广西、新疆等地也有栽培。

栽培管理 生长适宜温和气候，喜阳光充足，要求土壤肥沃、深厚，以砂质土壤为好，在海拔 1200m 以上的山区种植。独活种子发芽的适宜温度为 20℃，高温对独活种子发芽有抑制作用，光照能促进种子的发芽。独活易发生根腐病，害虫有蚜虫、红蜘蛛。

采收加工 种植后第三年的 10 月份采挖，去掉茎叶，刨出地下部分，去净泥土、须根，晒干或烘干。

品质评价 独活以根条粗壮、油润、香气浓者为佳。含甲氧基欧芹素（蛇床子素）、佛手内酯、二氢山芹醇当归酸酯、二氢山芹醇、二氢山芹醇乙酸酯、当归醇 A～H 及东莨菪内酯等多种香豆素类化合物。《中华人民共和国药典》（2005 年版）规定，含蛇床子素不得少于 0.50%，醚溶性浸出物不得少于

3.0%，总灰分不得过 8.0%。

开发利用前景 独活能祛风湿、止痛，用于治疗头痛、腰膝风湿痹痛等病症。为方剂配伍与中成药常用，如独活寄生汤、羌活胜湿汤等。独活以根茎入药，随着开采量的增加，开发利用全草已成为必然。

二、全草及花果种子类药材

（一）石斛

药材来源 为兰科植物金钗石斛 *Dendrobium nobile* Lindl.、马鞭石斛 *D. fimbriatum* Hook. var. *oculatum* Hook 或铁皮石斛 *D. candidum* Wall. ex Lindl. 及其近似种的新鲜或干燥茎。

道地沿革 始载于《神农本草经》，列为上品，称其"生山谷、水旁石上"。《本草经集注》谓："今用石斛，出始兴。生石上，细实，以桑灰汤沃之，色如金，形如蚱蜢髀者佳。"《本草纲目》云："其根纠结甚繁，干则白软。其茎叶生皆青色，干则黄色。开红花。节上自生根须，人亦折下以砂石栽之。"主产于广西、贵州、广东、云南、四川等省区。

生境分布 石斛为多年生草本，附生于树木和岩石上。生境独特，对小气候环境要求十分严格，多生于温凉高湿的阴坡、半阴坡岩石层峭壁上，上有林木侧方遮阴，下有溪沟水源。分布于广西、贵州、广东、云南、四川、西藏、浙江、江西等省区。

栽培管理 野生石斛为种子繁殖和营养繁殖。石斛果实中含数万细小种子，随风飞扬，散落在适宜的附主树杈上或石缝间，萌发成苗，三年后开花，植株不断产生萌蘖，茎的基部或茎节在接触地面时或在适宜的条件下均能产生不定根而形成新个体。野生石斛繁殖很慢，自然更新能力很差。人工栽培技术体系正在完善之中。

采收加工 全年均可采收，以春末夏初和秋季采集者为好。鲜用者采收后以湿沙贮存。干用者去净根叶，用开水略烫，蒸透或砂炒后，反复搓去叶鞘，晒干。铁皮石斛剪去部分须根后，边炒边扭成螺旋形或弹簧状，烘干，习称"铁皮枫斗（耳环石斛）"。

品质评价 石斛以色金黄、有光泽、质柔韧者为佳。金钗石斛含有石斛碱、石斛次碱、6-羟基石斛碱、石斛醚碱等。

开发利用前景 石斛是滋阴清热、生津止渴、养胃除烦之药，用于方剂配伍和中成药，如石斛夜光丸等。石斛对心血管、消化和呼吸系统、眼科等疾病有明显治疗作用，素有"人间仙草"之称。另外，石斛还是提取芳香油的原料。

（二）吴茱萸

药材来源　为芸香科植物吴茱萸 *Evodia rutaecarpa*（Juss.）Benth.、石虎 *E. rutaecarpa*（Juss.）Benth. var. *officinalis*（Dode）Huang 或疏毛吴茱萸 *E. rutaecarpa*（Juss.）Benth. var. *bodinieri*（Dode）Huang 的干燥近成熟果实。

道地沿革　如载于《神农本草经》，云：“吴茱萸生上谷、川谷及冤胸。”《图经本草》载：“今处处有之，江浙、蜀汉尤多。木高丈余，皮青绿色。叶似椿而阔厚，紫色。”《本草纲目》谓：“茱萸枝柔而肥，叶长而皱，其实结于梢头，累累成簇而无核，与椒不同。一种粒大，一种粒小，小者入药为胜。”主产于贵州、云南、湖南、广西、陕西、浙江等省区。

生境分布　喜温暖湿润的气候环境，在阳光充足、肥沃疏松、排水良好、土层深厚的酸性土上生长良好。一般要求在海拔 1000m 以下，海拔过高，气温过低时，吴茱萸生长缓慢，果实成熟时着色不良，品质较差。在阴湿处病害特多，影响其生长发育。分布于贵州、云南、湖南、广西、陕西、浙江、江西、湖北、安徽、福建等省区。

栽培管理　可采用扦插繁殖、分蘖繁殖和种子繁殖等，以扦插繁殖为主。种子繁殖时间长，结果晚，很少采用。扦插繁殖又分为根插法和枝插法。吴茱萸分蘖力强，常在母株周围生出许多分蘖苗，在 4 月上旬可挖取分蘖苗，另行栽植。

采收加工　8 月上旬，当果实由绿变为橙黄色时，就可以采收。在早上有露水时采摘，可减少果实脱落。采收时，将果穗成串一起摘下。采回的果实，薄摊于阳光下暴晒，晚上收回摊放，不可堆放，以免发酵，约晒 6~7 天即可全干，遇雨可在 60℃ 烘干。然后揉去果柄，除去杂质，置木箱内，贮存于通风干燥处。

品质评价　吴茱萸以身干、质坚实、粒小饱满、色黄绿、香气浓烈者为佳。含吴茱萸碱和吴茱萸次碱、吴茱萸烯、罗勒烯等。《中华人民共和国药典》（2005 年版）规定，吴茱萸碱和吴茱萸次碱的总量不得少于 0.15%，醇溶性浸出物不得少于 30.0%，杂质不得过 7%，水分不得过 15.0%，总灰分不得过 10.0%，酸不溶性灰分不得过 1.0%。

开发利用前景　吴茱萸具有散寒止痛、降逆止呕、助阳止泻之功，为方剂配伍和中成药常用，如吴茱萸汤、左金丸等。常用于治疗高血压、痢疾、口腔溃疡、腮腺炎、痛经及各种湿疹、神经性皮炎等。

（三）雪莲

药材来源　为菊科植物水母雪莲花 *Saussurea medusa* Maxim、新疆雪莲花 *S. involucrata* Kar. et Kir. 及绵头雪莲花 *S. laniceps* Hand.－mazz. 及同属多种植物

的干燥全草。

道地沿革 雪莲是藏医和维医的常用民族药。《柑园小识》云："雪莲生西藏，藏中积雪不消，暮春初夏，生于雪中。"《本草纲目拾遗》记载："伊犁西北及金川等处大寒之地，积雪春夏不散，雪中有草，类荷花，独茎亭亭，雪间可爱。"雪莲花因为喜寒冷的环境，所以大部分都集中在青藏高原和天山山脉的高山积雪未融化的地方。

生境分布 雪莲花集中分布于青藏高原和天山山脉的高山砾石间。海拔4000m以上为终年积雪地带，雪莲生长在雪线附近的峭壁上、砾石坡上或砂质湿地上。

栽培管理 喜湿润砂质肥沃松软的中性或微酸性土壤。雪莲种子在0℃发芽，3℃~5℃生长，幼苗能经受零下21℃的严寒。雪莲的野生变家栽已经成功，栽培技术正在逐步完善之中。

采收加工 雪莲花是珍贵的药用植物，一般在夏季初花时采集药效最好。采后不要放在烈日下晒，以免损失挥发油和各种有效成分。

品质评价 雪莲中含有雪莲内酯、黄酮苷、香豆素。近年来，从雪莲花中也提取到了二十三烷、β-谷甾醇、对-羟基苯甲酸甲酯、伞形花内酯和东莨菪素等。

开发利用前景 雪莲具有活血通经、散寒除湿、强筋助阳之功效，可治疗风湿性关节炎、肺寒咳嗽、月经不调等症。

三、茎皮类药材

（一）杜仲

药材来源 为杜仲科植物杜仲 *Eucommia ulmoides* Oliv. 的干燥树皮。

道地沿革 杜仲始载于《神农本草经》，列为上品。为我国特有的著名药材。《名医别录》曰："生上虞山谷及上党、汉中，今出商州、成州、峡州近处大山中。"《药物出产辨》云："产四川贵州为最。"主产于湖北、四川、贵州、陕西、云南等省。

生境分布 杜仲主要分布在秦岭及黄河以南的广大地区，在我国长江流域温暖湿润、阳光充足的南北山区集中较多。主要生长在海拔300~1300m的中低山和丘陵，800~1200m的地带最多。杜仲的自然分布中心区为陕南、鄂西、湘西北、川东和川北等地。

栽培管理 杜仲喜温暖湿润、阳光充足的环境。土壤以湿润、肥沃、深厚、含有腐殖质的黏质砂土及酸性和微酸性的土壤为宜。杜仲一般用种子繁殖。扦插繁殖、伤根萌芽繁殖、压条繁殖、余根繁殖也可以。苗期易染叶枯病、根腐病等。

采收加工 采收 20~25 年树龄的树皮最为适宜。每年 4~5 月，选成龄树，在树干基部横向环割树皮。向上量 80cm 高处，同样环割第二道。在上下割口之间，将树皮垂直纵割，割后用木棒轻轻敲打被割的树干四周。然后用竹片从纵切口处上下左右轻轻撬剥，使得树皮与木质部分离，剥取树皮。剥后用塑料包好，以免水分蒸发或病菌感染。

品质评价 杜仲以皮厚、块大、去净粗皮、断面白丝多、内表面暗紫色、光滑者为佳。含杜仲胶、木脂素类、环烯醚萜类、三萜类、有机酸类。按《中华人民共和国药典》（2005 年版）规定，含松脂醇二葡萄糖苷不得少于 0.10%，醇溶性浸出物不得少于 11.0%。

开发利用前景 杜仲有补肝肾、强筋骨、安胎之功效，常用于方剂配伍与中成药，如独活寄生汤、杜仲丸等。其皮、叶、果实所含的硬橡胶，可塑性强，有高度绝缘性、耐水性和对酸碱等化学物质的稳定性，可用于制作优质海底电缆、航空电器。同时又是高级黏合剂，为补牙的较好原料。杜仲叶具有和杜仲皮相似的化学成分和药理作用，故可作杜仲皮的代用品。杜仲茶在国际上畅销甚至返销我国。此外以提胶、提药残渣制成家具、拖鞋及其他日用品等，亦可作为杜仲的开发思路。

（二）厚朴

药材来源 为木兰科植物厚朴 *Magnolia officinalis* Rehd. et Wils. 或凹叶厚朴 *M. officinalis* Rehd. et Wils. var. *biloba* Rehd. et Wils. 的干燥树干皮、根皮和枝皮。商品中四川、湖北产的称"川朴"，浙江、福建产的称"温朴"。

道地沿革 始载于《神农本草经》，列为中品。《图经本草》记载："今洛阳、陕西、江淮、湖南、蜀川山谷中往往有之，而以梓州、龙州者为上。"《本草品汇精要》曰："蜀川、商州、归州、梓州、龙州最佳。"《药物出产辨》称："产四川打剪炉为正。"川朴油性足、香气浓郁、质量优异，称紫油厚朴。温朴产量大，皮厚色佳，为厚朴的主要商品来源。主产于四川、湖北、浙江、江西等省。

生境分布 厚朴喜温和、潮湿、雾多、雨量充沛的气候。一般在海拔 800~1500m 的山区生长较好。多为栽培。分布于安徽、江苏、江西、广西等地。浙江、福建大量栽培。

栽培管理 厚朴是阳生植物，但是幼苗怕强光，适当遮荫才能生长良好，栽培时应选向阳、湿润、土层深厚、疏松肥沃、富含腐殖质的微酸性砂质壤土为育苗地。厚朴以种子繁殖为主，亦可以用扦插繁殖。

采收加工　4~6月剥取生长15~20年的树干皮，置沸水中微煮后，堆置土坑上，上盖草使之"发汗"，待水分自内部渗出后，内表面变紫褐色或棕褐色时，再蒸软，取出，卷成筒状，晒干或炕干。根皮及枝皮剥下后可直接阴干。

品质评价　厚朴以皮厚、肉细、油性足、内表面色紫棕而有发亮结晶物、香气浓者为佳。树皮含挥发油，油中主要成分为厚朴酚、和厚朴酚、四氢厚朴酚、异厚朴碱等。《中华人民共和国药典》（2005年版）规定，厚朴含厚朴酚与和厚朴酚的总量不得少于2.0%。

开发利用前景　厚朴为常用中药，有燥湿化痰、下气除满的功效，为方剂配伍和中成药常用，如半夏厚朴汤、平胃散等。以树皮及枝皮、根皮、花蕾供药用。主治胸脘痞满、痞闷疼痛、呕吐泄泻、气滞血瘀等证。花有理气、化湿功能。果实有理气温中、健胃消食的功能。

（三）黄柏

药材来源　为芸香科植物黄皮树 *Phellodendron chinensis* Schneid 的干燥树皮。

道地沿革　《名医别录》云："生汉中山谷及永昌。"《本草经集注》曰："今出邵陵者，轻薄色深为胜。山东产者，厚而色浅。"《蜀本草》载："今所在有，本出房、商、合等山谷中。皮紧、厚二三分、鲜黄者上。"《图经本草》谓："处处有之，以蜀中出者肉厚色深为佳。"《药物出产辨》称："以北江、星子、连州为最。"黄皮树主要分布在四川、湖北、贵州、云南、广西、陕西等地。黄柏以前曾包括来源于黄檗的"关黄柏"，《中华人民共和国药典》（2005年版）将关黄柏独立出来作为一个药材单条论述，而"黄柏"即"川黄柏"。

生境分布　适宜于暖温带及亚热带山地海拔1000~2000m处。分布于四川、湖北、湖南、云南、贵州、陕西、江西、浙江、广西等地。

栽培管理　适宜温和湿润的气候环境，以肥沃松软潮湿的腐殖土及砂质壤土为佳。采用种子繁殖，春秋两季均可播种。

采收加工　黄柏定植后10~15年可以收获。收获宜在5~6月间进行，可以先砍倒树，按长60cm环剥树皮，也可以不砍树，在活树上只纵向剥下半周树皮，以使树木继续生长，即先在树干上按60cm长，上下各横切一刀至半周，两边再纵切一刀剥下树皮。剥下的树皮趁鲜刮去木栓层粗皮，至显黄色为度，在阳光下晒至半干，重叠成堆，用石板压平，再晒干即可。

品质评价　黄柏以身干、粗皮去净、皮厚、断面色黄者为佳。树皮含小檗碱、黄柏碱、木兰碱、掌叶防己碱、黄柏酮、黄柏内酯等。《中华人民共和国药典》（2005年版）规定，黄柏含小檗碱以盐酸小檗碱计，不得少于3.0%，醇溶性浸出物不得少于 14.0%，水分不得过 12.0%，总灰分不得过 8.0%。

开发利用前景 黄柏有清热泻火、解毒燥湿功能，常用于方剂配伍与中成药，如白头翁汤、三妙丸、知柏地黄丸等。主治肠炎、痢疾、急性黄疸型肝炎、口疮、风湿性关节炎等。黄柏叶中含多种黄酮类化合物（达 10% 左右），值得进一步开发利用。

四、菌类药材

冬虫夏草

药材来源 冬虫夏草又名夏草冬虫、虫草、冬虫草等，系麦角菌科冬虫夏草菌 *Cordyceps sinensis*（Berk.）Sacc. 生长在蝙蝠蛾科昆虫蝙蝠蛾 *Hepialus armoricanus* Oberthür 幼虫的子座和幼虫尸体的虫菌复合物。

道地沿革 最早记载于《本草从新》，云："以四川嘉定府所产者最佳，云南贵州所生者次之。"《药物出产辨》曰："以四川打箭炉、泸州、灌县等产者为正地道。"现主产于青海、四川、西藏、云南等地，以青海所产较佳。

生境分布 生长在海拔 3000～5000m 的高山灌木丛中或山坡草地上富含腐殖质的疏松土壤之中。云南虫草分布呈明显地带性及垂直分布规律（寄主分布一致）。垂直分布下限海拔是 3600m，上限海拔是 5080m，最适海拔为 4200～4600m。

栽培管理 虫草是昆虫和真菌的结合体，人工培育技术难度很大，目前，生产上以野生抚育为主，人工培育技术已经成功，有待向生产中应用。

采收加工 采收期从低海拔向高海拔依次推迟（4～7 月）。从土中挖出虫草，除去似纤维状附着物及杂质，晒干或低温干燥。按大小虫草分为"头草"、"二草"和"三草"，以头草和二草品质为佳。出口品需喷黄酒软化，整理平直，按一定个数扎成小把。

品质评价 冬虫夏草以虫体肥大、粗壮者质优。含甘露醇、粗蛋白、多糖类、核苷类、甾醇类以及有机酸类和多种氨基酸等成分。《中华人民共和国药典》（2005 年版）规定，冬虫夏草含腺苷不得少于 0.010%。

开发利用前景 冬虫夏草为补肺益肾、止血化痰之药。其经济价值很高。利用现代生物技术人工培育虫草菌丝体获得成功，其化学成分、药理作用接近天然虫草。用其制成的药品已经投入临床使用，主要品种有至宝胶囊、金水宝胶囊、宁心宝胶囊、心肝宝、虫草菌胶囊、虫草胶囊等。另外，冬虫夏草具有很好的滋补保健作用，用其制成的营养保健品有虫草精、虫草鸡精、虫草蜂皇浆、虫草花粉精、虫草花粉口服液、虫草速溶茶等。

五、动物类药材

麝香

药材来源　为鹿科麝亚科动物林麝 *Moschus berezovskii* Flerov、马麝 *M. sifanicus* Przewalski 或原麝 *M. moschiferus* Linnaeus 成熟雄体香囊中的干燥分泌物。

道地沿革　《名医别录》云："麝生于中台山谷及益州、雍州山中。"《本草纲目》曰："麝出西北者香结实，出东南者谓之土麝。"《药物出产辨》载："产四川打箭炉为正地道。"四川、西藏、贵州、云南、青海、陕西、甘肃等地产麝香历史久远，至今仍为主要产地。

生境分布　麝多栖息于海拔 1500m 以下的针阔混交林中，夏季炎热时多移到高山凉爽地带。秋季渐凉时，便向较低处转移。冬季寒冷时常迁至河谷地带，喜凉爽，怕暴晒。分布于四川、西藏、贵州、云南、青海、陕西、甘肃等地。

养殖管理　养麝场应选在地势高、宽阔、排水方便、坡度较小的山地或丘陵地。公麝从 1 岁开始泌香，香呈乳白色，无香味，为不成熟麝香；3 岁以上公麝分泌的麝香呈深咖啡色或黑褐色，香气浓烈，量多质好；5～13 岁左右是产香盛期。每年 5～7 月为泌香盛期，一般历时 3～9 天，有的可达 14 天以上。盛期后 2～3 个月，香囊内的麝香结晶香浓、质佳、产量最大。

采收加工　野麝多在冬季至次春猎取，猎获后割取香囊，阴干，习称"毛壳麝香"（整麝香），除去囊壳，习称"麝香仁"（散香）。我国为保护药用资源，采用活麝取香，取香仁后的麝继续饲养，不但能再供取香，并能参加配种。每年秋末冬初或冬末春初，3 岁以上的公麝可以进行人工取香，每年每只公麝可取香 1～2 次。取香时间要避开 5～7 月的泌香盛期和麝香成熟期（即初香分泌后成熟约需 45 天左右）。

品质评价　麝香仁呈棕黄或褐棕色粉末或颗粒，显油性，其中颗粒状团块者习称"当门子"，呈紫黑色，油润光亮。以当门子多、质柔润、气香浓烈者为优。主含麝香酮和表雄酮等 11 种雄甾烷类衍生物，另含有肽及蛋白质等。按《中华人民共和国药典》（2005 年版）规定，麝香含麝香酮不得少于 2.0%，同时规定本品不得检出动、植物组织、矿物和其他掺伪物，不得有霉变，干燥失重不得过 35.0%，总灰分不得过 6.5%。

开发利用前景　麝香能开窍醒神，活血通经，消肿止痛。含多种活性成分，用途广泛，目前以麝香为主药配制成的中成药已达 200 多种，如安宫牛黄丸等。除药用外，麝香还可用作化妆品和食品香料，其香气强烈而持久。

贵州省出产的药材还有天冬、白及、魔芋、通草、五倍子、冰片、九香虫、朱砂、钟乳石等。

云南省出产的药材还有珠子参、萝芙木、诃子、金鸡纳、对叶豆、茯苓、儿茶等。

四川省出产的药材还有姜、石菖蒲、金毛狗脊、川牛膝、常山、麦冬、青皮、陈皮、橘红、仙茅、补骨脂、川楝子、川楝皮、使君子、巴豆、花椒、枇杷叶、虫白蜡。

西藏出产的药材还有桃儿七、马尿泡、胡黄连、藏木香、手掌参、蕨麻、达果南星、藏菖蒲、毛诃子、蒲桃、余甘子、广枣、止泻木子、波棱瓜子、木棉花、藏茴香、藏红花、杜鹃叶、绿绒蒿、雪茶、婆婆纳、藏茵陈、马先蒿、宽筋藤、紫铆子、牦牛角、藏羚角、熊胆、绿松石、硼砂等。

☞ 复习思考题

1. 试述道地药材的含义、特征及形成原因。
2. 举例说明关药、皖药、川药、广药的含义。
3. 列举"浙八味"、"四大南药"的道地药材名称。
4. 简述"四大怀药"的分布、入药部位、功效及开发利用前景。
5. 简述人参、甘草、鹿茸、金银花、白芍、砂仁、肉桂、天麻、三七、大黄等药材的来源、自然分布、采收加工及其质量特征。
6. 简述华南地区道地药材资源的特点。

第五章
中药资源开发与综合利用

随着中药现代化和中药国际化的不断发展，国际医药市场中天然药物的用途和需求不断扩大，中医药的优势和特色也越来越被世界所重视，中药资源应用的领域不断增加，开发利用的途径也越来越广泛。在开发过程中如何保持中药资源的可持续利用，已经成为中医药发展过程中面临的一个关键问题。中药资源的开发利用是多方面、多层次的，它包括以发展中药材和制药原料为主的一级开发，也包括以开发中成药及其他保健产品为主的二级开发。从资源利用角度看，以中药资源为原料对天然化学药物、天然色素、香精、香料和化妆品等多产品的开发，也应属于中药资源开发利用的范畴。本章以中药资源开发利用的社会需求为前提，对中药新资源的常规开发途经，利用现代生物技术开发新资源的技术途径，中药资源的综合开发利用及产品开发等情况进行介绍。

第一节　中药新资源的常规开发

中药新资源是指新发现来源于植物、动物、矿物的药用物质，是人们通过一定手段获得的，不经过化学修饰而可应用于临床或作为制药原料。我国地域辽阔，海岸线长达几千公里，且横跨热带、亚热带、温带三个气候带，拥有世界上最复杂的动植物群，未经采集到或未经开发鉴定的中药材资源还很多。中药材资源的开发任务之一，就是从这些潜资源中不断寻找和发现对人类健康有益的新资源。我国植物资源异常丰富，经查明的高等植物就有 3 万余种，而实际上我们目前开发出来作为中药材的还不到其中的 1/5，对于其植物化学成分和药用价值进行系统研究的仅仅涉及其中极少的种类。我国动物资源丰富，占世界动物总数的 1/10 以上，其中有药用价值的达 1300 余种，还有相当部分尚未被开发利用。目前，"向海洋要药"已成为沿海各国药学研究的新方向，我国海洋生物资源十分丰富，具有广阔的的开发前景。

一、利用文献和民间医药知识寻找新资源

(一) 利用文献资料寻找新资源

文献资料是科学研究工作的重要支撑和保障。只有具备了丰富系统的文献资料，科学研究才有依据，才能得出科学的结论。没有文献资料，科学研究便无法进行；缺乏文献资料，科研的进度与水平就要影响。科学研究的累积、接力与继承是通过文献的记载与传递来完成的。

数千年来，我国历代医药学家在与疾病作斗争中积累了大量宝贵的用药经验和技术，并为后代留下了十分丰富的文献宝藏。特别是本草与方书，既系统又完整，从中可以筛选挖掘出许多药源与有效药物。我国古代医药文献浩如烟海，古代主要本草文献有：《神农本草经》、《名医别录》、《雷公炮炙论》、《新修本草》、《经史证类备用本草》、《本草衍义》、《本草品汇精要》、《本草纲目》、《本草经疏》、《本草汇言》、《本草纲目拾遗》、《本草求真》等。我国传统珍贵文化遗产给我们开展中药新资源研究提供了丰富的线索和实践经验，本草资料不仅如实反映了不同历史时期药物品种的变迁情况，同时也反映出新品种、新资源不断利用的情况。如古代最初使用的细辛为陕西产的华细辛，到明末的《本草化义》乃有细辛"取辽产者佳"的记载。但早在南北朝时，陶弘景在《本草经集注》中就指出："今用东阳临海者，形断乃好，而辛烈不及华阳高丽者。"说明当时浙江金华、临海地产细辛已供药用。清代的《伪药条辨》记载有安徽产细辛。可见细辛属多种植物早已供药用，与现今一致。古本草记载的贝母原也为多品种中药，不仅包括百合科贝母属植物，而且还含有其他科植物。如《本草纲目》援引陆玑曰："叶如栝楼，而细小。其子在根下，如芋子，正白，四方连累相着，有分解。"对照其描述，正是葫芦科的土贝母 *Bolbostemma paniculatum* (Maxim.) Franq.。直到清代，才作为新药从贝母中分出，名"土贝母"。又如延胡索，古时药材多产"奚国"（现辽宁、河北），以后才在浙江地区发展人工栽培，无疑，产辽宁、河北承德地区的齿瓣延胡索 *Corydalis ternate* (Nakai) Nakai 当为正品，可以入药。另外，众所周知的国家级科技成果"青蒿素"，它的开发研制即是以晋葛洪《肘后备急方》的记载为基础的。可见，对我国古代药学及有关文献加以深入挖掘和利用，对中药新资源的开发研制无疑有很大的推进作用。

随着当今科学技术的迅猛发展，带来了科技文献的急剧增长。药学、生命科学及其相关学科是当今科技中发展较快的学科，随着人们健康保健要求的提高，药物研究和生产的不断发展，药学文献日益增加，数量庞大，而且类型也越来越

多。我国目前出版的中药学、药学专业期刊也将近100多种。学科的交叉、渗透与综合，导致专业文献的分散。有关研究表明，一般学科或专业的文献中，只有1/3集中在本学科专业的专著或期刊中，另有1/3分散在相关学科专业的文献中，还有1/3则分散在其他学科专业的文献中。

自然科学研究是揭示未知的，其发展是世世代代人类共同努力的结果，并储藏于科技文献与信息中，有"第二资源"之称。科学工作者必须坚持情报积累，掌握本学科以及有关领域的动态和解决的与未解决的问题及进展的前沿等，从中吸取理论、思路、技巧、方法、规律和正反的经验。如中国科学院沈阳应用生态所（原名中国科学院林业土壤研究所）完成的"月见草油作降高血脂药物的研究（1981～1985年）"，其立题是来自于1977年4月17日英国观察家报（The Observer）一条消息，进而查阅 C. A. 等文献500余篇，通过研究，完成了其新药的试制与投产。另分布于我国东北及河北、山西、陕西，以及朝鲜、日本、前苏联的刺五加根中主含多种糖苷等，它与人参有相似的生理活性。黑龙江省中医研究院（原黑龙江省祖国医药研究所），借助于邻国的文献，首先利用当地资源，制成片剂、口服液等滋补安神强壮药而畅销国内外。

（二）利用民间医药信息和民族药资料寻找新资源

我国地域辽阔，历史悠久，又是多民族国家，各民族都有其独特的医药传统，各地民间也广泛流传着采用中草药健身防病治病的大量信息。这些信息，或是经文字记载下来的，或是口传而保留下来的，都是经过历史检验的中药资源利用的实践经验，这也是探索、调查、发掘、整理、研究与提供新药源和新型功能食品等产品的信息宝库。如云南省为发展民族药已成立多所民族药物研究所，出版了专著。国际上十分重视亚、非、拉地区的民族药及土著民族药，并采用现代科学研究方法进行调查研究并制成新药。在学术上形成民族药学（ethnopharmacy），民族药理学（ethnopharmacology）、民族植物学（或称人文植物学 ethnobotany）等分支学科。如美国专业考查队从肯尼亚、埃塞俄比亚民间传统草药中发现卫矛科齿叶美登木 *Maytenus serrata* 和卵叶美登木 *M. ovatus* Loes. 果实的酒精浸出液具有显著的抗癌活性物质美登碱（maytensine）。云南省从苗族用于治疗偏瘫的草药短葶飞蓬［灯盏细辛 *Erigeron breviscarpus*（Vant.）Hand–Mazz.］中分离出焦袂康酸（pyromeconic acid）、飞蓬苷（erigenoside）、野黄芩苷（scutellarein）等，能扩张血管、减低外周血管阻力、改善脑循环活性，对脑血管意外所致的瘫痪有显著疗效，已制成片剂和注射剂。龙芽草（仙鹤草 *Agrimonia pilosa* Ldb.）的全草为收敛止血、强壮止泻药，20世纪70年代用其根芽，提取驱绦虫活性成分鹤草酚（agrimophol），进而改变结构为鹤草酚精氨酸盐，毒性减半，其一系列研究与应用引起了国际关注。再如全国分布的常见的马齿苋 *Portulaca oleracea* L.，它作为治疗痢疾、肠炎、湿疹、无名肿毒和胃癌等的草药，近年来陕西等地民间用水煎食，治糖尿病疗效很好。其全草含去甲肾上腺素，能促进胰岛腺分泌胰岛素，调节糖代谢，降低血糖浓度，保持血糖恒定。如冬凌草素也是从河南民间用于治疗食道癌、贲门癌的草药冬凌草 *Rabdosia rubescens*（namst）C. Y. Wu et Hsuan 中开发出来的一种抗癌新药。抗血吸虫药萱草根素是从安徽民间用于抗血吸虫的百合科植物萱草 *Hemerocallis fulva*（L.）L. 根中提取出来的。其他还有天花粉蛋白、野百合碱、棉酚等均是来源于民间药物的开发利用。党参根具有强壮补气补血功效，其地上部分通常不用，而藏医用藏党参 *Codonopsis molliis* Chipp. 的全草治疗关节炎有明显效果。上述实例说明，民族、民间医药信息是寻找中药新药的丰富泉源。

二、利用植物亲缘关系寻找新资源

亲缘关系相近的植物类群具有相似的化学成分，可利用此规律来预测或有范围、有目的地在某些类群中寻找新成分、新资源。如 20 世纪 50 年代初，我国使用的降压药利血平（reserpine），需大量从印度进口蛇根木 *Rauwolfia serpentina*（L.）Benth ex Kurz. 进行提取。后经我国科学家努力，利用在我国生长的同属植物萝芙木 *Rauwolfia verticillata*（Lour.）Baill. 取代，其疗效一致。从一种药物的研究利用扩大到本属其他物种的利用例子甚多，如治疗慢性支气管炎的兴安杜鹃 *Rhododendron dahuricum* L. 扩展到杜鹃属多种植物的多成分、多途径的研究。近年来有人研究樟科植物时，发现广东东部产的梅片树的叶片挥发油中富含右旋龙脑，含量达 70.81%，树木易栽培，很有发展前景。右旋龙脑成分最早是从龙脑香科植物龙脑香 *Dryobalanops armatica* 树叶中得到的。

药用植物的生理活性成分大多是植物次生代谢产物（如生物碱、苷、有机酸、挥发油等），它们在植物中的分布具有一定的规律性，故在植物中常表现出亲缘关系、化学成分及疗效间的相关性。亲缘关系相近的种，不仅形态和结构相似，而且新陈代谢类型和生理生化特征亦较相似。利用植物亲缘关系相近，往往含有相似的活性成分这一规律为线索，去寻找新的药物资源，这方面成功的实例很多。如美国科学家在寻找抗癌药物资源时，在埃塞俄比亚发现卫矛科植物卵叶美登木 *Maytenus ovatus* Loes. 其抗癌有效成分为美登木素（maytansine），但含量甚微。利用上述规律，很快在肯尼亚发现巴昌美登木，其美登木素含量比卵叶美登木高 3.5 倍；继而发现与美登木属近缘的波特卫矛 *Euonymus bockii* Loes.，其美登木素含量又比前者提高 6 倍；随后又在卫矛科的近缘科鼠李科发现塔克萨野咖啡，含有类似美登木素的结构，并具有类似的抗癌活性，从而大大扩大了这一药物资源。又如湖南省土家族习用紫金牛科的紫金牛 *Ardisia japonica*（Thunb.）Blume 来治疗慢性气管炎，后证实其镇咳成分为岩白菜素（bergenin），因岩白菜最初是从虎耳草科植物进行筛选研究的，很快发现落新妇属（Astilbe）中多种植物岩白菜素的含量较高，是提取这一成分的理想资源植物。利用这一规律，我国已先后发掘出降压药云南萝芙木 *Rauvolfia yunnanensis* Tsiang 和倒披针叶萝芙木 *R. verticillata*（Lour.）Baill. var. *oblanceolata* Tsiang；作为肌肉松弛药的锡生藤 *Cissampelos pareira* L. var. *hirsuta*（Buch. ex DC.）Forman；治疗脑血管意外瘫痪的短葶飞蓬以及青山安息香 *Styrax tonkinensis*（Pierre）Graib ex Hartw.、白叶安息香、云南马钱 *Strychnos wallichiang* Steud. ex DC.、西藏胡黄连 *Picrorhiza scrophulariiflora* Pennell、新疆阿魏 *Ferula sinkiangensis* K. M. Shan、云南芦荟 *Aloe vera* L. var. *chinensis*（Haw.）Berger、白木香 *Aquilaria sinensis*（Lour.）Gilg、海南龙血树 *Dracaena cambodiana* Pierre ex Ganep 等一批新药或进口品种的代用品，既填补了国内生产的空白，又创造了较好的经济效益。

三、药用生物非药用部分的开发

目前我国中药资源的利用仍处于传统利用阶段，绝大多数资源种类的利用仅限于某一传统药用部位或某一类药用活性成分。由于开发利用深度不够，造成资源的浪费。传统的中药材生产是利用药用器官入药，如植物的根、根茎、叶、花或果实，动物的角、骨、甲（壳）等，而其他器官则作为非药用产品或废料处理。现代科学证明，有些药用植物的不同器官或部位，在性味、化学成分与疗效方面具有较大的类同或同一性。《本草纲目》收载的 900 多种植物药中，有 300 多种可以多部位入药而未及充分利用。经研究发现，杜仲的树皮和叶片二者的化学成分一致，药理作用相同，临床疗效也相近。益母草传统的药材标准是嫩叶多者为佳，而研究结果说明，同一植株益母草的叶、茎和全草的化学成分和药理作用并无显著差异。丹参茎叶的化学成分与根略有差异，但药理作用相同，以茎叶制成的"新丹参片"治疗心绞痛、胸闷也取得了一定疗效。丹皮的传统加工方法是采收牡丹根后，将芯抽去，只以皮入药。经分析其芯的化学成分及药理作用与皮基本一致，可以全根入药。人参的芦部过去认为有催吐作用，加工时一般去芦。现经研究证实，芦与根所含的化学成分相同，生物活性亦一致，且药理实验证实，参芦无催吐作用。

有些药用植物的不同器官或部位，在其化学成分、药理作用及功能主治方面存在一定差异。如仙鹤草原来只用其地上部分，功能收敛止血、截疟、止痢、解毒。现代研究发现，其冬芽具有驱除绦虫的作用，特以其冬芽命名为"鹤草芽"入药，并进而提取其有效成分鹤草酚，并开发成新药。平贝母一向用鳞茎入药，吉林省中医药研究院利用其茎叶开发出了有关新药。具有开发价值的药用植物非药用部分有多种，如钩藤的茎和枝、黄连的地上部分和须根、杜仲叶、黄芪叶、人参叶、人参果、苏木根、砂仁叶等。

第二节　利用现代生物技术开发新资源

现代生物技术（biotechnology）是以生命科学为基础，结合基因工程、酶工程、发酵工程和蛋白质工程等技术和其他基础学科的原理，按照预先的设计以获得具有优良品质的动、植物或微生物品系，生物体的某一部分或其代谢产物等多种目的的综合学科。一般包括基因工程、酶工程、发酵工程和蛋白质工程四大方面，它们之间是彼此联系，密切相关的。

现代生物技术作为一项高新技术，在解决人类所面临的食品短缺、健康问题、环境问题方面具有举足轻重的意义，已广泛应用于医药卫生等领域。医药生物技术是生物技术领域最活跃、发展最迅速、效益最显著的领域，其在医药领域的应用涉及到新药开发、新诊断技术的开发、新治疗技术的开发等方面。如基因工程药物，人生长激素释放抑制剂素、胰岛素、干扰素等等均产生了巨大的经济效益。基因工程疫苗如病毒性肝炎疫苗、流感疫苗、艾滋病疫苗等在传染性疾病的预防方面发挥着重要作用。

现代生物技术在中药资源研究领域的多个方面都具有良好的应用前景，如在中药资源的保护方面，利用 DNA 分子标记技术深入研究药用动植物，尤其是药用植物的遗传多态性，在更深层次上提出药用动植物的保护策略；在难鉴别中药材的鉴定方面，多种 DNA 分子标记技术已得到充分利用；在药用植物优良品种的选育、快速繁殖、提高产量和质量方面现代生物技术起着越来越重要的作用；贵重次生代谢产物的发酵培养和悬浮培养、毛状根培养也越来越受到人们的重视。总之，现代生物技术在中药新资源的开发方面，将起着越来越重要的作用。

结合现代生物技术在中药资源研究领域的应用现状，本节将着重介绍药用植物组织和细胞培养、药用植物基因工程和微生物发酵工程等方面的内容。

一、药用植物组织培养

药用植物组织培养是植物组织培养（tissue culture）的一个分支，指在无菌和人为控制营养及环境条件下，对药用植物的器官或组织进行培养，以获得再生植株为主要目的的生物技术。植物组织培养的理论基础是任何细胞均具有全能性，即植物的每个细胞具有该植物的全部遗传信息，离体细胞在一定培养条件下具有发育成完整植株的潜在能力。植物的组织培养技术在药用植物资源保护与开发方面具有多种用途，如利用花药培养方法生产单倍体植物，可缩短育种周期；利用原生质体融合培养再生植株，可有目的地培养具有优良性状的新品种；通过毛状根培养，可生产药用活性成分或诱导其产生再生植株；可通过植物快速繁殖，提高优良品种的繁殖次数。另外，通过愈伤组织的不断继代培养还可使药用植物的种质资源得到长期保存。通过组织培养还可直接生产药用成分，提取药用生理活性物质，开展工厂化生产，培育新资源。目前，已能从人参组织培养物中获得人参皂苷，从芸香培养物中获得呋喃香豆素，从山萆薢、薯蓣培养物中提取薯蓣皂苷元，从喜树茎培养物中提取喜树碱。

（一）组织培养需要的基本设施和培养基

进行植物组织培养不需要大型精密仪器设备，通常需要具备准备室、无菌操作室、培养室和观察室等操作和培养空间，在无菌操作室外还应配备一间缓冲室。准备室主要配置试剂柜、灭菌锅、冰箱、操作台等，无菌工作室配置超净工作台，培养室配备空调、培养架、人工气候箱、摇床等，观察室需要配备显微镜、解剖镜等。

培养基（substrate）是一种人工配制可供植物组织生长发育的物质，能满足植物组织生长发育所需的各种营养和条件。根据培养的植物材料和目的不同，应选用不同的培养基。常用的培养基有 MS 培养基、改良怀特培养基、密勒培养基等，培养基的具体组成可参见有关实验手册。培养基一般含有植物组成的大量元素，如碳、氢、氧、氮、磷、钾、硫、钙、钠、镁。同时还含有微量元素，如铁、铜、锰、锌、钼、钴、碘、硼等。碳源由糖类供给，如蔗糖、葡萄糖、果糖等。除此之外，尚需加入各种附加成分，如维生素（烟酸、维生素 B_1 和 B_6）、氨基酸、肌醇、植物激素、赤霉素、EDTA、各种营养性提取物（如椰子汁、酵母提取液）等。植物激素具有多种，常用的有吲哚乙酸（IAA）、2,4-二氯苯氧乙酸（2,4-D）、萘乙酸等植物生长素，以及 6-苄基嘌呤（6-BA）、细胞激动素（Kt）、玉米素等。不同的植物种类和培养材料适用的培养基不同，在具体应用时应根据不同的植物种类和生产目的进行多种配方和配比实验，筛选最佳配方。

（二）组织培养的一般程序

组织培养是生物技术的重要基础性工作，许多生物技术都需要在此基础上进一步展开。按操作程序和工作内容，植物组织培养可分为以下几项工作。

1. 选取外植体与接种

植物细胞具有全能性，因此植物的任何部分任何组织在理论上均可作为组织培养的材料，这些材料通称为外植体（explant）。植物不同组织的细胞脱分化和再生能力不同，通常选择植株的幼嫩部分作为起始材料。一般裸子植物可利用幼苗、芽、韧皮部等，被子植物可用胚、胚乳、子叶、幼苗、茎尖、根、茎、叶、花药、花粉、子房等部分作为起始材料。然后对选定的实验材料进行消毒，常用的消毒剂包括次氯酸钠、升汞、乙醇、过氧化氢等，消毒剂的种类、浓度及处理时间应在实验中摸索最佳条件，处理后用无菌水冲洗干净。实验材料经消毒后即可接种到培养基上，接种应在超净工作台上进行。

2. 愈伤组织培养

愈伤组织（callus）是指植物细胞脱分化，不断增殖所产生的主要由薄壁细胞构成的组织。从外部形态看，愈伤组织没有固定的形态，但经过较长时间的培养后，可能产生一定程度的分化，形成一些具有分生组织活性的细胞团、色素细胞或管状分子。愈伤组织的诱发多在固体培养基上进行，愈伤组织的形成过程可分为诱导、细胞分裂和细胞分化三个阶段。诱导期指外植体组织受到外界条件的刺激，改变原有的代谢方式，合成代谢活动加强，开始为细胞分裂作准备。外植体细胞一旦经过诱导，其外层细胞脱分化，细胞开始分裂，分裂期的愈伤组织细胞分裂快，结构疏松，缺少组织的结构，颜色浅而透明，如果在原培养基上继续培养，细胞将发生分化。细胞分化期是指停止分裂的细胞发生生理、生化代谢变化，形成不同形态和功能的细胞。愈伤组织在分化期会出现导管细胞、筛管细胞、分泌细胞、木栓细胞等，并出现由小而密集的分裂细胞构成的细胞团，这些细胞团往往在以后分化中成为形成芽原基及根原基的中心，具有类似维管组织的愈伤组织可分化形成不定芽和不定根。

3. 继代培养 （subculture）

继代培养是将培养到一定程度的愈伤组织分割成小块转移到新鲜的培养基上进行继续培养的过程。生长旺盛的愈伤组织一般呈奶黄色或白色，有光泽，也有显淡绿色或绿色者，老化的愈伤组织多转变为黄色至褐色。愈伤组织若在原培养基上继续培养，由于培养基中的水分或营养的损失，以及愈伤组织分泌的代谢产物不断累积，达到产生毒害作用水平时，会导致愈伤组织停止生长甚至老化死亡。因此愈伤组织在原来培养基生长一段时间，就必须转移到新鲜的原培养基上进行继代培养。进行继代培养的最合适时间是愈伤组织生长即将达到顶峰之前，这时愈伤组织中的细胞处于旺盛分裂之中，继代后很容易生长。继代时还必须选择健康的愈伤组织，通过这种按时继代的方法，建立起来的愈伤组织可以长期地被保存下来。

（三）常用的组织培养技术

1．组织培养快速繁殖技术

在药用植物栽培中，由于有的植物自然繁殖力低（如贝母），有的生长周期长（如黄连），有的资源极少（如霍山石斛），有的因病毒退化（如地黄、菊花）等原因，给药用植物的引种、育种和扩大资源带来困难。采用组织培养方法开展快速无性繁殖则是解决上述问题行之有效的方法。用植物组织培养繁殖植物的技术是一种特殊的营养繁殖方式，称之为快速繁殖技术或微繁殖技术。它是在无菌条件下，利用植物体的一部分包括细胞、组织或器官，在人工控制的营养和环境条件下繁殖植物的方法。植物快速繁殖技术自 20 世纪 60 年代用于植物生产以来，发展迅速。目前已有上百种植物进行大规模商品化生产，工厂化生产试管苗已成为花卉等行业的新兴产业。此项技术，在药用植物育苗、脱毒，药用植物种苗生产、单倍体育种，以及濒危药用植物资源的保护方面也具有广泛的应用前景。

利用组织培养技术进行植物的快速繁殖，主要包括愈伤组织培养、植物芽和根的分化、温室练苗和大田移栽等技术环节。快速繁殖的基本流程见图 5 - 1。

外植体 ⟶ 愈伤组织 ⟶ 组织分化 ⟶ 再生植株 ⟶ 温室练苗 ⟶ 大田移栽

图 5 - 1　药用植物的组织培养快速繁殖流程图

利用组织培养快速繁殖技术进行药用植物繁殖具有以下特点：首先是需要的植物材料少。繁殖的初始材料往往只要少量的茎尖、叶片、茎段或其他器官，可以节省常规营养繁殖所需要的大量母本植株和因栽培和保持这些母株所需的土地，对于珍贵稀有的植物材料还可做到不毁坏原有的植株。其次是繁殖速度快、繁殖系数高。由于每个外植体产生的芽或胚状体常多于常规繁殖方法，每一个繁殖周期又比常规繁殖短得多，加上不受季节和气候条件的影响，可常年生产，所以繁殖速度往往比常规方法要高得多。而且快速繁殖技术利用多层的集约化培养架，可以在有限的空间生产大量的植株，能够节约成本。再就是可以生产脱毒种苗。中药材栽培过程中，由于植株带病毒，常影响药材的产量和质量，利用组织培养技术生产脱病毒植株，可以生产出无病毒的种苗，对提高药材产量和质量具有重要意义。对一些种子发芽率低或者繁殖系数低的药用植物，均可利用快速繁殖技术提高繁殖效率。

2．毛状根培养技术

毛状根培养是指利用发根农杆菌感染植物的外植体，使其产生毛状根，并对其进行无菌培养的技术。发根农杆菌是一种革兰阴性菌，含有 Ri 质粒，其感染植株后，可将 Ri 质粒中的转移 DNA（T－DNA）整合进植物的基因组，引起宿主植物形成生长快、分枝多、非向地性的毛状根。在毛状根形成过程中，发根农杆菌首先感染植株的受伤部位。由于植株受伤部位能分泌化学诱导物，诱导发根农杆菌附着于宿主植物的细胞壁上，被感染的植物细胞壁能合成乙酰丁酰酮。通过发根农杆菌细胞膜上的特殊通道进入宿主细胞，从而使 T－DNA 整合到宿主细胞的基因组中。

诱导毛状根前，实验材料的消毒方法、组培苗的培养和普通组织培养方法相同。无菌组培苗的叶片、叶柄、茎段均可作为诱导毛状根的材料。诱导毛状根可采用和发根农杆菌的活化菌液共同培养的方法，如在何首乌毛状根诱导过程中可将茎或叶柄切成小段，或在叶脉处刻痕，与活化菌液在 25℃条件下共同培养 20 分钟；也可直接向无菌苗的茎、叶、叶柄处注射活化菌诱导。当产生毛状根后，切下毛状根，在 MS 培养基中培养，之后转入含头孢噻肟纳的 MS 培养基中，进行继代培养以除掉抗生素。已完全无菌的毛状根在无激素的 MS 培养基上培养，可得到毛状根优良离体培养系。整合进 Ri 质粒 T－DNA 的再生植株毛状根生长迅速，在无激素的培养基中进行培养，可产生许多不定芽，不定芽又可发育成再生植株。为检验毛状根是否已经整合进 Ri 质粒 T－DNA，应进行鉴定，鉴定方法可参考有关实验手册。

利用发根农杆菌转化植物产生的毛状根建立离体培养系统，可实现次生代谢物质的工业化生产。因为毛状根能够合成和原植物相似的或相同的次生代谢产物，具有遗传稳定性，可以进行工厂化生产，以解决中药资源的短缺问题。相对于常规组织培养，毛状根培养具有生长快速、不需外源植物激素、合成次生代谢物质能力强而且稳定的特点。目前，国内已从人参、甘草、丹参、黄芪等数十种药用植物中诱导出毛状根，进行了药用植物次生代谢产物合成与转化的研究。

3. 花药培养技术

花药培养是通过诱导花药内花粉粒形成愈伤组织，进而诱导分化成单倍体植株的组织培养方法。单倍体植物是细胞学和遗传学研究的理想材料，尤其在自交作物育种中，可提高选择效率；在异交作物育种中，可提高突变育种的效率，在遗传研究和缩短育种周期方面具有重要的意义。

花药培养的起始材料是花粉粒，因此选择合适发育期的花粉粒对花药培养的成功具有重要意义。被子植物的花粉粒在发育过程中经过四分孢子期、单核期、双核期和三核期等 4 个阶段，不同植物适合花粉发育的阶段各不相同。由于物种差异，准确的取材需经试验而定，但对大多数植物来说，选择单核期较为合适。在花药培养中，影响花粉粒启动和再分化的关键是培养基的组成，培养基中附加植物激素的种类和比例对其发育有影响。目前还没有一种培养基能适合所有的植物，培养基的组成和比例要在实验中探索。花药培养的起始培养基同一般组织培养，利用其诱导愈伤组织或胚状体，无论是愈伤组织还是胚状体，都应适时转入含有细胞分裂素的分化培养基以利植株再生。

4. 原生质体培养和体细胞杂交技术

长期以来，人们就向往利用物种杂交培育具有双方优点的杂交种，但由于物种间的天然屏障，使这种理想长期以来无法实现。而利用原生质体融合技术进行体细胞杂交育种，能克服远缘杂交带来的不亲和性，从而可广泛地组合各种植物的遗传型，为培育药用植物的新品种开辟了一条新途径。要开展体细胞杂交育种，必须要掌握原生质体分离技术、原生质体融合和杂交技术、原生质体再生植株技术。

理论上讲，从植物任何部位的细胞中均可分离出原生质体，从幼嫩的叶片、愈伤组织或悬浮细胞培养中分离原生质体较为容易。植物细胞均有一层坚硬的细胞壁，要分离原生质体必须要打破细胞壁。目前分离原生质体的常规方法是利用酶破坏细胞壁，称为酶法分离原生质体。用来破坏细胞壁的酶解液，其主要成分是含有纤维素酶、渗透压稳定剂（如甘露醇和山梨醇）、细胞膜保护剂（如 $CaCl_2$、KH_2PO_4）和表面活性剂的缓冲液。发生酶解后，经过滤、洗涤、鉴定后即可进行原生质体融合。常用的化学试剂是聚乙二醇，它结合高钙高 pH 可将原生质体融合。应该注意的是，该方法对原生质体有一定的毒性，因此处理时间要适中，过短则效率低，过长则原生质体活力降低，导致融合失败。原生质体融合后即可培养再生植株，要实现原生质体植株再生，需建立分散性好、生长旺盛、具有较高分化能力的胚性细胞系，在培养过程中要经历细胞壁再生、细胞分裂，细胞分裂形成的细胞团可先形成愈伤组织，再由愈伤组织产生胚状体，最终发育成植株，或者由胚性细胞直接发育成胚状体，进而发育成植株。

二、药用植物细胞悬浮培养

细胞悬浮培养（cell suspension culture）是使植物愈伤组织分离成单细胞，并在液体状态下使细胞不断扩增的培养技术。利用细胞悬浮培养生产药用植物的药用活性成分，对保护植物资源、保护生态环境、扩大中药资源生产都具有重要意义。例如，甘草酸、麻黄素、小檗碱、八角茴香油、薄荷油等均从植物的一部分器官或全草中提取得到。从生长条件要求严格、生长缓慢的药用植物中提取次生代谢产物，不仅成本高，而且破坏资源，造成原料植物毁灭性的破坏，进而导致资源危机。例如，从红豆杉属植物中提取紫杉醇，造成了红豆杉属植物资源的大规模破坏等。目前人们已经能够利用细胞悬浮培养方法生产人参皂苷和紫草宁等药用活性物质，并且正在进行大量药用植物细胞悬浮培养的实验室研究。

细胞悬浮培养可选择组织培养中形成的愈伤组织作为起始材料，但进行细胞悬浮培养所使用的愈伤组织应该是易破碎的，这样才易获得分散的单细胞。一般可以通过控制培养基成分或激素成分的方法获得易分散的愈伤组织，如柑橘的子叶在含 2,4 - D 的培养基上培养可获得极易分散的愈伤组织。另外，通过连续继代培养也可以达到这一目的。细胞悬浮培养也可以植物的茎尖、幼胚等组织作为起始材料，通过玻璃匀浆器研磨，利用其破碎组织进行液体悬浮培养。

通过细胞悬浮培养生产次生代谢产物的工作，需要进行培养基的选择、细胞株的选择、生物转化以及培养方式和培养容器等方面的研究。一般来说，次生代谢产物产量高的细胞株在进行细胞悬浮培养时，培养物的次生代谢产物产量也高。因此，在进行悬浮培养之前，首先要选择高产细胞株。筛选高产细胞株则需要筛选出高产植株，并对生产次生代谢产物器官的组织，在 MS 培养基中进行愈伤组织培养。将培养所得的愈伤组织分成两半，一半进行化学分析，一半继续继代培养。根据成分分析的结果，将次生代谢产物含量高的愈伤组织继续继代培养，不断重复以上步骤，直至筛选出次生代谢产物含量最高的细胞团。

目前对植物细胞的悬浮培养一般分成两个阶段，第一阶段是尽可能增加生物量，此阶段利用生长培养基，第二阶段是诱发和保持次生代谢产物，主要是通过调整培养基及培养环境条件而达到。在细胞悬浮培养时，培养基对细胞量和次生代谢产物的产率有很大的影响，如用不同的培养基培养长春花细胞，在细胞产率和蛇根碱的产率上均产生不同的结果。

影响细胞悬浮培养物生长量和次生代谢物积累的因素是复杂的，对一种植物细胞或一种次生代谢物合适的条件不一定对其他的细胞或次生代谢物合适，而且，培养基中一个因素的调整会影响其他因素的变化。一般来说，培养基中大量元素和微量元素的种类和配比可参考 MS 培养基，其他成分可根据培养基的作用进行调整，如促使细胞生长可增加氮、磷、钾的含量，蔗糖即可促进次生代谢产物的合成，也可促进细胞的发育，葡萄糖也能促进细胞的分裂和生长。生长激素类物质的种类和浓度对细胞的生长和次生代谢产物的生长非常重要，一方面，适当的生长素和细胞分裂素有助于细胞保持分裂状态和适当的分裂频率；另一方面，不同种类的生长素对次生代谢产物的合成有不同的影响。因此，对不同的植物材料应摸索条件，使细胞生长量和次生代谢产物的合成达到最佳。细胞悬浮培养过程中，pH 值在不同阶段可能有所不同，应对不同时期的 pH 值进行适当调节。光照、温度、通气量和搅拌速度对细胞悬浮培养的产量和次生代谢产物的合成均有影响，对这些培养条件的参数均应进行优化研究。

三、药用植物基因工程

植物基因工程（plant gene engineering）是在分子水平上对基因进行体外操作与重组的一项专门技术。它应用基因工程的普遍原理和通用技术，以植物细胞为对象，通过外源基因的转移、整合、表达和传代，对植物的遗传物质进行修饰、更新和改造，进而改良植物的遗传性状或获得基因产品。在基因工程的基础上，既可获得具有优良性状的转基因植物进行大田种植，也可通过组织和细胞培养方法大规模生产植物次生代谢产物，具有巨大的潜力。基因工程研究包括很多方面，如基因的筛选、基因工程克隆载体的研究、基因工程受体系统的研究、基因导入、检测等新技术的研究等。本节仅就基因工程中和中药资源研究有关的基本知识进行介绍。

（一）转基因的基因类型

在农作物等基因工程研究中发现了很多基因，这些基因导入植物细胞形成的转基因植物，在提高农作物产量、品质等方面起到了重要作用。常用的基因有抗病毒基因、抗真菌基因、抗虫基因、抗除草剂基因。药用植物基因工程可借用已有基因进行转基因药用植物研究。转入抗病毒、抗真菌基因的植物可抑制植物病毒、真菌感染，转入抗虫基因的植物能导致侵害它们的害虫在一定时间内死亡，转入抗除草剂基因的植物能免受除草剂的毒害。将外源基因转入植物细胞后，这些植物称为转基因植物（transgenic plant）。

（二）基因的分离方法

高等生物一般具有 10 万种不同的基因，目前已经分离鉴定的基因还很少，药用植物次生代谢产物的合成途径及关键酶基因尚处于探索阶段。因而，目的基因的分离是药用植物转基因工作的关键步骤之一。分离目的基因的方法很多，常用的有利用特异蛋白筛选基因和利用特异 mRNA 筛选基因的方法。另外，还有 cDNA 代表性差别分析、抑制性减法杂交、表达序列标签法等方法。在具体工作中应针对不同的材料和和具体情况选用适合的筛选方法。

（三）基因导入受体细胞

只有将通过各种不同途径得到的目的基因重组到合适的载体中，并导入受体细胞，才能实现基因的表达，产生所需物质。载体指能承载外源 DNA 片断（基因）并将其带入受体细胞的工具，常见的有质粒载体、噬菌体载体、柯斯质粒载体等。受体细胞指能摄取外源 DNA 片断（基因）并使其稳定维持的细胞。并不是所有的细胞都可作为受体细胞，常用的受体细胞包括原核生物细胞，如大肠杆菌、蓝藻和农杆菌，由于其容易摄取外源 DNA，增殖快，基因组简单，便于培养和基因操作，常用其作为受体细胞。有些真核生物的细胞，如酵母和某些植物细胞，由于某些性状与原核生物类似，也被用作受体细胞。由于动物细胞的体细胞不易分化成个体，早期用胚胎细胞、生殖细胞和受精的卵细胞作为受体细胞，用于培育转基因动物。植物细胞比较容易再分化成植株，说明一个获得外源基因的植物体细胞可以培养成为转基因植物。

将目的基因导入受体细胞之前，须先把含目的基因的 DNA 片断组入合适的载体，此过程称为体外重组。得到重组 DNA 分子后，需将重组体导入受体细胞，若将重组体转入原核生物细胞，可通过发酵培养生产所需物质，若将重组体转入植物细胞，可通过细胞悬浮培养生产所需物质，或将受体细胞再分化成植株形成转基因植物，可进行大田种植。

药用植物基因工程是一个崭新的学科，随着中药材规范化栽培和绿色药材生产的需要，用于农作物生产的抗虫、抗病、抗逆等基因将会逐步用于中药材生产，形成转基因药用植物产业，为绿色、无农残中药材的生产提供物质基础。随着有关次生代谢产物关键酶基因的发现，将为利用基因工程规模化、工厂化生产次生代谢产物奠定良好的技术基础。

四、发酵工程

发酵工程（fermentation engineering）是一门利用微生物的生长和代谢活动生产各种有用物质的技术，是生物技术产业化的重要环节。发酵工业具有投资少、见效快、污染小、外源目的基因易在微生物中高效表达等特点。现代发酵工程不仅包括菌体生产和代谢产物的生产，还包括微生物机能的利用。在中药资源领域应用的发酵工程技术主要以真菌发酵为主，如冬虫夏草和灵芝菌丝体的发酵培养。

（一）发酵工程的类型

目前，具有生产价值的发酵工程可以分为五种类型，即菌体发酵、酶发酵、代谢产物发酵、微生物转化发酵和生物工程细胞发酵等。菌体发酵指以获得菌体为目的的发酵，如冬虫夏草、茯苓、灵芝的菌体发酵等。通过菌体发酵培养可以生产和其功效相似的菌丝体。酶发酵指以获得微生物酶为目的的发酵，如通过发酵生产半合成青霉素的中间体所用的青霉素酰化酶等。代谢产物发酵指以获得微生物代谢产物为目的的发酵，可以生产氨基酸、蛋白质、核苷酸、核酸、糖类等初级代谢产物和抗生素等次生代谢产物。微生物转化发酵指利用微生物细胞的酶将一种化合物转变成另一种更有经济价值的化合物，如将异丙醇转化成丙醇，将甘油转化成二羟基丙酮。生物工程细胞发酵指对基因工程获得的工程菌进行发酵培养，如利用基因工程菌生产胰岛素、干扰素等。

（二）发酵的培养基

培养基是提供微生物生长和生物合成所需的营养物质的混合体，培养基的成分、配比对微生物的生长、发育、代谢、产物积累及生产工艺均有影响。发酵工程所用的培养基，与组织和细胞培养所用的培养基相比有所差别。根据其用途不同，分为制备孢子所用的孢子培养基、供孢子发芽和菌体生长繁殖的种子培养基、供菌体生长繁殖和合成大量代谢产物所用的发酵培养基。各种培养基由于其目的不同，成分配比略有差异，如孢子培养基基质浓度，尤其是有机氮源要低一些，无机盐的浓度要适量，种子培养基中氮源和维生素含量要略高一些，但总浓度以稀薄为宜。

（三）发酵的工艺流程

发酵工艺通常包括菌种制备、种子（发酵用的菌种或植物细胞等）培养、发酵、提取等技术环节。下文以菌体发酵为例，对发酵工程的工艺流程予以简介。发酵使用的菌种是经过分离、纯化及选育后的菌种，而且为保持高产菌株，还要定期进行菌种纯化。菌种要经过种子培养才能用于发酵使用，种子培养是指对长期保存的休眠菌种，进行试管斜面活化，再经摇瓶及种子罐逐级扩大培养获得一定量的纯种的过程，通常先将贮存的菌种进行生长繁殖，以获得良好的孢子，再用所得到的孢子制备足够量的菌丝体，供发酵罐发酵使用。生产中常用种子制备包括菌丝进罐培养和孢子进罐培养两种方式。种子制备一般使用种子罐，扩大培养级数通常为二级。种子的质量与发酵产物的质量、产量有密切关系。种子扩大培养流程见图5-2。

贮藏孢子 ⟶ 试管斜面孢子 ⟶ 摇瓶培养菌丝体 ⟶ 种子罐培养 ⟶ 发酵罐

图5-2 发酵工程种子的扩大培养工艺流程

发酵过程是发酵工艺的核心，是指在无菌条件下的纯种培养过程。发酵过程中，一切操作均需在无菌条件下进行，还要注意调节发酵液的温度、pH值、溶解氧的浓度等参数。发酵结束后，对发酵产物进行提取分离，制备合乎要求的产品。典型发酵过程见图5-3。

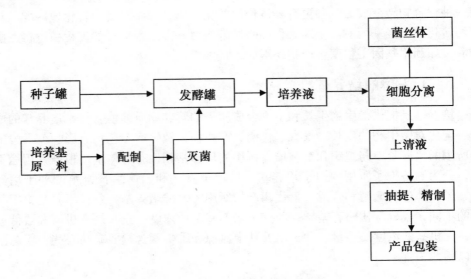

图5-3 发酵工程工艺流程简图

第三节 中药资源的综合开发利用

中药作为天然药物，过去仅局限于防病治病。随着科学技术的发展，学科间的相互渗透，中药资源的开发利用研究不断地扩展和深入。中药资源的综合开发利用的含义应该体现在其深度和广度上，即开发深度由中药材和原料的开发（一级开发）逐渐深入到中药制剂和其他天然副产品开发（二级开发）以及中药化学成分的开发（三级开发）；开发广度由以中药为主扩展到以中药资源为原料，开发出中药保健食品、中药化妆品、中药农药、中药兽药（简称中兽药），以及饲料添加剂、中药天然色素和香料等许多产品。另外，人们对中药材体内物质、非药用部分以及生产中的废物进行深入开发利用研究，取得了可喜的成果。为中药资源的综合开发利用开拓了新途径，取得了很好的社会效益和经济效益，也越来越引起社会的广泛重视。中药材综合开发利用的目的是做到物尽其用，最充分、最合理、最有效、最科学地加以利用中药资源，促进中药资源的可持续发展。

一、中药新产品的开发

中药新产品开发是指以中医药理论为指导，运用现代科学研究方法开发而成的中药产品，包括中药材、中药饮片、中成药及其他中药产品和保健产品。以中药资源为原料经提取加工后，作为其他医药产品或轻工产品的原料或添加剂，也应属于中药资源的产品开发范畴。

（一）中药新产品开发的目的和意义

1. 推动我国中医药事业的发展

中药新资源的开发研制能够推动我国中医药事业的快速发展。中药是中医学的重要组成部分，中医学要发展，中药必须同步或率先发展。研制开发新产品，可提高中药研究水平，中药质量也随之提高，中药防治疾病的疗效也会提高，同时又可创造更多的社会经济效益，最终推动中医药事业的快速发展。

2. 提高人类健康水平

中药已经历了几千年的临床实践，在防治疾病、抗衰老、营养保健、强身美容等方面产生了重要作用。尽管医药事业得到了快速发展，不少疾病如癌症、心脑血管疾病、艾滋病、糖尿病、肝炎以及某些皮肤病等仍缺乏有效的治疗药物，严重威胁着人类健康；由于人们生活水平的不断提高，人们对营养、保健以及容貌的要求也大大提高，这就迫切需要寻找、研究开发新的有效的治疗药品、保健药品、功能食品、化妆品等中药新产品。

3. 促进社会经济快速健康发展

治病保健、营养美容是每个人的需要，中药产品在这些方面已经产生了明显的作用，其疗效和保健作用可靠，且无明显不良反应，深受广大消费者欢迎，有着极为广阔的市场。随着中医药国际化发展，中药产品越来越受到世界人们的欢迎，国际市场很大。国际上每年由药用植物及其所制成的天然保健品、化妆品和香料等的成交额达400多亿美元，而我国中药出口额仅为3亿多美元，约占1%，产品出口的潜力很大。我国中药资源丰富，又有一批现代化的中药产品生产企业。目前中药产品的年销售额已达数百亿人民币。因此，开发中药新产品对国民经济的快速发展具有重要意义。

4. 增强中药国际竞争力

中药对某些疾病有独特的疗效，中药保健品的某些功能也是被古代医家和现代科学所确证的，但中医理论不易为外国人所理解，多数保健品更缺乏理论基础和科学依据，这些产品要进入国际市场有较大障碍。通过综合研究，揭示中药治病和保健的现代科学原理，使中医学这一瑰宝被全世界更多的人群和医药学界所理解和掌握，成为全人类的共同财富，使中药新产品拥有更大的国际市场，同现代医学一起为人类健康、防治疾病、康复保健、美容等方面作出应有的贡献。

（二）中药新药开发研制思路

随着生态环境的变化、疾病谱的变化，人们的健康与疾病关系也发生很大变化。在运用系统的医学手段，去防治现代的多种多样的疾病时，从心理上、诊疗方式和实施手段上，必然会产生许多矛盾。为了达到有效地防治疾病的目的，就要提出一系列的新问题，通过由此及彼的联想，就要提出一系列的新设想、新方案，探索新的途径。纵观以往中药新药研制思路和方法，大致可归纳为两大类。

1．借鉴天然药物的开发研究方法

所谓天然药物是指自然界具有一定药理活性的植物、矿物和动物。从广义来讲，中药属于天然药物的范畴，但是，必须是中医药理论指导下使用的天然药物才能称为中药。按照西药的研制思路和方法进行研究，多以单味药为主，或通过药物筛选组成小方（实验方），提取有效成分，研究其毒性、药效和作用机制，最后进行导向性临床试验。即实验室→临床。其特点是毒理、药理比较明确，制剂也比较合理，但是临床依据不够充分。按照这种思路方法研制的新药，虽然研究对象是中药，其结果往往可能成为新的西药。

2．坚持中药的开发研究方法

以中医药理论为指导进行开发研究，从选题选方开始就以中医药理论为依据。处方往往是从临床实践中摸索出来的有效方剂，或者是古方、验方、秘方。处方做成制剂后，进行毒理、药效学实验，而后再进行临床试验。即从临床→实验室→临床。这种研究思路的特点是临床基础较好，且以复方为多，复方与单方相结合，临床与基础研究相结合。但是，目前较难建立符合中医病症的动物模型和实验方法，质量标准的建立和能说明问题的药效学实验困难比较大，说明的问题也不够充分，药学部分的研究水平也有待于提高。

（三）中药新药开发研制程序

1．可行性分析

可行性分析的主要内容有市场分析、功能分析和效益分析三方面。

在开发中医新药之前，首先要进行市场调查，包括目标市场、市场容量、竞争状况、新产品可能的价格等。一般原则是，在保证产品确有效果的前提下，选择市场需求量大、竞争产品少、价格适中的品种进行研究开发，能够获得更高的经济效益。

一个中药新产品能否长久地拥有市场，关键在于其是否确实有较好的功能。疗效差或副作用大的产品，不可能有很好的市场，相反，如果开发研制出疗效显著副作用少的中药新药，必将受到患者的欢迎，也有很好的市场。

企业生产新药产品就是要获得利润，所以中药新产品的开发研制能否成功，还要进行经济效益预测，它包括制作成本、保本点和投资收益率。新产品价格是以成本为基础，同时又受患者的承受能力和竞争产品价格的影响。

2．选题与选方

选题要以中医药理论为指导，选择中医药的优势领域或具有独特疗效的病症。处方主要来源于临床各科的有效验方、传统古方、名老中医的临床经验方、民间验方或祖方、临床科研方或药物筛选后的小组方。

在选题明确，选方确定之后，要进一步考察处方的来源和组方是否合理，以及原有的疗效。经过认真考察之后，即应根据病症的病因病机、治则治法，以及方剂的配伍原则对药味、剂量、配伍关系、有毒无毒等方面进行分析。

3．确定新药制备方案

在进行中药新产品具体的研究工作之前，先要查阅大量文献，根据有关学科的专业知识，结合产品的审批要求，设计出一套科学、完整的研究方案。另外，该方案的制定要以中医药理论为指导，充分考虑到处方中药味组成的四气五味、生降沉浮、炮制方法、用法用量、配伍原则、毒性等特点，参考现代对于中药理化性质、毒理药理研究成果。中药新药的研制包括处方筛选、制备工艺研究、质量标准的制订及稳定性、药效学、毒理学研究和临床验证等内容。中药新药研制的总的原则是工艺合理、先进，剂量小，有效部分的比例高，制剂的生物利用率高，突出中药的特点，符合中医临床使用的要求。

4．组织实施

在研究方案完成后就要进行具体操作，首先是经费到位，然后研究人员根据工作需要，组织工作小组，判定实施计划，按计划开展各项研究工作。在具体实施时要严格、规范地操作，及时、准确记录，严密分析、处理，以保证实验结果客观、可靠。

5．申报与审批

研究工作完成后，及时整理申报材料，按照国家食品药品监督管理局《药品注册管理办法》（2005年）有关规定，由研制单位或与其他单位一起向有关审批单位提出申报要求，由审批单位组织有关专家进行资料初审、产品检验、论证等。通过省级审评之后，一般由审批单位报上一级继续审评，最后发给批准文号。

6．转让和保护

研究单位在完成新产品一个阶段的研究工作以后，就可以进行技术转让，也可在研究工作基本完成后进行转让。技术转让必须签订合同，以求得保护，也可向国家专利局申请专利。

7. 投产与销售

企业单位取得生产文号以后，即可正式投产。投产前还需要进一步摸索工艺，使实验工艺能够适应大生产的需要。同时还应进一步观察新药的疗效、安全性及质量稳定性。新药投产后，必须按有关法规的规定，及时开展广告宣传等各种正当竞争手段，尽快拓展新产品的市场。

二、非中药产品的开发

（一）中药保健食品开发

中药保健食品（Chinese medicinal material health food）是指以中医药理论为指导，在天然食物中加入既是食品又是药品的可食用中药材（卫生部公布的品种），经过适当加工而成的适宜于特定人群食用，具有促进健康、减少疾病发生、调节机体功能的食品或食品成分。

我国自古就有"药食同源"的悠久历史。食疗养生法是我国独特的文化遗产之一，具有简易方便、食用充饥、扶正祛邪、健身防病等功效。我国早在西周就有食医官，专为帝王配膳。在《周礼·天官篇》有"食医"的记载，而且列为四种医学（食医、疾医、疡医、兽医）之首。古代传留下来的食疗本草专著有《食疗本草》等，记载了薏苡仁、茨实、大枣、枸杞子、百合、龙眼、核桃、山药、芝麻、莲米等300多种可食治性药物。可见很早人们就把一些药品作为食品应用。随着生活水平和保健意识的不断提高，人们对食品的要求越来越高，从古代沿用下来的可食用中药材，如今成为了一系列非常重要健康而时尚的食品。

1. 中药保健食品及其开发类型

食品（food）是维持人体生命活动的最必需物质之一。自从有了人类就有了食品，而且随着时代的进步，经济的发展，人类在饮食方面的观点也有明显的变化，同时其饮食种类和结构也产生了很大变化。人们的膳食不仅是要吃饱，同时也要吃好；不仅要维持生命活动的能量需求，同时要考虑营养物质的平衡协调，以保持机体不仅有活动能力，同时要有较好的对疾病的免疫力和保持各器官的旺盛的生理功能。于是人们根据不同的需求，开发了许多不同功能的食品，如营养食品、美容食品、保健食品和强化食品等。

目前对保健食品（health food）的解释很多，而且彼此有所差异，但是主要含义是一样的，即保健食品是指除了提供营养需求外，还具有调整和改善新陈代谢功能，预防或减少疾病的功能，并经设计加工而成的食品或食品成分。从这个意义上讲，保健食品应该有以下特点：可以长期服用，无副作用，但不能取代正常的一日三餐；可以选择性地作用于人体或细胞的生理过程；长期服用可以促进健康，减少疾病的发生。

值得说明的是，要区别保健食品与药品，即该类食品除具有一般食品的共性外，还有特殊保健功能，或称特有的平衡或调节生理节律、保健祛病、增强机体整体体质的功能。保健食品具有以下四方面的特点：一是符合目前实施的食品卫生法及有关规定；二是经过科学实验证明有特定保健功能；三是以食品原料为基础，添加或强化有效物质以适合于特殊人群使用的食品；四是具有一般食品的属性，与药品有严格的区别，要以营养为前提，食用上往往无明显量的限制，不应该强调治疗作用，也没有毒副作用和药理作用，任何正常人都可食用。而药品则明显不同，药品有明显的量的限制，以治疗为目的，大多数药品有较强的药理作用和低毒性反应。

中药保健食品种类有很多，多数情况下以食品的形式分类，如果按不同的保健作用和功能因素进行分类，也可以划分为不同的种类。分类方法：按照工艺特点，药食两用的保健食品可归纳为：鲜汁类、茶饮类（袋泡茶）、汤液类（口服液）、速溶饮类、药酒类、露类、蜜膏类、粥类、糊类、糖果类、蜜饯和糖渍小食品类、米面食品类等；按照保健食品的范围可分为天然食品和可食用药材，前者如水果、蔬菜、禽肉蛋、水产品等，后者系指卫生部公布的既是食品又是药品的可食用药材。

2. 中药保健食品的制备工艺

保健食品的研制开发已成为当代食品研究和开发的一股世界潮流。从天然产物中分离、提取、浓缩、精制各种功能性成分，在功能食品及功能食品素材加工过程中最大限度地保留功能成分的活性，对保健食品中有效成分的定性、定量分析，并对其生理功能进行科学评价是研制开发保健食品的技术关键。

由于保健食品种类多，原料来源多样，其制备工艺亦有所差别。下面简要介绍口服液类和饮料类保健食品的制备工艺，仅供参考。

（1）口服液类：口服液类是指将药物或食物用水煎煮，去渣取汁，精制后再加适当辅料制备而成的液体剂型。以植物性原料为例，其制备工艺为：原料→挑选→加水煎煮（2~3次，每次1~2小时）→过滤→煎煮液备用；煎煮液＋配料液＋水至定量→过滤→灭菌→质检→成品。如娃哈哈儿童营养液、大力神口服液、参花蜜口服液等。

（2）饮料类：以制备天然浓缩山楂汁、沙棘浓缩果汁、枸杞复合果汁、桑椹浓缩汁、猕猴桃果汁等鲜汁饮料为例，其制备工艺为原料→清洗→榨汁→精滤→配料→均质→加热→灌装→真空封口→灭菌冷却→成品。由于饮料类保健食品的原料和加工设备不同，其生产制备工艺也有一定的差异。

3. 中药保健食品的开发现状与发展趋势

随着生活水平的日益提高，人类对各种保健食品的消费要求也发生了变化，"天然、营养、保健"食品越来越受到消费者的青睐。

中药保健食品是我国具有特色和优势的一个重要领域。中药保健食品以独特的优势在食品和保健康复事业中占有较为重要的地位，目前已开发出非常多的中药保健食品，如"西洋参口服液"、"人参蜂王浆口服液"、"刺五加蛤蚧精口服液"、"云南花粉田七口服液"、"五加参精口服液"、"虫草蜂王精"、"无花果口服液"、"虫草鸡精"、"蜂乳口服液"等中药口服液制剂。利用中药资源开发的饮料、保健茶等主要有"天府可乐"、"少林口乐"、"沙棘饮料"、"消肥健身茶"、"北芪茶"、"绞股蓝茶"、"怀参茶"、"人参茶"、"菊花晶"、"中华猕猴桃晶"等。开发出的药酒类主要有"人参酒"、"五味子酒"、"参茸多鞭酒"、"三鞭酒"、"忍冬玫瑰酒"、"国公酒"、"白毛乌鸡补酒"、"山枣蜜酒"、"五加皮酒"、"猕猴桃酒"、"三蛇药酒"等。

药膳食品既是食又是药，具有营养与治疗保健的双重效用，寓苦口良药于美味佳肴中，相得益彰。近年来，我国许多城市相继开设了药膳餐馆，恢复和开发了许多药膳食品，目前经营的各种药膳菜肴、饭粥、面点、汤羹、饮料、酒、糖果等有几百个品种，如"茯苓夹饼"、"茯苓包子"、"龟苓膏"、"银花露"、"虫草鸡"、"虫草鸭"、"川贝雪梨"等。可用于药膳食品开发的中药资源种类很多，据《中国药膳大全》和《中国药膳学》等书籍的收载统计，约有120多种，其中大多为常用药材。

衰老问题是当今世界人们所关心的重大问题，随着社会的发展、科学的进步和医疗保健设施的完善，人类的平均寿命逐年延长。为了提高中华民族的健康水准，增强人体的免疫能力，益寿延年，要求进行延缓衰老食品的开发研究和生产，来抑制衰老因子，延长细胞的寿命，从而延缓人体衰老。同时人们对美容保健食品及儿童增智保健食品也逐渐在加以重视。目前中药保健食品开发的主要发展趋势可以概括为以下几个方面：

（1）高营养全营养的实惠型：高营养全营养食品的主要特点是注重营养成分含量高而全面，这一类功能食品是我国开发和发展的主要方向之一。由于我国人民生活水平还不太高，营养水平普遍很低，膳食结构以淀粉和纤维为主，作为蛋白质主要来源的肉类和大豆食品的消费量还相当低，仅及发达国家的1/3左右（肉类）。因此膳食结构趋于失衡，造成许多社会问题，如肥胖人口糖尿病患者迅速增加等等。于是高蛋白低脂肪低糖的食品势必备受欢迎，高营养全营养型食品正日益得到人们的青睐。

（2）感官感受的嗜好型：感官感受的嗜好型食品的特点是注重食品的味道和

颜色。几千年来，我国人民对食品的质量要求基本上是停留在感官感受上，而对其内在质量却没有引起重视。"色香味俱全的食品便是好食品"的观念几千年来代代相传，在人们心中已根深蒂固，一时间难以排除。因而，具有浓香味的食品在国内还有相当大的市场，而且还将延续许多年。这一类型消费者数量还相当大。

（3）疗效及防病作用的保健型：根据医学专家的统计，人类疾病中有 3/4 以上是由于饮食不当（或者由于饮食中缺乏某些营养元素或者饮食中含有某些致病物质）而造成的，使人们对功能食品越来越重视。就国内而言，由于人们收入有限，加上营养知识的普及不够，要想通过自己制订食谱控制饮食来达到治病和防患于未然还是相当困难的。消费者只能希望从食品加工厂那里得到帮助。因此，功能食品在以后的几年中将有相当大的市场。这一类型的消费者也正日益增多，发展迅速。

（4）实用型：在特定的情况下人们会选择这一类型的食品，例如在炎日夏天，有消暑降温作用的碳酸饮料会有相当大的市场，具有解渴作用的清凉饮料也会有相当大的销量。收入不太高的消费者常常偏向于这类食品的消费，是这一类型消费者的主体。

总之，中药保健食品的开发要以中医药理论为指导、以预防和减少疾病为目的、以特定人群为服务对象。安全性、保健性和营养合理性的中药保健食品是今后主要的研究方向和发展趋势。

（二）中药化妆品开发

1. 中药化妆品及其作用

化妆品（cosmetic）是指以涂抹、喷洒或用其他方法施于人体表面，以达到清洁、护肤、美容、消除不良气味和修饰目的的日用化学工业品或精细化工产品。中药化妆品是以中药为其成分之一的化妆品，它集美容化妆与保健治疗、化妆品与药品为一体，能够清洁、美化、修饰人体面部、皮肤、牙齿、毛发等部位，同时对人体起一定程度的滋补营养、保健康复作用，甚至还可以对某些皮肤疾病起辅助治疗作用。例如，人参、珍珠、芦荟、红花、薏苡仁等许多中药均可添加到各类化妆品中，制成人参胎盘膏、人参珍珠霜等系列化妆品。

2. 中药化妆品的开发类型

按照中药化妆品作用特点、使用部位及其制备工艺剂型，可以按几种方式进行分类。

（1）按用途分类：按功能和作用特点可分为清洁类、护肤类、营养类、治疗卫生类、美化类和健美类等六大类。清洁类是指去除面部、皮肤、毛发、口腔、牙齿脏污类化妆品，如清洁霜、清洁奶液、净面涂膜、牙膏、洗发香波和含嗽水等。护肤类是指保护面部、皮肤、毛发，使其柔软光滑，以抵御风寒、烈日及紫外线辐射，防止皮肤开裂等的化妆品，如奶液、雪花膏、防晒霜和发乳等。营养类是指营养面部、皮肤、毛发，使其增加组织活力，保护皮肤角质层的含水量，减少皮肤细小皱纹，以及促进毛发生理机能的化妆品，如人参营养霜、丝肽营养霜等。治疗卫生类，如雀斑霜、粉刺霜、去头屑洗发水和生发水等。美化类是指美化面部、皮肤及毛发的化妆品，如粉底霜、粉饼、唇膏、香水、喷发胶和指甲油等。健美类中药化妆品一般含有适量的具有特殊功能的药物，既要防治皮肤晒斑，又要达到适度晒黑的目的，如防晒霜、抗皱霜、健美减肥霜等。事实上，目前化妆品的作用特点日趋多样化，中药化妆品更是常常集清洁、美化、营养、保健及治疗为一身，所以很难将其归于某一类。

（2）按使用部位分类：按使用部位可分为护肤类、毛发用类、指甲用类、口腔用类、眉目用类和面部用类等。护肤类是指那些能营养皮肤或治疗某些皮肤疾病的化妆品，如薏米雪花膏、当归冷霜和杏仁蜜等。毛发用类是指能起调理、柔软、营养头发，防止头发脱落，促进头发生长，治疗头发创伤和头发疾病等作用的化妆品，如人参香波、薏米发油和首乌发乳等。指甲用类是指用来修饰、美化及治疗指甲疾病的化妆品，如指甲油等。口腔用类是指用于清洁口腔、牙齿的化妆品，如两面针牙膏、牙粉、口腔祛臭水等。眉目用类是指用于清洁和美化眉目的化妆品，如眼影膏、青黛眉笔等。面部用类是指用于清洁和美化面部的化妆品，如各种面膜。

（3）按制备工艺和剂型分类：按制备工艺和剂型可分为以下十类。乳化剂，如润肤霜、营养霜、雪花霜、奶液和发乳等。混悬剂，如香粉蜜和增白粉蜜等。粉剂，如香粉、爽身粉和痱子粉等。膏剂，如洗发膏和护发素等。水剂，如化妆水、香水、花露水、祛臭水和收缩水等。油剂，如发油、防晒油和浴油等。锭剂，如唇膏和眼影膏等。块状剂，如粉饼和酮脂等。胶剂，如指甲油、面膜和发胶等。其他还有喷雾发胶、摩丝和唇线笔等。

（4）其他分类：按化妆品特性可分为中性化妆品，如杏仁霜和华姿营养霜等；油性化妆品，如华姿营养蜜、紫罗兰粉底霜和柠檬蜜等；干性化妆品，如杏仁蜜和华姿粉底霜。按使用对象可分为儿童用化妆品、老年用化妆品、青年用化妆品、男士用化妆品、女士用化妆品。按化妆品使用时间季节可分为冬用型、夏日型以及早霜、午霜和晚霜等。

由此可见，中药保健化妆品种类繁多，且各类间相互交叉渗透，同时也可看出，中药保健化妆品实质上也是中医药皮肤保健学体系中的一部分。

3.　中药化妆品的制备工艺

中药化妆品功能、制备工艺、剂型和物态类型丰富多样，其制备工艺和方法差别很大。如膏霜类中药化妆品一般均由油相、水相及乳化剂组成，其中油相物质由硬脂酸、十六醇、十八醇、羊毛脂、白油、蜂蜡、二甲硅油等组成，水相物质由三乙醇胺、月桂醇、硫酸钠、硼砂、氢氧化钠、氢氧化钾、甘油、吐温 – 80等组成。乳化剂多为新生皂或为配方中固有组成物料，该类中药化妆品的制备主要包括三个步骤：首先是分清处方中各物料属油相还是水相，并明确其各种作用；其二，根据中药材的性质，选用适当的溶媒和方法，提取、精制有效成分和有效部位；其三将油相、水相物料分别加热至75℃～85℃左右，并使两相等温混合，不断搅拌，直至冷凝。为确保成品符合卫生学指标，必需严格工艺过程，无菌操作。操作用具、包装容器等均应灭菌处理。

以薏苡仁雪花膏为例，其配方为（重量%）：蜂蜡1.2、硬脂酸6.0、鲸蜡醇3.0、肉豆蔻酸异丙酯2.5、吐温 – 60 3.0、角鲨烷6.6、丙二醇3.0、薏苡仁提取物0.5、精制水74.2、香精适量、防腐剂适量、抗氧剂适量。其制作方法，为将薏苡仁提取物加入水相，然后将水相与油相分别加热至85℃。在搅拌下将水相慢慢添加到油相中进行乳化。继续搅拌，当温度冷至45℃时加入香精。防腐剂和抗氧剂，冷至室温即可。

4.　中药化妆品的开发现状与发展趋势

我国古代本草中包含了许多美容药物，据统计，《本草纲目》记载的具有美容作用的药物共有500多味，主要用于面、鼻、牙齿、须发、疬疡癜风、疣痣等。我国民间也沿用了一些简便的化妆方法，如用凤仙花染指甲，青黛描眉及用动物泊脂护肤等。借鉴传统的医药理论和实践经验开发现代中药化妆品，通过发掘研究，现已筛选出可用于化妆品的中药资源有数百种，并成为天然化妆品的一大系列。中药化妆品多要求有防治皮肤病、防裂、防晒、增强皮肤营养、防止紫外线辐射等功能，对多脂、干燥、皲裂、色斑、粉刺、皱纹等皮肤缺陷有弥补作用。有效的化学成分主要为蛋白质、氨基酸、类脂类、糖类、有机酸、酚类、苷类、醌类、挥发油、类固醇、生物碱、磷脂、色素、微量元素及维生素等。当前应用的多为植物类中药资源，主要有当归、人参、甘草、五味子、黄芩、黄连、黄柏、桂皮、薄荷、川芎、柴胡、地黄、益母草、半夏、白术、泽泻、大黄、茯苓、何首乌、枸杞子、牡丹皮、防风、独活、羌活、枳实、厚朴、菊花、杏仁、薏苡仁、白芍、麻黄、山楂、党参、槐花、升麻、藁本、紫草、芦荟、白芷、荆芥、生姜、大枣、冬虫夏草和沙棘等。动物药材应用于化妆的主要有哈士蟆油、胎盘、貂油、地龙及蜂蜜等，矿物药则主要是滑石粉、麦饭石等。中药化妆品具有独特的功能，如甘草在化妆品生产中可作为最佳沐浴液原料，麦冬用于配制润肤霜效果较理想。槐花所含芸香苷对 X 射线有保护作用,用其制成的化妆品适于长期野外工作者和接触放射线的人员使用。白芍、赤芍具有活血化瘀的功效,对蝴蝶斑、雀斑及色素沉着都有一定治疗作用,还可增白,是一种非激素类增白祛斑剂。冬虫夏草含有人体需要的氨基酸 20 余种,是配制高级化妆品的主要原料。甘松所含甘松芳香油可作化妆品定香剂,畅销国内外。

随着"回归自然"热潮在全球范围内兴起,国际上出现了化妆品原料天然化的倾向,国内外对加有中草药有效成分的化妆品的开发研究日趋活跃,新产品与日俱增。我国在美容护肤化妆品中使用中草药添加剂的研究开发方面具有明显的优势。我国中草药的研究和临床应用历史悠久,在药性、功效、毒副作用等方面积累了丰富的资料和经验,这为筛选天然活性添加剂提供了依据。据了解,目前我国生产的各类中草药化妆品已逾千种,当前中药化妆品开发方面存在以下发展趋势和特点:

① 防衰老化妆品备受青睐。天然成分、对人体无刺激及副作用的抗皱产品将成为化妆品中的热销产品。保鲜、抗衰老、生物技术代表了 21 世纪化妆品的发展方向。

② 儿童化妆品和运动化妆品市场悄然兴起。现代人的健康理念为运动化妆品带来生机,其特性有防汗、防臭、保湿和消炎等。中国化妆品厂家生产的儿童化妆品在价格方面有很强的竞争力,但在品种系列方面开发得较少。

③ 以系列产品开发和生产,是近年来中药化妆品开发的新趋势。如人参产品有"人参强力生发灵"、"人参生发露"、"人参祛皱霜"、"人参液体香波"、"七日香人参胎素美容膏"、"田七人参高级药性洗发精"等。芦荟产品有"芦荟洗面奶"、"护发素"、"洗发香波"等。

总之,我国对中药的研究历史悠久,在药效、药理、毒副作用等方面积累了丰富资料和经验,为筛选活性添加剂提供了依据。另外,我国已开发利用一些古方和新品种、新配方,生产出一大批中药化妆品,经消费者使用,效果较好。今后,传统中医药理论与现代科学理论相结合,从配方、工艺、质量等方面不断改进,并重视包装和宣传,逐步与国际市场接轨,必将创造出更多具竞争力的新产品,中药化妆品必将为美化人类作出更大的贡献。

(三)其他方面的开发利用

1. 中药香料和色素开发

香料是具有挥发性的或有香味物质的总称。香料按其来源有天然香料和合成香料之分,按一定的方法将多种香料混合,则得到调和香料,其商品又称为"香精"。天然香料、香精大多数是含有数十种甚至数百种组分的芳香油,优质天然香料的纯真香味，完全靠人工合成是难以做到的。因此，一些高级的香精往往添加有天然香料，使其表现出天然、纯真或高雅的风格。还有一些植物的精油，经过提纯分离后的产品，用作合成香料的中间体或作其他化工产品的原料。

我国芳香型中药的种质资源十分丰富，据调查，香料植物有400余种，有不少尚未很好地被开发利用。有的野生资源虽不多，但经过推广种植，便可为工业化生产提供足够原料。常见的中药香料的原料有玫瑰、甜橙、酸橙、紫苏、薄荷、当归、苦杏仁、麝香等。许多食品中使用的调味料或矫味剂往往就是中药材或其加工品。如八角茴香、桂皮、花椒、小茴香、玫瑰花、丁香、薄荷、陈皮和高良姜等。

天然色素（natural pigment）是存在于自然界的有色成分，可用于食品、药物和化妆品等加工制作之中。根据其来源，可分为动物色素（如虫胶色素、胭脂虫色素等）、微生物色素（如红米色素、红曲色素等）和植物色素。

天然色素多数来源于动植物组织，其色调自然，安全性较高。有些天然色素本身兼有营养和治疗作用，如核黄素、胡萝卜素、叶绿素和姜黄素等。不少中药是提取天然色素的原料来源，如从姜黄的根茎中提取姜黄色素（curcumin），从红花中提取红花黄色素（carthamin），从栀子的果实中提取的栀子黄色素（crocin），从锦葵科植物玫瑰茄（*Hibiscus sabdariffa*）的花萼中提取的红色素——玫瑰茄色素（roselle pigment）等。

我国拥有丰富的中药资源，其中也有不少天然色素的原料，尤其是植物性原料非常丰富，天然色素在植物体内不同器官中均有分布。但是，在传统用药过程中往往会丢弃许多非药用部位，这样许多可利用的资源自然就浪费了。针对上述情况，综合开发与利用现有的中药资源，这既能减少资源浪费，又能带来经济效益。

2. 中药天然农药开发

农药是防治和减少农作物病、虫、草害，提高农作物产量必不可少的人工合成或天然提取物，其种类主要有除草剂、杀虫剂、杀菌剂、植物生长调节剂等。自20世纪60年代初期以来，农药一直处于蓬勃发展的时期，为农业发展起到了举足轻重的作用。然而，随着化学农药的长期不合理使用，对人类社会经济健康发展带来了一定的负面影响，如耐药性害虫的不断发生、农药残留量的增加、环境污染日趋严重等等。于是世界各国正努力寻找高效、低毒、无残留、无污染、价廉的天然农药取代化学农药。近一个时期以来，利用植物提取物、动物毒素和微生物代谢产物作为原料，开发各种农药，已成为一种世界性趋势，特别是以药用植物为原料研制新型的无公害农药已成为新农药创制领域的研究热点。

近年来，愈来愈多的研究表明，中药材还有一个很重要的用途，即可用来研制新型的无公害农药，用于中药材种植和农业病虫害生物防治。其开发工作主要体现在两方面：一是从传统中药材中提取分离具有杀虫、抗菌、抗病毒功效的农药活性成分，以此为主体，配制成无公害农药，这是对植物材料的直接利用；二是从种类繁多的药用植物中，分离纯化出具有杀虫抗菌活性的新物质，以此先导化合物为结构模板，进行结构的多级优化，创制新一代超高效低毒的新农药。

目前，世界各国已对 2000 多种植物的杀虫活性进行了研究，其中中草药也占很大一部分，如川楝 *Melia toosendan* Sieb. et Zucc.、除虫菊、鱼藤 *Derris trifoliata* Lour.、苦豆子、黄杜鹃 *Rhododendron molle*（Blum）G. Don、雷公藤 *Tripterygium wilfordii* Hook. f.、苦皮藤 *Celastrus angulatus* Maxim. 等。近年来，我国已开发出数十种植物杀虫剂推广应用，如棉菌清、桑叶制剂等。可以预计，随着人类越来越关注环境和人类健康问题，开发应用植物源农药将成为主流趋势。

3. 中药兽药和饲料添加剂开发

抗生素、激素和化学合成药物长期在畜牧业中的大量应用，使一些畜禽体内的细菌产生了耐药性，这不仅降低了畜禽疾病的防治效果，而且也给医疗卫生工作带来一定的麻烦。这些问题直接关系到人类自身的安全和环境保护，已经引起世人的广泛关注。开发疗效确切、效果突出、安全性好、科技含量高以及经济效益突出的绿色中兽药，应是解决以上问题的重要途径。

我国有 5000 多年中医药应用历史，有数以万计的验方，自古就有用药拌入饲料治病的记载。中兽药是中医药学的组成部分，有着悠久的历史和丰富的内容，千百年来，它对我国畜牧业和家庭养殖业的发展发挥了重要的作用。据记载，3000 多年前的周朝就已有专门的兽医官。历代本草收载的药物中，都不同程度地包含有兽用药方剂，如《神农本草经》有"牛扁疗牛病"、"柳叶治马疥"、"梓白皮治猪疮"的记载。除散载的文献资料外，在各不同时期还出现了许多专著，其中较著名的有汉代的《马经》、《牛经》，隋代的《治马牛驼骡经》、《疗马方》、《马经孔穴图》，宋代的《明堂灸马经》、《医马经》，明代的《元亨疗马集》，等等。古代少数民族地区亦有传统兽医药方面的记述，如唐代新疆吐鲁番地区的《医牛方》。目前，中兽医学已成为独立的学科。中兽医用药种类丰富，据《青海省兽医中草药》收载，兽用植物药有 912 种。另据《民间兽医本草》记载，中兽药资源有 600 多种，其中常用中药 300 多种、常用草药 150 多种。

近年来，中兽药开发有了很大进展，由过去单纯治疗型转向营养保健开发型发展。比如，根据扶正固本、增强机体的理论，给蛋鸡服用刺五加制剂，促使鸡输卵管总氮量和蛋白质显著增加，提高了产卵率和卵重。

中药作为饲料添加剂或混饲药剂，有促进动物生长和肥育，增加体质，提高

畜禽生产性能等作用。它具有来源广，价格低廉，取材容易，很少产生副作用和
药物残留等优点，是近年来兽医中药应用的一个重要方面，也是饲料添加剂的一
个独特系列，备受国内外重视，发展很快。此外，用中药资源配制的"中草药
饲料添加剂"，在家禽及水产养殖方面也收到了明显的效益。大量的研究资料证
明，中药添加剂对雏鸡白痢、禽霍乱等细菌性传染病有防治效果。同时对鸡传染
性支气管炎、传染性喉气管炎、传染性霉形体病、传染性法氏囊病、鸡痘等病毒
性传染病也有防治效果。而对兔、禽球虫病也有明显防治效果。初步统计，到目前
为止，研究探索作为饲料添加剂或混饲药剂的中药已逾 200 多种，其中大蒜、山
楂、一年蓬、马齿苋、艾叶、麦芽、陈皮等都是应用得比较广泛的植物类中药。

三、中药材体内化学物质的开发利用

同一种中药材中往往含有很多化学成分，其中未被利用的成分有时占很大比
例。中药材体内化学物质的综合开发利用主要表现在活性成分和非活性成分的开
发利用，以及对化学成分进行结构改造等方面。如山莨菪含有不同的生理活性和
治疗功能的托品类生物碱，如阿托品和后马托品主要用于治疗胃肠解痉和眼科散
瞳；东莨菪碱用于治疗各种中毒性休克和眩晕病；樟柳碱用于治疗偏头痛型血管
性头痛、视网膜血管痉挛、神经系统炎症和有机磷中毒等。从细叶小檗中提取黄
连素（小檗碱）后，还可提取小檗胺，可用于升高白细胞。在提取薯蓣皂苷之
后的盾叶薯蓣残渣中还可提取水溶性皂苷，可用于治疗动脉粥样硬化、心绞痛和
高脂血症等。人参加工后剩下的蒸参水、参渣均有较高的再利用价值，用 60%
乙醇提取人参有效成分后的药渣，每 100g 干燥品中仍含有人参总皂苷 196mg，
尚含 17 种以上的氨基酸及多种微量元素。

以某些药用植物含有的某种成分作为新药的半合成原料，通过化学合成或改
造化学成分的结构，可以制成高效、低毒的新药物。例如，云南产的草药三分
三，含莨菪碱达 1%，经药物化学方法处理，可转化为使用极为广泛的常用药阿
托品。现在一般用巴马丁（palmatine）经氢化还原制备延胡索乙素，而巴马丁
在防己科黄藤属黄连藤（*Fbrianrea recrsa* Pierre）的根及根茎中含量高达 10% 左
右，黄藤的资源又相对比较丰富，因此用黄藤作原料提取分离巴马丁，再还原制
取延胡索乙索，既扩大了黄藤的用途和价值，又缓解了延胡乙素供应不足的局
面。从丹参中提取丹参酮Ⅱ$_A$，经磺化后得到的丹参酮Ⅱ磺酸钠，大大增强了水
溶性，获得了更高疗效的新药物。一些天然成分经结构修饰后用于临床的还有红
古多醇酯、羟基斑蝥素、甲基斑蝥素、石蒜碱钠盐、抗痫灵、亚硫酸穿心莲内
酯、甲基青蒿素（青蒿醚）等。

四、中药药渣的综合开发利用

中药材经一定溶媒或方式提取后所剩残渣称为药渣，通常被作为废弃物扔掉。但是往往只是提出了部分成分，尚有许多有效或非有效成分残留在药渣中，有待进一步利用。

（一）改进生产工艺，提高资源利用率

药用植物中通常都含有多种不同生物活性物质，在中药制剂及天然原料药的生产中，除提取分离所需的成分外，也可以通过加长生产工艺流程或改进生产工艺的方法获得具有不同用途的其他活性成分，以扩大原料的使用价值，减少药物资源的浪费。可用于治疗急性肝炎的齐墩果酸，传统方法是从青叶胆中提取，但我国青叶胆资源有限，经对女贞子糖浆生产工艺的改进，从其药渣中提取到了满足医药用途的齐墩果酸。在用菖蒲提取岩白菜素的过程中，大量鞣质丢失，而菖蒲的鞣质含量可达 15% 以上，且属于低毒的缩合鞣质。近年来的研究已发现，鞣质可开发成一类新的药用成分。在以柴胡为原料提取柴胡挥发油制作柴胡注射液时，药渣与其煎液均弃置不用，但其中含有大量柴胡皂苷、柴胡醇、芸香苷等活性成分，可作为提取柴胡皂苷的原料。另外还有从生产颅痛定的废液中提取盐酸棕榈碱，制备人参精的废液中提取人参多糖，提取精油后的亚洲薯草残余物中开发抗溃疡药等成功的例子。

（二）药渣中有效成分的开发利用

药渣的产生主要在中药的现代制剂生产过程中，例如柴胡注射液，仅利用了挥发性成分，而不具挥发性的柴胡皂苷等水溶性成分，仍具有较好的抗菌消炎作用，这样在制备过程中有效成分存在于药渣之中而被扔掉了。由于药材组织具有吸液性，其粉粒之间的毛细管作用，使药渣吸附着大量浸出溶媒而不易分离，从而造成有效成分损失。

现代实验研究也证实，药渣中确有一定的有效成分存在。因为含有挥发油或其他挥发性成分的药材，煎煮时间短，挥发油不能充分煎出。如经测定，半夏厚朴汤中挥发油的含量只有原药材的 3.5%，汤剂药渣中的含量尚有 49.8%，这说明相当部分的挥发油损失在药渣中。五味子冲剂是治疗神经衰弱、失眠的中药药剂，甘肃药品检验所的定性实验表明，五味子原料及药渣成分基本一致，并与五味子甲、乙素有相应斑点，而冲剂无任何斑点。定量测定木质素类成分（以五味子酯甲计算），原料为 0.25%，药渣为 0.40%，冲剂为 0。表明用 30% 乙醇渗滤法制得的五味子冲剂主要含有有机酸类成分，木质素类则几乎全部残留于药渣中。

　　近年来，国内外已开始重视对药渣综合利用的研究，文献报道也逐渐增多，但尚处于初步开展阶段。前苏联在植物药和制剂残渣综合利用方面，1980 年后研究了近百种中药，并发表了有关论文。国内对药渣的应用研究亦在逐步深入。如李宜仁报道，桂林市一制药厂汽油提取青蒿素所剩青蒿药渣再用乙醇提取等处理后得浸膏，体外抑菌试验证明，对革兰阳性球菌、革兰阴性球菌以及革兰阳性杆菌均有一定的抑菌作用，将浸膏加入乳剂基质，配制成 20% 的青蒿软膏，具有无臭、清凉等特点，动物实验结果表明，对动物无过敏反应和刺激反应，用于治疗化脓性皮肤病总有效率达 96%。茶叶是各国人们所喜爱的"三大饮料"之一，泡饮后的茶渣还可以利用。

（三）药渣中无明显活性成分的开发利用

　　中药材中无明显活性或不具有生物活性的成分不少，在提取了活性成分后，可根据性质，对非活性成分进行开发利用。当然中药的活性成分或非活性成分是相对的，下面介绍的几类成分是针对大多数中药材而言。

　　1. 淀粉

　　淀粉是许多中药材都含有的一类成分，为多聚糖类化合物，大多不具生物活性，可直接利用，也可水解获得小分子糖或单糖。块根类中药含有大量的淀粉，其药渣可用作饲料、肥料，或工业制取浆糊，发酵制酒等。如女贞子药渣可出 10% 的酒，其他如枇杷、香附、桔梗、前胡等的药渣均已有利用。天津生产的百花酒，即为多种药渣经发酵用其所含淀粉制成的。樟树药厂亦曾将生产当归精的药渣制成酒。据介绍，每 500kg 药渣，约可生产 50 度酒 80～100kg，这样可以节省很多粮食，且降低酿酒成本。又如葛根，含有大量淀粉、糖和纤维素，在提取了有效成分总黄酮后，所余药渣可配制饲料或作其他用途。

　　2. 蛋白质

　　植物中普遍含有丰富的蛋白质，特别是种子类药材大多含丰富蛋白质，但多在制剂时常被弃去。目前人们也逐渐认识到药渣中蛋白质的回收利用问题，并开展了相关研究，如将提取苦杏仁苷（amygdalin）后的杏仁制成杏仁糊供食用。对不能供人食用的，如蓖麻子榨取蓖麻油后，在去除药渣中毒性蛋白质的毒性后可作饲料使用。

　　3. 脂肪油

　　脂肪油多存在于种子类中药中，除少数是中药的重要活性成分外，大多数中药所含的脂肪油是不具有明显生物活性的成分，可考虑提取利用。如杏仁，其脂肪油含量较高，若将其提取可得高级润滑油，而榨油后并不影响活性成分苦杏仁苷的含量。黑芝麻，在水煎后其所含脂肪油仍然留在煎煮后的药渣中，对此如何开发利用还有待于进一步研究。

4．挥发油

很多花类以及一些种子、果实、皮类中药均含挥发油，目前除少数如薄荷、八角茴香、丁香等以其所含挥发油为重要有效成分外，大多数中药所含的挥发油在炮制或制剂生产中浪费了。如橙皮苷由柑橘果皮中获取，实际上在陈皮中挥发油含量甚高，达 1.5% ～ 2.0%，其中的主要成分右旋柠檬烯有祛痰平喘作用，如能两者兼提可节省资源，降低成本。

此外，有些药渣经加工后又可用于制药工业中去。如已有将穿心莲、麻黄、大腹皮等药渣的纤维制成微晶纤维素，作为药物片剂的赋形剂使用的范例。另外，广州南方医院利用生地、熟地、甘草、山楂等的药渣自制炭粉，用于丸剂的包衣，不仅不影响丸剂的崩解时限，而且能使丸剂表面乌黑发亮。还有一些药厂把药渣加入驱蚊料（除虫菊）及香料中制成蚊香，收集利用药渣中所含的挥发油作香料，用药渣作肥料使土壤保持酸性。此外，亦可考虑将药渣作为能源使用，如发酵、制沼气或直接燃烧等。

以上药渣应用的实例，为药渣开辟了综合利用的新途径，同时也能降低药物的生产成本。传统的汤剂是由患者自煎，患者将药渣弃于路旁，最多用于燃料，浪费不小。目前已有药厂生产以单味中药提取的精制中药饮片，这样将药材在工厂统一加工，药渣就可以再行提取不溶于水的有效成分或作他用，使药渣变无用为有用，变一用为多用。

综上所述，大力研究中药药渣的综合利用前景十分广阔，它对提高中药材的使用率，扩大使用范围，开发中药新品种，拓宽中医临床领域，具有十分重要的现实意义。

第四节　中药资源开发利用程序

中药资源的开发利用是一个系统工程，要做好此项工作，除了要求研究人员需掌握多方面的知识和技能外，同时，还必须要有正确的开发思路和严格的研究程序。

一、开发利用的原则

（一）符合社会发展的需要

随着社会经济的发展，人民物质生活水平的不断提高，人们对自身的健康保健、营养保健、美容等方面的要求越来越强烈。中药资源的产品开发，应从人们的迫切需求出发，研究出功效独特而且新颖的产品来。

（二）突出中药资源的产品特点

利用中药资源开发新产品应突出其特色，如中药新药研究要选择一些西医药疗效较不理想而中医药确有疗效的病种，以及毒性较低的中药或复方来进行开发。功能食品要选既有滋补和保健功能，又有特色风味的品种进行开发。中药化妆品要选既有较好的美容功能，又有良好的外观及在使用时有舒适感的品种进行开发。

（三）研究技术与法规相结合

在中药资源开发时除了要考虑技术问题（如方法科学、指标先进等）外，还要结合相关的法规进行综合设计、制订方案，以便能顺利开发产品，并得到法律的保护，使中药资源产品尽快投放市场。

二、产品开发方案

（一）产品定位

在开发中药新产品之前，首先要进行市场调查，包括目标市场、市场容量、竞争状况以及产品可能的价格等。在保证中药资源产品确有效果的前提下，选择市场需求量大、竞争产品少、价格适中的产品进行研究开发，才能获得较大的利益。如开发中药新药，应将目标市场选择在发病率高而且就医率高的患者群，这样市场容量大，容易打开市场。

一个中药资源产品能否长久地拥有市场，关键在于其是否确有较好的功能。中药新药功能包括疗效和副作用两个方面，患者服药就是为了防病治病，疗效差的产品不可能有较大的市场；如果产品疗效较好，但副作用多，同样很难占领市场，除非在特定市场中只有一种产品，否则就将被其他疗效相同或稍低而副作用少的同类产品取代。功能食品和化妆品同样也有一个功能问题，如按规定方法使用后，仍不能真正反映出其功能的产品，即使暂时有一定市场，也会很快失去，如近年开发了不少生发品、减肥品等，但由于效果差，市场很快就萎缩了。

企业生产产品就要追求经济效益，所以中药资源产品开发能否成功，还要与经济效益相结合，它包括生产成本、保本点和投资收益率。产品价格是以成本为基础，同时又受患者的承受能力和竞争产品价格所影响的，有时并不能定得太高。如果成本高，则保本点就高，投资收益率就低，回收期就长，所以产品的开发一定要考虑成本因素。保本点是指能收回投资而实现有效销售的最小量。

根据保本点可推算出产品给企业带来的经济效益。生产能力和市场销量大于保本点就盈利。差值越大，盈利就越多，反之则亏损。

（二）选题立项

研究课题的选定至关重要，它应包括按照科研课题管理的有关规定，确定研究方案，制订实施计划，落实研究经费，组织研究人员等。中药资源学研究的课题主要来源于 5 个方面，即指令性课题、基金课题、任务课题、招标课题及自选课题。对指令性或国家下达的课题，主要是如何设法组织力量来完成，而自选课题往往带有一定的风险性，课题如果选得好可以事半功倍，并可能在学术上或生产方面取得重大突破性的成果。一般自选课题往往可以显示课题负责人和一个单位的业务与学术水平。因此，研究人员应在长期的调查与实验工作中，注意发现课题与储备课题。

新课题的寻找和选定，往往要经过一个反复的从感性认识到理性认识的过程。需要深入实际进行调查、搜集翔实的资料，并联系社会和生产实际的前景，进行客观正确的分析、判断与探索，同时，又要有一定的献身精神。探索的过程是一个寻找与研究的过程，通过探索来达到创新（包括提高），以发现新的事物、阐明新的规律、建立新的理论、发明新的技术和新的产品。中药资源学研究工作者所进行的探索与创新是其重要的任务之一。

（三）制定研究方法和技术路线

研究项目确立以后，制定科学的研究方法和可行的技术路线是关键。这就要求研究者通过大量的文献查阅，根据植物分类学（含化学分类学）、植物地理学、天然产物化学、本草学、生药学、药理学及中医药学等相关学科的专业知识，结合产品的审批要求，设计出一套科学、完整的研究方案。如中药新药的研究，包括处方筛选和论述、制备工艺、质量标准、稳定性、药效学、毒理学、临床验证等，要明确研究目的和要求，选好研究的内容和方法，并制订一个详细的实施计划，以便使工作有计划、规范化、高效率地进行。在设计技术路线时还应考虑到与以后工厂化生产相结合，以适应日后生产。

三、组织实施和管理

（一）组织项目实施

在研究方案制定后就要进行具体操作，首先要经费落实到位，即所需研究经费必须按计划分阶段及时提供。研究人员根据工作需要，各专业、各层次人员要

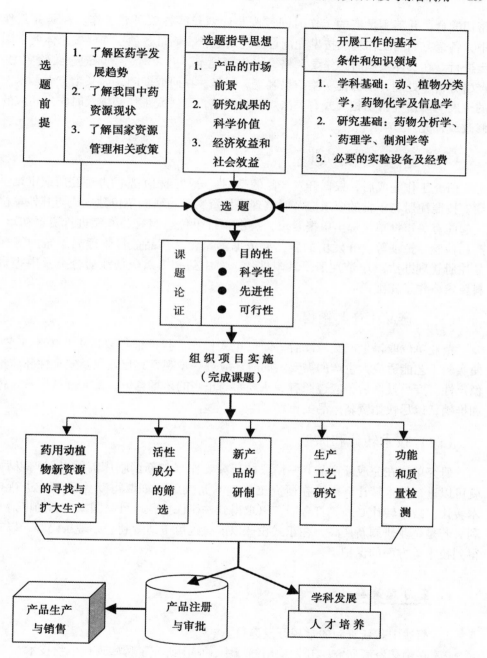

图 5 - 4　课题选定与开发研究思路示意图

密切配合，并落实足够的工作时间，按照计划开展各项研究工作。在研究工作中，各个方面的工作均应按事先制订的计划进行，而且各项工作要按总体要求同步进行。在具体实施时工作要严格，操作要规范，并及时、准确记录实验数据，严密分析、处理，以保证实验结果客观、可靠。在研究期间，如某个方面学术上的进展与本研究密切相关或有关法规有所调整，则研究工作必须及时作出相应的修改或补充。

（二）产品注册与审批

研究工作完成后，根据开发产品的类别，分别到相关部门办理注册或审批手续。按照注册与审批的要求应及时整理报批资料，由研制单位独立或与其他单位一起向有关审批单位提出申报要求，再由审批单位组织有关专家进行资料初审、产品检验、论证等。开发出的新药要依据国家食品药品监督管理局颁布的《药品注册管理办法》申请注册。其附件一，对中药和天然药物注册分类及申报资料要求，作了详细说明。

（三）产品生产与销售

企业单位取得生产文号以后，即可正式投产。投产前还要进一步摸索工艺，使实验工艺能适应大生产的需要。同时还应进一步观察其疗效以及安全性和质量稳定性。产品投产后，应遵照有关法规参与正当的市场竞争，及时开展广告宣传和推销，以尽快拓宽新产品的市场。

（四）技术转让和保护

研究单位在完成新产品某一阶段的研究工作（如新药临床前的工作）以后，就可以进行技术转让，也可在研究工作基本完成后（如取得新药证书）进行技术转让。技术转让必须签订合同，以求得到法律保护，也可向国家专利局申请专利。若是企业研制新产品，在正式投产以前，也可申请专利、办理条码等，以求得到技术等方面的保护。

☞ **复习思考题**

1. 简述中药新资源的常规开发途径。
2. 在中药资源研究、开发利用领域中，应用研究了哪些现代生物技术？
3. 简述常用植物组织培养技术及其应用。
4. 简述如何进行中药资源的综合开发利用。

第六章
中药资源保护及
可持续利用

　　随着世界各国经济和人类医疗保健事业的快速发展，以及世界范围内崇尚使用天然药物热潮的兴起，药用动、植物资源的社会需求量急剧增加。受经济利益的驱动，人们对一些药用资源植物和动物进行了掠夺式的采挖和捕杀，加上过度放牧、开垦荒地和资源管理不善等原因，造成了多种药用生物生存环境的恶化，使一些野生药用动植物丧失了适宜的生存环境和正常的繁育能力，导致许多野生药用生物种类的蕴藏量急剧减少甚至濒临灭绝，致使中药资源危机日趋严重。因此，制定相关政策、法规，加强中药资源的保护和管理工作，对于保障人民健康，发展国民经济，改善环境和维护生态平衡，对于中药现代化和产业化的发展都具有非常重要的意义，也是一件功在当今，造福子孙后代的大事。

　　中医药理论凝聚了中华民族几千年的聪明才智，是中国传统文化以及世界文明的重要组成部分，也是中国最具特色、最有前景的知识产权领域。开展中药领域内的知识产权保护，对发展中医药事业，促进国民经济发展，促进中药现代化和国际化都具有重要意义。

第一节　我国中药资源的现状

一、我国中药资源的利用状况

（一）具有丰富的中药资源

　　我国药用生物种类繁多，除自然生长的野生生物外，还培育了丰富的栽培药用植物和家养的药用动物。据全国第三次中药资源普查结果统计，我国中药资源种类约有 12772 种（含种以下单位），其中药用植物 11118 种，药用动物 1574 种。中药资源中，约有 1200 种为中药材，其余为民间药（草药）和民族药。民族药约有 3700 多种，约占中药资源种类的 30%。

目前全国经营的中药材约 1200 余种，有 80% 左右的种类、60% 以上商品总量均来自于野生资源，而民族药和民间药（草药）则绝大多数来自于野生动物和野生植物资源。我国出口药材约 500 种，主要销往东南亚、日本、俄罗斯、美国、英国、德国、香港、澳门、台湾等 80 多个国家和地区。品种主要有人参、甘草、黄芪、桔梗、龙胆、巴戟天、草乌、柴胡、防风、紫草、当归、党参、丹参、玄参、生地、黄芩、牛膝、独活、麦冬、三七、何首乌、大黄、贝母、黄连、白术、苍术、杜仲、厚朴、五味子、木瓜、金银花、菊花、麻黄、枸杞子、冬虫夏草、茯苓、猪苓、鹿茸、阿胶、麝香、蜈蚣、全蝎、哈蟆油、龟甲、鳖甲、朱砂、龙骨等。1981 年卫生部、国家医药管理局和国家工商局联合发文，规定下列 34 种药材为贵重药材：麝香、牛黄、人参、三七、黄连、贝母、鹿茸、冬虫夏草、天麻、珍珠、熊胆、枸杞子、杜仲、厚朴、全蝎、肉桂、沉香、山茱萸、蟾酥、金银花、巴戟天、阿胶、羚羊角、乳香、没药、血竭、砂仁、云木香、公丁香、西红花。

20 世纪 80 年代进行的全国中药资源普查中，对 362 种常用中药材资源的蕴藏量和产量进行了重点调查，其中 200 种野生植物药材总蕴藏量为 850 万吨，其中总蕴藏量在 10 万吨以上的有甘草、麻黄、刺五加、罗布麻、黄芩、地榆、苍术、苦参、狼毒、赤芍、贯众、仙鹤草。栽培的药用植物正常年份的药材产量约 35 万吨，其中年产量在 5 千吨以上的有地黄、山药、茯苓、党参、当归、干姜、薏苡仁、桂枝、板蓝根、黄芪、穿心莲、白术、菊花、金银花、山楂、大青叶等。

（二）过度利用导致了严重的资源危机

随着国民经济的迅速发展和人口的急剧增长，医疗、保健、轻工、化学等方面对中药资源的需求量迅速增加。同时，世界各国开发利用天然药物的趋势也日益增强。长期以来，由于对合理开发利用资源的认识不足，致使有些药用种类过度采收，资源受到不同程度的破坏，一些药用生物出现衰退甚至面临绝灭，有些药用生物的优良种质正面临消失和解体。据统计，近半个世纪来药用植物野生资源蕴藏量和产量下降幅度较大的种类有 100 余种，如甘草、胀果甘草、羌活、单叶蔓荆、黄皮树、银柴胡、肉苁蓉、半夏、紫草、新疆阿魏、天麻、麻黄、刺五加、黄芩、苍术、知母、防风、七叶一枝花、大黄、秦艽、细辛、钩藤、锁阳、常山、龙胆、雷公藤、酸枣仁等。有 30 余种植物因资源稀少，以致无法提供商品或只能提供少量商品，如八角莲、峨眉黄连、凹叶厚朴、杜仲、野山参、黑节草等。有些药用生物数量减少到濒临灭绝的境地。1987 年国家公布的重点保护野生中药材物种名录共 76 种，其中药用动物有 18 种，约占 24%，而于 1992 年出版的《中国植物红皮书——稀有濒危植物》第一册，收载植物 354 种，有药用植物 168 种，其中稀有种 38 种，渐危种 84 种，濒危种 46 种。

我国野生甘草资源的蕴藏量很大，分布于新疆、内蒙古、宁夏、甘肃、陕西、山西、河北、吉林、辽宁、黑龙江等广大的三北地区。历史上曾记载山东、河北、北京和辽宁等地有甘草出产，但目前该地区不仅无法提供商品，甚至连零星分布的野生植株也难以寻觅到。内蒙古过去一直是甘草的主产地，其中伊克昭盟在 20 世纪 50 年代甘草分布面积为 1800 万亩，至 1981 年已减少至 500 万亩。新疆是我国甘草资源最丰富的地区，其野生资源蕴藏量占全国 60% 以上，目前在分布面积最大的塔里木河流域，也找不到没有被开采过的原始群落。目前，全国甘草的蕴藏量比 20 世纪 50 年代大约减少 40%。

川芎、当归、人参、三七、厚朴、杜仲、川贝母等，均为我国著名的栽培药材，药用和栽培历史悠久，现在野生资源已很难见到。有些栽培药材本身的资源受到严重破坏，如"三木"类药材（厚朴、杜仲、黄柏），1985 年在湖北鄂西土家族苗族自治州的总面积为 17.8 万亩，由于管理不善，乱砍乱伐，至 1988 年只剩下 2.5 万亩，下降了 86%，且在所剩面积中，能收种子的成年树也不多了。自从上个世纪 50 年代到 80 年代，新疆阿魏年产量由数千公斤减少到不足 1000 公斤，据估计，现在新疆阿魏的蕴藏量在 2.5×10^4 公斤以下。茅苍术原产地主要在江苏省，历史最高收购量达 6.6 万公斤，1983 年全省约收购 1200 公斤。近些年来，其年收购量只有几百公斤。其产地已转至湖北、河南等地。锁阳历史上的主产地在陕西榆林、内蒙古伊克昭盟以及甘肃的部分地区，目前锁阳的年收购量很少，尤其是陕西已多年无产。

药用矿物资源在一些地区也有不同程度的破坏，多种药用矿物都曾出现滥采乱挖的现象，资源也在日益减少。这些非再生性资源的保护更应引起注意，因为它们是不可能通过人为努力而获得再生的。

二、中药资源管理的相关法规和措施

为了保护自然资源和生态环境，国际上和我国相继制定了一系列相关的法规与条例，并付诸实施。同时，我国在中药材市场和资源管理、药用生物野生转家种与家养、建立药用生物自然保护区等方面也做了大量的工作，在保护和管理中药资源的工作中取得了一定的成效。

（一）相关的国际公约

1.《濒危野生动植物国际贸易公约》（CITES）

《濒危野生动植物国际贸易公约》（Convention on International Trade in Endangered Species of Wild Fauna and Flora，简称 CITES），于 1973 年在美国华盛顿签订，故简称华盛顿公约。公约限制了二万种临危野生动植物的贸易。此公约共25 条，并包括 3 个附录，3 个附录中规定了世界上进行贸易受保护的动植物物种。该公约于 1975 年 7 月起生效。我国于 1980 年 6 月 25 日正式加入，成为该公约的成员国之一。根据该公约及附录的有关规定，我国规定了进出口监管的药用濒危动植物物种，包括列为国家重点保护野生动物和野生植物、国家珍贵树种、蛇类，以及 CITES 及其附录中具有药用价值的部分物种。

2.《生物多样性公约》

该公约是在联合国环境署主持下谈判制定的，于 1992 年 5 月 22 日在内罗毕讨论通过。继而有 150 多个国家的首脑在巴西里约热内卢召开的"联合国环境与发展大会"上签署了这份文件。该公约于 1993 年 12 月 29 日正式生效，当时的国务院总理李鹏代表我国政府在《公约》上签了名，我国正式成为生物多样性公约缔约国。现已有 168 个国家在公约上签了字，截止到 1995 年 10 月 9 日，已有 128 个国家已经批准该公约而实际上成为该公约的成员国。我国于 1993 年批准了该《公约》。该《公约》的主要特点表现在以下四个方面：一是确定了生物资源的归属，即各国对它自己的生物资源拥有主权权利；二是确定了各国有权利用其生物资源，同时也应承担相关的义务，各国有责任确保在其管辖或控制范围内的活动，不致对其他国家的环境或国家管辖范围以外地区的环境造成损害；三是规定向发展中国家转让有关生物多样性保护和持续利用的技术；四是《公约》的资金机制，由发达国家提供资金，以便发展中国家能够履行《公约》的规定。这个公约是生物多样性保护与持续利用过程中具有划时代意义的文件，因为它是第一份有关生物多样性各个方面的国际性公约，生物遗传多样性第一次被包括在国际公约中，生物多样性保护第一次受到人类的共同关注，国际社会在生物多样性保护方面迈出了坚实的一步。

3. 其他公约和协定 保护生物资源的其他国际公约协定还有，《保护野生动物迁徙物种公约》（1979 年，德国波恩）、《保护南极海洋生物资源公约》、《保护世界文化和自然遗产公约》（简称《世界遗产公约》，1972 年，联合国）、《亚洲和太平洋区域植物保护协定》等。

（二）我国颁布的相关法规和颁发的相关文件

1.《野生药材资源保护管理条例》（以下简称《条例》）

国务院于 1987 年 10 月 30 日公布了此条例，并于 1987 年 12 月 1 日起施行。《条例》将国家重点保护的野生药材物种分为三级：一级为濒临灭绝状态的稀有珍贵野生药材物种；二级为分布区缩小，资源处于衰竭状态的重要野生药材物种；三级为资源严重减少的主要常用药材物种。并规定一级保护的物种严禁采猎，二、三级保护的物种必须经县以上医药管理部门会同同级野生动、植物主管部门提出计划，报上一级医药管理部门批准，并取得采药证和采伐证后才能进行采猎。凡进入野生药材资源保护区从事科研、教学、旅游等活动的，必须经保护区管理部门批准，对违反《条例》规定的任何单位和个人，按情节轻重进行处罚。

2.《国家重点保护野生药材物种名录》

根据上述《条例》的规定，国家医药管理局会同国务院野生动物、植物管理部门及有关专家共同制订出第一批《国家重点保护野生药材物种名录》，共收载了野生药材物种76种，其中药用动物18种，药用植物58种。在动物物种中，属于一级保护的有虎、豹、赛加羚羊、梅花鹿等4种；属于二级保护的有马鹿、林麝、原麝、黑熊、乌梢蛇等14种。在植物物种中，属二级保护的有甘草、胀果甘草、杜仲、黄皮树、厚朴、人参等12种；属三级保护的有北细辛、猪苓、连翘、胡黄连、紫草等45种。

3.《国务院关于禁止犀牛角和虎骨贸易的通知》

1993年5月29日国务院发布此通知，并同时实施。通知指出：取消犀牛角和虎骨药用标准，今后不得再将犀牛角和虎骨作为药用。

4.《关于禁止采集和销售发菜，制止滥挖甘草和麻黄草有关问题的通知》、《关于保护甘草和麻黄草药用资源，组织实施专营和许可证管理制度的通知》

20世纪后半叶，一些地区无限度地采发菜，滥挖甘草和麻黄的现象十分严重，导致草场退化和沙化，严重破坏了生态环境。为了阻止这种情况的继续发生，国务院于2000年6月下发了上述两个通知，通过贯彻落实，使发菜、甘草、麻黄的资源得到了保护，也有效地控制了生态环境的破坏。

5.《中华人民共和国野生动物保护法》

该法于1988年11月8日，由第七届全国人民代表大会常务委员会第四次会议通过，并于1989年3月1日起施行。该法明确规定：国家对珍贵、濒危的野生动物实行保护，国家重点保护的野生动物分为一级保护野生动物和二级保护野生动物。国家重点保护的野生动物名录及其调整，由国务院野生动物行政主管部门制定，报国务院批准公布。地方重点保护野生动物，是指国家重点保护动物以外，由省、自治区、直辖市、重点保护的野生动物物种。地方重点保护的野生动物名录，由省、自治区、直辖市政府制定并公布，报国务院备案。国家保护的有益的或者有重要经济、科学研究价值的陆生野生动物名录及其调整，由国务院野生动物行政主管部门制订并公布。

6.《中华人民共和国森林法》

为了保护、培育和合理利用森林资源，加快国土绿化，发挥森林蓄水保土、调节气候、改造环境和提供林产品的作用，国家制定了《中华人民共和国森林法》，于1984年9月20日第六届全国人民代表大会常务委员会第七次会议通过，并于1985年1月1日起施行。根据1998年4月29日第九届全国人民代表大会常务委员会第二次会议《关于修改〈中华人民共和国森林法〉的决定》，对原森林法进行了修订，并于2000年1月29日颁布并实施《中华人民共和国森林法实施条例》。《中华人民共和国森林法》对森林资源的所有权、森林经营管理、保护、植树造林、森林采伐、法律责任等均作出明文规定。该法规定，森林资源属国家所有，由法律规定属于集体所有的除外。任何盗伐、滥伐森林或者其他林木，构成犯罪的，依法追究刑事责任。

7.《中华人民共和国海洋环境保护法》

为了保护和改善海洋环境和海洋资源，防止污染损害，维护生态平衡，1982年8月23日第五届全国人民代表大会常务委员会第二次会议通过了《中华人民共和国海洋环境保护法》，1999年12月25日第九届全国人民代表大会常务委员会第十二次会议对该法进行了修订。

8.《中华人民共和国自然保护区条例》

1994年10月9日颁布，1994年12月1日实施。为了加强保护珍稀濒危野生动植物，依法划出一定面积予以特殊保护和管理的区域，这些区域有代表性的自然生态系统，珍稀濒危野生动植物物种分布较集中。自然保护区对保护珍稀濒危动植物种类有着极其重要的意义。

9.《国家重点保护野生动物名录》

根据上述野生动物保护法的规定，国家有关部门的专家经过充分研究，向国务院提交了《国家重点保护野生动物保护名录》，国务院于1988年12月10日批准，由林业部、农业部于1989年1月14日正式发布实施。该名录共收载保护动物257种（类）。其中属一级保护的有96种（类），属二级保护的有161种（类）。它们中有药用记载或具有药用价值的动物共161种（类），其中属一级保护的重要药用动物有虎、豹、赛加羚羊、梅花鹿、亚洲象、白唇鹿等，属二级保护的有穿山甲、棕熊、麝（类）、玳瑁、大壁虎（蛤蚧）等。

10.《国家重点保护植物名录》、《中国植物红皮书》

1980年，原国务院环境保护领导小组办公室会同中国科学院植物研究所等单位，组织全国有关专家，在调查研究的基础上，经过反复审计，确定了我国第一批《国家重点保护植物名录》，1982年汇编成册，并据此组织编写了《中国植物红皮书》第一册。

11.《中国珍稀濒危保护植物名录》

1984 年 10 月 9 日，国务院环境保护委员会公布我国第一批《中国珍稀濒危保护植物名录》。1987 年国家环保局、中国科学院植物研究所对该名录进行了修订。该名录共收载保护植物 354 种，列入一级保护的有 8 种，二级保护的 143 种，三级保护的 203 种；其中药用植物有 161 种，属一级保护的 4 种，属二级保护的 29 种，属三级保护的 128 种。

12.《国家重点保护野生植物名录（第一批）》

1999 年 8 月 4 日国务院批准了《国家重点保护野生植物名录（第一批）》，国家林业局、农业部于 1999 年 9 月 9 日发布并实施。该名录收载保护植物 255 种，其中属一级保护的 52 种，属二级保护的 203 种。

13.《中国生物多样性保护行动》

1995 年公布，规定亟待保护的植物 151 种，其中药用植物有 19 种，在 151 种保护植物中，蕨类植物 6 种，无药用植物；裸子植物 17 种，含 2 种药用植物；被子植物 128 种，含药用植物 17 种。

（三）中药市场管理和资源管理工作

国家中药材主管部门针对部分野生药材资源紧张的状况，采取了一系列措施，加强对中药材市场和资源管理，主要的措施有：对于国家管理的中药材种类，如甘草、麝香、杜仲、厚朴等，实行以产定销限量收购；建立药材资源监测情况的上报制度，及时调整和解决有关的问题；对资源较为紧张的多用途品种，在同有关部门协商后，限制非药用的使用量，保证药用供应，减轻资源负荷；实行"先国内，后国外"的出口政策，对资源紧张的药材，限量或禁止出口；打击投机倒把、走私贩私的犯罪活动，制止哄抬物价、到产地套购、抢购和盗采的不正之风；采取轮采轮育、边采边育、封山育林、封山育药等措施，加强资源管理，恢复和提高资源的再生能力。

各级地方政府在中药资源的管理方面也做了大量工作。例如，为了扭转甘草资源迅速下降的局面，新疆维吾尔自治区人民政府通过了《新疆维吾尔自治区甘草资源保护管理暂行规定》，当地主管部门会同国家有关部门，对巴楚、轮台、阿瓦提、察布查尔等县的甘草购、销情况进行了认真调查研究。并由国家计委规定甘草及其制品实行指令性计划，由药材公司按计划经营，不得上市自由买卖；调整甘草制品生产厂家，限制生产总量，限制出口及调出数量，实行出疆许可证制度，征收甘草资源费，以草养草，专款专用；鼓励保护、种植甘草。在此基础上，中国药材公司与新疆生产建设兵团、自治区医药、药材公司合作，在新疆南疆地区建立了甘草生产基地和围栏护养区。目前，护养区内甘草产量普遍提高，新疆甘草资源的破坏现象得到控制。广西壮族自治区人民政府为了加强中药资源保护，先后批转区医药局、林业厅《关于加强药用资源保护工作的通知》和《关于加强龙血树资源保护的通知》，要求各地采取有力措施，加强药用资源保护工作，并规定严禁在安息香、石斛类、金不换、鸡血藤、砂仁、草豆蔻、千年健、麝、穿山甲、蛤蚧等珍贵药材比较集中的龙州弄岗自然保护区、扶绥珍贵动物禁猎区、南丹三匹虎林区、北海市斜阳岛保护区和隆安龙虎山天然药材自然保护区等 18 个保护区采集、狩猎、开荒种田。在麝资源的保护方面，各产区对麝香实行控制收购，并对麝香收购、批发、零售实行最高限价，调节和控制市场，使麝香的经营和管理逐步趋向完善。四川是麝香的主产地之一，麝香产量约占全国的 50% 左右。该省划出林麝保护区和轮猎区，进行有计划地猎取和保护。四川阿坝、甘孜两个自治州的人民政府发出布告，在麝香主产区禁止狩猎 5 年，取得了一定成效。甘肃文县药材部门，在中国药材公司和文县政府的支持下，划定了 1621 平方公里的林麝保护区，经过 5 年的护养，区内野麝资源增加了一倍。

三、中药资源的人工培育状况

在加强野生资源管理的同时，国家鼓励对资源紧缺的大宗动物药物种进行引种驯养和植物药野生变家种的研究和技术推广工作。目前，全国已经进行人工种植（养殖）的药材约 200 种左右，其中大部分为野生资源匮乏品种。杜仲、黄柏、厚朴、栀子、桔梗、川贝母、山茱萸、金银花等种类都是在 20 世纪 50 ~ 60 年代或 70 年代野生资源严重减少的情况下，开始进行人工栽培的，现在已经成为市场供应的主要货源。云南省自 20 世纪 50 年代开始，先后对 37 种野生药材进行了人工栽培，大部分品种获得成功。近年来，黄连、贝母、天麻、半夏、秦艽、一枝蒿、蔓荆子、槟榔、儿茶、苏木、千年健、胡黄连、山茱萸等都有了一定的种植面积，尤其是儿茶的栽培成功，扭转了依赖进口的局面。在药用动物野生转家养过程中，一些珍贵药用动物的饲养技术取得了成功并推广。四川的马尔康、米亚罗，安徽的佛子岭，陕西的镇坪等地建立了养麝试验场。马尔康麝香场首次成功地进行了活麝取香，并在野麝活捕、饲养繁殖、疾病防治等技术上有了新突破。此外人工养殖龟、鳖、梅花鹿和白花蛇，以及活熊取胆汁等技术研究成功，使当地群众由猎杀转为活捕，并进行饲养繁殖，不仅保护和发展了野生资源，而且还提高了资源利用率。

药用生物的野生转家种和家养，一方面保护了野生资源和生态环境的保护，另一方面保障了药材市场需求，是一项利在当代，功在千秋的重要措施。

四、药用生物自然保护区状况

自然保护区（natural reserve）是指一定空间范围内，包括陆地和水域，采取有效措施就地保持现有状态，使该地区自然资源得以永久或较长时期的保护免受破坏而划定的特殊区域。自然保护区对保护中药资源、防止药用物种灭绝起到了重大作用，就全国建立的400多个不同类型的自然保护区来说，90%以上都有中药资源分布，许多珍贵的药用动、植物种类得到了很好的保护。如吉林省长白山自然保护区受保护的植物多达1500多种，其中包括许多名贵药用植物，如人参、党参、黄芪、贝母、天麻、木通、细辛、刺五加等300余种。黑龙江先后建立了五味子、防风、龙胆、桔梗、黄柏、芡实、黄芩等药材的36个保护区。广西先后建立了隆安县龙虎山自然保护区和龙胜县的花坪、兴安县的苗儿山、龙州的弄岗、宁明县的陇瑞4个自然保护区，受保护的有安息香、石斛、鸡血藤、砂仁、草豆蔻、千年健、林麝、穿山甲、蛤蚧等450多种药用资源。湖南壶瓶山自然保护区，保护范围仅13万公顷，药用植物分布种类就多达1019种，珍稀药用动物华南虎、金钱豹、鬣羚、毛冠鹿、麝、棕熊、黑熊、水獭、大鲵等也有一定数量分布。除综合性保护区外，还有以单一或数种动、植物为主要保护对象的保护区。如辽宁蛇岛自然保护区、安徽扬子鳄自然保护区、贵州桫椤自然保护区等。这些自然保护区在保护蝮蛇、扬子鳄、桫椤等药用动、植物资源上都起到了非常重要的作用。由于资源的积极保护，保护区内的一些药用动植物资源濒危状况已有所缓解。

第二节　中药资源保护途径与对策

一、中药资源保护的意义

（一）保护药用植物资源维护生物多样性

每一种药用生物对其生存的生态环境都有特定的要求，在其生长发育过程中不断地适应和改变着生态环境，生态环境是中药材资源分布和质量的决定因素，生态环境一旦遭到破坏，药用生物的生存将会受到直接威胁。因此，中药资源保护（conservation of Chinese medicinal material resources）与环境保护（conservation of environment）是息息相关的。

生物多样性（biological diversity）是地球上所有生命形式的总和，包括所有的植物、动物和微生物物种，它们拥有的基因，以及所有的生态系统和它们形成的生态过程。一般认为生物多样性包括遗传多样性、物种多样性和生态系统多样性三个层次。遗传多样性（genetic diversity）是指种内基因的变化，包括种内显著不同的种群间和同一种群内的遗传变异，其测定主要包括染色体多样性、蛋白质多样性和 DNA 多样性三个方面。物种多样性（species diversity）即指物种水平的生物多样性，是指地球上生物有机体的复杂性。生态系统多样性（ecosystem diversity）是指在生物圈内，生境、生物群落和生态过程的多样性，以及生态系统内生境差异、生态过程变化的多样性。

中药资源保护与生态环境保护和生物多样性保护三者之间具有相辅相成、相互依赖的关系。因此，从根本上讲，保护中药资源就是保护其生态环境，保护了生存环境就直接或间接地保护了生态系统。这不仅保护了药用物种的生物多样性，同时也保护了生态系统中其他生物的多样性。

（二）保护药用植物资源实现可持续发展

中药资源的保护是开发利用的基础，科学地开发利用又能促进资源保护的发展。从长远的观点出发，搞好资源保护，则能更好地、永续稳定地加以利用，以取得更长久的社会效益和经济效益。过分强调保护，而不开发利用，则这些资源不能产生效益而服务于民，造福人类，从而失去了资源存在的意义；过分强调开发利用，而不注意利用强度和资源的再生能力，采用"杀鸡取卵"、"竭泽而渔"的掠夺式开发，必然加速药用物种的濒危和灭绝。因此，应正确认识和处理好中药资源保护与开发利用的关系，对现有资源既要最大限度、充分合理地加以开发利用，使其充分发挥为人类服务的作用，促进地方经济发展，又要加强保护和管理工作，保护其野生资源及其生存和发展所必需的生态环境，实现可持续利用。

（三）保护中药资源促进中药现代化发展

中药行业是我国的一个古老行业，有许多因素制约着其发展，影响其进入国际市场。我国加入 WTO 后，将对中药现代化和国际化的进程起到积极的推动作用。随着中药现代化进程的加速，必然促进中药产业化的发展，将会需要更多的中药资源作为生产原料。另外，中药资源也是保健品、食品、化妆品等产品的重要原料，而且用量很大。要保证中药产业稳步发展，首先必须进行中药资源的保护并实现其可持续利用，以促进中药现代化和国际化发展。

二、药用动植物保护途径

药用动植物保护的途径有多种，主要有就地保护、迁地保护和离体保护等几种。

（一）就地保护

药用生物的就地保护（in situ conservation），是将药用生物及其生存的自然环境就地加以维护，从而达到保护中药资源的目的。这种保护方法可以使药用动、植物在已适应的生长环境中得以迅速恢复和发展，其措施主要有扩大和完善各类自然保护区（含中药资源保护区），以及采用有效的生产保护性手段二种。

1. 建立自然保护区和中药资源保护区

建立自然保护区，是保护、利用和改造自然综合体及其生态系统和自然资源的战略基地，也是保护珍稀濒危物种最有效的手段之一。在保护区内，可以就地保存药用植物、药用动物的种质资源，特别是珍稀、孑遗濒危的药用动、植物种类。自然保护区既是物种的天然基因库，又是开展科学研究的实验基地，同时也是对人类进行文明美学教育的场所。建立各种不同类型的自然保护区是开展自然资源（包括中药资源）保护工作的重要手段之一，是保护自然环境和资源最根本的有效措施，迄今为止，全国已建立自然保护区 400 余个，总面积达 2000 万公顷以上。

根据中药资源保护的性质和目的，可将中药资源保护区分为下列三种类型：

（1）中药资源综合研究保护区：这类保护区是供科研和教学而划定的综合性保护区。该类保护区要求选择未受或少受人为活动干扰，具有保护意义、中药资源丰富的地区而建立。建立该类保护区的目的是保持自然生态系统和丰富的药用种质资源，供教学、科研和监测之用。保护区的面积视所要维护的生态系统和科研需要而定，保护区可结合自然保护区建立或单独建立。

（2）中药资源珍稀濒危物种保护区：是针对保护珍稀濒危药用动植物物种而建立的保护区。区内可设有研究机构或研究设施。该类保护区可建立在具有原始生态系统条件下或已开发的地区，保护手段除自然维护外，可结合人工种植（或养殖），借以扩大野生种群，恢复和发展中药资源。

（3）中药资源生产性保护区：是一类既可在一定程度上维护自然生态系统，又能提供部分中药材产品的中药资源保护区。此类保护区又可以按用途、功能的区域划为三类：

轮采轮猎区：根据药用动、植物资源的承受能力和中药材的合理采收季节而划定的定时采猎保护区，称为轮采轮猎区。这类区域包含两个方面的内容：一是根据中药资源的生产能力制定合理的资源保护基数标准和开发利用指标，当该区中药资源达到一定生产能力时，有计划地进行限量开发，当生产能力下降到一定程度时，转为保护状态；二是根据中药材的采收季节，在保证药材质量的前提下，尽量避开药用动植物的繁殖季节（含药用动物的哺乳季节）、药用部位的成熟时间等易阻碍中药资源发展的阶段而划定的保护区。将上述不利于中药资源的发展和不能保护药材质量的时间划为临时禁猎或禁采季节，借以保护中药资源。

人工粗管散养（植）区：这是一种带有人工维持和发展中药资源的保护区。此类保护区内可采取人工繁育、野生放养或种植、粗放型管理等措施来发展中药资源，当资源量达到一定量时，适时适量进行采挖和捕猎。

野生转家种或家养研究基地：这是一种具有保护、研究和开发中药资源的保护地。在维持野生药用资源的基础上，积极开展药用动、植物野生变家养、家种的试验研究，试验成功后逐步推广应用于生产。

2. 采用有效的生产性保护措施

有效的生产性保护措施主要包括抚育更新和合理采收两个方面。

（1）抚育更新：抚育更新的目的是在药材原产地恢复和发展中药资源。如各地普遍采用的封山育林、保护林药，在原适应地播种或将药用动物放归山林，控制某地药材的采猎季节等。就地抚育与保护区的主要区别在于它没有明显的保护区界，要求也没有保护区严格。其特点是，药用生物不脱离原有的适生地，资源自然更新和人工抚育相结合。采用这种措施来保护和发展中药资源的实例很多。如内蒙古和宁夏等地区在肉苁蓉的产地营造梭梭林，大力发展肉苁蓉的寄主资源；黑龙江的五常、尚志等地，将林蛙放归山林进行了林蛙的半野生半家养；江西在盐肤木生长区施放五倍子蚜虫，增加了五倍子的产量；西藏在贝母原适生地，进行了贝母种子的撒播，形成了近似于自然生长的贝母种群；在内蒙古鄂尔多斯高原，采用人工播种的方法大规模发展甘草半野生化种植，对该地区甘草资源的恢复和生态环境的维护产生了重要作用。

（2）合理采收：合理采收主要包括采收方法、采收季节和采收量三个方面。

采收方法：药材采收除获得药用部位外，还应注意保持药材原动、植物的再生能力和资源的良性循环。在药用植物的采收中，边挖边育、挖大留小、挖密留疏等采收方法是目前最值得推广的技术。过去将胡黄连的茎苗作废物弃去，1978年西藏用其茎苗作繁殖材料获得成功，为保护胡黄连资源发挥了良好的作用。吉林省在采收刺五加时，采取留幼株并保留部分根茎留在土内的方法，保护刺五加资源。20世纪70～80年代，我国对黄柏、杜仲、肉桂、厚朴等皮类药用植物进行环状剥皮技术研究获得成功，现已在部分地区推广应用，产生了较好的保护效果。此外，像活熊取胆汁、活麝取香、活蚌植珠和牛黄埋核等技术对保护药用动物资源发挥了积极的作用。

采收季节：避开药用动、植物的繁殖期，在药用部位有效成分（或主要活性成分）积累到最高程度时，适时进行采收。

采收量：根据每一种药物种类资源的再生能力进行合理采收，合理的采收量应控制在资源再生量之内，保护药材的常采常生，持续利用。若超负荷采收，资源得不到及时补充和恢复，则会导致资源减少，甚至消亡。

（二）异地保护

异地保护（ex situ conservation）又称近地保护。即将珍稀濒危药用生物迁出其自然生长地，保存在保护区、动物园、植物园、种植园内，并进行引驯化研究。通过种植和饲养，在动物园和植物园内不仅保护了许多珍稀濒危物种，而且扩大了种源。

目前，我国已建立了许多药用植物园或在植物园内设立了专门的药用植物种质资源圃，如杭州药用植物园、中国医学科学院药用资源开发研究所植物园、重庆南川药用植物种植场、南宁药用植物园、武汉植物研究所药用植物种质资源圃等。在这些园内，引种了许多有重要价值的药用植物，为研究药用植物异地引种，保护药用植物资源奠定了良好的基础。武汉植物研究所将长江三峡库区内将被淹没的珍稀濒危植物物种（其中很多是药用植物）引种在宜昌市附近及该所的种质资源圃内，进行异地保护，有效地保护了三峡库区内的珍稀植物物种。

在动物保护方面，动物园的建立对保护我国珍稀濒危动物起到了重要作用。如东北虎、华南虎、麋鹿、长臂猿、梅花鹿、云豹、猕猴、海里鼠等几十种药用动物的养殖技术已得到提高，有的种类在繁殖方面已突破了难关，初步实行了异地保护动物和扩大种群的目的。

变野生种类为家种家养种类，发展大规模的种植业和养殖业，也是中药资源异地保护的重要途径之一。

（三）离体保护

离体保护（in vitro conservation），即充分利用现代生物技术来保存药用动、植物体的整体、某一器官、组织、细胞或原生质体等。其目的主要是长期保留药用动、植物的种质基因，巩固和发展中药资源。

1. 组织培养与快速繁殖

组织培养是采用植物某一器官、组织、细胞或原生质体，通过人工无菌离体培养产生愈伤组织，诱导分化成完整的植株或生产活性物质的一种技术方法。组织培养的基本原理是利用细胞是生物有机体的基本结构单位，细胞在生理发育上具有潜在的全能性。使用组织培养来保护中药资源具有很多优点，它容易控制生长环境条件，且不受季节或区域的限制，又便于大量繁殖药用植物，还可以消除植株的病毒感染，培养无病毒植株等。组织培养不仅可以长期保存药用动植物的基因材料，又是一种扩大中药资源的新方法。

我国科学工作者在植物组织培养方面做了大量的工作，据不完全统计，利用组织培养方法成功地获得试管苗的药用植物约有 200 种，如当归、白及、紫背天葵、党参、菊花、山楂、延胡索、浙贝母、番红花、龙胆、条叶龙胆、川芎、绞股蓝、人参、厚朴、枸杞、罗汉果、三七、西洋参、桔梗、半夏、怀地黄、玄参、云南萝芙木、景天、黄连等。

2. 建立中药资源种质资源库

为了收集和保存药用动植物遗传物质携带体及其本身，免于毁灭性的破坏或造成基因流失，应建立中药资源种质资源库。建立种质资源库有利于保持药用物种的优良性状，提供丰富的遗传资源和研究材料，培育适合各种生产条件的优良品种。道地药材的优良性状，除了受环境因素影响外，主要是由其内在的遗传特性所决定的。在人们长期栽培、养殖、选育和自然条件的影响下，道地药材的优良性状会逐步发生改变或消失。若能长期保存这种优良遗传基因的载体，则可以为研究和维持优良遗传基因提供先决条件。例如抗倒伏和抗病基因在植物上的应用，就是在掌握了大量优良基因的基础上，应用选育技术或基因工程等生物技术实现的。建立中药资源种质资源库，能够为将来实现药用生物原料大规模工厂化生产提供条件，并在国际间交流方面也有着重要的意义。20 世纪末期开始，我国在药用植物种质保存方面进行了广泛的工作，在杭州建立了药用植物种质资源库。

药用植物的种质资源可以多种形式建库保存，如种子库、种质资源圃和基因载体物质库等均可以作为种质资源库的形式。在药用动物种质资源保存方面，麝的精液保存已成功，为实行麝的人工授精、发展优良麝的种群打下了良好的基础。

三、矿物类中药资源保护

现在全国使用的矿物药约 80 种。随着现代工业的迅速发展，人类对矿物的需求量也迅速加大，如我国每年仅医药行业就需用石膏 4580 余吨、滑石 3500 吨、雄黄 930 吨、赭石 560 余吨等。而其他行业的用量可能远远大于此数量。因为矿物药属于非再生性药物，用去多少，自然界中就会失去多少，长久下去，就会耗之殆尽。因此，对矿物药资源的保护更为必要。

矿物类中药分为三类，一类是来自于自然界的天然矿石，称原矿物药，如朱砂、炉甘石、自然铜、寒水石等；第二类是以矿物为原料的加工品，如秋石、轻粉、芒硝等；第三类是动物或动物骨骼的化石，如石燕、浮石、龙骨等。矿物药除少数是自然元素外，绝大多数是自然化合物，大都是固体，也有的是液体，如水银；有的是气体，如硫化氢。无论是哪一类矿物药，均是无生命的物质。这些物质相对来说不易移动位置，易于人工监管，但同时也易被人类破坏，而且几乎没有再生的可能。

矿物类药材的保护应注意以下几个方面：一是要有计划地进行开采，每年国家有关主管部门应根据市场需求下达开采任务，不能一味追求经济效益而进行掠夺式的开采；二是要向发达国家学习，对储存量小的种类，应采用进口的手段来满足国内市场需求，从而保护国内资源；三是通过科学研究，筛选矿物药种类，对一些毒性大，临床疗效不确切的种类应弃除；四是要充分利用工业废料中的有用元素，过去大型工矿企业在冶炼过程中，只保留了主要所需元素，而将一些含量低的元素弃除，今后应开展综合利用以减少资源浪费。

四、中药资源保护对策

（一）更新观念，加强宣传与执法

"药用资源取之不尽，用之不竭"的错误观念长期困扰着人们，极大地影响着中药资源的保护管理工作，因此，要结合普及法律常识教育，宣传国家制定的有关保护野生植物、动物药材资源和一切自然资源的政策和条例，要利用一切宣传舆论工具进行大力宣传、教育，做到家喻户晓，人人皆知，更新人们的陈旧观念，增强全民法制意识，自觉地保护自然资源。并应切实贯彻执行有关政策、条例，做到有法必依，执法必严，对违法者应予以严惩。

（二）保护现有野生资源及生态环境

应保护好现有的野生动植物资源及其生态环境，严禁乱挖乱砍乱伐和乱捕乱猎。在管理好现有综合自然保护区和中药资源保护区的基础上，各地应根据具体情况，逐步建立更多的自然保护区，对野生中药资源加以保护，奠定中药资源可持续利用的物质基础。

（三）大力开展中药材规范化种植和养殖

在保护和利用好现有野生药用资源的基础上，应大力提倡野生变家种和家养的研究工作，尤其是对大宗药材及市场紧缺品种，更应开展综合研究，进行规范化生产，以解决市场需求与资源紧张的矛盾，达到保护野生资源和资源持续利用的目的。

（四）坚持利用和保护与科学研究相结合

保护中药资源的目的在于中药资源的可持续利用，要达到这一目的，必须开

展科学研究，通过定性和定量试验研究，为合理保护和利用资源提供理论依据和应用技术。中药资源的调查和动态监测，是中药资源保护和可持续利用的重要研究内容之一。其主要任务是对中药资源的种类、数量（产量、蕴藏量）、生态环境的变化和群落的演替规律，以及其他影响中药资源的诸多因子（如市场需求、价格因素等）作定期或长期观察和综合统计与分析。根据调查监测结果，及时预报中药资源的动态变化及其市场需求和价格情况，为有关主管和决策部门提供参考。

（五）寻找与开发新的药用资源

亲缘关系越近的物种，其体内所含的化学成分越接近，甚至有相同的活性成分，这一点已得到证实。因此可通过生物类群之间的亲缘关系，来寻找紧缺药材的代用品和开发新的药用资源。近 50 年来，我国在这方面做了大量工作，已取得显著的成效，如用移山参代替野山参，水牛角代替犀角等。此外，还发现了许多新的药用种类，如白花蛇舌草 Hedyotis diffusa Willd.、紫金牛、刺五加、毛冬青 Ilex pubescens Hook. et Arn、夏天无等。这一举措既可保护一些紧缺的常用种类，又可开发利用闲置的自然资源。

第三节 珍稀濒危药用动植物的保护

由于人口的迅速增长，导致地球上的动植物和微生物的自然栖息地遭受破坏，加上环境污染和人类对物质资源的过度开发利用等因素，使得大量物种的生存受到了严重的威胁甚至灭绝。目前地球上的生物物种正在以每小时一种的速度消失。长期以来，因自然和人为原因，致使许多具有重要科学价值或经济价值的药用资源生物遭到严重破坏，有些已经处于濒临灭绝的境地，《中国珍稀濒危保护植物名录》（1984 年）收载的保护植物有 354 种，其中药用植物占 45% 以上。《国家重点保护野生动物名录》收载保护动物 257 种，其中有药用价值的占 62% 以上。由此可见，我国珍稀濒危药用动植物保护工作任务十分繁重。

一、药用生物濒危原因分析

目前我国野生药用生物资源已经出现了严重的危机，有些品种已处于濒临绝灭的险境，有些种类已经出现野生灭绝。导致这种现象发生的原因是多方面的，如国际社会对天然药物的认可与强度开发，世界经济和医疗、保健、轻工、化工等行业的迅速发展，掠夺式乱采乱挖和采收加工各环节中的资源浪费，以及生态环境的不断恶化和动植物自身的生物学特性等。最为直接的原因可以概括为以下三方面。

1．过度采挖、乱砍乱伐

由于市场需求，加上经济利益的驱动，过去人们对野生药用资源的保护很少关注，"靠山吃山，靠水吃水"的观念严重，只管利用资源，不管资源保护，尤其是人参、三七、川贝、冬虫夏草等名贵药材，因其价格高，见之则挖。总的趋势是沿着"越贵越挖—越挖越少—越少越贵"的恶性循环方向发展，致使野生资源日渐枯竭。对于栽培药材，由于市场的影响，生产与销售、需求之间的平衡严重失调，造成产量不能稳定发展。

2．生态环境遭到破坏

人类社会的经济活动和文明发展对药用生物生长环境的影响和破坏日趋严重，由于人口迅速增长，医药保健事业的发展，以及现代工业、农业、交通、旅游业发展等等，对药用资源的需求量增大，且越来越多地侵占原来是野生动植物生活场所的山林土地。大面积的森林砍伐、烧山和农田垦殖、围湖造田、填湖建房等，破坏了自然环境和天然植被，使生态环境日益恶化，使很多药用植物失去了栖息场所。例如，我国海南岛、广西南部和云南西双版纳一带的热带森林大多毁于这种形式，从而使一些热带的药用植物种类面临绝灭的状态。草地过度放牧和不合理的开垦，使许多地区的中药种类遭到破坏，甘草就是例证。工业化、矿山开发和城市化发展使大面积的山林土地改变了原来面貌，不仅在一定程度上破坏了山林植被，而且工业污染引起的生态环境恶化对药用植物资源也是一个很大的威胁。如杭州笕桥过去是著名的中药材栽培基地之一，现已成为工业区，当地的许多著名栽培药材如麦冬、地黄等的优良种质也随之消失殆尽。广州市石牌地区历史上为广藿香的道地产区，如今该处已是高楼林立。

3．生物自身的原因

少数药用植物种类，其日渐减少的原因在于它们自身的繁殖能力差、再生困难以及对灾害性病虫害或其他自然变化的适应能力差，在物种的生存竞争中处于不利地位而日趋濒危，以致绝灭。

据报道，自从现代人类出现以来，物种的灭绝速度就加快了 100～1000 倍。地球上至少有 1000 万个物种，据专家估计，目前每年物种绝灭的速度达到 3 万个。我国受威胁的物种约 3000 个，其中药用植物约 1000 种左右。这些种类的生存繁衍都需要合适的生态环境，生境的改变和破坏直接影响了药用生物种群的大小或存亡，并造成一些适应能力差的种类数量骤减或消失。

二、药用动植物濒危程度的评价方法

如何准确判断和评价中药资源物种的稀有濒危程度，这是濒危中药资源保护工作中必须首先解决的一个问题。目前，国内外在这方面的研究都主张从致危因子、药用价值等方面来全面评价物种的濒危程度，试图制订出一个全面的、科学的、实用性强的评价标准。据此，王年鹤等人提出从"药用价值、分类学意义、分布及生境要求、野生资源量、野生资源减少速率、栽培情况、保护现状和综合性开发现状"等八方面方进行评价药用植物的具体指标，现分述如下。

（一）根据药用价值分级评价

一般来说，药用价值越大的物种，也越易遭受到过度利用，而易于导致濒危。但对于药用价值的大小的定量评价，目前难以找到十分完善的标准。这可根据国家有关药物记载的典籍和标准进行分级：

一级：《中国药典》收载的常用种类。

二级：《中国药典》收载的较常用种类。

三级：《中国药典》收载的少常用种类；国家部颁标准收载的种类；各省、直辖市、自治区收载的药材种类。

四级：民间草药。

（二）根据分类学意义分级评价

分类学意义在一般生物的稀有濒危评价标准中占有很重要的意义，可以作为濒危药用植物评价的重要依据。中国特有的单种科、单种属种类应排在优先地位，其次是少种属种类，而那些同一属中种类较多的药用种类，通常也确实有数种植物作同一种商品或代用品收购入药的现象，可置于更次要的地位。其分级标准是：

一级：单种科型。科内仅 1 属 1 种。

二级：单种属型。属内仅 1 种。

三级：少种属型。属内有 2 ~ 10 种，国产仅 1 ~ 5 种或属内种数虽多但国产种类仅 1 ~ 3 种。

四级：多种属型，属内种数多，国产种数亦多。

（三）根据分布及生境要求分级评价

药用植物分布区域的大小及其对生境的要求，与其濒危程度有较密切的关系。通常情况下，分布区越广，对生境的要求越宽，其受威胁的程度则较低；分布区窄，对生境要求又严格的种类，在有人为活动和自然灾害破坏时，就比较脆弱。因而，在全国范围内可按下列等级进行评价。

一级：区域性种类。分布于一个或相邻的两个省内的某山地、局部区域内，生境特殊。

二级：地区性种类。分布于3~6个省或某一大区内，生境有一定的特殊性。

三级：地带性种类。几个大区内有分布，但所占省、区数不到全国的一半。

四级：广布性种类。全国大部分省区有分布，所占省、区数超过全国的一半。

（四）根据野生资源量分级评价

某种药用植物野生资源量的多少可直接反映其在自然界中的活体数量。即使是栽培的药材，亦应注意其野生种质的存在与否。但由于目前对野生资源量难以较准确地测算，故这类资料不全或缺乏。可通过中药资源普查或凭借综合估算如历史收购量、局部样方推算、专家或药农经验等进行考察评估。其等级可分为极少、少、尚多、多四级。

（五）根据野生资源减少速率分级评价

野生资源减少速率即指某种类在近年间的减少速度。因自然因素的影响和人为因素的破坏，一些种类虽然目前野生资源量较大，但由于需求量大，若不及时加以保护，可能在不长的时间内就会使资源减少，供求矛盾逐渐突出，引起恶性循环，使之濒危，甚至绝灭。

同前项一样，本项亦受资料的限制。在缺少历史资料的情况下，可以利用可供资源量与需求量的比例来代替。可供资源量是指每年可提供的商品量或生产量，对入药部位、生长周期都应加以考虑，对于有栽培品混用的种类应把栽培品的年产量计算在内。需求量是指在正常情况下每年的使用量。上述两种资料，在大多数商品药材中可参考历年的购销量，但应注意市场波动而出现的一些假象。

此外，还应注意野生资源的再生能力。用种子繁殖的一、二年生草本药用植物，即使遭到较严重的破坏，只要停止采挖，稍加管理，就可能很快恢复到原来的水平。对于种子发芽率低、生长年限长、主要靠无性繁殖或者是木本药用植物的种类来说，一旦遭到严重破坏，则很难恢复。还有些种类因自身的生理缺陷，繁殖能力极弱，在生物界中处于被淘汰的地位，即使不受到破坏，也会日趋绝灭。

对于未形成商品的民间草药，则应根据专家、药农的经验来分等级。

本项可分为以下三级：

一级：市场紧缺，常年供不应求，可供量不足需求量的 1/4，资源消失快。

二级：时有供不应求现象出现，可供量不足需求量的 1/4～4/5，资源趋于减少、消失。

三级：基本上没有供不应求现象出现，可供量大于需求量 4/5，资源减少不明显。

（六）根据栽培情况分级评价

目前，我国已有不少药用植物种类进行人工栽培，这对缓解野生资源的需求压力有很大作用，因而在评价稀有濒危程度时，也应加以考虑。值得注意的是，对于少数种类而言，虽有大面积种植，但因其野生资源濒临灭绝，则不宜列入栽培品而按照野生资源处理，如人参。此项可分为如下三级：

一级：尚无栽培品，使用的全部是野生资源。

二级：有栽培品，但仅占使用量的少部分。

三级：栽培品占使用量的大部分或全部。

（七）根据保护现状分级评价

目前，全国已建立了不少的自然保护区，其中，有少数保护区仅针对某种药用植物进行保护，如人参、川贝母、石斛等专门的保护区。对于保护中药资源种类起到了一定的作用。但也有一些生境特殊的种类不在保护区内，另有一些草本药用植物，即使处于保护区内，也未受到严格的保护。不同种类的药用植物所面临的减少绝灭的威胁程度是不同的。由于目前这方面的资料较缺乏，在评价时难以掌握。通常分为三级：

一级：未受到保护。

二级：已受到一定保护（自然保护区内有分布或有一定的迁地保存数量）。

三级：已重点保护（已建立专门保护区或在保护区内重点保护）。

（八）根据综合性开发现状分级评价

本项指在正常的药材使用以外的开发利用现状。近年来，由于一些药用植物在轻化工、化妆品、香料、食用等多方面的价值或新的药用功效、化学成分被逐渐发现并投入工业化生产，使得一些本来资源量较大但使用较少的药用植物种类很快地被利用起来，例如生产牙膏用的两面针、草珊瑚 *Sarcandra glabra* (Thunb.) Nakai，提取黄连素的小檗属多种植物，提取甾体激素原料用的盾叶薯蓣 *Dioscorea zingiberensis* C. H. Wright、穿龙薯蓣 *D. nipponica* Makino 等，其资源减少速度极快。另外，对它们的稀有濒危现状也应加以注意。此项分为二级。

一级：已被综合开发利用。

二级：尚未被综合开发利用。

上述评价标准的具体应用方法是，先对每项指标的不同级别给予一定的分值，然后综合所有指标的分值，根据综合分值判定濒危程度评价保护价值，分值越高者说明濒危程度越高，反之则濒危程度低。上述标准，在判定药用植物濒危程度和保护价值方面具有一定的量化作用，但尚有待进一步研讨与完善。关于药用动物的评价，可参照上述标准试行。

三、濒危物种的分类及药用动植物保护等级

（一）濒危物种的分类

要做好珍稀濒危物种的保护工作，首先应确定当前亟待保护的稀有、濒危物种的种类和级别。关于濒危生物物种的分级及其标准，各国均不一致。1996 年起，国际自然及自然资源保护联盟（International Union for Conservation of Nature-an Natural Resource，简称为 IUCN）出版了濒危物种的红皮书和红色名录，以唤起世界对野生物种生存现状的关注。其中有关濒于灭绝危险物种的等级划分标准得到了国际社会的广泛承认。1994 年 11 月 30 日，IUCN 在第 40 次理事会上通过了新的濒危等级标准。其目标是为不同国家或地区的人们提供可以统一使用的体系；通过使用清晰明确的标准体系，更加客观地评估导致物种濒临灭绝的各种因素；提供一个便于在差异极大的物种或类群间进行比较的新体系；使受威胁物种的名录使用者更好地理解各种分级的理由。据此将濒危物种等级划为如下 8 大类：

（1）灭绝：如果 1 个生物分类单元的最后一个个体已经死亡，列为灭绝。

（2）野生灭绝：如果 1 个生物分类单元的个体仅生活在人工栽培和人工圈养状态下，列为野生灭绝。

（3）极危：野外状态下 1 个生物分类单元灭绝概率很高时，列为极危。

（4）濒危：1 个生物分类单元，虽未达到极危，但在可预见的不久的将来，其野生状态下灭绝的概率高，列为濒危。

（5）易危：1 个生物分类单元虽未达到极危或濒危的标准，但在未来一段时间中其在野生状态下灭绝的概率较高，列为易危。

（6）低危：一个生物分类单元，经评估不符合列为极危、濒危或易危任一等级的标准，列为低危。

（7）数据不足：对于 1 个生物分类单元，若无足够的资料对其灭绝风险进行直接或间接的评估时，可列为数据不足。

（8）未评估：未应用有关 IUCN 濒危物种标准评估的分类单元列为未评估。

（二）药用植物保护等级的划分

1.《野生药材资源保护管理条例》等级标准

1987 年 10 月 30 日，国务院发布了《野生药材资源保护管理条例》，将国家重点保护的野生药材分为三级：

一级：为濒临灭绝状态的稀有珍贵野生药材物种。

二级：为分布区域缩小、资源处于衰竭状态的重要野生药材物种。

三级：为资源严重减少和主要常用野生药材物种。

一级保护野生药材禁止采猎，二、三级保护野生药材物种必须持采药证和采伐证后方能进行采猎。

根据该条例制订的《国家重点保护野生药材物种名录》，共收载野生药材物种 76 种。在药用植物中，有 27 种为二级保护物种，45 种为三级保护物种。

2.《中国珍稀濒危保护植物名录》等级标准

目前世界上对生物保护的等级划分标准不统一。1984 年 10 月 9 日，我国国务院环境保护委员会公布了《中国珍稀濒危保护植物名录》，1987 年又对该名录进行了修订，该名录根据濒危程度把濒危植物分为濒危种、稀有种和渐危种三类，按重点保护级别将濒危植物分为三个保护等级：

一级：指中国特有，并具有极为重要的科研、经济和文化价值的濒危、渐危或稀有的种类。

二级：是指在科研或经济上有重要意义的濒危或渐危的种类。

三级：是指在科研或经济上有较重要意义的渐危或稀有种类。

该名录共收载 388 种，包括药用植物 168 种，其中一级重点保护的 8 种，二级重点保护的 160 种，三级重点保护的 220 种。

（三）濒危药用动物保护等级的划分

濒危药用动物保护等级，目前我国主要划分为一级保护和二级保护两个等级，其标准与濒危药用植物保护等级相似。

在《国家重点保护药材物种名录》中收载药用动物 18 种，其中属一级保护的有虎、豹、赛加羚羊、梅花鹿等 4 种；属二级保护的有马鹿、林麝、原麝、马麝、黑熊、乌梢蛇、银环蛇、棕熊、穿山甲、中华大蟾蜍、黑眶蟾蜍、中国林蛙、五步蛇、蛤蚧等 14 种。

国务院公布的《国家重点保护野生动物名录》收载 257 种，其中属一级保护的有 96 种（类），属二级保护的有 161 种（类）。它们中有药用记载或具有药用价值的有 161 种（类），其中属一级保护的药用动物有 48 种，如虎、豹、赛加羚羊、亚洲象、梅花鹿、白唇鹿等；属二级保护的有 113 种，如穿山甲、棕熊、麝（类）、玳瑁、蛤蚧等。

四、濒危药用动植物保护对策

我国在珍稀濒危药用动、植物的保护和管理方面作了大量的工作，也取得了一定的成效，但也存在着很多问题，在部门工作协调、立法、宣传、资源本底状况、研究经费及设施等多方面还存在不少问题。濒危药用动植物属中药资源的一部分，而中药资源的保护则涉及多部门、多地区以及政策、立法、体制、管理、科学研究、经济贸易等多方面的工作，需要采取综合性的保护对策。除国家制定对中药资源实施的有关保护法规外，对珍稀濒危药用动植物的保护还应做好以下工作：

（1）提高保护珍稀濒危药用动植物的意识。珍稀濒危药用动植物的保护仅靠少数保护机构是难以实现的，它特别需要全社会的共同参与。在实践中，要大力宣传普及"野生药材资源保护管理条例"、"中国珍稀濒危保护植物名录"、"国家重点保护野生动物名录"、"自然保护纲要"等各类法律法规，提高大众的生态保护意识。

（2）加强濒危药用动、植物的调查摸底工作，制定统一的保护等级。采取多种方法和措施，尽快建立国家中药资源可持续发展体系，并进行全国重点中药资源调查，加强现有保护区的建设，完善并不断增加新的保护区。利用现代生物技术，做好就地和迁地保护工作，力争将濒危的药用动植物更多地保护起来。

（3）加强濒危药用动植物动态变化的监测，找出变化规律。监测的内容主要有分布范围、生境、繁殖方法、种群结构、资源消长、市场需求、价格变化、保护现状等。

（4）禁止或限制使用国家重点保护的濒危野生药用动植物，同时大力发展濒危药用动植物的人工种植和养殖。要实现中药资源的可持续发展，仅仅依靠野生药用动植物资源是远远不够的，只有加强药用动植物，特别是珍稀濒危药用动植物野生变家种或家养的工作，才是目前最为可行的方法。此外，还应积极寻找替代品、细胞培养生产有效成分等方法，以缓解珍稀濒危药用动植物的生存压力。

（5）加大保护和研究经费投入，培养专门的保护人员、管理人员和科研人才。

第四节　中药资源可持续发展对策

资源的可持续利用（sustainable utilization）可以理解为一种高效率的、可再生性的、兼有保护性的利用。地球上所有的生物物种与人类共同构成地球的生物圈，它们与人类的生存和发展息息相关，对于药用生物资源，必须坚持可持续利用，在利用的同时要加强保护。对于中药资源可持续发展（sustainable development），需要开展做好以下几方面的工作。

一、开展中药资源普查

《中药现代化发展纲要》将开展中药资源调查，建立野生资源濒危预警系统，保护中药种质和遗传资源，保证药源的可持续供应，列为中药资源的可持续利用迫切需要开展的工作及研究方向。中成药工业的快速发展，人们对天然药物需求量的日益剧增，导致了中药资源的过度利用，致使大面积植被被毁，生态环境恶化，中药野生资源逐年减少，有些资源种类趋于枯竭。野生资源的大量消耗，药用动植物的人工种植和养殖业的快速发展，导致中药材种类、蕴藏量、分布等资源状况发生重大变化，因此，定期开展全国性的中药资源普查十分必要，在普查的基础上建立野生资源濒危预警系统和种植养殖中药的生产信息咨询系统，在保证资源可持续供应的前提下，指导药材生产和开发利用的有序进行。

二、建立药用生物原生地保护区

建立药用动植物原生地保护区，对生物的多样性和药用动植物多样性保护非常必要。如建立以人参、天麻、五味子、甘草等药用植物为主题的自然保护区。药用动植物原生地保护（原地保护），一般都和其他物种的保护相结合，建立综合性自然保护区。在有些自然保护区中，将某些珍稀濒危药用动物或植物列为主要保护对象。

三、收集保存药用生物种质资源

种质资源研究主要对中药品种、类型进行考察、收集、鉴定、评价、保存和应用，以及遗传学基础、起源和演化进行研究。建立中药数据库和种质资源库，收集中药品种、产地、药效等相关的数据，保存中药材种质资源。例如，红豆杉是珍贵的抗癌植物，我国有4种1变种，其中云南红豆杉的紫杉醇含量高，资源比较丰富，上世纪90年代红豆杉资源曾遭受较为严重的破坏，据推测，每生产

1kg 紫杉醇，需 16.67 吨树皮，需采剥 1500～2000 棵大树，即使将全世界的现有红豆杉全部砍伐，所提供的紫杉醇也只能挽救部分患者的生命，可谓杯水车薪。发展种植红豆杉是可持续利用的根本对策，而扦插育苗、发展人工原料林基地是最直接、最简单、周期最短、成本最低的方法。在北美有一种灌木型的曼地亚红豆杉栽培品种（*Taxus madia*），具有萌发力强，生产快，扦插繁殖容易，紫杉醇含量高等优点，已经引种到四川和北京等地试种。

种质资源的遗传特性是育种的物质基础，种质资源越丰富，育种的预见性就越强，越有可能培育出优良的新品种，而种质资源一旦消失不可再造，所以，对于栽培药材、地方品种及野生种的种质资源显得尤为重要，药用植物品种改良水平越高，遗传基础越狭窄，遗传性状的储备就越少，加速了某些种质的遗失，而野生种常常是抗病性、抗逆性、丰产性等优良品质的来源。开展遗传种质资源搜集、整理和研究，目前远不能满足中药材育种的需求。防止中药种质资源由于栽培引起的生物多样性的减少和遗传资源品质的下降，必须不断从野外收集优良种质资源，不断地收集和保存栽培过程中发现的变异性和优良品种，建立种质资源库和种质资源圃。

植物园是实施迁地保护的主要途径，建立国家药用植物园和药用植物专类园，对现有的主要药用植物进行整理，适当增加种类和数量。再建立适合寒冷、干旱、湿地等特殊环境的药用植物园，对全国药用植物种质资源收集建立网络系统，使药用植物园真正成为药用植物迁地保护的有效基地。

建设国家级大型的药用植物种子库。对濒危稀有的中药资源，自然栖息地受到严重破坏或活体保护极为困难时，种子库便成为保存这些植物最有效的方式，能最大程度地保护遗传多样性。建立种质圃可作为种质资源异地保存、引种驯化基地和良种选育基因库。

四、发展中药材种植养殖

药用植（动）物栽培（养殖）是保护、扩大、再生利用药用植（动）物资源最直接、有效的手段。任何药用植（动）物当被人们利用时，野生资源就会受到威胁，直至枯竭。如市场应用良好的中成药原料，如果完全依赖野生资源时，往往3～5年就很难维持。如银杏叶，20世纪70年代国外刚刚开发利用时，只产几千吨，90年代中期开始栽培，5年之后，生产能力就达到10000吨以上，远远超过了市场的需要。其他如天麻、西洋参和人参，栽培生产的药材完全可以供应市场需要。目前，一些野生药材如黄芩、栀子、金银花、丹参、防风、知母、甘草、麻黄、中国林蛙、海马等已经先后驯化为家种家养。一些过去依赖进口的国外药用植物如颠茄、西洋参、丁香、马钱、金鸡纳、古柯、儿茶等在很多地方引种成功。

药用动植物的野生抚育，也是中药材人工培育的一种重要方式。野生抚育指生物的原生环境明显退化、野生资源急剧减少的地区，充分利用和适当创造适宜生长条件，实行围栏保护封育和采收控制，帮助繁殖和生长发育，以增加生物个体数量和生长量，实现植物的自然更新或人工辅助更新。野生抚育适合于对其生长发育特性和生态条件认识尚不足、生长条件比较苛刻、种植（养殖）成本相对比较高或者种植药材与野生类型质量差别较大的药用动植物。野生抚育具有较少投入管理、药材质量较少改变、不容易产生病虫害和一般远离污染源等优点，是生产绿色药材、保持药材特性，同时保护生物多样性和维护生态平衡的重要方法。

五、开展濒危药用生物资源替代品研究

通过生物技术直接生产药用有效成分，而不使用野生或人工种植（养殖）资源，对缓解中药资源的需求矛盾，特别是对那些自然资源量有限、生长缓慢、人工栽培困难和珍稀濒危的药用生物尤为重要，将发挥越来越重要的作用。由于《濒危野生动植物国际贸易公约》（CITES）的实施，犀牛、虎等动物药的国际贸易已被完全禁止，虎骨、犀角等药材商品不能交易。经过多年研究，犀角已用水牛角代替、虎骨用豹骨代替，人工麝香和人工牛黄也研制成功。采用发酵工程，人工培养的虫草菌丝可以代替冬虫夏草用于中药生产，这些研究都为珍稀濒危药用生物资源寻找替代品种做出了榜样。

六、加强中药资源的综合利用

资源的综合利用也是提高资源利用价值和效率的重要途径。如人参、西洋参，过去只用其根，现代研究表明，其茎叶、种皮都含有大量的人参皂苷，可作为提取人参皂苷的原料。红豆杉最初采用树皮提取紫杉醇，进一步研究发现，其叶不但含有与皮相当的紫杉醇，还含有含量远高于皮的紫杉醇前体化合物，可作为提取或合成紫杉醇的原料，况且叶的再生能力明显大于树皮。葛根在有些地方只将其用来制作保健食品葛粉，而大量具有药用价值的葛根黄酮被白白丢弃，若将其综合利用，将大大提高葛根的使用价值。

第五节　中药知识产权的保护

继物力、财力和人才三大经营资源之后，知识产权（intellectual property）作为当今社会的一种新的经营资源而被人们称为"第四经营资源"。近几十年

来，由于人材流失、资金缺乏和技术落后等原因，导致了我国中药知识产权大量流失。研究中药知识产权保护措施，维护和巩固中药的国内和国外市场，参与国际竞争，已成为中医药行业的一项历史重任。

一、中药知识产权保护的必要性

（一）中药知识产权保护的现状

中医药凝聚了中华民族几千年的聪明才智和智慧，是中国传统文化以及世界文明的重要组成部分，也是中国最具特色、最有前景的知识产权领域。我国既有丰富的原料优势，又有几千年的临床应用经验，但目前"洋中药"的兴起使我国已成为中药的进口国。近年来，日本、东南亚以及欧洲一些国家和地区，从我国低价购入原料药回国提炼后以高价返销中国，目前已占据了我国中成药三分之一的市场。同时，外商加紧收集研究民间的中药秘方、偏方，并申请专利。如牛黄清心丸是我国传统中成药，然而韩国人却于1989年、1993年相继向中国专利局提交了申请牛黄清心丸的改进剂型口服液制备方法和牛黄清心微胶囊的发明专利申请。薄荷是江苏著名的道地药材，目前已有8项专利落在美国人手里，主要用于口香糖等高利润市场，美国箭牌糖类公司独揽4项专利，而我国的专利只是薄荷藕、薄荷茶水等，市场空间极为有限。在关于银杏的68件中国专利中，外国人申请的虽然只有4件，却几乎涵盖了银杏的全部提取工艺流程。

此外，由于国内一些企业知识产权意识淡薄，不善于将知识产权作为市场竞争的法宝，以致中药专利被外人骗走。我国民间还有大量中药秘方、偏方，虽然在长期的中医临床中行之有效，但由于科学研究与解析分离技术水准低，至今仍以非处方、草药形式流传，许多外商正加紧搜罗研究分析，甚至抢先申报许多专利，使得中药这种国宝级知识产权，正以惊人的速度流失。

近年来，虽然我国的中药知识产权保护工作已经开始进入法制化、规范化的轨道，但依然存在知识产权保护意识薄弱，法制观念淡薄，知识产权保护方法单一，缺乏中医药知识产权研究和管理专业人才等问题，以及我国现有中医药知识产权保护法规与国际不接轨等不足，致使大量的中医药传统知识和珍贵的道地药材资源难以得到有效的保护。

中药产业是21世纪中国最具发展空间的产业之一，中药要全面进入国际市场，必须与国际接轨，实现中药现代化，而在这一过程中，必须大力加强中药知识产权的研究和保护，为中药创新创造良好的环境。

（二）中药知识产权保护的意义

随着天然药物的兴起以及中药作用机理的不断阐述，中药越来越多地为世人所接受。面对国际社会的竞争和挑战，加强中药知识产权保护意义重大。

（1）掌握中药知识产权是保护我国中药资源的法律手段。知识产权保护是国际通用的保护科技成果的法律制度，从法律上确立对我国中药资源的保护，进而保证我国中药产品在国际市场上的竞争能力。

（2）中药知识产权保护可以促进中药产业研究水平的提高，推动科技创新体系的建立。知识产权制度可有效地维护发明者的合法权益，进一步激励广大科研人员的工作热忱和积极性，保障中药企业科技创新投入的市场回报，对鼓励企业进行高层次的新产品开发，建立科技创新体系，提高我国中药科技水平，是关键因素之一。

（3）中药知识产权制度具有公开科技信息，促进交流合作的作用。对于促进中药研究互相交流、互相启发，避免重复研究，有效配置我国有限的人力、财力和医药资源，避免秘方、验方的亡失，也具有重要作用。

（4）中药知识产权保护可以促进和保障中药产业规模化，进一步促进中药现代化进程。

（5）中药知识产权保护有利于创造民族品牌，增强我国中药在世界市场中的竞争力。

总之，民族中药产业必须紧紧抓住中药知识产权保护这把利器，全面实施中药知识产权保护战略，才能把握机遇，在竞争中取胜。

二、中药知识产权保护的范围

中药知识产权的范围涉及从中药材生产到产品经营的各个环节，内容包含中药材、饮片、处方、制药工艺、文献及信息资源等多个方面。

1. 中药材生产

中药材生产是中药产业的源头，中药知识产权保护应该从源头抓起。保护内容涵盖中药资源的分布及蕴藏、中药栽培（养殖）生产技术、中药材包装仓储技术、品质鉴定及新的药用部位、新的用途研究等多个方面。

2. 中药炮制技术及饮片

包括传统炮制方法、新型饮片及保鲜技术。其中在继承基础上进行创新性研究的成果尤其应注意保护。

3. 中药制药工程技术

包括工艺技术、制药机械设备、制剂辅料、自动化技术、新剂型、药渣的综合利用及污染处理技术等。

4. 处方及配方

处方、配方是中药文化中最璀璨的部分之一，各类处方如中成药处方、单味药处方、单体药物处方、复方组分处方和单味药组分处方等均属于知识产权保护的对象。尤其是对于民间流传的一些秘方、偏方等，应加强其研究，防止流失。

5. 中药质量标准

质量标准是中药产业发展的技术壁垒，是保护中药知识产权、加速中药现代化的有效手段之一，中药质量标准的知识产权保护包括标准品、检测方法、检测仪器及试剂等方面。

6. 中药理论研究

中药理论的研究包含的范围较广，即包括传统的与病、证、症相对应的实验动物模型研究、中药作用机理研究、复方配伍规律研究等，还包括药性理论研究及活性成分研究，以及近年来随着现代科学技术发展而相继兴起的基因水平阐明中药理论和作用机理的研究。

7. 中药产品包装材料及外观设计

中药产品的包装材料和外观设计也可申请专利，从而得到保护。

中药知识产权的保护对象除上述内容外，还包括相关文献、信息资源及数据库的保护等。

三、中药知识产权保护的形式

中药知识产权保护有多种形式，目前我国中药知识产权的保护，可以分为法律保护和行政保护两类。

（一）法律保护

我国现有的知识产权法律体系主要由四个部分构成：专利法、著作权法、商标法以及反不正当竞争法，相对应的知识产权保护方式有专利保护、著作权保护、商标保护和商业秘密保护。

1. 专利保护

专利保护是药物发明保护最为有效的一种方式，也是目前我国中药知识产权保护的主要形式之一。专利所保护的对象是发明创造的技术方案，而且是含有关键技术的技术方案。我国 1985 年起实施的专利法对药品和用化学法获得的物质不予专利保护，只对药品的制造方法授予专利权。1993 年修改专利法后开始对药品给予专利保护。凡是属于专利法保护范畴的中药发明创造均可以以专利的形式进行保护。包括中药活性成分、剂型、用途等方面，此外中药产品的外观设计、包装等也可以采用专利保护。但应该注意的是，单纯的处方是不能获得专利的，申请专利保护的应是可进行工业化生产的中成药产品。

2．商标保护

商标保护是对商标标志性、商业性、专有性的保护，保护的对象是标志。中药的商标权是中药知识产权的重要组成部分。我国于 1983 年 3 月 1 日起开始实施《商标法》，1993 年 2 月又对其进行了修改。其中规定，人用药品必须使用注册商标，未经核准注册的不得在市场销售。中药领域商标保护涉及的范围有中药材的品质、中药饮片、中成药、制药专用机械设备、质量检测所用标准品及检测仪器、包装材料、包装器械等。此外，对于我国的道地中药材也可以通过注册商标来对其进行保护，不仅可以保证其质量，还有利于创出名牌，占领市场，创造效益。

一个知名的商标不仅仅是标志，往往蕴涵着企业的形象、文化内涵、商品质量以及顾客对商品的信赖等，还可以带动企业其他相关产品的销售。目前，商标管理已成为药品管理的一个重要的有机组成部分。中药的商标注册，作为商标持有企业的巨大无形财产，对于企业创名牌、保证药品质量、提高竞争力，都有重要的意义。

3．著作权保护

著作权是指文学、艺术和科学作品的作者，依照法律规定对这些作品享有的一种民事权利。中药领域著作权保护涉及的范围包括有关中药专著、文献、论文、档案、产品说明书、计算机软件（如 GAP、GMP 等一些管理软件）、数据库等内容。

我国的著作权法实行自动保护原则，即一旦作品创作完成，该作品就自动获得著作权法的保护。著作权与专利权一样都是专有权，但与专利权不同的是，著作权只保护作品的表达形式，而不保护作品反映的具体内容。所以，理论上讲，在中药领域，著作权法的适用范围是有限的，它主要用于保护中药领域的学术研究成果。不过，由于中药的技术性质，学者们在发表文章时，应充分考虑技术秘密公开带来的不利影响。

4．商业秘密保护

我国《反不正当竞争法》第 10 条把商业秘密定义为"不为公众所知悉、能为权利人带来经济利益、具有实用性并经权利人采取保密措施的技术信息和经济信息"，该条同时明确规定了哪些行为属于侵犯商业秘密的行为。中药知识产权保护的主要对象是配方和生产工艺。中药生产工艺复杂、技术性强，配方也复杂多样，从产品很难应用反向工程倒推出中药的配方和生产工艺。所以，从中药领域的技术特征看，商业秘密保护将是中药知识产权保护很有效的一种方式。我国许多知名的中药品种都是用商业秘密保护其知识产权，如云南白药等。

（二）行政保护

行政保护是指除专利、商标之外，依国家行政机关的行政法规对药品知识产权的保护。主要包括中药品种保护和中药新药保护。

1. 中药品种保护

1992 年 10 月 14 日，国务院颁布了《中药品种保护条例》。该条例保护的对象是在中国境内生产的、已经列入国家药品标准的品种。中药品种保护的目的是为了提高中药品种的质量，保护中药生产企业的合法权益，促进中药事业的发展。申请中药品种保护的条件非常宽，不要求有新颖性、创造性，已经公开发表公开使用的药物，仍可以申请。其条件主要是对特定疾病有特殊或者显著的疗效，且产品的量及标准符合要求。

受保护的中药品种分为两级。对特定疾病有特殊疗效的、相当于国家一级保护野生药材的人工制成品，以及用于防治和治疗特殊疾病的品种，可以申请一级保护。对特定疾病有显著疗效的品种和从天然药物中提取的有效物质及特殊制剂，可申请二级保护。其中一级保护的期限分别为 30 年、20 年、10 年，二级保护的期限为 7 年。期满后还可以要求延长保护期，每次延长的期限不得超过第一次批准的期限，但二级保护只能延长一次保护期。

2. 新药保护

新药保护的对象是在我国未生产过的药品，对新颖性的要求比专利法宽松。但新药证书一般要在完成Ⅲ期临床试验后经国家药品监督管理局批准才能颁发，因此时间上要比专利申请晚几年。在新药申报过程中，国家对其类别有着严格的规定。根据国家食品药品监督管理局（原国家药品监督管理局）1999 年 4 月 22 日发布的《新药保护和技术转让的规定》，各类新药的保护期分别为：第一类新药 12 年；第二、第三类新药 8 年；第四、第五类新药 6 年。新药经国家食品药品监督管理局批准颁发新药证书后即获得保护。在保护期内的新药，未得到新药证书拥有者的技术转让，任何单位和个人不得仿制生产，药品监督管理部门也不得受理审批。

新药保护不仅可以保护新药研发单位及个人的合法权益，提高科研和生产单位研究、开发、生产新药的积极性，还可以避免重复研究和生产，促进我国制药工业的发展。

除上述方法之外，中药知识产权保护还包括原产地保护、边境保护等。总之，中药知识产权保护的方式多种多样，中药企业及研究单位应根据自身实际情况，选择其中一种方式或者多种方式相结合，有效地保护中药知识产权。

（三）中药知识产权保护的相关文件

近几十年来，我国政府颁布了一系列有关知识产权保护的法律法规。有关中药知识产权保护的相关法律法规文件主要有 14 份：《中华人民共和国专利法》、《中华人民共和国专利法实施细则》、《中华人民共和国商标法》、《中华人民共和国商标法实施细则》、《中华人民共和国反不正当竞争法》、《中医药专利管理办法》、《国家医药管理局专利管理办法》、《药品行政保护条例》、《药品行政保护条例实施细则》、《中药品种保护条例》、《新药保护和技术转让的规定》、《新药审批办法》、《新药审批办法（有关中药部分的修订和补充规定)》、《中华人民共和国植物新品种保护条例》。

四、中药知识产权保护对策

（一）强化知识产权保护意识

人的因素是加强知识产权保护的前提。针对当前中药行业实际情况，以及所面临的中药现代化、国际化的强劲走势，首先要考虑如何采取得力措施，提高全行业的知识产权保护意识，使人们充分认识到知识产权作为无形资产和竞争武器的重要价值及其在开拓、占领国内外市场，保护竞争优势和发展后劲的积极作用，使企事业单位从科研、经营策略和发展战略的高度上重视知识产权保护问题。

（二）建立并健全中药知识产权保护法规

目前，尽管国家已加强了对中药知识产权保护的力度，并相继制订并出台了《中华人民共和国专利法》、《中华人民共和国商标法》、《中华人民共和国药品管理法》、《中药品种保护条例》等一系列的法律法规，但仍然难以满足中药保护的实际需要，与形势的发展并不同步，不利于中药的发展。因此，进行法律、法规的协调与统一，研究制定既与国际惯例接轨，又突出民族利益保护的中药保护法律制度，使我国医药知识产权的保护更加规范合理化迫在眉睫。

（三）加强中医药知识产权保护理论研究

中药专有权得不到应有保护，专利审查通过率和实施率低，专利文书不规范，知识产权的价值得不到真正体现等都是目前中药知识产权保护中存在的主要问题。因此，需要加强政策法规建设和中药知识产权保护的研究，进一步坚持中药的优势地位，促进中药国际化。

（四）加强相关人才培养

加强中药知识产权保护，人才是关键。首先宜在普通中医药院校开设知识产权课程，使学生较早受到知识产权的普及教育，初步树立知识产权意识。其次对中医药行业的从业人员，也要开展知识产权的宣传和学习，以提高全行业知识产权意识，进而普及中医药知识产权保护内容。应重点培养一部分专门人才，主要从事中药知识产权保护工作，以利于中药开发、产品宣传、专利申请等工作的开展。

（五）提高中药企业知识产权保护的技术水平

根据我国中药行业的实际情况，应积极实施中药创新战略，将传统中医药的优势与现代高新技术相结合，提高我国中药知识产权的技术含量。同时了解一些发达国家和地区专利体系的法律状态和技术状态，重点开发适应国际市场需求、符合国际标准的创新药物，逐步壮大企业参与国际竞争的势力。

总之，为了使中药事业健康有序地发展，使研制、生产、经营及使用者利益都得到有效的保护，并使走出国门的中药在国际上站稳脚跟，应加强知识产权保护力度，利用中药知识产权保护的相关法规保护我们的传统中药，防止我国中药知识财富的流失。

☞ 复习思考题

1. 简述保护中药资源的重要意义。
2. 试述中药资源保护与开发利用的辩证关系。
3. 简述中药资源保护的主要技术途径和对策。
4. 导致药用资源濒危的主要原因是什么？
5. 简述保护珍稀濒危药用动植物资源的主要对策。
6. 简述中药知识产权保护的范围及其保护形式。
7. 简述保证中药资源可持续发展的主要对策。

第七章
药用菌类资源可持续利用

　　药用菌资源的利用是祖国医药遗产的重要组成部分。长期以来，药用菌类均为我国和东南亚地区的传统药物。药用菌类（medicinal fungus）泛指药用真菌，是指能治疗疾病、具有药用价值的一类真菌。即在其菌丝体、子实体、菌核或孢子中，含有多糖、苷类、生物碱类、甾醇类、黄酮类以及维生素等多种活性物质，对人体有医疗保健作用的真菌。目前世界医药界对药用菌类的开发利用都给予了高度重视。深入研究药用菌类资源的保护及开发利用技术，对有效地保护和利用资源、保障人民的身体健康、增加山区农民的经济收入都具有十分重要的意义。

第一节　药用菌类资源概述

　　我国药用真菌治病的历史悠久，早在《神农本草经》及《本草纲目》中就有茯苓、猪苓、马勃、灵芝、蝉花、雷丸、银耳作为药物的记载。本节对我国药用菌类资源的种类、分布及其资源利用和保护等方面进行介绍。

一、我国药用菌类资源的种类

　　自然界中真菌的数量大约有20余万种，我国大约有10余万种，已见报道的有8000多种，具有传统药用价值的种类达到400余种，其中有几十种大量用于临床医疗。我国幅员辽阔，地形复杂，气候及植被类型多样，极有利于各种菌类的繁殖生长，是世界上食用与药用真菌资源最丰富的国家之一。

　　我国的药用真菌有41科，110属，298种，主要集中在担子菌纲、子囊菌纲和少量的半知菌纲。尤其是担子菌，其药用种数约占药用真菌的90%。担子菌中70%的药用种集中在6个较大的科，即多孔菌科（27属74种）、口蘑科（18属45种）、红菇科（2属33种）、牛肝菌科（5属16种）、马勃科（6属13种）

和蘑菇科（2 属 12 种）。主要药用属有多孔菌属、羊肚菌属、红菇属、侧耳属等。担子菌纲中常用的药材主要有茯苓、猪苓、灵芝、紫芝、雷丸、马勃、银耳等，其他还有猴头菌、云芝、竹黄、木耳、香菇、竹荪等。子囊菌中的药用种主要集中在麦角菌科（5 属 10 种）、肉座菌科（4 属 4 种）、黑粉菌科（2 属 4 种）。虫草属是较重要的属，我国共有 58 种，此外，子囊菌纲的药用种还有玉米黑粉菌、小麦黑粉菌（麦奴）、谷子黑粉菌（粟奴）、麦角菌、稻曲菌、高粱黑粉菌等。

　　总之，我国野生药用真菌资源十分丰富，其中还有许多尚未发现的潜质，所以进一步认识、研究这部分资源，对于有效地保护和开发利用药用真菌资源，促进人类健康都具有很重要的意义。

二、我国药用真菌资源的分布

　　我国药用菌类资源丰富，菌类的分布受到地理位置、地形地貌、气温、降水和土壤植被等因素的影响。以下简要概述我国药用真菌资源的分布。

（一）东北区

　　该区地域包括黑龙江、吉林和内蒙古的东北部。该区大约有食用与药用真菌 300 余种。有代表性的是密环菌（榛菌）、亚侧耳（元蘑）、金顶侧耳（榆黄蘑）、木耳、猴头菌、松口蘑（松茸）、紫花脸香菇和紫椴香蘑（Lepista nuda）。林中多有丝膜菌属的食用菇、红菇科的食用菇（喇叭张）以及数量很多的粘盖牛肝菌。树舌、药用层孔菌、松杉灵芝、木蹄层孔菌等可供药用的菌类资源也很丰富，约 90 多种。该区毒菌有毒蝇伞、白毒伞、毒粉褶菌、月夜菌等 40 多种。上述各类菌的几种繁殖生长季节是 7~9 月份，这对收集加工提供了便利的条件，也说明开发利用很有潜力。

（二）华北区

　　主要包括山东、河北、河南、山西、陕西、甘肃的部分地区。该区已有药食两用真菌 160 多种，主要有侧耳、紫孢侧耳、假密环菌、黄伞、木耳和粘盖牛肝菌等。药用菌较多，约 100 余种。毒菇有鳞柄白青伞、包脚黑伞、肉褐鳞小伞、褐鳞小伞、裂丝盖伞等 50 种。

　　华北区是我国古文化的发源地，千百年来自然条件变迁，生态环境发生了很大变化，天然森林受到严重破坏，菌类也深受其影响。该区的河北、山西北部是口蘑的分布南界，该区南缘，大致以秦岭为我国香菇、银耳、草菇、黑柄炭角菌的分布北界。

（三）华中及华南区

该区包括湖南、湖北、江西、浙江、广东、福建及台湾省。该区具有代表性的真菌有环柄侧耳、热带灵芝、草菇、香菇、银耳等热带种类。环柄侧耳分布于西沙群岛、两广及西双版纳等地。该区有正红菇和梨菇、鸡油菌等药用菌 100 种以上。茯苓以福建省的"闽苓"、安徽省的"安苓"最为著名。猪苓、长裙竹荪、亚香棒虫草等种类也有出产。该区约有毒菌 70 余种，主要是毒伞、亚稀褶黑菇、小毒蝇伞、毒蝇口蘑等。从药用真菌栽培方面看，该区是我国香菇、草菇、银耳人工培养的发源地。

（四）西南区

该区以地形复杂的云贵高原、四周环山叠嶂的四川盆地以及高低悬殊的横断山区构成的区域组成。区内菌类资源极其丰富，食用与药用真菌至少有 300 种，主要属于牛肝菌科、红菇科、白磨科、毒伞科、丝膜菌科、多孔菌科、珊瑚菌科和腹菌类。常见的药食两用真菌主要有美味牛肝菌、黑牛肝菌、绿菇、梭柄蕈（纱罗包）、草鸡蕈、羊肚菌、茯苓、灵芝、紫芝、金耳、竹黄、虫草等。毒菌有近百种，常见的有豹斑毒伞、白毒伞、角鳞灰伞、毒红菇、白杯伞、细网牛肝菌等。该区菌类资源极为丰富，开发利用潜力很大。

（五）蒙新区

该区地处内陆，包括内蒙古、宁夏、河北和甘肃北部及新疆大部，区内菌类种数不及以上各区，但有其特色。多属于蘑菇科、白磨科、鬼伞科、灰包菌科等。食用与药用真菌已知有近百种，代表性的真菌有白磨、虎皮香菇、野蘑菇、草地蘑菇等。药用菌主要是大马勃、灰包菇等。内蒙古是我国口蘑、马勃的主要产区。新疆荒漠代表种是北疆准噶尔盆地四周前山带阿魏滩上的阿魏蘑。在南北疆绿洲杨树上，多有裂皮侧耳和浅杯状香菇。北疆阿尔泰地区的落叶松分布区产药用层孔菌阿里红。天山山地草原及内蒙古草原，分布喜粪生的大花褶伞、大孢花褶伞、花褶伞、半球盖菇、冠环球盖菇等毒菇以及蘑菇属、口蘑属、腹菌类子实体大多为白色的种类。

（六）青藏高原区

藏北高原气候极其恶劣，对菌类资源的了解尚少。青海高原广阔，植被发育良好，适合草原菌类生长，如大肥菇、大紫菇、黄绿密环菌等。川西高原靠近横断山区，有虫草、马勃、蘑菇属的种类。藏南谷地地势高低悬殊，植被类型多样，菌类资源丰富。在高寒针叶林带多有鳞翅齿菌、密环菌、金疣褐伞、油口蘑、皱盖环锈伞、黑脉羊肚菌、金耳、丝膜菌、红菇、乳菇以及珊瑚菌属的真菌。在较低海拔的林带还有胶勺、虎掌菌及毒伞属的许多种类。

青藏高原有药用菌 100 种左右，最重要的是冬虫夏草。藏东低海拔混交林带多产灵芝、猪苓、茯苓等。毒菌约 50 种，有赭鹿花菌、毒蝇伞、黄赭毒蝇伞等。青藏高原孕育着世界上最丰富的高山菌类，据分析，分布在海拔 3000～6000m 的菌类有 300 多种；分布在海拔 4000m 以上的约 50 种。其中斑点菇生长在海拔 5800m 的高寒区，为世界所罕有。

第二节　药用菌类资源开发利用

一、药用真菌的化学成分

随着化学、药理学、临床医学的迅速发展和研究的不断深入，几千年来用以治疗疾病的一些真菌的化学成分及治病机理，通过化学、药理学的现代科学理论得以阐明，使实践中得到的经验逐步提高到理论水平，从而能够更好地为医疗临床服务。

随着分离纯化方法的改进，以及结构测定方面的新技术、新方法的应用，使药用菌类化学研究更加深入，开发了许多特色新药。目前，对药用活性成分方面的研究主要集中于多糖、生物碱及萜类化合物等。药用真菌化学正逐步发展成为化学领域中的一门新兴分支学科。

1. 药用真菌多糖

药用真菌多糖一般都是由多个醛糖和酮糖经糖苷键缩合而成的聚合物。有些结构中还结合有一部分蛋白质或多肽，这类物质称为糖蛋白或糖肽。

药用真菌多糖具有多方面的生物活性，近年来发现一些药用真菌的多糖具有显著的抗癌活性和调节机体免疫功能等作用，从而引起了人们的广泛观注。目前，国内外已从担子菌中筛选出 200 多种具有生物活性的多糖类物质，我国发现的有价值的多糖就有 30 余种。

2. 萜类化合物

萜类化合物是指一些具有 $C_{18}H_{16}$ 通式的不饱和烃类化合物。而近代萜类化合物或类萜物质的范围已远远超过原来的定义，包括自然界存在的许多具有 C_5H_8 通式的化合物，以及含氧和饱和程度不同的衍生物。目前在药用真菌中，这类化合物主要是从担子菌类的真菌中得到的，多为倍半萜、二萜和三萜，它们显示出不同的生物活性，有些具有抗菌和抗癌的功能。

3. 生物碱类化合物

药用真菌中的生物碱主要分为两大类型：吲哚类生物碱和嘌呤类生物碱。除上述两类生物碱外，近来从灵芝中分离到了吡咯类生物碱，即灵芝碱甲和灵芝碱乙，实验证明具有抗炎活性。

4. 有机酸酯类化合物

在这类物质中，较为典型的是从头状秃马勃中分离提取出的马勃酸，对革兰阳性细菌、阴性细菌及霉菌有抑菌作用。此外还从人工发酵的蜜环菌菌丝体中分离得到煤地衣酸和苔藓酸以及花生酸等。

5. 氨基酸、多肽和蛋白质

真菌中富含氨基酸、多肽和蛋白质类生物活性物质，特别是近年来对药用真菌蛋白质抗癌活性的发现更引起了人们的关注。从金针菇中分离得到的金针菇素（flammulin）是由18种氨基酸构成的分子量为 2.7×10^4 的蛋白质，对小白鼠等艾氏腹水瘤和S180有很好的抑制作用。从灵芝菌丝提取物中分离到的灵芝蛋白LZ-8具有对羊血细胞的凝集作用，其生理活性类似于外源凝集素，但对人的血红细胞不凝集。

6. 其他类型的化合物

药用真菌除含有上述化学成分外，还含有许多其他类型的成分。比较重要的有甾醇类化合物。甾醇类化合物是构成药用真菌有效成分的又一类化合物。主要包括两类物质。

①麦角甾醇及其衍生物：麦角甾醇在许多药用真菌中都存在，如麦角菌、酵母菌、赤芝、猪苓、冬虫夏草和金针菇等都含有这类化合物，是一种重要的维生素D原，经紫外线照射，可转化为维生素 B_1，可用于防治软骨病。

②β-谷甾醇及其衍生物：β-谷甾醇和D-葡萄糖可缩合成苷，称为胡萝卜苷，是一种常见的药用真菌化学成分。在灵芝、蜜环菌和金针菇等菌体中都能分离得到β-谷甾醇。

二、药用真菌的药理作用

药用真菌含有多种药效成分，能调节人体机能，增强免疫能力，治疗多种疾病。20世纪中叶以来，国内外对药用菌资源的保护和利用进行了大量研究，尤其是近20年来，运用现代科学技术手段，对药用真菌的化学成分、药理作用和临床应用进行了深入的研究，筛选出了有活性的化学成分，对药用菌有效成分的药理作用作出了新的评价。

1. 抗癌作用

20 世纪 70 年代就有报道，从鲑贝革盖菌中提取的革盖菌素具有抗癌作用。近些年来对多种药用真菌，如猪苓、侧耳、云芝、香菇、紫芝、银耳、茯苓、冬虫夏草、猴头菌、金针菇、槐蛾菌、双孢菇等具有的抗癌活性进行了大量的研究工作，发现真菌多糖对某些肿瘤有治疗作用。如猪苓多糖能抑制肺癌细胞自发转移和抑制 S180 肉瘤；猴头菌多糖对治疗胃癌、食道癌等有一定的作用；茯苓多糖具有抑制肿瘤细胞的生长，提高巨噬细胞的吞噬能力，促进免疫球蛋白形成等作用。大多数多糖的抗肿瘤作用不是通过直接杀死细胞或抑制细胞起作用，而是通过增强宿主的免疫防御系统来发挥作用的。

2. 抗菌作用

药用真菌的抗生素主要作用于革兰阳性菌，有些对霉菌、革兰阴性菌、分枝杆菌、噬菌体和丝状真菌也有作用。例如，由鲑贝芝培养液和菌体分离的鲑贝芝素能抑制革兰阳性菌的生长。隐杯伞的隐杯伞素 M 和 S 对霉菌有抑制作用，水粉杯伞产生的水粉覃素对分枝杆菌和噬菌体起拮抗作用。从头状秃马勃中分离提取的马勃酸，对革兰阳性细菌、阴性细菌及霉菌有抑菌作用。

我国研制的蜜环菌甲素和乙素取自假蜜环菌（亮菌）的菌丝体，用它制成的"亮菌片"对胆囊炎和传染性肝炎有一定的疗效。

3. 抗病毒作用

药用真菌可能含有一种能刺激机体产生干扰素的诱导物质，所以有些提取液可抑制病毒的增殖。如从香菇中分离出能刺激细胞产生干扰素的诱导物，它能抵抗流感病毒的增殖。有人曾用蘑菇、蜜环菌等 32 种担子菌子实体水抽提液与烟草花叶病毒混合感染植物，结果病毒感染受到有效的抑制。都凡敬一等（1970年）测定了 50 多种菇类提取液的抗病性，结果发现它们对植物病害，如黄瓜花叶病毒（CMV－Y）和烟草花叶病毒（TMV）都有显著的抑制作用。

4. 对心血管系统的作用

灵芝多糖可降低小鼠整体的耗氧量，提高耐缺氧能力，其注射液能降低氯化钡所致的室性心律失常，改善胰腺微循环。冬虫夏草同样具有降低实验动物耗氧量和提高耐缺氧能力的作用，临床上对心肌梗死有一定的改善作用。银耳对慢性肺源性心脏病缓解期的治疗有较好的效果。

5. 免疫调节作用

试验表明，药用真菌能提高机体的多种免疫功能，具体作用主要体现在三个方面：首先，能增强单核巨噬细胞系与 NK 细胞的功能，这两类细胞均是人体的第一道天然防线，单核巨噬细胞系具有非特异性防御和调节免疫应答等重要功能，NK 细胞能分泌干扰素，具有抗感染、抗肿瘤的作用。其次，可以增强体液的免疫功能，促进免疫球蛋白中 IgM、IgG 的产生，提高其对相应抗原的免疫反应。再次，它通过促进 T 淋巴细胞的分化进而增强细胞的免疫功能，同时还可以提高这些细胞因子的活性，调节机体抗病能力，并能改善由衰老所致的免疫功能衰退。

6. 对心血管系统的作用

灵芝酊对戊巴比妥钠中毒的离体蟾蜍心脏具有明显的强心作用，在一定剂量范围内，强心作用随剂量加大而增强。灵芝对心肌缺血有一定的改善作用，它可以扩张冠状动脉，增强冠状动脉流量，能明显降低冠脉阻力、动脉静脉氧差、心肌耗氧量，增加心肌和脑的供血。冬虫夏草也同样具有降低试验动物耗氧量和提高耐缺氧能力的作用，临床上对心肌梗死有一定的改善作用。另外，药用真菌的醇或热水提取物还有降血脂和抑制实验性动脉粥样硬化斑块形成的作用。

7. 降血压作用

双孢蘑菇中的酪氨酸酶对降低血压是十分有效的。草菇子实体分离的草菇毒素和毒心蛋白，以及金针菇分离的朴菇毒素都能降低血压。香菇中的香菇嘌呤能降低大白鼠血浆和血清中的胆固醇含量。

8. 对肝脏的作用

真菌多糖能促进肝细胞蛋白质的核酸合成，可减轻化学药物对肝脏的损伤，加强肝脏代谢药物的功能。例如香菇多糖对慢性肝炎有一定的治疗效果；灵芝能促进肝细胞蛋白质、核酸的合成。

9. 对神经系统的作用

冬虫夏草乙醇提取物能抑制小鼠自主活动，延长戊巴妥睡眠时间。小刺猴头菌对中枢抑制剂有协同作用，对中枢兴奋剂有对抗作用。安络小皮伞有较好的镇痛作用。

10. 其他作用

有些药用真菌，除对某些疾病有特殊的治疗效果外，它的作用往往是综合性的。不少药用真菌都有滋补强壮作用，如灵芝、冬虫夏草、香菇等。有些药用真菌的提取物具有镇咳、祛痰和治疗慢性气管炎的作用。薄盖灵芝菌丝体和赤芝孢子粉制成的孢子液，用于治疗弥漫性或局限性疑难病症，获得一定效果。

（三）药用真菌的生产工艺开发现状

1. 药用菌类的栽培及发酵生产现状

传统的药用菌，如茯苓、天麻、银耳等在我国有着悠久的栽培历史。近几十年来，我国在野生药用菌驯化栽培方面取得了可喜的成绩，推出了很多先进高效的栽培技术。现在除采用一般栽培手段解决药源紧缺问题以外，不少种类的药用菌还广泛利用发酵工业生产菌丝体及其发酵产物，而这种方法是药用真菌未来工业化生产最有潜力的方法。国内已有30多种药用真菌通过此方法获得有效物质，为制药工业提供了主要的原料来源。如对灵芝的资源开发，可以利用发酵生产获得菌丝体，并制成适当剂型，临床试验结果说明，菌丝体与灵芝子实体具有同等疗效。发酵生产周期只要5～7天，与栽培灵芝子实体相比大大缩短了生产周期。现在越来越多的药用菌的有效成分正利用此法进行生产。

2. 药用菌类药物剂型的开发现状

目前开发研究的药用菌类药物剂型越来越多。常见的剂型有：

（1）注射剂：如香菇多糖注射液、猪苓（菌核）多糖注射液、灵芝注射液、马来酸麦角新碱注射液等。

（2）片剂：如灵芝片、香菇多糖片、密环菌片、薄芝片、冠麦乐片（层卧孔菌）、云芝片、猴菇片、安络痛片、亮菌片、肝必复片（树舌）等。

（3）胶囊：如乌灵胶囊（乌灵菌）、云芝胶囊、宁心宝胶囊（虫草头孢菌粉）、云芝糖肽胶囊、肾炎康胶囊（白粑齿菌粗多糖）。

（4）冲剂：如云芝肝泰冲剂、胃乐新冲剂（小刺猴头）等。

（5）软膏：如竹红菌软膏等。

3. 药用菌类保健食品的开发现状

在我国，利用菌类加工的保健食品越来越多，已经进入商业化的品种，常见的有下列10类。

（1）营养口服液类：此类产品为近年来开发的热点，其特点为技术含量高，商品附加值高，市场潜力大。例如：中华灵芝精浓缩口服液、蛹虫草口服液等。

（2）保健饮料类：利用传统的饮料加工技术，添加独特的药用菌保健成分，形成独特的饮料风味。如：中国香菇可乐等。

（3）保健滋补酒类：利用传统的发酵工艺或浸渍勾兑技术形成的新型保健滋补酒类。如：灵芝仙酒、中华灵芝保健酒、虫草保健酒、香菇特酿酒等。

（4）速溶茶类：此类产品的特点是具有较好的冲溶性、分散性和稳定性。如：灵芝速溶茶、梦恩牌银耳花生乳晶等。

（5）袋泡茶和冲泡茶类：此类产品是一种以茶叶为基质，以菌类或其他中草药为功能成分的新型保健饮品。如：灵芝乌龙茶、猴头菌袋泡茶、福寿虫草茶等。

（6）小食品类：此类产品常见的有，香菇粒、灵芝蜜、香菇软糖等。

（7）保健胶囊类：此类产品的特点为携带方便、稳定性好，是保健食品开发的新方向。如：神灵牌东方灵芝宝等。

（8）滋膏糖浆类：此类产品是新型的滋补类型保健食品，如：虫草参芪膏、开胃灵等。

（9）精粉和菌粉类：菌粉是深层发酵菌丝体或其发酵的干燥物，精粉是子实体经超低温粉碎的超微细粉末，比起菌粉能更好地保存生理活性成分。如：虫草精粉、牛肝菌精粉、虫草精粉等。

（10）片剂类：此类产品兼有保健和药用价值。如：香菇多糖片、蘑菇血宁片等。

药用菌类多数是药食两用菌类，具有多种开发利用价值，经过系统的研究和开发，可以开发成具有不同功效的多种药品，也可以开发成具有不同功能的保健食品和化妆品等产品。

三、药用菌类资源的开发利用技术

目前由药用菌所生产的药品种类虽然不是太多，但是就现有的药品来说，其药效却十分广泛。药用菌药品可分为传统的、近代的、现代的及其他品种。开发利用的技术主要有以下几方面。

（一）子实体和菌核应用技术

该技术也被称为传统利用药用菌技术，即通过野生采集或人工培育而获得子实体和菌核，直接作为药物利用。目前这种利用技术仍是药用菌作为药品的主要应用途径。这种传统药用方式存在的问题是，不少品种野生资源稀缺，人工培育困难，例如槐耳。而且利用不同的培育方式会影响到药品的产量和质量，对新开发的药品如何用中医药的理论去认识和应用，仍然是个非常重要的问题。

（二）应用固体发酵技术提供药用菌质原料

某些微生物生长需水量很少，可利用疏松而含有必需营养物的固体培养基进行发酵生产，称为固体发酵。生产工艺过程有：发酵基质的制备 → 种子的培养 → 固体发酵 → 菌质后处理。自 20 世纪 60 年代中叶起，我国已利用固体发酵工艺生产了 10 多种药用菌药品的原料，进而研发成真菌药物，如无渣式发酵生产的亮菌、密环菌，去渣发酵法生产的猴头、安络小皮伞菌等，都有较好疗效。但固体发酵长期存在的问题是概念上与固体培养相混淆，工艺上多用经验指标，缺乏科学的发酵终点与质量控制指标，以及缺乏合理的产品后处理工艺等。这些工艺技术问题，到 20 世纪 90 年代研究和开发的槐耳菌发酵成功后才得以基本解决，目前其工艺的研究已趋完善。在 20 世纪 90 年代提出的"药用真菌新型固体发酵工程"理论，使药用菌药品发酵生产发生了质的飞跃。

（三）应用液体发酵技术培育大量的药品资源

液体发酵即在发酵罐中，在液体培养基中通入无菌空气并加以搅拌，以增加培养基中氧的含量，控制发酵参数，最后获得大量的菌丝体或代谢产物。生产工艺过程为：母种培养 → 原种培养 → 摇瓶种子培养 → 种子罐培养 →（或分为二级培养）→ 发酵罐培养 → 发酵产物的提取与精制。目前有云芝、密环菌等20 多种药用菌利用液体深层发酵生产，其产品包括菌丝体与发酵液。对发酵产品的利用，常因品种与生产单位的工艺而异，如"虫草"的发酵产品有菌丝体和发酵液，两者可以同时使用，也可以分别利用。这种生产工艺的生产规模巨大，但药用菌液体发酵生产不同于抗生素，它本身不具有抗菌能力，较易污染杂菌，其工艺要求较高。

（四）新型固体发酵工程技术在药用菌药品生产上的应用

20 世纪 90 年代起，科学工作者创建了"药用真菌新型固体发酵工程"。其基本原理是在发酵基质中增加某些具活性成分的中药材作为药性基质，使发酵的作用过程发生变化，一方面由非活性营养基质提供真菌生长并产生各种次生代谢物质所需要的 C、N 等营养成分；另一方面，应用真菌生理活动的酶使药性基质的组织和成分分解，产生新的成分。它所产生的药性菌质在增效、扩用、解毒等方面的重要作用已为实验研究所证实。目前使用的中药材有近千种，而已开发与可开发的药用真菌数量也很庞大，如将彼此交叉组合可构成大量不同性质的发酵组合，还可采用复方基质与多菌种组合发酵。这种发酵方式，将会产生大量成分性质不同的药性菌质，从而形成中药新资源开发研究的新途径。

第三节　药用菌类资源可持续利用

药用菌类资源是我们人类共同拥有的重要的生物资源，人们在开发利用这些资源的同时，更为重要的是需要很好地保护这些菌类资源，做到永续利用。

一、药用菌类资源的保护

药用菌类资源可以分成两大类，一类是药食两用类型，主要是利用在人们的食用方面。比如：香菇、银耳、木耳、茯苓、猴头菌等。第二类是药用菌类，绝大部分是以药用为主，如：猪苓、灵芝、雷丸等。无论哪一类药用菌，都应该在保护的基础上合理开发。应做到根据市场的需要建立生产基地，使药用菌的栽培和生产量与市场需求量保持在相对稳定的基础上，保证供应又不会造成积压浪费。同时大力研究开发药用菌的新用途，使生产出的药用菌在保健品、化妆品、食品添加剂等领域被广泛使用。具体的措施是：

（1）有计划地发展药用菌类的生产，提高药用菌利用的效率。

（2）加强森林资源管护，扩大森林资源，保护药用菌资源及其生存环境。

（3）合理采收实现采育结合，确保药用菌资源林或草原长期处于良性更新状态。

（4）根据药用菌资源的特点，合理地开发利用，使生态保护与药用菌的开发协调发展。

二、药用菌类资源的可持续利用途径

药用菌的保护和发展是其可持续利用的基础。运用现代科学技术和理论，对药用真菌这一宝库进行认真总结、整理和研究，并不断发掘新的真菌药物和保健品，扩大应用范围，开发新的资源，探索新技术、新理论，建立有中国特色的药用真菌学体系，对于药用菌类资源的持续利用，促进我国医疗保健事业和国民经济的发展都具有重要的意义。

1．加强药用菌资源的开发

开发新的药用菌资源应注意传承与开拓并举。既要对古代典籍、药典和药书记载的药用真菌和具有养生作用的真菌及民间习用的药用真菌等加以整理、研究，挖掘新的药用价值，又要加强野生资源中新品种的开发研究。从食用菌和毒菌种类中筛选药用真菌，在药学界受到了高度重视。

2．加强药用菌生物学基础的研究

药用菌的生物学基础，包括形态结构、生理、代谢和生态等内容，是药用菌栽培生产及发酵制药的理论基础。只有对生物学基础进行深入了解，才能更好地应用于实践，起到理论对实践的指导作用。许多种类目前还依赖野生资源，还不能全部应用于人工栽培，这就大大限制了药用菌利用的发展。因此，加强生物学基础研究，将对药用菌的发展起到重要的推动的作用。

3．加强真菌药剂的开发研究

真菌药剂是药用真菌与临床医学的连接桥梁，真菌药剂的研制与开发应采取中西医结合的途径。既要采取中医药理论体系来开发中药新药，也应重视采用西医药学理论体系来开发西药新药。采用中医药理论体系来开发真菌新药剂，对我国来说有着许多独到的优势。

4．加强真菌药理药效的研究

加强药用真菌和真菌药剂的药理、药效研究，可以加速药用真菌的开发，使药用真菌的应用从经验型、原料型向科学型、制剂型转化。使得药用真菌及制剂的应用更科学、准确、可靠、安全，并可缩短从研究到应用的周期。

5. 加强菌类保健食品的研究与开发

菌类保健食品的研制与开发，缩短了食品与药物的距离。菌类保健食品是指已证明其具有特定保健功能的药用真菌或药食兼用真菌制成的食品。它是适宜于特定人群食用，具有调节机体功能，不以治疗疾病为目的的食品。按其功能可分为两大类：日常保健用食品和特定保健食品。主要体现在健脑、增强免疫、抗衰老、抗癌、降血脂、减肥和糖尿病保健等方面。在原料选择上，菌类保健食品过分集中在灵芝、虫草、猴头等少数品种。对于许多具有生理活性的野生食、药用菌的开发还未引起人们的重视，加强这方面的研究，对充实菌类保健食品有很大的潜在意义。此外，食品生产的新工艺和高新技术的研究也应加强，诸如生物技术、膜分离技术、超临界萃取技术、微囊化技术、冷冻干燥技术、固体流态化技术、冷杀菌技术、现代仪器分析检验技术等的引用，将会大大提高菌类食品的品质和功效，提高我国菌类保健食品的国际市场竞争能力。

6. 加强抗生菌类的研究与开发

抗生菌抑制和杀灭他种微生物的作用因其产生抗生素而著称。现代抗生素应用范围的扩大和延伸，致使我们必须重新认识抗生菌。其在抗癌、杀虫、抗病毒、抗细胞毒性，以及在农业、畜牧业、卫生防疫等领域的应用已得到肯定。开发抗生菌的这些功能，具有深远的意义。滥用抗生素的结果，已导致抗感染专家惊呼："抗生素对致病细菌已不再有效，其末日已到。"这一悲观绝望的"盛世危言"虽言过其实，但是其言也善。至少我们应认识到开发新的、更有效的抗生素的重要意义和迫切性。特别是从高等真菌中寻找更有效的抗生素，应当提高到人类健康和生存的高度加以重视。

三、药用菌类资源的人工培育技术

（一）茯苓资源的培育

茯苓是一种大型药用真菌，其菌核含有大量菌物多糖（茯苓聚糖、葡萄糖、果糖）、多种微量元素和卵磷脂等。茯苓多糖对小白鼠癌变有明显的抑制作用，中医处方常用其配伍，有利尿、安神、平心律、健脾胃等功效，能治小儿伤风、咳嗽、眩晕等病，也可作保健食品。

1. 茯苓的形态特征

茯苓由菌丝体、菌核、子实体三部分组成，菌体幼嫩时呈白色绒毛状，衰老时为棕褐色，菌丝体生长发育成菌核和子实体。

（1）菌丝体：菌丝体是茯苓的营养器官。它是菌核和子实体组成的基本单位。即菌核体和子实体都是菌丝体集结分化而成。菌丝体中的菌丝无色透明，直径为 2 ~ 3μm，分枝多，有隔；菌丝存在多细胞单核型、多细胞双核型和单细胞多核型三种。多细胞双核型菌丝是茯苓菌丝存在的主要形式，只有双核型菌丝才能分化成子实体。

（2）菌核体：菌核由菌丝集结而成，形近圆形而多变，大小不一，小的如芝麻，大的大至 70cm。菌核体是茯苓的贮藏器官和休眠器官，是入药的主要部分。

（3）子实体：子实体是有性繁殖器官，是形成性孢子的前期阶段，平伏地生在菌核表面，厚 3 ~ 8mm，白色，老后呈黄白色或淡褐色，孢子极小，近圆形，约 6 ~ 8μm × 3 ~ 4μm。

2. 茯苓对环境条件的要求

（1）营养：茯苓能够分解松木中的纤维素、半纤维素、木质素等，并作为自身生长发育的原料。人工栽培可用葡萄糖、蔗糖、淀粉、纤维素等为碳源，蛋白胨、氨基酸、尿素等为氮源。

（2）温度：茯苓孢子在 28℃ 下，24 小时即可萌发。菌丝在 10℃ ~ 35℃ 均能生长，适宜温度为 24℃ ~ 28℃。10℃ 以下生长缓慢，5℃ 以下生长受到抑制，0℃ 以下休眠，35℃ 以上仍能存活，但易老化。菌核形成要求昼夜温差较大，白天温度 32℃ ~ 36℃，晚上低温至 20℃，可刺激菌丝分解松木，积累茯苓多糖，有利于菌核的形成。子实体在 20℃ ~ 28℃ 均能形成，24℃ ~ 26℃ 发育最快，20℃ 以下影响子实体的形成。

（3）湿度：茯苓在地下生长，吸湿性较强，松木入窖前含水量在 20% 以下，入窖埋入土中后，含水量迅速达到 50% ~ 60%。土壤含水量以 25% 为宜，窖内 50% ~ 60% 的湿度，茯苓才能正常生长发育。

（4）空气：茯苓是好氧性的真菌。要求土质沙多泥少，覆土层薄，以便通气。

（5）酸碱度：茯苓在 pH 3 ~ 7 均能生长，以 pH 4 ~ 6 适宜。

（6）光照：茯苓在无光下菌丝生长良好，菌核能正常发育，若露出土表，易形成子实体。培养茯苓的目的是收菌核而不是子实体，所以不需要光。但是太阳光照射能提高苓场温度，无阳光时苓场温度低，水气较大，通风不良，菌丝生长缓慢。所以苓场应选在全日照条件下最好。

3. 茯苓的培育技术

（1）菌种：当 5 月温度稳定在 18℃ 以上时，选晴天进行菌种下窖，下窖前应先提前 10 天挖窖，一般窖深 30cm，宽 40 ~ 50cm，长 60 ~ 70cm，窖底应做成与山坡相适应的斜面，每窖放松木段3根（20～30kg），窖底平铺2根，紧靠一起，把长满菌丝的松木片紧贴段木缝之间，每窖5～6片，再撒上木屑菌种后，其上压一根削皮露白的松木段，最后覆土。用此菌种培育长出的茯苓经组织分离而得母种，一般3～4年产量均高，不易退化。

（2）栽培场地的选择：栽培场地应选在400～1000m海拔的山上，土质疏松，排水良好，pH值6～7的砂土壤，坡度在15°～35°之间，背风朝阳。坡度在10°～20°的地方以连窖种植为好，山平坦与山凹以单窖种植最佳，窖地四周要清除杂草和杂树根，场地绝不要选在从不长松木或黏性较重的山场以及头年种过茯苓的地点（隔3年后又可培种）。

（3）栽培方式：茯苓的栽培方式很多，常见的有段木栽培、树蔸栽培、树桩原地栽培、活树栽培和松枝松叶栽培等。

①段木栽培：砍树时间为12月至翌年1月，截树时尽量截弯留直，选树龄15～20年以上的赤松、马尾松，胸径在12～14cm的不成材树为好，砍后应先去枝桠，再削皮，断木为60～70cm或更长，架起晒干，并翻堆，确保料筒均匀干燥。底脚用石块垫上，可提前10天挖窖，顺坡挖长1m左右，宽深各0.5m，窖距30～50cm，中间留排水沟。5月间将大段的段木放在窖底，小的垒在上面，每窖放3～5根，段木靠紧，用沙土固定。段木下菌种有两种栽培法：一是用茯苓肉做菌种。将茯苓洗净切成3.3cm厚的片，把带肉的一面贴在段木的两个断面上，贴满为止，用沙土将茯苓肉填牢，再覆盖沙土封窖，每窖需要鲜苓肉400g左右。二是先在投菌段木的两端10cm处用刀砍成新口，段木在窖内呈梯形排放，两根段木之间可放一些松木片菌种以利上引，再将菌种（500ml）打掉瓶底，直接投入到段木两端刀口处，再用生松针盖菌种以保持菌种水分。然后覆土，覆土要松碎，呈龟背形状。有条件者，可采用苓肉贴栽和菌种投栽同时进行。

②树蔸栽培：将松树蔸挖出，除掉一些中间小根，大根留1m长，清除树蔸泥土及杂物，晒干。到栽培时挖窖放下，刀砍蔸基与根交接处和延伸处，先放菌种，再加新鲜松针叶于菌种处，覆土。

③树桩原地栽培：用新砍的树桩栽培，接种分块接和浆接两种。3～7月都可接种。块接：先刨出粗壮根2～3根，削去宽10cm、长13cm的根皮一块，用25～50g的茯苓菌核，肉面贴到树皮削口上，然后用原土覆盖压实即可。浆接：先把鲜苓捣成浆糊，接种时加入适当山泉水，在树桩离地约4cm处，剥开树皮，把种浆倒在削开树皮的裂缝处，再用原树皮盖上。覆土轻压成龟背状即可。

④活树栽培：与树桩栽培相同，但茯苓生长缓慢，若此树准备2～3年后砍伐的，可将栽培点上部（注意：是上部）树皮剥掉1圈，可使茯苓加快生长。

⑤松枝松叶栽培：松枝粗细（带叶）分开，各40kg一捆，晒干备用。栽培时挖窖放入，可同时进行浆接和菌种种接，浆种和菌种不要投放在一起，要分部位投放，菌种处加些鲜松叶，覆土。

（4）栽培管理

①有茯苓窖的地方都要开好排水沟；栽种时要用呋喃丹和碾碎的干黄土以1:3的比例混和，栽时窖底撒50g，中段木上撒100g，以杀灭虫害，不要撒在菌种上。

②下种1周后，就要检查是否上引，如在树段的接种处可见白色的菌丝外延，说明接种成功；否则就另选树段部位补放菌种，3个月后就有茯苓菌核出土，或者土的表皮开裂，这时要及时培土，切勿盖厚土，或用细土把出土的菌核盖好。如果菌核内白色，表皮黄色，苓小不长，是缺水现象，可用小杂树枝叶覆盖在窖上或树蔸上，减少水分蒸发，同时注意杀灭白蚁。

（5）采收与加工

①采收：茯苓一年可采收2～3次。第1批茯苓采收是7月间，采收要选在晴天或阴天，用窄小锄轻轻地将土刨开，取菌核大表皮黑黄色的茯苓，切勿翻动窖中的段木或树蔸以防损坏菌管。若有受损，应将损伤部分剔除，并及时用小刀去掉1～2cm茯苓的表皮，把去过皮的部位紧紧贴在段木或树根上，然后盖上细土，几天后菌核又开始生长，10月下旬又可收第2批茯苓。段木大的或段木水分过多，结苓少的，可翻出地面，阳光晒上2～3天，或者阴5～6天，然后将段木翻窖，即下调上，上调下，重新入窖，增加氧气，以及使之干湿均匀。到次年7月又可收第3批茯苓，段木和树蔸栽培的可采收2～3年。

②产地加工：收获的茯苓要轻拿轻放，防止破碎，及时干燥。挖出的鲜苓要避免日晒，选不通风潮湿的屋子，铺上竹垫，堆在垫上，隔2天翻动1次，经5～6天外表稍干时，即可加工。堆放过程中有的茯苓产生鸡皮状的斑点，变黄白色应随时剥去，以免引起腐烂。

加工时用刀切去外表黑皮，然后将茯苓切成均匀的薄片，晒干即可出售。一般100kg鲜苓可加工出55kg茯苓片或茯苓块。有的茯苓菌核中有穿心松树树枝根，可带枝或根切片晒干，这是传统中药中的"茯神"，可另行出售，价格更高。

（二）灵芝资源的培育

灵芝是一类重要的药用菌类资源。灵芝又称为灵芝草、仙草，是一种名贵的大型药用真菌，其子实体、孢子具有很好的药用功效。在临床上用来治疗神经衰弱、慢性支气管炎、胃病、肝病、高血压、糖尿病、冠心病等多种疾病。还可配合治疗肿瘤，降低放、化疗等引起的副作用。长期服用灵芝孢子粉可以显著提高人体抵抗疾病能力，提高免疫力。培育灵芝资源对于扩大灵芝药源，满足人们的需求有着重要的意义。

1. 灵芝的形态特征

（1）菌丝体的形态特征：灵芝的菌丝无色透明，极长，呈线形，分枝，有许多隔，好像由许多细胞首尾相接而成。幼小的菌丝细胞内充满无色透明的蛋白质胶体的原生质，原生质内有两个细胞核，每个细胞核内有一个明显的核仁。菌细胞和菌细胞交接处较小，很像一节一节的藕连在一起。幼小菌丝直径较小，细胞交接处 $1\sim1.5\mu m$，中间直径 $1.5\sim2\mu m$。老龄细胞直径较大，细胞壁也加厚。细胞中间直径可以大到 $5\sim9\mu m$。老龄菌丝液泡较多。灵芝菌丝因枝较多，常常交错纵横，互相缠绕，集结在一起时呈白色，可以形成菌索。菌丝表面常常有一层白色的结晶体，菌丝生长旺盛时，结晶体会更多，结晶体是菌丝的分泌物。

（2）子实体的形态特征：灵芝的子实体是菌丝分化形成的，是灵芝的繁殖体。灵芝子实体包括菌柄、菌盖和菌管层三部分。菌盖半圆形或肾形，小圆形，表面有环状棱纹和辐射状皱纹，边缘稍薄，菌盖表面的颜色因菌种不同而不同。菌盖背面为蜂窝状的结构是菌管层，呈黄色。孔内有许多担子和担孢子，担子倒卵形，一端着生在孔壁上，另一端长有四个卵形的褐色担孢子。菌盖和菌管层下面，是侧生的柱状菌柄，偶有中生。成熟的灵芝子实体木质化，其皮表组织革质化，并呈现不同颜色的漆色光泽，整个子实体甚为坚韧，经久不腐。不同的灵芝，在形态、色泽和大小等方面也有一定的差异。

灵芝属中可作为药用的真菌很多，已开发利用的种并不多。已利用的主要种类及其形态特征如下：

①紫芝：盖面呈紫红色至紫黑色，光泽较强。

②薄盖灵芝：无柄或有短柄，孢子内壁小刺不明显，菌肉有明显的环纹。

③松杉树芝（铁杉灵芝）：盖面紫红色，菌柄侧生，与菌盖呈钝角至水平连接，生于针叶树腐木上。

④树舌：子实体多年生，菌管多层，盖面灰黑色至深灰色，有光泽；常因黏附孢子粉而使盖面呈红褐色，并失去光泽。

2. 灵芝对环境条件的要求

在自然界，灵芝生长在温暖潮湿的夏、秋两季，成丛或单独分布在阔叶或针叶林中，死的伐桩或死树根上长得比较多。它的生长繁殖要求一定的条件。

（1）营养：灵芝是一种腐生真菌，以纤维素、半纤维素、木质素、淀粉、蔗糖、葡萄糖等为营养基础物质，灰分元素中的钙、镁、磷、钾、铁等也在上述营养基础物质中含有。人工培养灵芝是以木头或木屑作为原料，木头或木屑是这些营养物质的主要来源。

由于不同的树种所含有的营养物质不完全一样，所以灵芝在上面生长发育也有差异。一般说来，壳斗科木头及其木屑培养灵芝最好，其他科的树种如椴木、榆树、柞木和樱桃木等也能培养灵芝。也可利用农副产品下脚料同时添加一定木屑及其他辅料进行代料培养。

（2）温度：灵芝属于中温型的真菌，菌丝的生长范围为 10℃ ~ 36℃，低于10℃或高于36℃，生长缓慢或短期徒长。最适生长温度为 25℃ ~ 28℃，子实体分化温度为 18℃ ~ 30℃，以 24℃ ~ 27℃发育最好，低于22℃，菌盖和菌管层难以形成。昼夜温差大，对子实体分化无促进作用。

（3）湿度：灵芝在生长发育过程中，培养料需含一定的水分，空气需要达到一定的相对湿度，培养料中的含水量达不到一定的要求，空气中相对湿度不能得到满足，灵芝的菌丝在培养料中不能良好生长，子实体在培养料上不能发育或发育不良。在25℃情况下，培养料中含水量在 5% ~ 60% 之间，空气相对湿度在90% 左右，最有利于菌丝的生长和子实体的形成。在掌握培养料和空气相对湿度时要注意，最适合菌丝生长的含水量，不一定最有利于子实体的分化和发育，子实体的分化和发育比菌丝生长需要更高的相对湿度。

（4）空气：灵芝菌是一种好氧性真菌，在生长繁殖过程中需要有充足的新鲜的空气存在，空气中通常含有 0.03% 的二氧化碳，当空气中二氧化碳的含量超过 0.1% 时，灵芝子实体就不能发育形成菌盖，缺氧的培养室培养出的灵芝常常畸形，如藕形、分枝多的鹿角形和不规则的柱状等。

（5）光照：灵芝菌丝生长时，不需要光照，但子实体形成时需要散射光，散射光对灵芝子实体的形成是不可缺少的。灵芝子实体还有一种较强的趋光性，黑暗条件下培养的灵芝子实体瘦小，菌柄弯曲，色泽不鲜，也不呈漆色光泽。

（6）酸碱度：灵芝和其他真菌一样，喜在弱酸性的环境中生长，生长的 pH为 3.5 ~ 7.5，最适的 pH 为 4 ~ 6。所以在酸性土壤中很少发现灵芝生长。

3. 灵芝的培育技术

灵芝栽培方法有代料栽培和段木栽培两种。代料栽培灵芝产量高，生长周期短，接种到采收仅需 3 个月左右，但子实体质地疏松，色泽较暗；而段木栽培灵芝虽产量较低、生长周期长，一般需两年时间才能完成生长周期，但灵芝质地坚实、厚、有光泽、经济价值较高。这里简要介绍灵芝的代料栽培技术。

（1）栽培季节：掌握好适宜的栽培季节，对灵芝生产非常重要，若安排恰当，子实体生长时期正好与其最适生长的自然气候条件吻合，所生长的灵芝体大、质坚、产量高。由于各地区的气温等条件不同，我国不同地区灵芝栽培的季节也有差异（表 7 - 1）。

表 7 - 1 不同地区灵芝栽培季节

地区	制种	生产季节	
		开始栽培	栽培结束
华南地区	2 月上、中旬	4 月上、中旬	6 月末
长江流域	3 月上、中旬	5 月中、下旬	7 月上旬
黄河流域	4 月下旬至 5 月中旬	5 月中、下旬	7 月下旬

　　秋季亦可栽培灵芝，但产量低、质量差。南方秋栽在 8 月中、下旬制种，10 月中旬要求全部采完；北方制种季节在 7 月下旬至 8 月上旬，9 月底要求全部采完。

　　（2）制种：灵芝栽培生产中，常采用组织分离法得到菌种。具体做法是采摘野生新鲜灵芝，取其菌盖或菌柄组织，或用瓶栽正生长的灵芝子实体的一部分，用 75% 的酒精进行表面消毒后，无菌条件下将其切割为 3 ~ 5mm^2 的小块，置于平板培养基上，在 25℃ ~ 28℃ 下培养 3 ~ 4 天，可见培养皿中小块组织周围有白色菌丝长出。这时，可将菌丝移到斜面培养基上，再在 24℃ ~ 28℃ 下培养 5 天左右，即可得到灵芝菌种。

　　菌种分离常用的培养基为 PDA：马铃薯（去皮）200g（切片，煮沸 30 分钟去渣），蔗糖 20g，磷酸二氢钾 3g，硫酸镁 1.5g，维生素 B$_1$ 10mg，琼脂 20g，加水 1000ml。

　　培养基制备好后，高压灭菌，即在 121℃ 下灭菌半小时。

　　菌种通常采用低温保存，将在 24℃ ~ 26℃ 下培养 5 天的斜面菌种试管取出，用玻璃纸或塑料布包扎管口，直接放入 4℃ 左右的冰箱内，可保存 3 ~ 5 个月。

　　（3）栽培方法

　　①栽培培养料的配方：灵芝在生长发育过程中需要各种营养物质，各地农副产品下脚料都很丰富，可因地制宜就地取材，选用适合本地区的栽培培养料的配方。常见的有：

　　a. 棉籽壳 77%，麸皮 10%，玉米粉 10%，蔗糖 1%，磷肥 1%，石膏 1%。

　　b. 棉籽壳 89%，麸皮 10%，石膏 1%。

　　c. 木屑 70%，麸皮 25%，黄豆粉 2%，磷肥 1%，石膏 1.5%，糖 0.5%。

　　d. 棉籽壳 79%，玉米粉 50%，杂木屑 35%，麸皮 15%，石膏 1%。

　　e. 玉米芯 50%，杂木屑 35%，麸皮 15%。

　　②栽培料的制做：配制栽培料时，先将棉籽壳、木屑、麸皮、石膏粉等原料拌匀，含水量控制在 60% ~ 65%，用手攥紧时指缝间渗出水滴又不滴下为好，拌好的料即可装袋。塑料袋规格可选用 15cm × 35cm 或 17cm × 33cm 的聚丙烯或聚乙烯专用栽培袋。每袋装干料 400 ~ 450g。聚乙烯料袋采用常压灭菌 10 ~ 12

小时，聚丙烯料袋采用高压灭菌，保持 2 小时。灭菌后，当料温冷却到 30℃时，在无菌条件下接种。

③栽培场地的建立：根据灵芝的生物学特性，选择具有一定的保温、保湿及通风良好、排水通畅、有一定散射光，又便于管理操作的大棚。要求灵芝棚地面清洁，墙壁光洁耐潮湿。灵芝棚的制作及大小要根据培养料多少而确定。一般把灵芝栽培棚建在房前屋后有树阴、靠近水源的位置。培养料袋入棚前要严格消毒，每立方米空间用甲醛 5ml 和高锰酸钾 10g 密封熏蒸 24 小时之后使用。华北、黄淮地区利用自然温度栽培，春季以 4~5 月份栽培较好，秋季以 9~10 月份较好。

④栽培管理技术：灵芝是喜温型真菌，在生长发育过程中，要求较高的温度。菌丝生长温度 26℃~28℃为最适，子实体以 24℃~28℃之间长势最适。当低于 18℃时子实体不能正常发育。

菌丝阶段的管理：发菌阶段，培养室温度应保持在 22℃~30℃，空气相对湿度要求在 50%~60%，每天通风半小时。每隔 5~7 天菌袋上下翻动一次，当菌丝体长满 2/3 时，移入栽培大棚内，松开料袋口，用手轻轻一提，留一点缝隙增加通气量，以促进菌丝生长。棚内保持一定的散射光，避免强光刺激。一般经过 25~30 天左右，菌丝便可长满料袋。

子实体阶段的管理：菌丝发满料袋后，可用刀片把菌袋两端割成 5 分硬币大小的圆形口，便于灵芝子实体的向外生长。灵芝的生长需要棚内的温度保持在 26℃~30℃，空气相对湿度提高到 90%~95%，地面保持潮湿，并提供散射光和充足的氧气。每天向墙壁四周及空间喷水 3~4 次。每天上午 8 时以前及下午 4 时以后开门及通风换气，若气温低时，在中午 12：00~14：00 时通风换气。经过 3~5 天，原基膨大，逐渐形成灵芝菌盖，要加强水分管理，当温度过高时，要通过喷水降温。由于通风不良极易出现畸形的灵芝，这时要及时摘除。

当菌盖的色泽由白色转为浅黄、黄色，最后转为红褐色且菌盖边缘白色基本消失，边缘变红，菌盖开始革质化，背面弹射出红褐色的雾状孢子时，表明灵芝子实体已近成熟，即可采收。

（4）采收

①灵芝成熟前一周应停止喷水，同时停止通风，通道的地面上铺上塑料薄膜用来收集散发的灵芝孢子粉。采收灵芝应从灵芝柄的基部用剪刀切开或用手轻摘。

采摘灵芝后，除去料袋口部的老菌皮，将培养袋重新摆放棚内，提高相对湿度至 90%~95%，温度控制在 28℃以上，使其继续长出第二茬灵芝子实体。采摘的方法同上。

②采摘后的灵芝应烘干或晒干，使其含水量降至12%，以防灵芝发霉变质。

（三）猴头菌资源的培育

猴头菌是我国著名的八大"山珍"之一。属于多孔菌科猴头属，野外多见于壳斗科树木的枯枝上，盛产于黑龙江、吉林、辽宁、山西等省。猴头菌在我国现在已能进行人工代料栽培。猴头菌具有许多药效，是治疗胃溃疡和十二指肠溃疡的良药，对消化道恶性肿瘤也有一定疗效。

1. 猴头菌的生物学特性

猴头菌子实体圆而厚，肉质，白色块状，直径5~10cm，基部狭窄，上部膨大，表面布满针状肉刺，孢子生在它的表面，肉刺下垂。新鲜时白色，老熟时变黄色至褐色。菌刺覆盖整个子实体。孢子无色透明，圆形或近圆形，直径4~6cm，孢子呈白色。

2. 猴头菌对环境条件的要求

在自然界中，猴头菌大多数生长在柞树、栎树、胡桃等树的枯死处，一般都长在树干的中、上部，有时亦长在倒木上。猴头菌多见于森林不太稠密、空气较为流通、湿度较高的环境里。一般在8~9月份、气温20℃左右时生长。

①营养：猴头菌对木质素、纤维素和半纤维素等复杂的有机物质分解能力较强，所以在进行段木栽培时，段木中的养料能满足猴头菌生长发育的需要。在人工代料栽培时，猴头菌能利用葡萄糖、蔗糖、淀粉、纤维素、木质素等为碳源。对氮源的需求则从培养料中添加铵盐、尿素、黄豆粉来获得。

②温度：猴头菌是中温型真菌，子实体生长温度和菌丝生长温度不同。菌丝能够生长的温度是6℃~30℃，其中适宜温度为25℃左右。温度过高，菌丝生长细而稀，超过35℃菌丝完全停止生长。温度低，菌丝生长缓慢，但菌丝粗而浓，生命力强。低于6℃时，菌丝几乎停止生长。子实体的生长温度为18℃~20℃。未经定向选育的猴头菌菌种，气温超过25℃时，就不能形成子实体。温度低，子实体的分化、生长缓慢。低于6℃时，子实体完全停止生长。

③湿度：猴头菌生长期间，肉刺的长短及孢子形成的快慢都与空气湿度关系密切，湿度大，球心小，肉刺长，孢子多，味苦。湿度小，生长慢，但肉刺短，球心大，质量好。湿度过小，生长易受到抑制。因此，要求培养料中含水量维持在60%~65%。空气中的相对湿度，在菌丝生长时不能超过70%，而菌蕾形成和子实体生长时为85%~90%。

④空气：猴头菌属于好气性真菌，子实体生长阶段，要求适当通气。在适宜温度和湿度下，呈圆球形，不松散，肉刺短，生长正常，不需加大通气量，通气量大，子实体提早成熟，孢子释放快，味苦，影响菇体质量。

⑤光照：猴头菌生长对光照要求不高，菌丝及子实体均能在微弱的光照或黑暗的条件下生长，一般在微弱光照下生长较快。阳光直射能抑制猴头菌的生长。

⑥酸碱度：猴头菌适宜在偏酸性的环境中生长，pH 3～7.5 均能生长，适宜的 pH 值为 4～5。

3. 猴头菌的培育技术

人工代料栽培猴头菌的方法很多，常见的有瓶子栽培法、压块栽培法、塑料袋栽培法等。

（1）栽培季节：根据猴头菌生活条件，国内大多数地区均可利用自然温度栽培猴头菌。猴头菌生长发育的适宜温度为 18℃～25℃，根据这一特点选择合适的栽培季节。如北方地区 8 月底开始播种，此时气温约为 25℃～28℃，适合菌丝生长，一个月后，子实体开始形成，这时气温降为 20℃，正好满足子实体生长所需要的温度，到 10 月份采收完毕。第二次由 11 月初接种，适当加温，到元月采收结束。第三次 2 月初播种，4 月中旬采收完毕。

（2）培养料配方

①棉籽壳 98%，石膏粉 1%，白糖 1%。

②锯木屑 78%，麸皮（或米糠）20%，石膏粉 1%，白糖 1%。

③甘蔗渣 78%，米糠 20%，白糖 1%，石膏粉 1%。

④稻草 75%，麸皮 20%，花生壳 2%，石膏粉、白糖、过磷酸钙各 1%，另加维生素 B_1 0.05%。

⑤玉米渣、豆腐渣各 15%，木屑 30%，棉籽壳 39%，生石灰 1%。

上述培养料中的料水比为 1∶1.35～1.4。料中忌放杀菌剂如多菌灵等。

（3）栽培方法及管理

①瓶子栽培方法

装瓶、灭菌、接种：拌好的料要及时分装入罐头瓶或 750ml 的菌种瓶内捣实，要求上下松紧一致。将料装至瓶肩再将料面压平，并在中央用捣木向下插一洞穴，以利于接种。随即用清水将瓶口内外及瓶身洗干净，用牛皮纸封口或塞好棉塞，进行灭菌。灭菌后待料温降到 30℃时，移入接种箱或无菌室，挑取蚕豆大小一块菌种接入瓶内，菌种与培养料要接紧，然后送入培养室培养。

菌丝阶段的管理：接种前 10 天，培养室的温度控制在 24℃～27℃，使菌丝迅速生长，封住料面，防止杂菌。以后，降至 22℃～25℃，使其生长健壮、浓密。空气相对湿度应达到 60%～70%，并注意避光。接种后前几天，不需要通风；约经 5～7 天，当菌丝体恢复生长后，每天早晨通风 1 小时；10～20 天，每天早、晚各通风 2 小时；以后再适当延长通风时间。约经 1 个月，当菌丝长到瓶底（或发满全袋），菌蕾已经形成，将触及瓶口时，移入培养室出菇。

子实体的培养：培养室宜选在坐北向南、有明亮散射光的地方。栽培瓶移入栽培室，除去纸被，瓶口方向各层相反。瓶子放好后不可移动，防止菌刺弯曲。室温保持在18℃~22℃，不宜超过25℃。温度高，球分散；温度低，生长慢。培养室地面用水浇透，每天向空间喷水3~4次，使空气相对湿度保持在85%~95%之间。猴头菌子实体长出后，不要向菇体上喷水，防止子实体发黄、腐烂。猴头出菇期间，需要一定的散射光。

采收：当猴头菇将要开始散孢子时，就要及时采收。采收时用小刀从瓶口切下菇柄，瓶内菌菇柄1~2cm为宜。过短会影响再生能力，过长则会引起杂菌污染。采收后继续进行保温保湿，通风培养，并对培养基表面给予一定的刺激，使料内菌丝能得到新鲜的空气，使其充分生长，促进第二批子实体形成。经10~15天又会长出新的子实体。

②袋料栽培方法

栽培袋的规格：熟料栽培一般利用聚丙烯塑料袋，规格为长24cm×12cm×0.05~0.08cm

装袋、灭菌、接种：将拌好的料及时装入袋内，在往袋内装料时，先填实塑料袋的底部两角，然后边装边用手压紧，使料上下松紧一致，待料装至距离袋口8~10cm时，料面用平头木棒压平。袋口用耐高温抗压力的塑料颈口圈套紧，用绳扎住，塞上棉塞或用聚丙烯塑料薄膜盖在袋口，上覆两层报纸，用绳子扎好。灭菌、接种同瓶栽。

菌丝阶段的管理：与瓶栽相同。

采收与加工：与瓶栽相同。

四、生物技术在药用菌类资源培育中的应用

（一）原生质体技术的应用

为了克服不同种或不同种与属间药用菌不能杂交的障碍，上世纪70年代以来，遗传工程在遗传学和育种学研究中迅速发展，并在动物、植物、工业微生物育种中得到了广泛的应用。

原生质体技术是广义遗传工程中应用最广的一项育种技术。原生质体技术包括：用适合的酶，如蜗牛酶、细胞溶壁酶、纤维素酶、木质素酶、几丁质酶等处理菌丝细胞，使细胞壁解体，从而得到大量无壁的原生质体，通过化学、物理方法的诱导，使两个不同种药用菌的原生质体融合成为异核体，异核体内不同细胞核进一步融合成为共核体，共核体产生再生细胞壁后即成为杂种细胞。

杂种菌丝的生长速度、菌丝形态与两个亲本的不同。经同工酶谱分析，过氧

化物酶、乙酯酶、酸性磷酸酶、超氧化物歧化酶等方面杂种菌株和两个亲本菌株完全不同。

（二）基因工程技术的应用

基因工程是分子水平上的遗传工程，即通过类似于工程设计的方式，将基因在体外人工地剪接和杂交，然后引入受体细胞，从而定向地培育出具有新的遗传性状的生物品种。因此，基因工程的核心就是基因克隆或重组 DNA 技术。此外，基因工程还包括体外 DNA 突变、体内基因操作以及基因的化学合成与扩增等。

因而，凡是在基因水平上操作并改变生物遗传性状的技术统称为基因工程。同细胞工程相比，基因工程具有更强的方向性和目的性，而且又是在分子水平上的一种离体的遗传重组新技术。它彻底打破了常规育种中种属间不可逾越的鸿沟，使超远缘杂交成为可能，按人们的意志创造出甚至自然界未曾有过的生物新品种。

1. 在真菌分子生物学研究上的应用

基因的克隆和分离是分子生物学研究中必不可少的手段。应用 PCR 技术可以对单拷贝的基因放大上百万倍，产生微克级的特异 DNA 片段，从而可以省去从基因组 DNA 中克隆某一特定基因片段所必须经过的像 DNA 酶切、连接、转化、建立 DNA 文库及基因的筛选、鉴定、亚克隆等繁琐的实验步骤。

只要知道目的基因的两侧序列，通过一对和模板 DNA 互补的引物，就可以十分有效地从基因组 DNA 中，或者从 mRNA 序列中，或者从已克隆到某一载体上的基因片段中扩增出所需的 DNA 片段。Ubiquitin 基因在真核生物的细胞代谢和发育方面具有重要的作用，在序列上是高度保守的。1990 年 Foster 等人设计并合成了 Ubiquitin 特异的引物，通过 PCR 扩增反应，成功地克隆到鬼伞的 Ubiquitin 基因。迄今为止，利用 PCR 克隆到的真菌基因已有不少报道，与传统的 DNA 克隆方法相比，它确实省时、省力、快速、有效。

2. 在真菌系统分类学上的应用

对核糖体 RNA 基因核苷酸序列的比较研究，提供了在较宽的分类水平范围进行真菌分类关系分析的手段。细胞核核糖体小亚基 DNA 序列进化相对较慢，因此用来研究近缘种十分有用。而线粒体核糖体 RNA 基因进化较快，只能在目或科的水平上适用。细胞核核糖体内部转录间隔区和核糖体 RNA 重复单元的基因间隔区进化最快，在属内的不同种或种群间不同。许多 rRNA 基因的序列最初是通过逐个分离克隆的基因和序列分析而得到的。为了快速获得序列数据，也可以直接进行 rRNA 测序。然而这种方法需要获得大量的 RNA，而且因为只是进行一条链测序而易于出错。有了 PCR 后，这项研究变得十分方便，因为它不需要提供纯的 DNA，即对 DNA 质的要求不是太高，而且需要的量也很低，一般为 0.1～10ng。再就是在测序时测的是两条链而不是一条，因此减少了出错。此外，这种方法可以和应用荧光标记的测序引物或双脱氧核糖核酸三磷酸的 DNA 自动分析仪配套使用，十分方便。

（三）遗传标记在真菌遗传育种研究上的应用

1. 遗传图谱的构建

遗传图谱的构建是遗传学研究中一项十分重要的基本任务，它是对基因组进行系统研究的基础，也是遗传理论研究和指导育种实践的依据。其建立和完善主要需要能揭示亲本多态性的遗传标记。20 世纪 80 年代以前，所用的遗传标记主要是营养缺陷型标记、抗药性标记及同工酶标记等生化标记。随着分子生物学技术的发展，分子克隆和重组 DNA 技术的完善，诞生了另一类重要的遗传标记——分子标记。限制性片段长度多态性作为第一代分子标记，为遗传图谱的构建带来了革命性的变化。近年来，又产生了第二代的分子标记——RAPD 标记。这种标记具有不需要制备探针、同位素标记、Southern 杂交，对 DNA 的要求不高，所用引物无种属特异性等特点，比 RFLP 标记更加优越。目前，使用 RAPD 标记构建的香菇、草菇、平菇、双孢蘑菇等多种真菌的遗传图谱正在逐步深入和完善。

2. 种质资源的评价

在长期的进化过程中，由于地理位置和气候条件的不同，某种真菌会形成不同的生态类型，如果用形态的、生理或生化的指标来进行评价的话，很难真实地反映它们之间亲缘关系的远近。用 RAPD 技术就能够直接比较它们之间遗传物质本身的差异，对其亲缘关系作出更加准确的评价。近年来，对香菇、金针菇、双孢蘑菇等食药用菌和其他一些病原真菌有关于此类研究的报道，而且均取得了较满意的效果。

3. 原生质体融合子的鉴定

1993 年，Chiu 等人用 EoRl - Ext 引物作为随机引物，对草菇与银丝草菇的融合子进行了 AP - PCR 鉴定，发现融合子与银丝草菇具有相同的图谱，而与草菇的图谱决然不同。通过另一个随机引物 M13 forward sequencing primer 所进行的 AP - PCR 反应，也进一步证实了融合子与草菇的不相似性。而融合子与银丝草菇的差别是在某些 DNA 谱带的相对密度上有所不同，但是以从草菇与银丝草菇混合菌丝中提取等量基因组 DNA 作为模板进行扩增，未重新获得融合子的那种特异的 DNA 图谱，因此说明 AP - PCR 技术在原生质体融合子的鉴定方面的确具有潜在的价值。

（四）发酵工程技术的应用

发酵工程作为生物工程的重要组成部分，近年来，发展速度非常迅猛。其主要特点表现在以下四个方面：第一，发酵工程与化学工程更加紧密结合；第二，发展了固定化技术，从庞大的发酵罐逐渐趋向于管道化、连续化和自动化，不但简化了工艺，节约了设备投资，降低了生产成本，而且提高了效率和产品质量；第三，由于生物工程技术的应用，使定向育种逐渐成为可能；第四，由于计算机等自控仪表的应用，使发酵工业的技术水平进一步得到了提高，而且随着发酵工程的发展也必然极大地的推动着药用菌的发展。

1．药用菌液体菌种的生产与应用

与固体菌种相比，液体菌种具有生产周期短、菌丝发育点多，接种后菌丝生长迅速、菌龄整齐、菌种成本低以及便于工厂化大规模生产等优点。目前用液体菌种栽培平菇、凤尾菇、金针菇、香菇、木耳和猴头菇等药用菌都有不少成功的报道，而且的确显示了这种方法省工、省时、省成本、周期短的栽培效果。

液体菌种在生产和应用上也还存在尚待解决的几个问题：第一，不便贮藏，液体菌种一旦发酵好，应尽快应用，否则时间稍长，菌种将会迅速老化，失去活力；第二，产量不稳定，一般情况下，产量均较低，而且出现子实体较小，颜色不正常，抗逆性差等现象；第三，技术难度大，液体发酵生产菌种涉及到的技术难关较多，再加上菌株的筛选、培养基的配比、发酵过程中各个参数的控制等等，每一个环节都必须掌握好，否则将会前功尽弃。

2．菌丝体产品及保健饮品的研制与加工

药用菌的菌丝体中含有丰富的营养成分，如菌体蛋白或一些特殊的食疗物质，因此可以将液体发酵得到的菌丝体加工为人类食品或用作食品的配料，或添加在禽畜饲料中以增加饲料的营养价值。对于那些在人工栽培条件下不易形成子实体或者其菌丝体具有与子实体相类似有效成分的药用菌，可以利用发酵产物作为代用品。目前从虫草头孢菌液体深层发酵产物制成的宁心宝胶囊，以及从灵芝深层发酵产物制成的灵芝片等发酵产品已能规模化生产，并应用于临床。此外，同类的产品还有亮菌片、猴菇菌片、安络菌片、密环菌片等。

另外，除去菌丝体后剩下的滤液，也含有丰富的营养成分，经过进一步的处理，可以制成不同的保健饮品，如金菇露、猴头露以及猴头酒等。

3．菌类多糖的生产与开发

菌类多糖由于具有增强人体免疫能力和抗肿瘤活性，已引起国内外有关专家学者的普遍关注。近40年来，人们对菌类多糖的提取精制、多糖的结构与组成、多糖的生物活性和作用机制、多糖制品的临床应用等进行了深入细致的研究，并

取得了一些突破性的进展。虽然从药用菌的子实体和菌丝体中均可以提取具有生物活性的多糖物质，但由于子实体生产周期长，来源有限，不便于多糖的大规模生产，而应用发酵技术则可以迅速得到大量的菌丝体，有利于工厂化生产菌类多糖。

☞ **复习思考题**

1. 药用菌类资源的开发利用包括哪些方面，其研究现状怎样？
2. 简述药用菌类资源的可持续利用途径。
3. 简述茯苓和灵芝的人工培育技术。
4. 简述药用菌类资源培育的新途径。

第八章

草本药用植物资源的可持续利用

　　草本药用植物（yerba medicinal plant）为中药资源的重要组成部分，泛指具有草质茎，能够防病、治病的一类植物。其开发利用程度不仅关系到中药资源的可持续，甚至影响到整个中医药事业的发展。多年来，由于人们利用中药资源往往只顾短期效益，忽视了中药资源的保护与管理，致使许多草本药用植物资源日渐衰退，有些资源物种正处于濒临灭绝的境地。本章分根和根茎类、花果实和种子类以及全草和叶类，对草本药用植物资源的可持续利用进行介绍。

第一节　草本药用植物资源概述

一、我国的草本药用植物资源

　　我国幅员辽阔，地跨寒、温、热三带，地形错综复杂，气候条件多样，蕴藏着极为丰富的中药天然资源。全国中药资源普查表明：我国中药资源的种类约有12772 种，约有87%来源于植物，其中草本药用植物约占 60%。这表明，草本药用植物资源是中药资源的重要组成部分，它在人们的医疗、保健和中医药产业发展中占有举足轻重的地位，发挥着不可替代的作用。

二、我国草本药用植物资源的分类

　　据统计，在我国 11118 种药用植物资源中，有 6700 余种为草本药用植物，它们分别隶属于 192 科，近 1400 属。据调查，在我国常用的 320 种植物类中药材中，草本类植物药有 203 种，占植物类药材的 63%。其中 36%（117 种）为根和根茎类，全草和叶类为 16%（51 种），花、果实和种子类为 11%（35 种）。在年收购量中，根和根茎类药材约有 40% 为野生品，60% 为栽培品，全草和叶类约 80% 为野生品，20% 为栽培品，花、果实和种子类约 20% 为野生品，80%

为栽培品。这说明，中药材多半源自草本类植物，在收购的产品中，野生、栽培品所占比例因药用器官部位不同而异，解决草本类药用植物资源的可持续利用问题，具有十分重要的现实意义。

三、我国草本药用植物资源开发利用状况

根据 20 世纪 80 年代全国资源普查统计，在草本类中药资源中，野生蕴藏量在 10 万吨以上的种类有甘草、麻黄、罗布麻、黄芩、地榆、苍术、苦参、狼毒、赤芍、贯众 Cyrtomium fortunei J. Sm. 、仙鹤草等。万吨以上的有木贼 Equisetum hyemale L. 、益母草、茵陈、葛根、升麻、苍耳子、萹蓄、艾叶、柴胡、防风、玉竹、续断、翻白草 Potentilla discolor Bge. 、威灵仙、桔梗、拳参、野菊花、旋覆花、蒲黄、葶苈子、蛇床子、地肤子、牛蒡子、老鹳草、墨旱莲、透骨草、淫羊藿、泽兰、锁阳、豨莶草、紫花地丁、伸筋草、淡竹叶、茜草、香薷、马鞭草 Verbena officinalis L. 、金钱草和卷柏等。年产量在万吨以下的品种有百余种。

由于思想认识和管理措施等方面的原因，长期以来对中药资源的利用是重开发轻保护，致使野生药用生物资源受到不同程度的破坏，一些种类出现种群退化甚至面临濒危灭绝，有些种类的优良种质资源正面临消失的危险。据统计，我国目前将近百种野生药用生物资源蕴藏量和产量大幅度下降，还有 30 余种因过度开发导致资源稀少，以至于无法提供商品或只能提供少量商品。本世纪初与 20 世纪 50 年代相比，多种野生药用植物资源都呈现出急剧减少的局面，特别是根和根茎类更为突出。新疆原来可用于加工的麻黄蕴藏量为 24 万吨，每年采收量约 1.4 万吨，但是目前野生麻黄资源已严重不足。原产于江苏省的茅苍术，历史上最高年收购量达 6.6 万公斤，1983 年全省仅收得 1200 公斤，近些年来降到只有几百公斤。广西的石斛，1957 年可收 41.7 万公斤，1979 年仅收得 0.39 万公斤。锁阳历史上的主产地在陕西榆林、内蒙古伊克昭盟以及甘肃的部分地区，目前陕西已多年无产。

面对野生资源急剧减少和社会需求量不断增加的局面，大力发展人工栽培，建立中药材生产基地，人工生产中药材，才能从根本上解决供求之间的矛盾。据统计，目前全国有 600 多个中药材生产基地，120 多个重点栽培品种，种植面积约 1150 万亩，其中草本药材约 550 万亩。年产量在万吨以上的栽培品种有地黄、山药、党参、当归、薏苡仁等，在 5000～10000 吨的品种有板蓝根、黄芪、穿心莲、白术、丹参、大青叶、白芷、白芍、川芎、桔梗等，在千吨以上的品种有玄参、麦冬、云木香、延胡索、牛膝、半夏、泽泻、人参、大黄、郁金、北沙参、独活、紫菀、姜黄及贝母、菊花、草果、补骨脂、紫苏子、决明子、荆芥、薄荷等。在目前的市场销售中，草本类中药材约有 50% 来自人工栽培，确实有效地

缓解了供求矛盾。但是，由于规范、规模化生产中药材的历史较短，生产中还存在诸多问题。例如，栽培品种药材质量稳定性差，种子来源不清，种植品种混乱，病虫害发生严重，生产成本较高，一些珍稀品种种苗缺乏，生产效益低以及重金属和农药残留物含量超标等等，成为制约中药材生产以及中药产业发展的"瓶颈"。因此，进行中药材规范化、产业化和科学化的生产，是解决植物类中药资源供需矛盾的有效手段，也是中药资源可持续利用的重要途径。

四、草本药用植物资源可持续利用技术

（一）加强对野生资源的保护

草本药用植物种类繁多，临床用量大，在中药领域有着举足轻重的地位。过去，它的供给绝大多数来源于野生资源。随着社会发展，人类对资源的开发利用程度逐步增加，野生资源的有限性逐渐显露，已很难满足人类无限的需求。由于长期无节制地采挖，如今野生资源的蕴藏量已大幅度下降，其中不少已濒临灭绝或减少到无法提供商品的程度。据统计，在当今流通的草本类中药中，来源于野生资源的已不到一半，尤其是根和根茎类的中药就更少。因此，维护生态平衡，保护野生资源已迫在眉睫。通过完善相关的法律制度、加强市场管理、建立自然保护区、鼓励野生转家种等措施；采取就地保护、异地保护和离体保护等方法，就有可能实现野生资源的保护。这样既保护了种质资源、遗传资源，同时也维护了生物多样性，保护了环境。

（二）利用现代农业科学技术加快草本中药资源的发展

现代农业科学技术的发展，为中药材人工栽培奠定了基础。近年来，农业科学技术如作物栽培、优良品种选育、施肥灌溉、病虫害综合防治，以及种子处理、地膜覆盖、合理轮作等，在草本类中药材生产中得到了广泛应用，并取得了一定的成果。例如，人参通过基地规模化种植，选用大马牙、二马牙、长脖等栽培可获得优质高产，大大满足了市场需求；著名南药广藿香，通过规范化种植，稳定了质量，恢复了知名度，重新出口创汇；地黄通过多年来的精心研究，培育出新品种金状元、北京1号、北京2号、状元红等，其抗病力强、易种植、产量高。此外，科学的管理，也能提高产量质量，如甘草种子通过用机械或化学方法处理，能大大提高其发芽率，可达80%以上；山药用大栽子作种，较小栽子可增产68%；半夏经过催芽、盖地膜比对照组增产52.6%；西红花播种前将球茎在15℃~17℃下处理，能保证花芽充分发育，并使柱头干重增产39%等等。

（三）加强野生资源抚育管理，实施保护性开发利用

对于野生资源具有利用价值和前景的品种，如甘草、麻黄、罗布麻、苍术、黄芩、地榆、苦参、赤芍、贯众、仙鹤草、山豆根、木贼、益母草、茵陈、葛根、升麻、苍耳子、蓄蓄、艾叶、防风、翻白草、威灵仙、老鹳草等，宜采用本项技术途径。而对濒危品种，如野生人参、雪莲花、霍山石斛等，应绝对保护，确保野生种质资源，以维护生物的多样性。

（四）利用现代生物科学技术开发草本中药资源

现代科学技术的发展，不仅为中药资源的利用拓宽了应用途径，也为新资源的生产提供了良好的技术基础。现代生物技术使中药材的工厂化生产成为可能，这将使部分药用成分的生产由田间转入工厂，实现生产场地和条件的根本性转变。例如，利用紫草培养细胞生产的紫草素，利用人参根培养物生产的食品添加剂等已进入商品市场。利用黄连培养细胞生产小檗碱，利用长春花培养细胞生产蛇根碱和阿吗碱，以及利用洋地黄培养细胞生产地高辛等均进入了工业化生产阶段。利用组培快繁技术进行珍稀濒危药用植物的无性繁殖，如安徽、广西对石斛种子进行无菌萌发形成试管苗，并在产区移植成功。此外，利用生物发酵工程生产中药新资源（如虫草菌丝体），利用基因工程培养药用植物新品种等。这项新技术的发展不仅能满足社会需求，而且对野生资源的保护和生态环境建设也具有重要意义。

对于珍稀濒危和难以繁殖的种类，如野生人参、雪莲花、霍山石斛等，或对环境破坏严重的品种，如甘草、麻黄、紫草 *Lithospermun erthrorhizon* Sieb. et Zucc. 等，此项技术对资源的可持续利用具有应用价值。可以肯定，生物工程技术的运用将会大大改变人们的观念，对中药资源的可持续发展将起到重大的推动作用。

第二节 根和根茎类药材资源可持续利用

一、根和根茎类药材资源

根和根茎（rhizome）类药材是临床应用中最常见的中药材。以根或根茎为药用器官的药用植物种类较多，约占药用植物总数的 1/3，其药材市场需求量较大，一般占总量的 50% 以上，目前约有 40% 来自野生，60% 源自栽培。

根和根茎类药用植物种类繁多，根据其生物学特性、生长周期以及生产需要的不同，可将其分为不同的类型。①按植物分类系统可以分为不同的植物类群，如被子植物中包括有双子叶药用植物（如人参、甘草、大黄等）和单子叶药用植物（如半夏、麦冬、姜黄等）。②按植物的生物学和生态学特性，可分为阴生（如人参、三七等）和阳生（如山药、甘草、地黄等）药用植物，旱生（如甘草、黄芪、防风等）和水生（如泽泻、慈菇等）药用植物，耐寒（如川贝母、赤芍、太子参等）和耐热（如山奈、莪术、广豆根等）药用植物等。③按药用器官在土壤中的生长深浅，可分为深根性（如甘草、山药等）和浅根性（如川贝母、太子参等）药用植物。④按采收年限，可分为一年内收获（如青天葵、板蓝根、山药等）和多年收获（如人参、甘草、川贝母等）药用植物。无论按哪种分类都各有特点，应根据具体需要灵活应用。

二、根和根茎类药用植物特点

（一）药用器官的形态学及其生长发育特点

1．药用器官的形态学特征

根和根茎类药用植物多数种类具有发达的根或根茎，属于植物自身的储藏器官，储藏的物质有营养成分和药效活性成分等。根的形状通常为圆柱形、长圆柱形或纺锤形，如白芍、桔梗、何首乌、麦冬等。根茎的形状多呈结节状圆柱形，常具分枝，或不规则团块状或类拳形团块，如茅根、苍术、白术等。有些根或根茎特化成不同的形状，有的以多数细长的须根簇生于根茎上，如威灵仙、龙胆，有的形成块茎，如半夏、天麻，有的形成鳞茎，如贝母、百合等。

2．生物学特征和特性

在植物学上，根和根茎是两种不同的器官，具有不同的外形、内部结构和生理功能，在植物生长过程中起着不同的作用。有些具有繁殖功能的变态根或根茎，一般不直接作为药材使用。有些药用植物，如百合 *Lilium brownii* F. E. Brown ex Miellez var. *viridulum* Baker、卷丹 *L. lancifolium* Thunb. 可在叶腋形成小鳞茎，延胡索 *Corydalis yanhusuo* W. T. Wang 的腋芽、半夏的珠芽和山药的零余子等可形成小块茎，这些小鳞茎和小块茎都有复壮的作用，它们落地后，利用收缩根的力量，逐步将小的繁殖体拉入土壤中，可避免不良环境的侵袭。这种收缩根（不定根）在许多双子叶植物，特别是在地面芽植物如龙胆、延胡索、徐长卿等中普遍存在。因此，利用无性器官（如更新芽、小块茎、小球茎、小鳞茎、块根及莲座状苗等）进行繁殖和复壮，对于在自然界失去种子繁殖能力的植物尤为重要。根和根茎类药用植物多数属于多年生植物，如人参、甘草、黄芪等，少数为一年生植物。

（1）根类药材：以植物的根为药用部分。根生长在地下，具有向地、向湿和背光等特性，同时还具有固着、吸收、合成以及繁殖等功能。根有主根和不定根之分，主根由种子的胚根直接发育而来，一般与地面垂直向下生长，当它生长到一定的长度，就能产生许多侧根。不定根没有固定的生长部位，常由茎、叶或其他部位长出。利用此特性，在栽培上可进行扦插、压条等营养繁殖。大多数双子叶植物都具有主根，入土较深，而单子叶植物多具须根，入土较浅。根尖为根中生命活动最旺盛的幼嫩部位，主根的快速生长，对侧根则有抑制作用；而根尖的损伤，侧根就会大量萌发、生长。有许多药用植物（如乌头、手掌参及兰科植物）的主根，在衰老或受损时，取而代之的是更具活力的不定根。经过一定年限以后，老的不定根又会被新的所代替，如此不断交替，可延续百年。

（2）根茎类药材：以植物的根茎为药用部分，根茎为变态的地下茎，常横卧地下，有明显的节和节间，节上有退化的鳞片叶，先端有顶芽，节上有腋芽。地下茎向下常生不定根，在条件适宜时，也向上萌发、分蘖生长成新的植株。因此，在栽培上常用于无性的分株繁殖。根茎的腋芽随着茎节的生长逐个分化，其发育形成次生根茎。愈接近抽茎芽的腋芽形成根茎的速度愈快，距抽茎节远的腋芽通常潜伏而不发育成根茎。有些植物的根茎达到一定年龄后，须根（不定根）衰老失去吸收能力，根茎也随之腐烂。如黄精类药用植物的根茎，宜在三年左右采收一次，将老的根茎挖取，让幼嫩的根茎留于地下继续生长。

（二）生态学特点

根和根茎类药用植物适宜在疏松的土壤中生存，如甘草、黄芪自然生长在沙地，人参、田七生长在疏松富含有机质的林下等。这类植物在温带分布较普遍，其根或根茎为营养储藏器官，冬季储藏营养物质。

试验研究显示，施用磷肥和抑制生殖体的生长（如疏花除蕾），有利于根和根茎的生长。此外，植物在生长发育过程中，根和根茎所需要的温度、水分都要比冠部低。因此，适当控制温度、水分有利于地下器官的生长。

三、根和根茎类药材的采集

根据传统经验，根和根茎类药材一般在秋、冬两季，当植物地上部分将枯萎时及春初发芽前或刚露苗时采收，此时根或根茎中贮藏的营养物质最为丰富，通常有效成分含量也比较高，如牛膝、党参、大黄、防风等。有些中药由于植株枯萎时间较早，则在夏季采收，如浙贝母、延胡索、半夏、太子参等。但也有例外，如明党参在春天采集较好。为确保野生资源的可持续利用，对于多年生植物种类，采收方式应采大留小，采密留稀，合理轮采。

根和根茎类药材采收后表面一般沾有泥土等污物，药材采挖后通常需要清除泥土，多数药材的初加工需要清洗，有些特殊种类则不能用水清洗，如甘草、川贝母等，否则会影响品质。个头大的药材如大黄、何首乌等应趁新鲜切片，以便于干燥。含黏液汁、淀粉或糖分多的药材，须先经蒸、煮或烫处理，以便于干燥，如白芍、明党参煮至透心，天麻、红参蒸透，红大戟、太子参置沸水中略烫等。有些药材加热处理后，不仅容易干燥，也便于刮皮，如明党参、北沙参等。

四、根和根茎类药材资源可持续利用技术

根和根茎类药材利用地下部分，采收利用后植株不能继续生存，不能多次利用。采收需要挖掘，对环境影响较大，破坏植被，易造成土地沙化或水土流失。采收时用工较多，投入较大，采收难度也较大。

（一）资源培育技术特点

1. 资源培育的生产模式和繁殖方法

（1）生产模式：可以采用野生抚育、仿野生栽培和集约栽培等多种方式。对于野生资源具有利用价值和前景的品种可以采用野生抚育，如甘草、麻黄、罗布麻、苍术等，可在产地实施计划采收、挖大留小、采密留稀、合理轮采、封山育林等方法，进行抚育管理，实施保护性开发利用。此法省时省力，效果较好。对于环境条件适应性较强，不需要严格管理的种类可以进行仿野生栽培，如人参、三七等。此法省时省力，但产量低，效果不佳。对于对环境条件和管理措施要求较高的大宗常用品种，如地黄、山药、党参等，可利用现代农业科学技术进行集约化生产。对于珍稀濒危和难以繁殖的种类，或对环境破坏严重的品种，如人参、石斛、紫草等，可利用现代生物科学技术进行组织培养、试管苗繁殖，从而达到工业化生产。

（2）繁殖方法：多数根和根茎类药用植物可以采用无性繁殖，有些可以同时采用有性和无性繁殖两种方法繁殖，生产中常以一种繁殖方法为主。有性繁殖种植时间长，但变异性小，病虫害少，利于保持种质和复壮。无性繁殖可缩短种植时间，但变异性大，种质易退化，病虫害较多。所以两种方式常交替使用。以种子繁殖为主的有人参、黄连、柴胡、板蓝根、黄芩、太子参等，以营养器官繁殖为主的有百合、地黄、山药、川贝母、何首乌和姜等；甘草、知母等可以同时采用两种方法进行生产，但用种子播种繁殖系数大，少数植物如半夏、天南星等，两种方法均可采用。无性繁殖可以保持人工选育品种优良性状的稳定遗传。

2. 选择适宜的土地和环境条件

多数根和根茎类药用植物适宜在疏松土壤中生长，多以有机质含量高、土层深厚、团粒结构、保水保肥好、排灌方便的土壤栽培为宜，忌连作。

3. 实施稳产优质的管理措施

保证药材质量、提高药材产量的管理措施有多种，常用的管理措施有灌溉、施肥、中耕、除草和培土等土地管理。适时打顶摘花，调节根冠比，使养分更多留于根部，确保优质高产。做好病虫害防治也是一项重要的管理工作。应根据不同的病虫害，采用综合治理的方法防治。因土壤中用药直接污染药材，所以大力提倡生物防治，尽可能减少农药的使用，减少有害残留物的发生。

（二）实现资源可持续利用的技术途径

根据根和根茎类药用植物的生物学特性、资源开发利用特点，以及目前我国资源状况，需要开展以下几方面的工作，保证其资源的可持续利用。

1. 采取有效的生产性保护措施，确保野生资源的可持续利用

根和根茎类药材多数来源于栽培，但目前尚有不少品种部分或全部依赖野生资源，如狼毒、赤芍、贯众、甘草、阿魏、伊贝母、肉苁蓉、防风、大黄等。对于这些品种，应在保护好野生资源的前提下合理采挖。如，边挖边育、挖大留小、挖密留疏，以促进自然更新，采收时注意避开植物繁殖期，有利于其繁殖。采取划片轮采、分区保护、封山育林、限量采挖、保护林药等措施，以确保野生资源的可持续利用。

2. 大力开展规范化人工栽培，满足社会需求

近几十年来，由于农业科学技术的引入，许多野生转家种技术获得成功，并得到推广应用。如人参、甘草、三七、山药、半夏、板蓝根、地黄、党参等。其中近一半中的大部分或全部替代了野生资源，有效地缓解了供求矛盾，同时保护了野生资源，这是可持续发展的重要途径。因地制宜，采用优良栽培品种是获得优质高产的重要技术途径。例如，地黄栽培品系金状元的产量比普通品系高一倍以上，从人参品系中筛选出的大马牙、二马牙、长脖等栽培类型具有良好的经济性状，半夏以狭叶形种材长势旺盛，叶数多，叶片大而厚，抗性强，珠芽多，块茎多而个体大，产量也高。

3. 开展半野生化栽培，实现环境保护与资源培育双赢

针对根和根茎类药材大多具有多年生、无性繁殖、采挖不易、破坏环境等特点，开展半野生化栽培，不仅省时省力，投资少，而且药材质量好，且环境破坏小。例如，内蒙古的甘草，过去无节制地滥采滥挖，不仅造成了野生资源的急剧下降，更为严重的是植被受到了破坏，造成水土流失严重，沙尘暴频发的恶果。

通过开展半野生化栽培，实现了环境保护与资源培育的有机结合。

4. 利用生物技术工程，提高资源培育技术水平

利用生物工程中的基因工程技术和细胞工程技术，一方面可对植物品种实行遗传改造，构建新型的抗逆能力强的优良品种，以增加产量、提高质量，也可以用于加强对中药高产优质、多抗性品种的选择。另一方面，可运用基因工程技术培育出抗病毒、抗虫害的新型中药材品种，以减少农药的施用，进一步杜绝农药和重金属的污染，保证中药使用的安全可靠。例如，利用生物技术成功地培育出了丹参多倍体的优良栽培品种，利用组织培养技术培育出了无病毒的地黄种苗，利用组织培养技术可以快速培育半夏种苗等。

五、根和根茎类药材资源可持续利用范例

（一）人参资源可持续利用要点

人参为五加科植物人参 *Panax ginseng* C. A. Mey. 的干燥根。人参属植物全世界有 8 种，我国有 6 种 5 变种。《中华人民共和国药典》（2005 年版）记载仅人参 1 种，其余均民间习用或收入地方药志。野生人参的分布局限在东北地区的长白山及小兴安岭地区，大约在北纬 40°~48°、东经 117°6′~134°。

1. 生态学和生物学特性

人参喜寒冷、湿润气候，忌强光直射，抗寒力强，10℃~34℃为生长温度，20℃~25℃为最适温度。对土壤要求严格，宜在土层深厚、透气性良好、富含腐殖质的砂质壤土生长。一年生植株仅 1 片三出复叶（习称三花）、二年生植株 1 片五出掌状复叶（习称巴掌），三年生植株 2 片五出掌状复叶（习称二甲子），四年生为 3 枚复叶轮生（习称灯台子），以后每年递增一叶，最多可达 6 片复叶。人参的冬眠芽（俗称芽胞）含有地上部分全部器官的雏形。如果遭到破坏，则需要经过一段时间的孕育才可以抽茎出土，孕育的时间一般 2 年至数年，而且地上形态也往回退缩（即四批叶可能退为三批叶，三批叶退为二甲子等），即俗称人参的"转胎"。人参的种胚有形态后熟和生理后熟特性，前者要求 20℃~10℃变温，后者需要 2℃~4℃低温，需时各为 3~4 个月。此外，当人参主根由于病虫害或机械损坏时，代之而生的有不定根，从根茎（芦头）生出若干不定根，这种不定根生长旺盛，抗病力强，可以代行主根功能，这是人参自我更新的一种特殊方式。

2. 采收加工技术要点

野生人参在果熟红时采挖。一是红果鲜艳便于寻找，二是种子落地后可自然更新，三是产量、质量俱佳。采挖时，注意不使支根及须根受伤，保持根系完

整。栽培人参，皂苷的含量随生长年龄的增加逐渐增大，六年生时将近最高值，以后增加不明显。在一年中，人参皂苷以 8～10 月含量最高。因此，园参栽种 5～6 年后，于秋季（10～11 月）参叶变黄，越冬芽长大之前采收。采收时勿伤根断须，不宜长时间曝晒。人参采收时必须挖开土壤，应注意减少对土壤和植被环境的破坏，采收后应及时采取措施恢复植被。

3. 药用价值及其资源开发

人参性平，味甘、微苦，具有大补元气、强心固脱、安神生津等功效，主治体虚欲脱、气短喘促、自汗肢冷、脉微欲绝、脾虚食少、便溏、津亏口渴、失眠多梦、惊悸健忘等一切气血津液不足之症。人参主含皂苷类化合物，普遍存在于人参植物体内，尤以花蕾、果肉最高，而人参的芦头、须根也较根的含量高（4%）。主要皂苷类成分 30 余种，均为三萜皂苷，其中以四环三萜的达玛脂烷系皂苷为主要活性成分，其次为五环三萜的齐墩果烷系皂苷。另含挥发油约 0.1%，水溶性多糖约 38%，碱性多糖约 7%～10%。

现代药理学研究表明，人参具有多种功能：①调节中枢神经系统，提高人的脑力劳动和体力劳动能力；②增强机体对有害刺激的防御能力，加强机体适应性；③增强机体免疫功能；④调节心脏机能、调整血压、抗休克；⑤兴奋垂体-肾上腺皮质系统功能，具有促性腺分泌的作用；⑥促进糖代谢、蛋白质合成、脂质代谢。

传统的人参加工品均为干燥品，在蒸、煮、烘、晒等加工过程中损失了许多有效成分。近年来出现了一种新的加工方法，即在人参成熟采挖时，将全参根（含主根、须根和芦头）完整地挖起，用清水冲洗干净参根表面的泥沙杂质，不需经过烘、晒而直接将整条鲜人参与盛装人参的透明塑料容器（如袋）或玻璃瓶一起消毒灭菌，然后将人参作真空保鲜储存。保留了鲜人参具有的色、味、香、形和人参活性细胞组织，在芽苞无损情况下栽培仍可成活。该方法完整地保存了人参所含各种皂苷、维生素和矿物质，总皂苷含量比红参高 25.5%，比生晒参高 19.1%，并且没有红参的药味和苦涩，物美价廉。保鲜人参，具有药性温和，补而不燥，食用方便，人体吸收快，易保存，高温不霉变，低温不怕冻等特点。

除药用外，人参亦是很好的滋补品，如人参枣汁就是用人参、当归、大枣、甘草、枸杞配制而成的高级滋补品。此外，在加工人参的过程中，得到的人参露，其中含有人参挥发油，气味芳香、独特，可用以制成多种化妆品及补养品，如人参雪花膏、人参养发水、人参沐浴露、人参健肤膏、人参檀香皂、人参礼品皂、人参润肤皂、人参早霜、人参牙膏、人参露酒等。在加工白人参和糖参时，可将剩余的糖汁制成人参浆和人参糖等。

人参的地上部分也具有很好的药用价值，可开发出多种产品。如人参叶有"生胃津，祛暑气"作用，可制成人参茶，是一种富有营养的饮料。用野丁香的花和嫩叶，再加上人参叶、花、茎、果提取的人参汁液，可制成人参丁香茶，这是一种清香可口、祛痰润肺的名贵饮料。用类似的方法还可制成人参当归茶。

人参花可制成茶、参花晶、参菊晶等。

人参果搓洗出种子供繁殖用后，含有多种成分的果肉汁液可制成人参果汁、人参果冲剂或熬成人参果膏及酿造人参果露酒。

4．资源培育和可持续利用技术途径

（1）保护野生资源：自然条件下，人参以种子繁殖，其群落更新很差。据报道，在辽宁省千山发现一丛人参群落，共有植株53棵，最大一棵有15年，新萌发的一年苗（三花）41株，其余均为二年生以上的植株。很显然母株即为15年生的一棵，其繁殖率并不低，但是一旦被人们发现，即"全窝端"走，可见群落的破坏主要是人的因素。如果不采取措施，合理保护野生人参资源，不给以繁衍生息的周期，而无休止地采挖，结果必然遭受自然的惩罚。目前野山参已列入国家重点保护野生药材物种名录，属二级重点保护的对象，严格控制采收，以保护人参的野生资源。

（2）推广半野生化栽培：人参半野生化栽培，即在人参的自然分布区内，人工播种于林下，并加以适当抚育管理，可作为资源培育的新的重要发展方向。

（3）选择适宜的栽培方式：目前的人参栽培，主要有林地栽参、林间栽参和农田栽参三种。前两者多伐林种参，易造成森林破坏、水土流失等问题，为传统的栽参方式。后者为人参生产上的一种较先进的技术，可以较好地解决参业与林业争地的矛盾。

（4）选育优良栽培品种：人参的栽培在我国已有近千年的历史，目前从人参的栽培群体中已选育出了马牙品系和长脖品系等不同类型，其形态特征各异，产量和质量也存在明显的不同。因地制宜选种栽培，是获得优质高产的关键。为获得栽培人参所具有的高额经济效益，最有效的方法是培育高产、优质、抗病的优育品种。

（5）利用生物技术开发新资源：人参野生资源极为少见，种植人参又因对土壤、气候条件要求严格而受到地区性的限制，加之植物生长慢、栽培年限长和病虫害等因素的影响，很难获得稳定的产量。另外，人参忌连作，产区多伐林种参，致使森林破坏，水土流失等。因此，采用现代生物技术开展资源培育新技术研究，具有重要的生产意义。目前已经成功地开展了人参愈伤组织和人参细胞悬浮培养的研究，其技术核心在于提高有效成分人参皂苷的含量。

（二）甘草资源可持续利用要点

甘草为豆科植物甘草 *Glycyrrhiza uralensis* Fisch. 光果甘草 *Glycyrrhiza glabra* L. 及胀果甘草 *Glycyrrhiza inflata* Batal. 的干燥根及根茎。我国的甘草种类有 11 种，其中有药用价值约有 9 种（甘草、无腺毛甘草、洋甘草、胀果甘草、粗毛甘草、圆果甘草、刺果甘草、云南甘草和欧甘草），《中华人民共和国药典》（2005 年版）收载有甘草、胀果甘草及光果甘草 3 种。分布于三北（东北、华北、西北）地带，以甘草分布最广，产量最大，主产于内蒙古、宁夏、甘肃、陕西、新疆、黑龙江西部等地。

1. 生态学和生物学特性

甘草具有喜光、耐旱、耐热、耐寒和耐盐碱的特性。生于向阳干旱的钙质草原、河岸砂质土上。土壤酸碱度以中性或微碱性为宜，在酸性土壤生长不良。

甘草为多年生草本植物，地上部分每年秋末死亡，根及根茎在土中越冬，翌年春 3 ~ 4 月从根茎长出新芽，6 ~ 7 月开花结果，8 月荚果成熟。5 ~ 7 月地上茎比地下茎生长快，根系的生长和主根增粗较慢，8、9 月地上部分停止生长，而主根增粗较快。为适应干旱环境，甘草主根生长可长达 10m，地下茎萌发力强，在地表下呈水平状四周延伸，在近地表的土层内形成网络状根茎系统。

2. 采收加工技术要点

传统采收，以春、秋二季采挖，有利于自然更新。甘草的最佳采收期应在春季解冻之后、发芽之前。人工栽培可在种后 3 ~ 4 年采挖。

采挖时应顺着根系生长的方向深挖，尽量不刨断，不伤根皮。除去须根与地上茎、叶，按等级规格要求切成长段，自然晾晒至全干，分级检验包装。甘草不需要水洗。

3. 药用价值及其资源开发

甘草性平，味甘，具有补脾益气、清热解毒、止咳祛痰、缓急止痛、调和诸药的作用，临床上用于脾胃虚弱、倦怠乏力，心悸气短、咳嗽痰多、脘腹挛急疼痛、痈疽疮毒、缓解药物毒性。甘草根及根茎含三萜皂苷类化合物近 20 种，主要为甘草甜素（glycyrrhizin），为甘草酸的钾、钙盐，还含游离的甘草次酸。

含黄酮类化合物 30 多种，主要有甘草苷、甘草苷元、异甘草苷、异甘草苷元等。另含有多糖类及挥发性成分等。

现代药理研究表明，甘草甜素具有肾上腺皮质样作用，并能抗动脉硬化，能显著抑制血中胆固醇值的升高。通过对甾体代谢的阻碍作用，使内因性甾体增加而产生抗过敏、抗炎症等作用。对艾滋病病毒的增殖及细胞变性有抑制作用。能明显改善非病毒性肝炎患者的血清转氨酶等值，并能诱导血中产生干扰素，对肝癌有预防效果。甘草次酸可避免甾体类抗炎药的许多不良反应，对肝细胞有保护作用。甘草酸是天然解毒剂，能有效地促进艾滋病患者免疫力的恢复。

除传统药用外，利用现代科学技术提取甘草的多种成分可用于如下几个方面：①甘草酸及其多种盐类（如甘草酸铵、甘草酸锌、甘草酸钾等）可用于治疗慢性肝炎、消化道溃疡、食物中毒、痤疮、咳嗽等。②甘草酸具有护肝、抗炎、抗过敏作用，可制成口腔、肛门和外用的消炎、止痒、镇痛剂。③甘草酸用于化妆品中，不仅是一种天然乳化剂，还有抗菌、消炎、止痒、保湿、软化皮肤、防止产生皮屑、生发护发等功效。④甘草中的黄酮类化合物可制成解痉、抗溃疡、止血、降低血中胆固醇、抑制艾滋病的制剂。⑤甘草酸可作为动植物油脂、含油食品及化妆品中的抗菌、抗氧化剂。

此外，甘草粉及其加工品还大量用作糕点、糖果、蜜饯、酱油等的添加剂或辅料，可增加甜味和天然风味。甘草又是烟草工业的重要辅料。甘草残渣可用于生产粗纸、纤维板和隔音隔热建筑材料。甘草的枝叶还是一种中等质量的饲用牧草，又是一种重要的沙漠植物，具有重要的生态价值。

4. 资源培育和可持续利用技术途径

（1）保护野生资源，加强人工抚育：甘草商品主要来源于野生资源，据1985年全国中药资源普查的统计数据，全国野生甘草面积为200万公顷，资源蕴藏量为150万吨，而1997年调查的数据分别下降到73.3万公顷和100万吨，下降率分别为63.1%和33.3%。由于多年来过度采挖，野生资源濒临灭绝，并造成草原植被严重破坏，土壤沙化。科学工作者根据甘草地下茎萌发力强的习性，研究了有利于种群自然更新的采挖办法。例如，只采挖够等级的粗根，把直径不足0.5cm的根和根茎留下，挖后进行土壤回填，不仅保证了产品的质量，维持了群落的持续发展，也控制了土地沙化。

（2）选择适宜的栽培方式，大力发展人工栽培：目前的人工栽培有集约栽培和半野生化栽培两种方式。前者占用大面积农田，具有高产早收的特点，一般栽种3~4年收获。后者投资较少，生产周期较长，产量较低，具有一次种植多年收获的特点，对生态环境影响较小。半野生栽培是在具有野生甘草分布或适宜甘草自然生长的草原或沙地上人工种植，采用适当的抚育措施，并利用其根茎自然繁殖特性，进行连续多年采收和更新利用。根据其生物学特性，宜选土层深厚，排水良好，地下水位较低的砂质壤土栽种，涝洼地和地下水位高的土地不宜种植。土壤黏重和偏酸性地区不适合种植甘草。甘草可以采用种子和根茎两种繁殖方法。根茎繁殖在土壤水分条件较差的地区，种苗生长发育优于种子繁殖，但需要大量繁殖材料，而且种植用工量较大。种子繁殖，繁殖材料丰富，价格较低，种植省工，适于在水分条件较好地区进行人工大面积种植。

（3）开展生物技术研究，开发资源培育新途径：甘草自然分布在三北地区，采挖甘草极易导致生态环境破坏，若能采用生物技术进行工厂化培育药用活性物质，对保护生态环境具有重要的意义。目前已经开展的研究有甘草的花药培养、甘草幼嫩花丝的胚性愈伤组织诱导、运用转基因工程诱导甘草毛状根及其培养等方面的工作，但都处于试验探索阶段。

（三）半夏资源可持续利用要点

半夏为天南星科半夏属植物半夏 *Pinellia ternata*（Thunb.）Breit. 的块茎。半夏属植物全世界约 8 种，我国产 7 种，其中 6 种为中国特有。《中华人民共和国药典》（2005 年版）收载 1 种。但因半夏资源日益减少或因部分地区药用习惯，目前各地至少有同科 3 属 11 种植物充作半夏使用，如水半夏、狗爪半夏等。

1. 生态学和生物学特性

半夏喜湿润、怕干旱、畏强光，在阳光直射或水分不足条件下，易发生倒苗。耐阴、耐寒，块茎能自然越冬。在湿润、肥沃、深厚土壤适宜栽培，忌连作。

半夏为多年生草本，每年平均三次出苗，分别在 4 月、6 月、9 月左右。倒苗期三次，分别在 3～6 月上旬、8 月下旬、11 月下旬。倒苗是半夏度过不良环境的一种方式，但会影响半夏块茎的产量。随着半夏在地时间的增长，产量逐渐增加，冬、春季播种较秋季播种产量高。

2. 采收加工技术要点

用块茎繁殖的于当年可采，用珠芽繁殖的在第二年采收，均在 10～11 月。过早则影响产量，过迟难以去皮。将中、小号留作种茎，大号加工成商品。过小的（直径在 0.1cm 以下）可留在土中继续培植，待次年长大后再采收。切忌曝晒，否则不易去皮。

传统的加工方法是，将鲜半夏先拌以石灰，堆沤发酵 3 天，待外皮稍烂时，除净外皮，再曝晒或烘干。

3. 药用价值和资源开发

半夏，性温，味辛，有毒，有燥湿化痰、降逆止呕、消痞散结的功效。主治痰饮呕吐、湿痰咳嗽、气逆、胸脘痞闷、眩晕等症，外用治痈肿痰核。块茎含 β-谷甾醇-D-葡萄糖苷及天门冬氨酸、谷氨酸、精氨酸、β-氨基丁酸、γ-氨基丁酸等多种氨基酸和十八种微量元素。另含胆碱、烟碱、棕榈酸、油酸、微量挥发油、原儿茶醛等。原儿茶醛为半夏辛辣刺激性物质。据报道，还含左旋盐酸麻黄碱（0.002%）、半夏蛋白Ⅰ。半夏总生物碱具有止呕、镇咳、祛痰、降压、降脂作用，对体外肿瘤细胞的增殖，也具有较强的抑制作用。半夏蛋白具有凝集素活性，能凝集兔红细胞、小鼠脾细胞、腹水型肝癌细胞等多种细胞，并与甘露聚糖专一结合。半夏蛋白可抗早孕。

另外，半夏的杂草性决定了它有较强的适应性，其内还有一些"毒性成分"，根据"以毒攻毒"的思路，可考虑将其开发成植物杀虫剂。

4. 资源培育和可持续利用技术途径

（1）保护野生资源，加强人工抚育：在20世纪50～60年，半夏的野生资源丰富，为商品的主要来源，供应状况良好。进入70年代后，野生资源逐渐减少，市场供应逐渐紧张，到80年代初我国研究野生变家种，并获得成功，但产量很低。虽然半夏繁殖力强，有多种繁殖方式，但其缺乏有效的传播方式，故应辅以人工采种、传播，扩大其生产范围。如借助人力收集珠芽、种子播撒于草滩、荒坡和疏林下，任其自生自长，这可能比占用耕地来栽植更省时省力。

（2）开展规范化种植研究，加快资源人工培育：半夏的种子、珠芽和块茎均无休眠特性，只要环境条件适宜均能萌发。一般用块茎或珠芽进行繁殖，其块茎增重快，当年就能收获。亦可用种子繁殖，但发芽率低，生长期长，很少采用。一般以春栽为好，冬栽产量低。半夏依叶中裂片形状，可分为狭叶形、阔叶形和椭圆形三类。研究结果表明，狭叶形较优，阔叶形次之。其中尤以狭叶形种材长势旺盛，叶数多，叶片大而厚，抗倒伏性强，珠芽多，块茎多而个体大，产量高。"倒苗"缩短了半夏的生长期，严重影响半夏的产量。因此，在生产中，采取措施，延迟或减少半夏的夏季"倒苗"，是实现半夏高产优质的重要条件。试验结果表明，用麦秸（糠）覆盖，倒苗率大幅下降。喷施植物呼吸抑制剂可以抑制半夏的呼吸作用，减少光合产物的消耗，从而延迟和减少"倒苗"。

（3）利用生物技术，培育优质种苗：选择抗逆性强、高产、无病虫害的半夏叶切片、叶柄切段、珠芽或块茎的切块，在试管或烧瓶内进行组织培养，可分化培养出完整的植株。在适宜的培养基上，半夏试管苗50～60天可扩大40倍，1年可培养5次，可达到事半功倍的效果。

（四）川贝母资源可持续利用要点

川贝母为百合科植物川贝母 *Fritillaria cirrhosa* D. Don、暗紫贝母 *Fritillaria unibracteata* Hsiao et K. C. Hsia、甘肃贝母 *Fritillaria Przewalskii* Maxim. 及梭砂贝母 *Fritillaria delavayi* Franch. 的干燥鳞茎。贝母属植物约60种，我国产20种和2个变种，除广东、广西、福建、台湾、江西、内蒙古、贵州外，其他省区均有分布，其中以四川（8种）和新疆（6种）种类最丰富。《中华人民共和国药典》（2005年版）收载有川贝母、暗紫贝母、甘肃贝母和梭砂贝母四种。

1. 生态学和生物学特性

川贝母喜冷凉气候，具有耐寒、喜湿、怕高温、喜荫蔽的特性。喜生于温带高山、高原地带的针阔叶混交林、针叶林、高山灌丛中。海拔低、气温高的地区不能生存。适宜在山地棕壤、暗棕壤和高山草地甸土中生长。

川贝母为多年生草本，从种子萌发到开花结果一般要 4~5 年时间。地上植物形态随生长年限不同，有一匹叶、鸡舌头、双飘带、树耳子、灯笼花和八挂锤等习称。在生长期中，如外界环境条件变化，生长规律即相应变化，进入树耳子、灯笼花的植株可能会退回双飘带、一匹叶阶段。其春季出苗，5~6 月进入花期，8~9 月果实成熟；9 月中旬以后，植株迅速枯萎、倒苗，进入休眠期。年生长期 90~120 天。

2. 采收加工技术要点

用种子繁殖的川贝母，于播后第 3 年收获，而用鳞茎繁殖的次年就可采收。不论家种、野生均于 6~7 月茎叶枯萎后采收，此时生物碱最高。选择晴天，用特制的挖药锄挖取，勿伤鳞茎。清除残茎、泥土，忌水洗和堆沤，及时晒干。

3. 药用价值和资源开发

川贝母性微寒，味甘、苦，清热润肺、化痰止咳，主治肺热燥咳、虚劳久咳、咯痰带血等症。研究表明：川贝母鳞茎含多种甾体生物碱，如川贝碱、西贝素、西贝碱等。暗紫贝母尚含松贝辛、松贝甲素等。甘肃贝母尚含岷贝碱甲、岷贝碱乙等。梭砂贝母尚含梭砂贝母素甲、梭砂贝母酮碱、川贝母酮碱、贝母辛碱等。药理实验表明，川贝母对呼吸系统作用显著，具镇咳、祛痰作用。此外，还具一定的抗菌、降血压作用。

川贝母是止咳化痰的良药，中医处方用量相当大。以川贝母为原料生产的中成药达 100 种以上，尤其是近 20 年开发的川贝枇杷露、川贝止咳糖浆、蛇胆川贝液等川贝母制剂，服用方便，比较受欢迎。川贝润肺、止咳功效显著，可用来制润喉含片、润喉糖、气雾剂等保健品，也可作"贝母梨膏"，用于日常生活的保健。

有研究表明，川贝母植株地上部分及鳞芽均含有与地下部分相一致的有效成分，如生物碱、皂苷、人体必需微量元素等，且总的含量趋势是地上部分高于地下部分。但此项研究工作还有待深入。川贝母也是重要的出口商品，创汇率较高。

4. 资源培育和可持续利用技术途径

（1）野生资源的保护：川贝母商品主要来源于野生资源，历史最高水平为年产 30 多万公斤。20 世纪 80 年代以后，开始进行野生变家种的研究。目前存在的问题是，野生资源过度采挖，资源迅速减少；种植技术难度较大，成本较高，生产周期长，发展缓慢。因此，加强对野生资源的抚育，合理开发利用，这是确保其可持续利用的首要任务。

（2）促进野生变家栽：川贝母栽培历史较短，面积小，产量也小，应注意产地就近引种。如离开原生长地引种，梭砂贝母逐年早衰，不能正常生长发育，最终消亡，驯化很难；常用种子和鳞茎繁殖。以前者为主，其繁殖系数大，产苗多，播种后第四年可收获。

（3）开展生物技术研究，开辟药用新资源培育途径：组织培养在川贝母中的研究起步较晚，许多方面还有待于进一步深入研究。目前已开展的研究有：川贝母的组织培养、愈伤组织的诱导、川贝母鳞茎室内生产研究、川贝母组培鳞茎代替川贝母的研究以及暗紫贝母鳞茎再生组织培养技术等。

（五）地黄资源可持续利用要点

地黄为玄参科地黄属植物地黄 *Rehmannia glutinosa* Libosch. 的新鲜或干燥块根。我国栽培地黄历史至少有 900 余年，现主产于河南、山东，以河南省温县、孟县、武陟、沁阳、博爱、修武等县栽培历史最长，产量最高，质量最佳，畅销国内外，故有"怀庆地黄"之称。

1. 生态学和生物学特性

地黄喜温暖气候，较耐寒。要求阳光充足，喜干燥忌积水。生长发育期怕干旱，怕水涝，怕病害。宜在土层深厚，肥沃，土质疏松，湿度适宜，排水良好的砂壤土中生长。

地黄种子无休眠期，易播种出苗。从种植到收获需 150~160 天。重栽在 7~8 月，所得的块根，做翌年春天的种较合适，其产量高，质量好，且能防止退化。

2. 采收加工技术要点

春种地黄于栽后当年 11 月前后，当地上茎叶枯黄时及时采挖；秋种地黄在冬末初春采收。采收时，注意不要挖断或破损根部。

地黄可以采用三种加工方法。①鲜地黄：将地黄挖回后，除去残留茎叶，去净须根，砂藏备用。②生地黄：将鲜地黄置于炕上烤至无硬心时，取出，堆放，使其"发汗"，再烘焙至颜色变黑，干而柔软时即可。③熟地黄：将生地黄浸入黄酒中，用火炖干黄酒，然后再晒干即得。

3. 药用价值和资源开发

鲜生地性寒，味甘、苦，功能清热生津，凉血，止血。生地黄性寒，味甘，有滋阴清热、凉血止血的功效，主治阴虚低热、热病烦躁、津液少、斑疹、咳血、衄血、尿血、月经不调、胎动不安、崩漏等症。熟地性平、味甘，有滋阴补血、益精填髓的功效，主治阴虚血少、目晕耳鸣、眼花、肾虚遗精、阴虚咳血、腰膝酸软、崩漏等症。

地黄含多种苷类成分，其中以环烯醚萜苷类为主，如梓醇、二氢梓醇、乙酰梓醇、桃叶珊瑚苷、密力特苷、去羟栀子苷及地黄苷 A、B、C、D 等。环烯醚萜苷类为主要活性成分，也是使地黄变黑的成分。含水苏糖（32.1% ~ 48.3%）、棉籽糖、葡萄糖、蔗糖、果糖及地黄多糖 RPS－b 等。RPS－b 是地黄中兼具免疫与抑瘤活性的有效成分。此外，地黄中尚含甘露醇、β－谷甾醇、地黄素、磷酸等。现代药理实验证明，地黄具有广泛的药理作用，如强心、利尿、镇静、降血压、降血糖以及保护肝脏等。

除了在临床上有广泛应用外，地黄尚可用于制备各种保健酒、药膳、饮料等，其中酒类就多达40多种，如养神酒、长生酒、熟地枸杞沉香酒等；药膳近20种，如生地乌鸡汤、生姜地黄粥、生地茅根粥等。清凉滋补饮料有啤酒、地黄精、地黄茶等。

4. 资源培育和可持续利用技术途径

（1）加强规范化栽培：地黄在我国栽培的历史悠久，其适种面积很广，加上药农有丰富的栽培技术和传统的加工经验，一般来说，商品供应不会成问题，关键在于稳定质量。因此，应因地制宜，合理布局，在传统产区选最佳适宜区，建立道地药材商品基地，进行规范化栽培；运用先进的组织培养技术，培育脱病毒植株，从而提高产量和质量。

（2）保护野生种质资源：地黄的商品全部来自栽培品，其质量优于野生品。因此，野生资源容易被忽略。据调查，我国野生地黄资源丰富，可通过选择获得一些优良种质，为进一步选择育种或杂交育种提供原始材料。可以说，保护野生种质资源同样具有重要的意义，也是一条可持续利用的重要途径。

（六）太子参资源可持续利用要点

太子参为石竹科孩儿参属植物太子参 *Pseudostellaria heterophylla*（Miq.）Pax ex Paxet Hoffm. 的干燥块根 。该属全世界约有 10 种，分布于亚洲东部，我国有10 种，主要分布于青藏高原及中南、华东、华北、东北等地区。《中华人民共和国药典》（2005 年版）仅收载太子参 1 种。

1. 生态学和生物学特性

太子参喜温暖湿润气候，抗寒力较强，怕高温，忌强光，怕涝。具有低温发芽、发根和越冬的特点。宜在疏松、肥沃、排水良好、富含腐殖质的砂壤或黄红壤栽培，略带倾斜的向阳坡最佳。忌连作。

太子参种子需经湿砂低温贮藏，才可萌发。其块根由不定根发育长大形成，具有"茎节生根"而膨大形成块根的特性。其块根增重生长的高峰，比地上部分的高峰出现稍迟。

2. 采收加工技术要点

于七月下旬，当植株大部分枯萎（以根呈黄色为宜，过早未成熟，过晚浆汁易渗出，遇暴雨易造成腐烂）时采收。将鲜参洗净，置沸水中焯1~3分钟，捞起，摊晒至足干，习称烫参。或不经开水焯，直接晒至七八成干，搓去须根，使参根光滑无毛，再晒至足干，习称生晒参。

3. 药用价值和资源开发

太子参性平，味甘、微苦，具有补气健脾、生津润肺、养阴益血等功效，主治脾虚体倦、病后虚弱、气阴不足、自汗口渴、肺燥干咳等症。其内含皂苷、多种氨基酸、棕榈酸、亚油酸、甘油1-亚油酸甘油酯、太子参环肽A及B、3'-糖基-吡咯-2-羧酸酯、山嵛酸、2-吡咯甲酸、β-谷甾醇以及淀粉、果糖、麦芽糖、蔗糖等糖类成分。现代药理研究表明：本品具有"适应原"作用，能增强机体对各种有害刺激的防御能力以及物质代谢。具有抗疲劳、抗应激和延长果蝇寿命等作用。

太子参因其药性平和，既益气又养阴，作为人参乃至西洋参的代用品，很受中医药界的重视。除药用外，保健品行业对其尤为青睐，近年来已开发出许多保健饮料。而在港、台地区，甚至就以太子参代茶饮，已成习惯。

4. 资源培育和可持续利用技术

（1）加强规范化栽培，提高产量和质量：太子参的栽培在我国已有近百年历史，其人工栽培技术基本成熟，目前商品药材主要来自于栽培。一般情况下，不会出现商品短缺，关键在于稳定质量。传统经验认为江苏、安徽、山东所栽培的太子参质量较好，而其中江苏产的太子参质量最优。因此，应因地制宜，合理布局，在传统产区选最佳适宜区，建立地道药材商品基地，进行规范化栽培，选用先进的科学技术，培育新品种，提高产量和质量。

（2）利用生物技术，提高种苗质量：目前太子参的栽培技术日趋成熟，但存在着种质退化、良种不足及病害严重等问题。运用组织培养技术培育无病的优良种苗，是优化太子参的种原、快速繁殖以及防治病毒病害的有效途径。研究发现，太子参的组织培养以茎尖为最佳外植体。此外，太子参的再生能力较强，用组织培养方法，可不断分株及继代培养，得到大量再生植株，提高了繁殖系数。

（3）保护野生种质资源：20世纪60年代以前，太子参商品来源于野生。近年来由于众多厂家进行保健饮料的开发生产，大量地采挖，使太子参野生资源日渐枯竭。而随着人工栽培技术的成熟，栽培品已取代野生品，因而人们对野生资源的保护逐渐淡漠。采取必要的资源和环境保护措施，让野生资源逐渐恢复，保护野生种质资源，以保障资源可持续利用。

第三节　花果种子类药材资源可持续利用

一、花果种子类药材资源

花、果实和种子均为植物的繁殖器官，是中药材的重要来源。20 世纪 80 年代资源调查的 320 种常用植物类中药材中，该类药材种类占 11%（35 种），其中收购量 80% 为野生品，20% 源自栽培。除药用价值外，还具有食用价值、观赏价值，可开发为蔬菜、水果和茶叶等，在人们的日常生活中占有很重要的地位。

以花、果实和种子入药的药用植物种类有多种，根据其生物学特性、生长周期以及生产需要的不同，可将其分为不同的类型：①按生长习性可分为阴生（如田七花、砂仁、兰花等）和阳生（如菊花、茉莉花、决明子等）药用植物，旱生（如金莲花、牛蒡子、车前子等）和水生（如荷花、莲子、芡实等）药用植物，耐寒（如雪莲花、西红花、车前子等）及耐热（如荷花、砂仁、决明子等）药用植物等类型；②按采收年限可分为只收获一年（如菊花、决明子等）和连续多年收获（如西红花、砂仁、草果等）药用植物。无论按哪种分类都各有其特点，应根据需要灵活应用。

二、花果种子类药用植物特点

（一）药用器官的形态学及其生长发育特点

此类药材一般都具有一定体积，具有可采集性。即药材采收后，植株不受损害，可继续生长，因而植被不受破坏，有利于环境保护，例如菊花、款冬花、砂仁、益智等。

花是种子植物所特有的繁殖器官，通过传粉、受精，产生果实和种子，繁衍后代。它由花芽发育而成，由花托、萼片、花瓣、雄蕊和雌蕊组成。有些植物花芽的发育需经过低温处理才能形成，有些药用植物的开花期较短，花期一致，多数植物的花期较长，开放时间不一致。花类中药通常包括完整的花、花序或花的某一部分。完整的花分为已开放的花，如洋金花、红花，尚未开放的花如款冬花，已开放的如菊花、旋覆花等花的某一部分，雄蕊如莲须，花柱如玉米须，柱头如番红花，花粉粒如蒲黄等。

果实是被子植物独有的繁殖器官，一般是由受精后雌蕊的子房发育形成的特殊结构。包括果皮和种子两部分。果实的成熟是有周期性的，长短各异。果实类中药是采用完全成熟或将近成熟的果实。有的采用整个果穗，如荜茇，有的采用完整的果实，如补骨脂、地肤子，有的采用果实的一部分，如甜瓜蒂、丝瓜络等。

种子由胚珠受精后发育而成，多由种皮、胚和胚乳三部分组成。种子类中药是采用成熟种子。多数是用完整的种子，如王不留行、葶苈子、芥子等，少数为种子的一部分，如绿豆衣用种皮，莲子心用去掉子叶的胚，大豆黄卷则用发了芽的种子。

（二）生态学特点

花、果实和种子类药材的形成，易受气候、土壤、水分、风和其他生物等环境的影响。有些植物花芽的发育需经过低温处理，才能形成。果实在整个发育过程中都要求一定的气候条件。一般来说，温度高，发育快，成熟早；温度低则相反。温度还能影响果实的品质，成熟期有适宜的温度，果实含糖量高，味甜，着色好。对于一些异花传粉的植物，如西红花、菊花、砂仁等，需要借风或昆虫将花粉传到另一朵花的柱头上，完成授粉的作用。

土壤水分和营养物质的种类及其含量对药材的形成和质量均有一定影响。植物在花期、果期对水分比较敏感。水分不足则生长发育缓慢，花朵发蔫，果实瘦小，而水分过多则易落花落果，均影响药材的产量和质量。土壤中的氮、磷、钾要均衡，特别是当磷、钾营养不足时，均能明显影响植物的开花结果。

三、花果种子类药材的采集

（一）采收季节

花、果实和种子类药材采收时，常常集中在某一个季节，采收时间较短。①花类药材一般不宜在花完全盛开后采收，开放过久几近衰败的花朵，不仅影响药材的颜色和气味，有效成分的含量也会显著降低。在含苞待放时采收的有款冬花、金银花 *Datura metel* L. 等，在花初开时采收的有洋金花等，在花盛开时采收的有菊花、西红花等，红花则要求花冠由黄变红时采摘。对花期长、花朵陆续开放的植物，应分批采收。采摘时间以晴天清晨为好，以便保持花朵完整和迅速干燥，从而确保质量。②果实类药材多在果实自然成熟时采收，如补骨脂、地肤子、砂仁等；有的在近成熟时采收，如荜茇等。若果实成熟期不一致，要随熟随采，确保质量。③种子类药材多在果实成熟时采，如牵牛子、决明子、菟丝子等。也有在即将成熟之前采收的，如急性子、青箱子等，以免成熟后果实破裂，种子散落而不便收集。

（二）加工方法

花、果实和种子类药材采收后，应及时加工干燥，以确保质量、便于保存。①花类药材采收后一般可放置通风处摊开阴干或置阳光下直接晒干，也可在低温条件下迅速烘干。但应保持颜色鲜艳，花朵完整，并注意避免有效成分的散失，保持浓厚的香气，如西红花、红花、茉莉花、旋覆花等。但尚有少数花类药材，还需要适当蒸后才干燥，如杭白菊等。②果实类药材一般采收后直接晒干即可。③种子类药材通常可将果实采回晒干后，去掉果皮，取出种子即可，如薏苡仁、决明子等，有的连同果壳一起干燥贮藏，以保持有效成分不致散失，如豆蔻、砂仁等。

四、花果种子类药材资源可持续利用技术

花、果实和种子类药材资源，采收利用时不破坏植株，多年生植物多数能继续利用。采收对环境条件几乎没有直接影响。

（一）资源培育技术特点

1．资源培育生产模式

花、果实和种子类药材，可以采用集约栽培和野生抚育等多种方式进行资源培育。对于野生资源具有利用价值和前景的品种，如金莲花、雪莲花、旋覆花、王不留行、葶苈子、覆盆子、菟丝子等，宜采用野生抚育，省时省力，效益高。对于易于种植的大宗常用品种，如菊花、红花、洋金花、款冬花、决明子、补骨脂、小茴香、薏苡仁、砂仁等，宜采用集约栽培，进行规范生产，确保优质高产。

2．繁殖方法及其生产特点

花、果实和种子类药材，多以种子作为繁殖材料繁衍后代，如决明、车前子、补骨脂等，而菊花、番红花、款冬花、砂仁、草果、白豆蔻等药材在生产上多采用无性繁殖的方法进行繁育。

3．优质高产的管理措施

加强田间管理是提高产量和品质的重要措施。①疏花疏果：在孕蕾开花期，可通过疏花、疏蕾，避免养分的分散，防止落花、落果现象发生，并使果实、种子大小均匀，成熟度一致，如车前子等。②人工授粉：对一些自然授粉率低的果实和种子类药材（如砂仁）来说，在开花期辅以人工授粉的管理措施，能有效提高其产量和品质。③防寒防霜冻及防旱防涝：在开花期和果实发育期，植物对外界环境条件比较敏感，温度过高或过低，尤其是霜冻会造成严重减产甚至植株

死亡；水分不足，则影响开花结果，但湿度过大或连续降水，会造成落花落果、病害加重、产量下降、品质变差等。④追肥：在植物生长的中、后期注意追肥，可以改善品质，提高产量。

4. 繁育良种

良种的选育直接关系到种植的优质高产，影响到经济效益。而随着科学技术的进步，新品种的不断涌现，为良种的选育奠定了基础。因此，为保证所种植药材的产量和质量稳定、可控，在药材种植基地要因地制宜地对所选育的良种进行繁育。

（二）实现资源可持续利用的技术途径

1. 采取有效的生产性保护措施，确保野生资源的可持续利用

对于野生资源具有利用价值和前景的品种，如旋覆花、金莲花、菟丝子等，对这类药材应进行必要的野生抚育，在保护野生资源的前提下，采取合理采挖或限量采收等措施，使自然资源得到可持续利用。对于濒危品种应进行绝对的保护。在药用植物资源紧缺，且分布比较集中的区域，如雪莲花等，应建立自然保护区，采取有效措施，绝对控制对野生药材资源的采挖，使其原有的生态环境得以恢复，野生种质资源才可以延续。

2. 建立中药材生产基地，进行集约化栽培

花、果实和种子类中药材，由于历史原因，有些种类还处于零星栽培，缺乏规范的生产技术标准，致使产品的产量和质量不能做到稳定、可控。因此，对于大宗常用品种，应在道地药材生产区，建立中药材生产基地，规范生产过程，这是实现药用植物资源可持续发展的重要途径。

3. 利用现代科学技术，选育优良品种

缺乏优良栽培品种，是中药材生产中普遍存在的问题。对于目前以野生采集为主的药用植物种类，如金莲花、雪莲花等，可通过保护种质资源，从中选育出栽培品种。对某些长期栽培品种，如菊花等，也可收集野生种质资源，开展新品种的培育。生物工程技术的发展，为新品种培育奠定了良好基础。可以利用基因工程技术和细胞工程技术，培育抗病毒、抗虫害的优良品种，减少农药的施用，以增加产量、提高质量，从而达到保证中药使用的安全有效。

4. 开展加工技术研究，提高药材质量

药材的加工技术，与成品的质量、资源的合理利用密切相关，是影响资源可持续利用的因素之一，应给予相应重视。特别是对干燥技术的研究，显得尤为重要。花类药材的干燥技术十分重要，因水分的存在，会引起发酵、腐烂、变色或成分因加热而下降等问题。通常干燥有烘干、烤干、阴干、晒干等四种方法，对不同的药材应灵活选用，但必须注意干燥温度。一般情况下，温度应控制在40℃以下为好，其中以20℃~30℃为宜。有些果实（如砂仁、草果等）的干燥，需要经过复杂的烘烤过程，才能完成。

五、花果种子类药材资源可持续利用范例

（一）西红花资源可持续利用要点

西红花为鸢尾科植物番红花 *Crocus sativus* L. 的干燥柱头。番红花原产于希腊、阿拉伯等地，我国自1965年起从德国、日本引种，试验成功后，在上海、江苏、浙江等地大面积栽培。

1．生态学和生物学特性

西红花喜温和、凉爽，怕炎热，较耐寒。以冬季温暖的地区栽种最为适宜。忌水涝，以排水良好、肥沃疏松的砂质壤土为佳。

西红花生长发育分为两个阶段：①在每年11月中、下旬，开花后的西红花球茎在大田内发根、长叶，形成新的子球茎。翌年5月中、下旬，地上部分枯萎后收获西红花球茎，生产周期约180天。②收获后的球茎在室内完成叶芽、花芽分化，9月上旬露芽，10月底开花，采收花柱和柱头，11月中、下旬开花结束，此阶段约180天。

西红花开花后不结种子，靠球茎无性繁殖。球茎以"休眠"的形式度过干燥炎热的夏季，然后在凉爽的秋天和温暖湿润的冬季开花生长。在新球茎膨大期，温度应控制在5℃~14℃，低于-10℃植株生长不良，甚至发生冻害。生长后期，当最高气温超过25℃时，植株逐渐枯萎

2．采收加工技术要点

西红花在10月中旬至11月上旬开花，室内栽培的可全天采收，室外栽培的要在开花当天的8~11时采摘。采后剥开花瓣，取出雌蕊花柱和柱头。西红花在开花第一天采摘，产量最高。西红花苷-Ⅰ含量则以未开大时采收的最高，以后逐日降低。为此，必须做到当天开的花一定要当天采摘。

加工方法有烘干、烤干、阴干、晒干等四种，其中以烘干质量最好，西红花苷-Ⅰ含量高。方法是将采集的西红花柱头薄薄摊在白纸上，置通风处阴干，也可以在35℃~40℃烘6~8小时，烘时不能烘得过干，否则容易破碎。烘干的西红花稍有光照便会变黄，所以应贮藏在遮光密闭的干燥器中。

3．药用价值和资源开发

西红花，味甘，性平，归心、肝经，具有活血化瘀、凉血解毒、解郁安神的功效，用于经闭癥瘕、产后瘀阻、温毒发斑、忧郁痞闷、惊悸发狂等症。主要含

有胡萝卜色素（主要为西红花苷－Ⅰ，Ⅱ，Ⅲ，Ⅳ）和苦味质，此外还含有挥发油、类胡萝卜素等成分。现代药理研究表明，西红花对子宫有明显的兴奋作用，能显著延长凝血时间，对抗实验性肾炎，还具有抗癌和抗动脉粥样化等作用。除药用外，还大量用于日用化工、食品工业、染料工业，是美容化妆品与香料制品的重要原料。

4. 资源培育和可持续利用技术要点

（1）选择优良品种，加强新品种引进和选育工作：因地制宜选择品种栽培是确保高产优质的重要因素。西红花栽培品种主要有东方番红花、奥地利番红花、法国番红花、巴伐利亚番红花、意大利番红花和西班牙番红花6种，分布于地中海沿岸各国。市场上供应量最多的是西班牙番红花，最好的是东方番红花。今后，应加强从国外引种和国内优良栽培品种的选育工作。

（2）加强集约栽培研究，推进规范化生产：西红花以球茎繁殖，采用室内栽培和室外栽培两种方式，为便于采摘药用部位和管理，我国多采用室内开花，大田增殖球茎的方法进行栽培。目前我国已基本掌握西红花的繁殖规律及生理生态特性，并总结出一套较完善的高产栽培技术。这些技术的关键在于培养大的种球茎以提高开花率及花产量。4月下旬至5月上旬，西红花地上部分逐渐变黄时采挖球茎，除去枝叶、残根，在田间晾晒，然后分级筛选，贮藏在阴凉、通风的室内。在贮藏前期将种球茎在25℃下处理4个月有利于花芽分化，用赤霉素（GA）处理种球茎，能促进子球茎形成和增大，叶面喷肥能显著提高球茎的重量。

（3）利用生物技术，开展组织培养：尽管我国在西红花的栽培研究上取得了一定的进展，但还不能从根本上解决产量低的难题。近年来，在利用生物技术培育药用活性物质方面的研究取得了良好的进展。例如，将西红花的花被外植体接种于一定的培养基上，使花被内表面基部逐渐形成有结构的愈伤组织，再在其表面分化出橙黄色至红色的花柱－柱头状结构，其成分与天然西红花成分组成基本相同。

（二）菊花资源可持续利用要点

菊花为菊科植物菊 *Chrysanthemum morifolium* Ramat. 的干燥头状花序，是我国传统常用中药材，已有2000多年的应用历史，在《神农本草经》就有记载。菊花的资源丰富，在我国，主要分布于安徽、浙江、河南、河北、湖南等省。以安徽、浙江、河南栽培面积最大。按产地和加工方法不同，分为亳菊、滁菊、贡菊、杭菊、怀菊、川菊等。

1. 生态学和生物学特性

菊花为短日照、喜温暖、耐寒植物。光照时间每天在10～11小时内，菊花能正常现蕾开花。其生长的最适温度为20℃～25℃。菊花喜湿润怕积水。生长阶段，天气干旱会造成植株分枝少，发育缓慢，花蕾数显著减少，严重影响产量。花期土壤水分过多，会造成植株烂根死苗。菊花对土壤要求不严，但在土质黏重、盐碱地、低洼积水地生长不良。

2. 采收加工技术要点

菊花一般是在9月下旬至12月上旬采收，待管状花散开2/3时采收。全开放的花，不仅香气散逸，而且加工后易散，色泽亦差。采收菊花要选晴天露水干后进行，如将露水花采下则容易腐烂，变质，色逊，质差。不同栽培品种，采收时间和加工方法略有不同，常用的干燥方法有阴干、晒干、烘干等。

3. 药用价值和资源开发

菊花，味甘、苦，性微寒，归肺、肝经，具有散风清热、平肝明目的功能，用于风热感冒、头痛眩晕、目赤肿痛、眼目昏花等症。含有挥发油（18种成分）、黄酮类、氨基酸类等，尚含有菊苷、腺嘌呤、胆碱、维生素E、水苏碱等成分。现代药理研究表明，菊花具有抗菌、抗病毒、抗炎、解热、抗诱变、抗衰老、抗肿瘤等作用。此外，对心血管系统、胆固醇代谢等也有显著的影响。

除临床药用外，菊花还广泛用于保健食品、药膳和饮料等方面：①菊膳：以菊花制作佳肴，历史也很悠久，唐代就有菊花米焦、菊花鲜栗羹、木香菊花粥，都是席上名珍。②菊花酒：菊花酒可以单独使用菊花，也可以加入各种有益的中草药。③菊花茶：枸杞桑菊茶、清凉茶、五花茶等。④饮料：枸杞菊花饮、菊花决明饮、菊花晶等。

4. 资源培育和可持续利用技术要点

（1）加强规范化生产，提高产品质量：菊花栽培技术已经十分成熟，应进一步开展规范化种植技术研究，提高生产水平。菊花可采用无性繁殖和有性繁殖两种方法繁衍后代。生产上一般采用无性繁殖（主要采用扦插繁殖和分根繁殖），种子繁殖一般用于培育新品种。在田间管理上，对主枝和侧枝打顶，以除去菊花的顶端优势，使植株多分枝、多孕蕾，以及适时灌水、排水、追肥，对提高菊花的产量和品质具有重要的意义。

（2）开展种质资源（品种）及其适生区研究，收集种质资源（包括野生资源），选育优良品种，建立定向培育的优质生产基地：菊花栽培历史悠久，资源丰富，栽培品种众多，各有特色，因地制宜选择适宜的品种，是获得高产的基础。其具有繁殖快，周期短，易于大生产的特点，近年来发展迅猛，尤其是作为茶药兼用的杭白菊、贡菊，种植面积越来越大，如杭白菊不仅主产区种植，江苏射阳及湖北引种均形成一定的规模；而作为药用为主的滁菊、亳菊以及怀菊、济菊、祁菊、川菊和杭黄菊的种植面积逐渐萎缩，甚至濒临灭绝。因此，应根据社会需求，选育适宜的栽培品种，开展栽培适生区研究，定向开发不同社会需要的系列产品。

（3）开展无土栽培技术研究，开辟生产新模式：用水、沙石、炉渣、蛭石等代替土壤，根据菊花生产需要和产品培育目的，配制适宜的营养溶液，进行无土栽培，是提高菊花质量的一种新途径，而且还可减少土地使用面积，防止对环境的影响。

（4）利用生物技术，提高种苗质量：菊花在长期栽培过程中，易感染很多的病毒原，如 TAV、CMV、TMV、PVX、PVY 等，使得菊花的质量和产量降低。为了保持菊花的优良特性，可采用生物技术进行无毒苗培养，以提高种苗质量和栽培技术水平。

（三）砂仁资源可持续利用要点

砂仁为姜科植物阳春砂 *Amomum villosum* Lour.、绿壳砂 *A. villosum* Lour. var. *xanthioides* T. L. Wu et Senjen 或海南砂 *A. longiligulare* T. L. Wu 的干燥成熟果实，为常用中药，是我国著名南药之一，有 1300 多年的应用历史。主产于我国西南部及东部，药材的植物种类繁多，除 2005 年版《中国药典》所规定的三种正品（阳春砂、海南砂和绿壳砂）外，砂仁属和山姜属的多种植物也作地方习用砂仁入药，如红壳砂仁 *A. aurantiaum* H. T. Tsai et S. W. Zhao、山姜 *A. japonica*（Thunb.）Miq.、华山姜 *A. chinensis* Rosc.、艳山姜 *Alpinia zerumbet* Burtt et Smith、箭杆风 *A. stachyoides* Hance 等。

1. 生态学和生物学特性

砂仁是南亚热带季雨林植物，喜温暖凉爽、雨量充沛的气候环境。它属半阴生植物，幼苗期需遮荫，形成群体后，需漫射光的照射，能促进分株和花数量的增加。以土层肥沃、疏松、富含腐殖质、保水保肥力强的黑色砂壤土或黏灰质壤土栽培为佳。

砂仁生长发育过程要经过幼年期、成期和衰期三个阶段。其实生苗 3 年开花结实，分株苗 2 年就可开花结实。它的花芽着生在根状茎及茎基部，而老苗、壮苗的根状茎抽生花序的比例较高，约占总开花数的 70% 以上。为典型的虫媒花。

2. 采收加工技术要点

砂仁种植后 2~3 年开始收获，一般在 7 月末至 8 月初，当果实由鲜红色变为紫红色，果肉呈荔枝肉状，种子由白色变为褐色和黑色，质地坚硬，有浓烈辛辣味时采收。

砂仁加工方法对质量具有较大的影响，加工过程中一般分为杀青、压实、复烤三道工序。即先将鲜果置焙筛内于 90℃~100℃下焙烤 2~3 小时"杀青"，冷却后再置80℃房内烘干。采用土法焙干时，将鲜果摊在竹筛上，于炉灶上以文火熏焙至果皮软时"杀青"，取出后再装于透气的袋内加压即"压实"，使果皮种子团紧贴，之后再装筛于70℃下焙干即"复火"。

3. 药用价值和资源开发

砂仁味辛，性温，归脾、胃、肾经，具有化湿开胃、温脾止泻、理气安胎等功效，用于湿浊中阻、脘痞不饥、脾胃虚寒、呕吐泄泻、妊娠恶阻、胎动不安等症。主要含有挥发油、黄酮类、有机酸类、甾醇类、微量元素及其他成分等。现代研究表明，砂仁对消化系统具有显著的调节作用，还具有镇咳、祛痰、平喘、抗菌等作用，挥发油为其主要的活性成分。

砂仁经济价值很高，不仅用于方剂配伍及中成药原料，还广泛用于保健食品、副食品，如"缩砂酒"、"砂仁糖"、"砂仁蜜饯"、"砂仁可乐"等。原植物的其他部位也有开发利用价值。如春砂花性平，味辛，无毒，具有利淋快膈，调中和胃，理气化痰等功效；砂仁茎秆、叶片可提取砂仁油；阳春砂的茎秆枝叶，富含纤维，拉力较强，可以用于造纸等。

4. 资源培育和可持续利用技术要点

(1) 保护野生资源，加强人工抚育：云南、广西、广东、海南等地原来有较丰富砂仁野生资源，据20世纪80年代中药资源普查，广西野生砂仁面积有3万多亩，可利用面积有2万多亩，应对野生砂仁进行集中保护，并对长势好的地块开展人工管理，使之在得到保护和发展的同时，野生种质资源也得到保护。

(2) 开展规范化种植，保证药材质量：砂仁的传统栽培产量低，质量难保证。道地产区以及一些引种栽培区都处于一种粗放的管理状态或是自生自灭状态，导致砂仁的质量和产量一度下降。因此，应因地制宜，合理布局，在传统产区选最佳适宜区，建立地道药材商品基地，进行规范化栽培；选用先进的科学技术，培育新品种，提高产量和质量。

(3) 利用生物技术，培育优质种苗：由于砂仁长期的栽培，品种发生退化，造成抗病性差、产量下降等。因此，通过利用生物技术，开展组织培养，培育和繁殖优良品种，这是可持续发展的又一重要途径。

(4) 开展砂仁保鲜养护技术的研究：通过砂仁的主要化学成分测定、外观质量鉴定、损耗的计算以及经济效益的测算等养护效果的对比分析，证明除氧保鲜技术养护砂仁具有无毒、无害、杀虫灭菌迅速彻底、不影响砂仁中的有效成分和商品质量、方便储藏和检查、安全性强等优点，且经济效益显著。

（四）车前子资源可持续利用要点

车前子为车前科植物车前 *Plantago asiatica* L. 或平车前 *Plantago depressa*

Willd. 的干燥成熟种子。别名车前实、虾蟆衣子、凤眼前仁等，为常用中药，始载于《神农本草经》，列为上品。分布于全国各地，我国现有 18 种，3 变种，2 变型。《中华人民共和国药典》（2005 年版）仅收载车前和平车前 2 种。

1. 生态学和生物学特性

车前为多年生草本植物，喜温暖、湿润、阳光充足的环境，耐寒、耐旱性较强，可忍受 -30℃ 的低温，山区、丘陵、平坝都能生长。对土壤要求不严，一般土地、田边地角、房前屋后均可栽种，但以疏松肥沃、湿润、向阳的砂壤土生长较好。车前生于路旁、沟边、田埂及河边，主产于江西、河南，东北、华北、西南等地也有分布。平车前生于路旁、沟边、田埂及河边，主产于河北、辽宁、山西、四川等地。

2. 药用价值和资源开发

车前子味甘，性微寒，归肝、肾、肺、小肠经，具有清热利尿、渗湿通淋、明目、祛痰的功能。用于水肿胀满，热淋涩痛，暑湿泄泻，目赤肿痛，痰热咳嗽等症。其成分类型复杂，主要有车前苷、高车前苷、桃叶珊瑚苷、熊果酸、β-谷甾醇及两者的棕榈酸酯和正三十一烷等。现代药理研究证实，车前子除具有消炎、利尿、祛痰作用外，还有致泻、护肝、降压、抑菌、降低胆固醇等多种作用。

近年来研究发现，从车前子中能提取出一种高级宇航润滑油和植物胶，车前子的提取物能制成夏季降暑的上品饮料。在国外把它作为容积性泻药、避孕药载体及工业原料等。因此，车前子在临床上中药配方、中成药生产投料及外贸出口等方面均有较大的需求量。

3. 采收加工技术要点

当种子呈黑褐色时即可收获，割取果穗，晒干后搓出种子，除净杂质即可。

4. 资源培育和可持续利用技术要点

（1）保护野生资源，加强人工抚育：在 20 世纪 50～60 年代，车前子的野生资源丰富，为商品的主要来源，供应状况良好。进入 80 年代后，随着临床用药、中成药生产及外贸出口等方面需求量的增大，市场供应逐渐紧张，野生资源日趋下降。虽然由野生变家种，并获得成功，但产量不大，车前子目前主要依靠采集野生资源来满足市场的需求。因而，加强对野生资源的抚育，进行合理采收，使野生资源得到恢复，从而实现可持续利用。

（2）加强栽培技术研究，开展规范化生产：车前的栽培时间不长，多采用传统技术，生产中存在着许多的问题，如病虫害严重、产量低等，的确不能适应中药现代化发展的需求。为此，开展车前的规范化栽培技术（GAP）研究，建立道地药材商品基地，进行规范化栽培；选用先进的科学技术，培育新品种，对提高车前子的产量和质量，保证药材的优质、安全、有效具有重要的意义。

（3）利用生物技术，开展组织培养，培育抗病毒植株：通过对车前外植体的愈伤组织诱导及其植株再生的研究，发现单独的外源生长素 2，4 – D 适宜诱导外植体脱分化产生愈伤组织，只有单独添加 6 – BA 时，才适宜再生芽的分化，当 NAA 与 6 – BA 配合添加培养基中，则有利于再生根的繁茂生长，从而形成完整的再生植株。

第四节　全草及茎叶类药材资源可持续利用

一、全草及茎叶类药材资源

全草（herba）及茎叶类药用植物，大多由草本植物的全株或地上部分入药。据 20 世纪 80 年代全国资源调查，在常用的 320 种植物类中药材中，该类药材占 16%（51 种），其中收购量 20% 为野生品，80% 源自栽培。除药用外，该类药用植物多数种类还可开发为蔬菜和茶叶等，在人们的日常生活中占有较为重要的地位。

以全草和茎叶入药的药用植物种类很多，根据其生物学特性、生长周期以及生产需要的不同，可将其分为不同的类型：①按生长习性可分为阴生（如石斛、翠云草、垂盆草等）和阳生（如麻黄、广藿香、穿心莲等）药用植物，旱生（如麻黄等）和水生（如浮萍、灯心草、荷叶等）药用植物，耐寒（如麻黄、细辛、藏茵陈等）和耐热（如广藿香、穿心莲、广金钱草等）药用植物；②按采收周期可分为一次性收获（如金钱草、穿心莲、广藿香等）和多次连续收获（如薄荷、绞股蓝、石斛等）药用植物。无论按哪种分类都各有特点，应根据生产需要灵活应用。

二、全草及茎叶类药用植物特点

全草及茎叶类药材原植物通常植株矮小，木质化程度低，药材体积大。其生长周期较短，多为 1 年内完成，少数为多年生。以种子繁殖，适应性较强，常在湿润的环境下生长良好。有些植物苗期在遮荫条件下生长良好，成株期光照、水分充足则有利于植株生长。此外，增施氮肥可明显提高产量。

三、全草及茎叶类药材的采集

（一）采收季节

大多数全草类药材在植株旺盛生长、茎叶繁茂期采收，如青蒿、穿心莲、仙鹤草等，有的在花开放时采收，如益母草、荆芥、香薷等。一般割取地上部分，少数如细辛、蒲公英、车前草连根挖取。

（二）采收方式

叶类药材多在植物光合作用旺盛期、开花前或果实未成熟时采收，如艾叶、大青叶、紫苏叶等，少数药材宜在秋、冬季采收，如霜桑叶等。

（三）加工方法

药材如果含挥发油成分较多，采收后宜放在通风处阴干或晾干。在未完全干透之前要扎缚成捆，然后再晒至全干，以免在干燥后捆扎易碎，如紫苏、大青叶、薄荷等。有些可直接晒干，如穿心莲、金钱草、车前草等。但对一些肉质药材，如垂盆草、马齿苋等，茎叶内含水量较高，宜先用沸水烫后再干燥。

四、全草及茎叶类药材资源可持续利用技术

全草及茎叶类药材采收时，有些只利用一次，植株不能继续生存或影响极大，如广藿香、细辛等，有些可以重复利用，如麻黄、薄荷、仙鹤草等可多次采割。该类药材采收对环境影响不大，采收技术简单，投入成本较低。

（一）资源培育技术特点

1．资源培育生产模式

该类植物可以采用多种生产模式进行资源培育。①野生抚育：对于野生资源具有利用价值和前景的品种，如槲寄生、麻黄、淫羊藿等，可采用野生抚育的方式，省时省力。②集约栽培：对于易于种植的大宗常用品种，如穿心莲、薄荷、广藿香、广金钱草等，可采用集约栽培，进行规范化生产，确保优质高产，提高经济效益。③仿野生栽培：对于野生资源具有利用价值、人工栽培起步较晚的品种，如石斛、麻黄等，可采用仿野生栽培，以补充市场的供应。

2．良种选育和繁殖

栽培品种，对规模化人工种植药材的产量和质量都具有很大影响，应根据栽培条件和生产目的，因地制宜，选育适宜栽培品种，并进行繁育。如广藿香，有石牌藿香、高要藿香、海南藿香、湛江藿香等多个栽培品系，人工种植时应因地制宜，选用适宜的品种，以获得优质高产。

3．增加田间管理

全草及茎叶占植物体的绝大部分，当温度、湿度、光照适宜时，营养体生长旺盛，加强水肥管理是提高该类药材产量、品质的重要途径。如广藿香的最终收

获物是以营养器官茎、枝、叶为重点，重施氮肥，加大 N、C 比，可促进地上和地下部分营养器官的快速生长，使之尽快形成较宽大的冠幅，为优质高产打下物质基础。

（二）实现资源可持续利用的技术途径

1. 采取有效的保护措施，保护好野生资源

对于濒危品种应采取各种措施加强资源保护。在药用植物资源紧缺，且分布比较集中的区域，如石斛等，应建立自然保护区，采取有效措施，绝对控制对野生药材资源的采挖，使其原有的生态环境得以恢复，野生种质资源才可以延续。对于具有野生资源利用潜力的种类，应加强对野生资源的抚育。目前尚有不少全草、茎叶类药材还没有进行人工驯化，主要依靠采挖野生资源来满足医药市场需求。对这些野生资源尚不紧缺，还没有进行人工栽培的品种，如小蓟、甜地丁、刘寄奴等，应加强对野生资源的抚育，进行合理采挖，使自然资源能得到持续利用。

2. 开展野生变家栽和仿野生栽培技术研究，建立中药材生产基地

有些全草类植物，如麻黄、石斛等，可以多年连续采收，可以采用半野生化栽培，具有药材质量好、投资少、见效快等优点。对于易于种植的大宗常用品种，如穿心莲、薄荷、荆芥、益母草、广藿香、广金钱草等，应在道地药材生产区，建立中药材生产基地，规范生产过程，这是实现药用植物资源可持续发展的重要途径。

3. 利用生物技术，提高种苗质量

利用无性快繁的手段，可以在短时间内为生产提供大量的种苗，以缓解繁殖困难，或濒危药用植物在野生驯化过程中出现的种子、种苗紧缺的现状，如石斛、广藿香等。

五、全草及茎叶类药材资源可持续利用范例

（一）麻黄资源可持续利用要点

麻黄为麻黄科植物草麻黄 *Ephedra Sinica* Stapf、中麻黄 *E. intermedia* Schrerk et C. A. Mey. 或木贼麻黄 *E. equisetina* Bge. 的干燥草质茎，别名龙沙、狗骨、卑相、卑盐等，为常用中药。麻黄科麻黄属植物全世界约 40 种，我国有 13 种及 3 个变种。除 2005 年版《中国药典》规定的三种正品麻黄外，麻黄属的其他植物如西藏中麻黄 *E. intermedia* Schrenk ex Mey. var. *tibetica* Stapf.、山岭麻黄 *E. gerardiana* wall.、丽江麻黄 *E. likiangensis* Florin、窄膜麻黄 *E. lomatolepis*

Schrenk. 等体内都含有麻黄素成分，可作为提取麻黄素的原料。在我国，麻黄主要分布在北纬 35°~49°范围内，包括东北、华北和西北地区。主产地在内蒙东部科尔沁草原、内蒙西部毛乌素沙漠及青海、甘肃和新疆地区。

1. 生态学和生物学特性

麻黄耐热、耐寒、耐旱、喜光、嗜温，适宜在光照充足、空气湿度低、土壤水分少、透气性好的砂性土壤中生长。盐碱和黏重土壤不宜栽种。

一年生的麻黄不开花，到第三年才开始开花。初次开花的花序不多，随着年限的增加，逐渐增多。其花为雌雄异株，靠风媒传粉，故授粉率不高。野生麻黄当年开过花结过果的植株，第二年不再开花结果，相隔 2 年又开花结果。麻黄种子生活力与发芽力很强，正常种子完全成熟后，发芽率可达 60%~80%，无休眠期。种子在地温 15℃~20℃发芽最快。种子播种后，一般 7 天即可出苗，约 15~20 天出齐。

2. 采收加工技术要点

麻黄地上茎经过冬季休眠后，春天再从基部发出新的枝芽，生长到 8 月份，停止生长。这时植物体中的有效成分含量最高（尤以 3 年生的最佳），是采收的最佳季节。人工种植的麻黄，生长三年后，选择在麻黄有效成分含量最高的 8~9 月收割。第一次采割后，一般需要生长二年后才能再进行第二次采割，作为工业原料，人工种植的可以每年采割一次，其成分含量变化不大。

采收时用镰刀割取地上枝条，切忌连根挖取。这样既可保证原料的纯度，又可促使麻黄分蘖，提高生物量的产量。将采收的麻黄除净泥土后，堆积在避风干燥的室内和户外阴干。切忌日光照射或暴晒过久，否则麻黄颜色变黄白，品质不佳，影响疗效。

3. 药用价值和资源开发

麻黄味辛、微苦，温。归肺、膀胱经。有发汗散寒、宣肺平喘、利水消肿的功能，有肺经之专药，治感第一要药之称。临床上用于风寒感冒、胸闷喘咳、支气管哮喘、支气管炎、水肿等。其成分含有生物碱类，主要为左旋麻黄碱，占总生物碱的 80%~85%；其次为伪麻黄碱、L-N-甲基麻黄碱、D-N-甲基伪麻黄碱、去甲基麻黄碱、去甲基伪麻黄碱、麻黄定碱等。此外尚有挥发性的苄甲胺、儿茶酚、鞣质及少量挥发油。药理研究表明，麻黄通过发汗开发腠理，驱除风寒表邪；通过解除支气管平滑肌的痉挛、抗炎、抗过敏、解热、抗病毒、减少支气管黏膜的肿胀等作用而宣肺平喘；通过利尿、发汗消除水肿。

在我国，麻黄入药可分为两类：一类以麻黄提取物入药，作为制备西药的原料，目前广泛用到临床上的有左旋麻黄素和右旋麻黄素。麻黄提取出的挥发油对流感病毒（亚洲甲型 AR8）有抑制作用，麻黄挥发油乳剂有解热和镇静作用。

另一类主要以麻黄的地上部分（全草）或根入药。麻黄除具有平喘止咳的作用外，还能升高血压，收缩血管，增加冠状动脉血流量，兴奋中枢神经系统等。

我国每年需要 20 万吨的麻黄原料，提取麻黄素后剩余的渣子数量十分可观，可用于：①制纤维板：把麻黄渣子和其他长纤维的原料如芦苇、木材等混合加工成纤维板，其板材质量好，同时也降低了成本，增加了效益。②加工成饲料：因麻黄渣子中含有一定量的粗脂肪和粗蛋白，可与其他饲料混用，在青黄不接时用于饲养牲畜。③把麻黄渣子加工成木炭，不仅火力大且耐烧。

此外，麻黄为多年宿根植物，其根系发达粗壮，入土深达 8m，具有很好的防风固沙效果。种植麻黄可避免开发的土地再次沙化，具有一举两得的效果。

4. 资源培育和可持续利用技术

（1）保护野生资源，加强人工抚育：我国是全球天然麻黄最大的主产地，由于长期以来，大规模的乱采滥挖，使得天然麻黄资源枯竭，麻黄碱含量下降，品质变劣，并造成生态环境急骤恶化，土地沙化，水土流失。因此，加强野生麻黄资源保护，既能维持生态平衡、环护环境，又是可持续发展的需要。麻黄具有很强的再生能力，为保证麻黄质量，使麻黄有一个生息机会和物质积累的过程，应划分轮采区，封育轮采，每 2~3 年轮采一次。

（2）结合环境保护工程，发展半野生化栽培：麻黄具有良好的水土保持和防风固沙功能，适度采收地上部分不会对环境造成严重影响。结合环境保护工程，发展半野生化种植应是今后资源培育的重要发展方向。采用人工抚育的办法，更新常年不采割枯死的老植株，促使麻黄分蘖，提高生物量的产量，使植被得以恢复更新。

（3）加强适生地区域和规范化栽培技术研究，大力开展人工种植：目前人工栽培的麻黄种类主要为草麻黄、中麻黄、蓝麻黄及木贼麻黄。根据不同地区和生境条件选择适宜的种类。麻黄可以扦插繁殖，也可分根繁殖，但大面积栽培时要保证充足的繁殖材料，就必须用种子繁殖。

（4）利用现代生物技术，提高麻黄种苗质量：目前人工种植麻黄的种源主要依靠采集野生种子育苗，由于野生麻黄的种源是一个混杂的群体，人工栽培的麻黄在形态、发育和有效成分含量上都有所差异，严重影响麻黄的产量和质量。利用现代生物技术，开展麻黄的组织培养和新品种选育研究，为培育高品质（含碱量）新种质及其快速繁育奠定基础。目前开展的研究工作有离体培养的器官再生、细胞悬浮培养、麻黄雌配子体离体培养单倍体植株的建立以及愈伤组织的培养等。

（二）广藿香资源可持续利用要点

广藿香为唇形科植物广藿香 *Pogostemon cablin* （Blanco） Benth. 的干燥地上部分。别名枝香、石牌藿香、高要藿香、藿香等，为我国著名的十大南药之一，原产于菲律宾、马来西亚、印度等国。早在宋代时，就由华侨从南洋传入我国，如今栽培已有上百年的历史，主产于海南省琼海、琼山、万宁及广东省广州市郊石牌、高要、肇庆、吴川、电白、廉江、江门及湛江等地，广西、云南、台湾、四川等地区也有少量种植。

1．生态学和生物学特性

广藿香原产热带地区，引种到我国热带、南亚热带地区栽培，由于年积温比原产地低，很少见开花，开了花亦不结果。其喜温暖湿润，怕低温、严寒、干旱，为阳生植物。适宜在年均温20℃～25℃以上的地区生长。植株能耐短暂的0℃低温，当气温低于-2℃或者反复出现霜冻时，植株叶片会大量脱落，甚至被冻死。苗期喜多雨，宜在荫蔽度50%左右的环境下生长；成株期喜多雾、湿度大和全光照的环境，但怕暴雨和积水。栽培时宜选土层深厚、排水良好、疏松肥沃、微酸性的砂壤土。

2．采收加工技术要点

广藿香的采收期因各地气候条件不同（挥发油、广藿香酮含量差异较大）而异，水田栽培6～8个月，坡地栽培8～11个月，宜选择晴天露水刚干后进行。收获方法有整株连根拔起和留茬分期收割二种。药材采收后，先晒至叶片稍皱缩，再经堆积发汗数次，晒至全干，除去根部，即得。供蒸油用的广藿香，先将茎叶晒干，再堆放一段时间后，及时提取挥发油。

3．药用价值和资源开发

广藿香味辛，性微温。具有芳香化浊、和胃止呕、发表解暑的功能，主要用于湿浊中阻、脘痞呕吐、暑湿倦怠、胸闷不舒、寒食闭暑、腹痛吐泻、鼻渊头痛等症。主要含挥发油约1.5%～6%（其中干草含2%～2.8%，干叶含4.5%），油中主成分为广藿香醇，约占52%～57%，主要抗真菌成分为广藿香酮。其他成分有苯甲醛、丁香油酚、桂皮醛、广藿香醇、广藿香吡啶等，另有多种其他倍半萜，如β-榄香烯，石竹烯、γ-广藿香烯、α-广藿香烯等。研究表明，海南广藿香的挥发油（2%以上）含量比石牌广藿香（0.4%）高，但抗菌的成分广藿香酮则含量甚微，而石牌广藿香则刚好相反，即挥发油含量虽不高，但油中广藿香酮却较高。经验认为，石牌香药用最佳，高要产者次之，但气味强烈。药理研究表明：广藿香具有抗菌、抗病原体、抗病毒、改善胃肠道功能，以及解痉镇痛等作用。

广藿香为我国大宗常用道地南药及外贸出口商品，无论是日常处方用药还是作为医药工业和轻化工业的重要原料（广藿香油除多用作配制丹、膏、丸、散外，亦供作化妆品、定香剂和杀虫剂），其药用量均很大，用途十分广泛。如以广藿香为主要原料制成的"藿香正气丸"等著名中成药就有近30种。

4. 资源培育和可持续利用技术要点

（1）加强规范化栽培，开展集约生产。目前广藿香已经形成多个栽培品系，因地制宜，选育良种是获得高产稳产的前提。石牌藿香，主产于广州近郊的石牌、棠下，品质最佳。高要藿香，主产于高要、肇庆、云浮，质量次于石牌藿香。海南藿香，主产于海南省万宁，常用于提取挥发油或制药工业原料。湛江藿香，主产于湛江、遂溪、电白等地，常用于提取挥发油或制药工业原料。栽培方法常采用育苗扦插和大田直接扦插两种方法。前者可采用长穗或短穗扦插，后者常用长穗扦插。长插穗扦插为传统的繁殖方法，对正在生长的母株影响破坏极大，严重影响当年的产量与质量，且浪费大量的枝条和插穗。经对比试验研究，短穗扦插繁殖同样获得高产量。合理施肥，可促进地上营养器官的快速生长。

（2）开展适生地研究，建立优质药材生产基地。研究表明：育苗地宜选避风的林间平缓坡地，土壤以排水良好、富含腐殖质的砂壤土为好。种植地宜选避风的林间坡地、河旁冲积地、村前村后的五边地等种植，以免强风、台风吹折质地脆弱的枝条。土壤以排水良好，富含腐殖质的砂壤土为好。广东栽培广藿香常与水稻轮作，在晚稻收割后，即翻耕晒田，使土壤充分风化，增加肥力和地温，施以土杂肥、花生麸作基肥，至翌年栽植前再耕翻细耙。

（3）利用现代生物技术，培育优质种苗。传统的繁殖方法是采用广藿香的嫩枝扦插，繁殖速度较慢，种苗供不应求，限制了优良品种的推广。目前生产上存在品种混乱、退化等现象，迫切需要进行培育新品种。利用组织培养方法，给广藿香的品种改良和快速繁殖奠定了基础。据研究报道，以广藿香的根尖、叶片、带节的茎段及茎段为材料，进行组织培养，均能形成组培苗。

（三）石斛资源可持续利用要点

石斛为兰科石斛属植物的新鲜或干燥茎。在我国的76种石斛属植物中，有近40种作石斛药用。《中华人民共和国药典》（2005年版）规定金钗石斛 *Dendrobium nobile* Lindl. 、马鞭石斛 *D. fimbriatum* Hook var *oculatum* Hook. 和铁皮石斛 *D. candidum* Wall ex Lindl. 及其近似种为药用。石斛主要分布于秦岭和长江流域以南，大多数种类都集中分布在北纬15°30′~25°12′之间。产于广西、贵州、四川、云南、广东、安徽、西藏、湖北、湖南、江西、浙江、福建、台湾、海南等省区。以云南种类最多，安徽霍山石斛最为著名，广西、贵州、四川、云南和浙江等地产量为大。

1. 生态学和生物学特性

石斛为典型的热带、亚热带附生植物,喜温暖、湿润和半阴半阳的环境,惧怕严寒、霜冻、强光、过高的温度及积水。常生长于树皮粗厚疏松、树冠生长繁茂的常绿阔叶林的树干、粗枝上,也可在较阴凉湿润,富含腐殖质的石缝、石隙、石槽间生长。其根的一部分固着于附主,起固定和支持作用,并吸收附主的水分和养料;另一部分根裸露在空气中,吸取空气中的水分。

石斛一般生长 2～3 年后开花,植株不断产生萌蘖,其茎的基部或茎节产生不定根而形成新的个体。植株于花后落叶,且一般不萌发新叶而于茎基萌发新枝。由于其种子细如粉尘,种胚尚未发育成熟,又缺乏胚乳组织,种子必须飘落到非常适宜的环境与真菌共生才能萌发,自然条件下的发芽率不及 5%,因此有性繁殖困难,生产上主要采用分株繁殖。

2. 采收加工技术要点

石斛通常在栽后 2～3 年开始采收。一年四季均可采收,而加工石斛宜在 11 月至翌年 3 月,植株萌发前采收。用剪刀或镰刀从茎基部将老植株剪下,注意采老留嫩,严禁整株割光或连根拔起,使留下的嫩株继续生长,以便来年连续收获,达到一年栽种,多年受益之目的。

(1) 鲜石斛:采回的鲜石斛不去叶及须根,直接供药用。或除去须根和枝叶,用湿沙贮存备用。

(2) 干品加工:石斛因产地、种类的不同,加工的方法各异。常用的有砂炒、水煮、蒸、火灰炮和日晒等。铁皮石斛剪去部分须根后,边炒边扭成螺旋形或弹簧状,烘干,习称"铁皮枫斗(耳环石斛)"。

3. 药用价值和资源开发

石斛味甘,性微寒,具有益胃生津、滋阴清热等功效,为中医用以治疗热病伤津,舌干口渴,虚热不退,肺燥干咳,胃阴不足,肝肾阴亏,目失所养,视物昏花及腰脚软弱等症之要药,也是我国著名的传统道地药材及出口中药商品。主要含有多种生物碱,约 0.3%,有石斛碱、石斛胺、石斛次碱等,尚含多糖、氨基酸、黏液质及淀粉等。现代药理研究证明,石斛具有解热、促进胃液分泌、扩张血管、增强免疫功能及延缓白内障的形成等作用。

石斛药用久负盛名,是我国中医传统补阴圣药,在临床上广泛使用,效果良好。其深度开发利用的中成药和保健饮料,如"石斛片"、"石斛夜光丸"、"脉络宁"以及"石斛露"、"石斛精"、"养阴液"、"口香液"等广受人们青睐。同时,石斛历来为我国重要的出口创汇商品,尤以黄草石斛、环草石斛、耳环石斛(铁皮枫斗)名扬海外。

4. 资源培育和可持续利用技术要点

（1）加强野生资源保护：长期以来，石斛的商品主要依赖野生资源，由于其生长环境要求较苛刻，植株矮小，产量较低，加上生态环境的日益恶化，野生石斛繁殖很缓慢，自然更新能力极差，如今其野生资源逐年减少，其中铁皮石斛等名贵品种已成为日益稀少的濒危植物。如果不采取有效的保护措施，后备石斛资源则将有濒临枯竭乃至灭绝的危险。石斛野生变为家种品获得成功，但由于种植条件有限，生产时间较长，生产发展较慢。因此，保护石斛的野生资源，维护生物的多样性已成当务之急。

（2）开展仿野生栽培：石斛的栽培方法因地区、种类而有所不同，常见的有树上、岩石、岩壁、岩墙、阴棚栽培和盆栽等。以树木作为附主时，以选生长在温度较高地方，树干上有苔藓植物的皮厚、含水分多、树冠繁茂的黄桷树、楠木、麻柳树等为佳。以石头作为附主时，应选择地势较低，空气湿度大，表面粗糙附有苔藓，松泡易吸潮的岩石或石壁。石斛的繁殖一般采用无性繁殖，有分株、扦插和高芽 3 种方法，以分株繁殖法为主，即选择生长健壮、根系发达萌蘖多、无病虫害、色泽嫩绿的 1 年生或 2 年生植株作种。在春季或秋季进行，以 3 月底或 4 月初石斛发芽前为好。

（3）开展无土栽培试验，加快资源培育：石斛是一种附生植物，能够进行无土栽培。以锯末为基质，施以用氮、磷、钾等 13 种元素组成的"斯泰纳"营养液，保持基质湿润，石斛长势良好。

（4）加强生物技术研究，加快种苗培养。由于石斛在自然条件下的繁殖率很低，可以用组织培养的方法大量快速繁殖试管苗。石斛组织培养的外植体有种子、假磷茎段、茎节、嫩茎尖等。

☞ **复习思考题**

1. 简述草本药用植物资源可持续利用的技术途径。

2. 简述根和根茎类药用植物的特点、资源培育及可持续利用技术途径。

3. 简述花、果实和种子类药用植物的特点、资源培育及可持续利用技术途径。

4. 简述全草及茎叶类药材资源植物的生物学特点、资源培育及可持续利用技术途径。

第九章

木本药用植物资源可持续利用

　　木本药用植物泛指具有药用价值的木本植物。木本药用植物资源是中药资源的重要组成部分，种类较为丰富，大多数为经济林树种，主要来源于野生资源，多分布于秦岭和长江以南的丘陵、山地，以及东北长白山、小兴安岭等林区。在2005年版《中华人民共和国药典》收载的582种药材和植物油及提取物中，来源于木本药用植物资源的有154种，占总数的26.5%。因此，木本药用植物资源的可持续利用对中医药产业的发展具有重要的意义。随着社会的不断发展和医疗卫生保健事业的进步，中药资源的需求量也在日益增加，如何合理开发利用木本药用植物资源，做好资源保护、管理和可持续利用工作，已经成为必须高度重视和亟待解决的问题。

第一节　木本药用植物资源概述

一、我国的木本药用植物资源

　　我国木本药用植物资源比较丰富，不仅供药用，同时也是重要的林业资源。按形态特征，木本药用植物可以分为乔木、灌木、藤本等植物类型，按照药用器官部位又可分为花类、果实类、种子类、叶类、皮类、根类和茎木类、树脂类等种类。在常用的药材中，木本药用植物资源占很大比例，在中药资源中地位十分特殊，在药用植物资源中具有重要的地位和作用。在生命周期、药用器官形成、繁殖方法、抚育管理等方面与草本植物都具有显著不同的特点，在资源培育、资源开发以及可持续利用技术方面也有其独到之处。

　　目前，中国出口的各类药材约有500余种，来源于木本药用植物的药材主要有，杜仲、厚朴、黄柏、秦皮、钩藤、桑枝、桑叶、枇杷叶、金银花、玫瑰花、松花粉、女贞子、五味子、枳实、枳壳、益智、木瓜、乌梅、山茱萸、枸杞子、山楂、酸枣仁等。1981 年，卫生部、国家中医药管理局和国家工商管理局在关于贵重药材品种的通知中，将从木本药用植物出产的山茱萸、金银花、枸杞子、杜仲、厚朴、肉桂 Presl、沉香、檀香 *Santalum album* L. 等列为贵重药材。

二、木本药用植物资源的分类

木本药用植物资源是我国药用植物资源的一个重要组成部分，在全国应用的中药材中，植物类药材有 800～900 种，约占 90%；其中木本药用植物约 160 余种。根及根茎类 10～15 种，果实种子类 120～180 种，花类 30～40 种，叶类药材 10～20 种，皮类药材 30～40 种，藤本类药材 40～50 种。2005 年版药典收载的 582 种中药材及植物油脂中，木本药用植物有 154 种，其中乔木 93 种，灌木 47 种，藤本 14 种。按入药部位分，花类 14 种，果实类 49 种，种子类 14 种，叶类 11 种，皮类 15 种，根类 18 种，根和茎木类 12 种，茎枝类 9 种，树脂类 5 种，其他类 12 种。

由于各地气候与生态环境条件差异较大，木本药用植物资源的分布也各具特色，且以山地植物为主，各地的药用植物种类的分布与利用也各有其特色。我国木本药用植物资源主要具有以下特点：资源丰富，分布广，珍稀特有种类较多，部分种类处于濒危状态。有些种类栽培历史悠久，特色品种多，规模较大（山茱萸、枸杞、银杏等）。根和茎木类药用树种由于过度利用，野生资源蕴藏量急剧减少。由于资源保护和抚育技术等方面的原因，种群自然更新缓慢，资源质量降低的现象时有发生。

按照自然分类系统，木本药用植物主要集中在裸子植物和双子叶植物中，蕨类植物中也有分布，如杪椤等。中国裸子植物中药用种类有 10 科、27 属、126 种，包括 13 个变种、4 个变型。药用裸子植物资源中近 80% 属于针叶树种，其中最重要的是松科，约占总数的 40%。侧柏为裸子植物中最常用的药用植物。三尖杉科植物有许多种都含抗癌活性物质，均可药用，主要有三尖杉、中国粗榧、海南粗榧和台湾粗榧等。红豆杉科中常用药材种为榧（榧子），其他可供药用的有东北红豆杉、南方红豆杉（血榧）、云南红豆杉和穗花杉等。杉科和罗汉松科中的药用种较少，主要有罗汉松、百日青、杉木、柳杉及中国珍贵的孑遗植物水杉等。苏铁科药用资源主要有苏铁、华南苏铁等。买麻藤科主要是买麻藤和垂子买麻藤。银杏科仅银杏 1 种，目前野生种只残存于浙江天目山和云南东北部等局部地段，其他地区均为栽培。在双子叶植物中以蔷薇科、木兰科、樟科、芸香科、小檗科、豆科等科种类居多，主要种类有：山楂、金樱子 *Rosa laevigata* Michx.、杏、辛夷 *Magnolia biondii* Pamp.、厚朴 *Magnolia officinalis* Rehd. et Wils.、五味子、桂皮、山胡椒、杜仲、黄柏、木姜子、秦皮、钩藤、桑枝、桑叶、十大功劳叶、枇杷叶、金银花、玫瑰花、密蒙花 *Buddleja officinalis* Maxim.、松花粉、女贞子、枳实、枳壳、益智、木瓜、砂仁、乌梅、山茱萸、枸杞子、酸枣仁、郁李仁、木鳖子等。

三、我国木本药用植物资源开发利用状况

中药资源的开发利用，首先是在中医药行业，其产品是饮片及各种形式的药物，其次是用于西药的生产原料，再就是药食两用种类在食品上的应用。随着科学技术的发展和人类保健意识的转变，这种开发利用的内涵正在发生变化。以中药资源为对象的开发研究，已横跨社会不少部门，渗透到许多行业和日常生活的各个方面。产品更是五花八门，丰富多彩，中药资源的优势得到了进一步的发挥。下面对木本药用植物资源在医药以外领域的开发利用情况，及其过度开发导致的资源问题等情况予以介绍。

（一）保健产品的开发利用

随着人民生活水平的提高和对自然生活质量的追求，生活保健品的需求发展十分迅猛，许多保健品都是基于药用植物而开发的。特别是保健食品、保健饮料和药膳方面开发最为常见。许多保健食品和饮料的原料就来源于木本药用植物，如"刺五加蛤蚧精口服液"、"五加参精口服液"、"无花果口服液"等。"娃哈哈儿童营养液"是以枸杞子、胡桃、红枣、薏苡仁、龙眼、山楂、蜂蜜等为原料新开发的无激素类天然儿童营养食品。另外还有"沙棘饮料"、"中华猕猴桃晶"、"中槐茶"等。药酒类主要有"五味子酒"、"养生酒"，"忍冬玫瑰酒"、"山枣蜜酒"、"五加皮酒"、"猕猴桃酒"等。在调味品方面，用砂仁、丁香等8味药物制成的复合味精，既能调味，又可防治心脑血管病。

中药资源的许多开发，都来源于古代本草，并在其基础上扩大、延伸，也有些属于新兴开发项目。例如，《神农本草经》记载了许多食治性药物，如大枣、枸杞子、龙眼、核桃等木本药用植物。目前开发出的各种药膳菜肴、饭粥、面点、汤羹、饮料、酒、糖果等有几百个品种，如"银花露"、"川贝雪梨"等。

（二）日用品和兽药的开发

以木本药用植物为资源，在日用品方面也有大量产品开发，如牙膏、卷烟、香皂、空气洁净剂、保健药枕、电热药毯、药物鞋垫、防裂袜、健身鞋等。主要开发的种类有五味子、黄柏、桂皮、枸杞子、牡丹皮、厚朴、杏仁、山楂、槐花、大枣和沙棘等。

中兽药是祖国医药学的组成部分，有着悠久的历史和丰富的内容，千百年

来，它对中国畜牧业和家庭养殖业的发展发挥了重要的作用。历代本草收载的药物中，都不同程度地包含有兽用药方剂。近年来，中兽药开发有了新的进展，由过去单纯治疗型转向营养保健型。比如，根据扶正固本、增强机体的理论，给蛋鸡服用刺五加制剂，促使鸡输卵管总氮量和蛋白质显著增加，提高了产卵率和卵重。此外，用中药配制的"中草药饲料添加剂"，在家禽及水产养殖方面也收到了明显的效益。

（三）木本药用植物的新资源

随着科学技术的发展，利用植物的亲缘关系寻找新资源的工作取得了飞速发展，近几十年来发现的重要的木本药用植物资源有青海的枸杞子，云南的诃子、儿茶，广西的安息香、龙血树，广东和广西的土沉香、降香、苏木、萝芙木，黑龙江的刺五加等等。在云南南部热带、南亚热带地区发现了治疗高血压的有效药物印度蛇根木的近缘植物云南萝芙木和披针叶萝芙木，含有与蛇根碱相同的生理活性物质，疗效也相近，而毒副作用却比蛇根木弱。以药用活性成分为指标，从近缘科、属中扩大药源，我国已做了大量比较系统和深入的研究工作，已进行研究的主要类群有小檗属、杜鹃属、葛属、萝芙木属、三尖杉属、五味子属、金银花属等。

（四）过度开发利用导致资源危机和物种濒危

木本植物生长周期长，资源恢复困难，由于长期过度利用，使我国木本药用植物资源受到不同程度的破坏，一些种类出现衰退甚至濒临灭绝，有些种类的优良种质资源正面临消失和解体。长叶榧、见血封喉、黄皮树、凹叶厚朴、杜仲、小勾儿茶等多种资源的储量普遍下降，影响到多个中药品种生产和临床用药。个别种类因野生资源稀少，以至无法提供商品或只能少量提供。

四、木本药用植物资源可持续利用技术

木本药用植物具有生命周期长，繁殖方法多样，抚育管理技术性较强，以及有些种类药用器官部位和采收方法独特等特点，在资源培育和可持续利用技术方面与草本植物存在着较大差别。木本药用植物资源培育和可持续利用技术途径归纳为以下几个方面。

（一）加强资源管理，制定可持续发展规划

对现有资源进行普查，包括野生和人工种植的木本药用植物资源，对植物种类、资源储量、分布地点、种群规模、生态环境等进行详细调查，并据此建立木

本药用植物资源信息数据库。根据社会需求预测，制定未来发展规划，并对资源的保护、开发与利用进行宏观规划，以满足社会需求，实现资源可持续发展。

（二）加强资源保护，提高抚育管理水平

对于野生资源丰富的种类，如山茱萸、连翘等，加强现有（野生）资源的抚育，应在开发利用的同时注重资源保护，同时还要加强人工栽培技术研究，扩大人工种植规模。对于资源缺乏的种类，应大力发展荒地人工栽培，减少对野生资源的采挖。根据各地的资源优势和技术优势，建立木本药用植物生产基地，形成特色品牌与品种。对于珍稀濒危种类加强保护，还要研究开发新的药用植物资源种类，可以采用就地保护或迁地保护，收集种质资源，建立资源圃及种子库，如厚朴、沉香、降香等。

（三）利用现代林学和园艺技术建立药材资源基地

多数木本药用资源也是重要的林业资源，因此对其培育应该利用现代林学技术。如建立沉香、降香、厚朴、黄柏、银杏、杜仲、辛夷等药用和木材兼用林，既满足药用又满足林木需求。并将优良品系培育，整形修剪，矮冠密植，就地嫁接，高接换头等园艺技术引进木本药用植物资源的培育，以提高药材产量和质量，加快资源培育速度。例如，银杏、辛夷、红豆杉等木本药材的培育，都引进了林业和园艺方面的新技术。

（四）利用生物技术开发新资源

木本药用植物多数生长较缓慢，一般多年后才能药用。利用生物技术培育木本药用植物资源具有重要的实用价值，在优良品种选育、无性系繁殖以及次生代谢产物的工业化生产等方面都有广阔的应用前景。利用组织培养技术，在银杏、红豆杉等药用活性物质（次生代谢产物）的培育方面，已经有了初步的研究成果。

另外，可以通过基因工程技术进行木本药用植物有效成分转基因产品的开发，将药用植物有效成分的基因转移到其他易于人工培养的植物上进行表达，进行规模化生产，提取药用成分。这样既能满足市场需求，又能快速规模化生产，还能保护野生木本药用植物资源。

第二节　花果种子类药材资源可持续利用

花、果实和种子类药用植物是以花、果实或种子等植物器官入药的药用植物的统称，药用部位主要包括干燥的单花、花序、果穗、完整果实、成熟种子等部分。

一、花果种子类药材资源

在木本药用植物中，以花、果实和种子入药的种类分布范围较广，种类较多，资源较为丰富，如枸杞子、山楂、酸枣、杏、山桃、乌梅、辛夷、连翘、山茱萸等。该类资源以野生和半野生状态较多，如连翘、女贞子、金樱子等。有些种类具有悠久的栽培历史，生产规模较大，特色品种较多，如山茱萸、枸杞、银杏等。

花、果实和种子类木本药用植物资源，主要分布在双子叶植物中，拥有种类较多的科依次为蔷薇科、芸香科、豆科、樟科、木犀科等。该类药用植物资源中，常用的种类约 70～85 种，其中乔木约 45～50 种，如山茱萸、辛夷、槟榔等。灌木类约 20～25 种，如玫瑰、栀子等。藤本类约 5～10 种，如金银花、五味子等。

对花、果实和种子类木本药用植物资源的开发利用主要集中在如下几个方面：①传统中药的应用，如山茱萸、枸杞子、金银花、酸枣仁、槟榔、化橘红等；②中药保健食品开发，如玫瑰茶、玫瑰油、银花露露、沙棘饮料、五味子酒等；③中药化妆品开发，主要利用该类药材中含有的蛋白质、氨基酸、内酯类、糖类、有机酸、酚类、苷类、挥发油、类固醇、生物碱、磷脂、色素、微量元素及维生素等成分；④天然色素及香料开发，如从栀子的果实中得到黄色素等。

二、花果种子类药材的采集

该类药材的采收因种类和入药部位不同，采收时期和采收方法也不尽相同。花类药材一般在春夏花蕾期采收，如金银花、辛夷、莞花、丁香、槐花等。花类中药材，主要靠人工采收或收集，宜阴干或低温干燥，在加工时除保证活性成分不致损失外，还应保持花色鲜艳、花朵完整。一般在采收后需直接晒干或烘干，并应尽量缩短烘晒的时间。果实和种子类木本药用植物，一般在秋末果实和种子成熟时采收，多是人工采摘。果实和种子采后，有的需经烘烤或略煮去核，如山茱萸，有的为了加速干燥需用沸水微烫，捞出晒干，如五味子等。种子类药材一般在采收时多带果壳和茎秆，晒干后应除净，取出种子；有的种子药材还应去皮、去瓤、去心，如杏仁等；也有的要求留外壳，临用时再敲破取用种子。

三、花果种子类药材资源可持续利用技术

（一）资源培育的特点

木本药用植物具有生长周期长的特点，花、果实和种子可以连续多年收获。因此，该类资源的培育，与其他药材种类相比具有其独到之处：①该类资源采收基本不破坏树体，但树体一旦被破坏，就难以恢复。例如，山茱萸实生苗 7～10 年才能挂果。②多数药用花、果实和种子的木本植物，对土壤要求不严格，野生资源较为丰富，人工培育可不用优质农田，可以利用荒山荒地进行半野生化种植。例如，连翘、栀子、五味子、金银花等。③优良栽培品种的药材产量大、质量高，采用无性繁殖可以保持其优良性状，可通过嫁接方法进行繁育，对种子繁殖困难的有些种类，可进行扦插育苗或组织培养育苗，然后再进行移栽培育。例如，银杏、辛夷、山茱萸等。④该类药用植物的管理技术与草本差异很大，一般都需要采用整形修剪技术，以提高药材的产量和质量。例如，枸杞、金银花等。

（二）可持续利用技术途径

1. 保护野生资源，加强人工抚育

花、果实和种子采收时虽然对植物体破坏程度较小，但也需要进行资源的抚育及保护。可以采用封山育林等措施保护野生资源，采用整形修剪、清除杂草等抚育措施保护其野生及人工栽培植物种群，维持种群多样性，有效地保护其种质资源，扩大资源生产。例如，对连翘野生资源实施就地保护，并辅助整形修剪等抚育技术，以扩大其居群优势，提高药材产量。

2. 加强资源更新技术研究

该类药用植物资源的自然更新，对药材资源的扩大生产和可持续利用，都具有重要意义。目前，该类药用植物的更新技术尚处于起步研究阶段，应加强自然更新规律研究，开展无性繁殖或人工辅助促进天然更新技术研究，对群落结构进行调整，扩大种群数量，提高种群质量。

3. 开展种植技术研究，建立优质资源生产基地

开展规范化种植技术研究，发展优质药材生产基地，减少市场对野生药用植物资源的依赖，是解决该类药材资源市场紧缺的重要生产途径。目前有些药材种类已经开始建立规范化生产基地，如山茱萸、金银花、化橘红、枸杞子等。这些基地的建设为进一步开展规范化生产提供了可借鉴的良好经验。半野生化栽培应

是该类药用植物资源培育的一种重要方式，特别适合连翘、栀子、五味子等对土壤肥力和管理措施要求不甚严格的种类。

4．开发和利用资源

随着科学技术的不断进步，中药资源的开发利用水平不断提高，一方面，可以利用现代生物技术，开发替代新资源，培育优良栽培品种，提高优质种苗的繁育能力。另一方面，可以利用现代科学技术，寻找新的资源种类，开发和利用花、果实和种子类药用资源的新用途，增加资源的利用率。如，可开发新的天然香料、甜味剂、苦味剂、天然化妆品等，使该类药材资源在保健、疾病预防以及提高生活质量等方面充分发挥作用。

四、花果种子类药材资源可持续利用范例

（一）山茱萸资源可持续利用要点

山茱萸为山茱萸科植物山茱萸 *Cornus officinalis* Sieb. et Zucc. 的干燥成熟果肉。茱萸属植物全世界 4 种，我国产 2 种：山茱萸及华山茱萸 *C. chinensis* Wanger.。《中华人民共和国药典》（2005 年版）仅记载山茱萸 1 种。河南南阳、浙江杭州、陕西汉中等地区有集中分布，也是我国山茱萸主产区。

1．生态学和生物学特性

山茱萸适宜温暖、湿润的气候条件，正常生长发育、开花结实要求平均温度为 5℃～16℃，10℃以上有效积温 4 500℃～5 000℃，全年无霜期 190～280 天。花芽萌发需气温在 5℃以上，最适宜温度为 10℃左右，如果温度低于 4℃则受危害。花期遇冻害是山茱萸减产的主要原因。山茱萸喜阳光，透光好的植株坐果率高。山茱萸根系比较发达，耐旱能力较强，对土壤要求不严，能耐瘠薄，在土壤肥沃、湿润、深厚、疏松、排水良好的砂质壤土中生长良好。冬季严寒、土质黏重、低洼积水以及盐碱重的地方不宜种植。

山茱萸从种子播种出苗到开花结果一般需要 7～10 年，若采用嫁接苗繁殖，2～3 年就能开花结果。根据结果情况，山茱萸的生命周期可分为幼龄期（实生苗长出至第 1 次结果，一般为 7～10 年）、结果初期（第 1 次结果至大量结果，一般延续 10 年左右）、盛果期（大量结果至衰老以前，一般持续百年左右）、衰老期（植株衰老到死亡）。山茱萸是近浅根性树种，根系较大，侧根较粗而多，须根和根毛较发达。春季根系于枝叶萌发前开始生长，地上部落叶之后停止生长。山茱萸的萌芽力很强，有叶芽和花芽之分，枝条一般从叶芽发出，分枝对生，一般可达 10 个左右。山茱萸的花芽为混合芽，在 5 月底至 6 月初开始分化，其分化过程可分为花序的形成阶段和花的形成阶段，各阶段需时一个多月，到 8

月花序基本分化完成。花蕾经过越冬于翌年春季开放。初花期一般在3月初,整个花期约1个月左右。叶一般在3月上旬展开,4月下旬初步形成,4月底叶的生长速度减慢,5月上旬停止生长。山茱萸果实生长期在4月上旬至10月中下旬,历时200余天。4月下旬至5月底是果实迅速生长期,是营养物质补充的阶段,干旱或养分不足将导致大量落果。

2. 采收加工技术要点

当山茱萸果皮呈鲜红色时,便可采收。因各地自然条件和品种类型不同,采收时期也有所不同,一般成熟时间为10~11月,果实采摘时期对产量和质量都有很大影响。果实成熟时,枝条上已着生许多花芽,采收时,应一束束地往下摘,以免损坏花芽。产地加工一般要经过净选(除去枝梗、果柄、虫蛀果等杂质)、软化(将果实在沸水中煮、上笼蒸和放入竹笼,用文火烘至果膨胀变柔软)、去核(将软化好的山茱萸趁热挤去果核)、干燥(自然晒干或烘干)四个步骤。

3. 药用价值和资源开发

山茱萸味酸涩,性微温,补益肝肾,涩精固脱,临床应用较为广泛,是许多中成药的主要原料。以山茱萸为主要原料的中成药主要有六味地黄丸、知柏地黄丸、麦味地黄丸、归芍地黄丸、明目地黄丸、杞菊地黄丸、男宝胶囊、肾气丸、松鹤补酒、三宝丹胶囊、清宫长春胶囊、国光福寿乐、还少丹、益髓冲剂、海马补肾丸、七味都气丸、右归丸、左归丸、龙牡固精丸、锁阳固精丸、固精补肾丸、济生肾气丸、至宝三鞭丸、海马三肾丸、杜仲补天素、大补元煎丸等。

除药用外还常用于食疗。山萸肉汤,具止汗固脱之功,常用于大汗精疲力竭,神倦怠惰等。莲子萸肉糯米汤具补肾安胎之功,用于先兆流产、习惯性流产。柿饼红枣山萸汤有补益肝肾、收敛藏精、滋养精血而助元阳之不足的功能,常用于肝肾不足,精气失藏所致的腰膝酸冷,耳鸣耳聋,阳痿遗精,小便频数,崩漏带下,倦怠懒动,动则气喘等。萸肉小麦山药汤用于益气养血。

山茱萸在保健品和化妆品等方面有不少开发利用,已经开发的产品有保健酒等,河南省出产的中国养生酒,就是以山茱萸为主要原料制成的。国外有用山茱萸制成的果酱、果冻和蜜汁罐头等多种食品、保健饮料和食品添加剂。山茱萸可用于美容,《本草品汇精要》载:"主添精髓,悦颜色。"美容产品方面有待于进一步开发利用。

4. 资源培育和可持续利用技术

(1) 保护现有资源,加强抚育管理:山茱萸具有种内变异现象,目前山茱萸产区现存很多百年以上的古树,表现出多种栽培类型,是山茱萸丰富的种质资源。保护好这些资源,对山茱萸单株优选,选育产量高、品质好、抗性强的植株具有重要价值。加强对这批资源的管理，提高产量和质量，对满足市场需求具有重要作用。

（2）加强规范化种植技术研究：山茱萸可以采用多种繁殖方法：种子繁殖，秋季 9～10 月采收果实，漂洗出种子，可立即进行秋播，也可以用湿沙低温层积，至翌春 3 月中旬至 4 月上旬播种；嫁接繁殖，采取 1 年生枝条做接穗，方法有芽接和枝接法；压条繁殖，春季萌动前，将近地面的 1～2 年生幼枝，环割一圈，深达木质部，压入土中，枝梢露出地面，待长出新根后于第二年春发芽前移栽。山茱萸在生长期内，追肥 2～3 次，可提高座果率，增加产量。开花坐果期间，如遇干旱天气，要及时浇水，以免影响产量。

（3）加强整形修剪技术研究，提高产量和质量：山茱萸以短果枝及短果枝群结果为主，萌发力强，成枝力弱，一般采用自然开心形和主干分层形两种丰产树形。整形修剪宜在冬季进行，对于枝条修剪，应以"轻短截为主，疏剪为辅"。

（4）利用现代科学技术，选育优良品种：山茱萸果实存在多种变异类型，可以作为优良栽培品种的基础材料。按果实形状可以分为圆柱形果型（石碌枣）、椭圆形果型（正青头枣）、长梨形果型（大米枣）、短梨形果型、长圆柱形果型（马牙枣）、短圆柱形果型（珍珠红）、纺锤形果型（小米枣）等，依据果实色泽分为珍珠红、青头郎等类型。从果实的形状、大小、颜色、产量、干果肉（药材）率等经济价值综合分析，一般认为圆柱形果型（石碌枣）、短圆柱形果型（珍珠红）为优质类型；长圆柱形果型（马牙枣）、长梨形果型（大米枣）等为中产保留型；纺锤形果型（小米枣）、笨米枣等为低产劣质型。利用生物技术和良种选育技术，对山茱萸进行矮化品种和无核化果实选育，应该作为山茱萸育种研究的重要方向。

（5）开展山茱萸适生地和道地性研究，建设高质量生产基地：山茱萸适生区域特殊，在北纬 33°～37°、东经 105°～135°之间的亚热带与北温带交界地带呈岛状分布，气候适应范围较窄。从浙江杭州到秦岭西段，为山茱萸的自然分布带，超出此分布带常不结果或结果极少。由于引种栽培，在我国长江以北，秦岭、伏牛山、天目山区的广大中低山丘陵地区都有人工栽培，甚至在河北省中部地区也有引种栽培，人工种植区较其自然分布区要广。开展适宜种植区域研究，对保证山茱萸产量和质量都具有重要价值，对其引种栽培具有指导作用。

（二）枸杞子资源可持续利用要点

枸杞为茄科植物宁夏枸杞 *Lycium barbarum* L. 的干燥成熟果实。枸杞属有 80 多种植物，主要分布于南、北美洲，我国有 7 种，3 个变种，多数分布在西北和华北。《中华人民共和国药典》（2005年版）仅记载宁夏枸杞1种。枸杞自然分布于内蒙古、山西、陕西、河北、甘肃、宁夏、新疆、青海等省区，主产于宁夏，在内蒙古和新疆也大量引种。

1. 生态学和生物学特性

枸杞是一种适应性很强的阳性树种，通风透光是枸杞高产的重要因素之一。对土壤的适应性很强，耐旱能力强，怕积水，但喜湿润条件，尤其是果熟期不能缺水。常生于土层深厚的沟岸、山坡、田埂和宅旁。目前在我国中部和南部不少省区都有引种。一般情况下，枸杞树的生命周期可达100年以上，可分为5个时期：苗期，一般生长1~2年；结果初期（幼树期），约生长4~5年；结果盛期，栽植后5~35年；结果后期（盛果后期），栽植后35~55年；衰亡期，栽植生长55年以上。

2. 采收加工技术要点

枸杞鲜果分夏果和秋果两种，夏果的采果期在6~8月，秋果的采果期在9~10月。一般当果实8~9月成熟时（果色橙红，果实稍软，果蒂疏松），即可采摘。采收根皮主要以野生枸杞为主，最佳的采收时期为春季，此时浆气足，皮黄而厚，易剥落，质量最好，一般都是直接将根从地内挖出，然后剥皮。

果实干燥，一般利用太阳光进行自然干燥，将采收下来的鲜果及时摊放在干燥盘上（长2m、宽1.2m），摊的厚度约2~3cm，先在阴凉处放置2天，然后放在较弱日光下晾晒，10天左右即可晒干。注意不能在烈日下暴晒或用手翻动，以免果实起泡变黑。

3. 药用价值和资源开发

枸杞性味甘平，归肺、肝、肾三经，以滋补肝肾、益精明目功能著称。枸杞营养丰富，一般含糖量为22%~52%，蛋白质为13%~21%，粗脂肪为8%~14%，每100g枸杞子中约含胡萝卜素（维生素A）3.96mg，硫胺素（维生素B_1）0.23mg，核黄素（维生素B_2）0.33mg，抗坏血酸（维生素C）3mg，烟酸1.7mg，钙150mg，磷6.7mg，铁3.4mg，并含有亚油酸、苷类、胺类及锗等，在药理上有降低血糖、胆固醇的作用，并可扩张血管，降低血压。枸杞作为滋补强壮剂，其作用早已被临床应用所证实，枸杞酒补血益气，枸杞与人参、龟甲、鹿角结合熬膏，具有填精补髓、益气强壮之功效，枸杞子与五味子用开水浸泡后代茶饮，能解除疲劳。

枸杞叶有降压和保肝作用，枸杞叶和花朵具有较高的营养价值，民间常用嫩茎叶做菜。如用枸杞嫩尖叶炒鸡蛋，或切碎后与豆腐干加酱油、盐、糖、醋、麻油拌食。据介绍，用枸杞鲜叶和花朵，加上豆豉、葱等熬煮成粥，具有补精养血之功效。其果实与鸡或排骨炖煮，不但味道鲜美，更有补肾壮腰的作用。枸杞作为保健食品，也已得到广泛应用，目前生产较多的保健产品主要有：糖、罐头、枸杞精、茶、口服液、饮料、油、酒等产品。

4. 资源培育和可持续利用技术

（1）收集保护种质资源，选育优良栽培品种：枸杞属植物在我国有 7 种，3 个变种，在 7 种中，传统作药用的有 3 种，分别是宁夏枸杞、枸杞、新疆枸杞。新近引入药用的有黑果枸杞 *Lycium ruthenicum* Murr。野生资源较为丰富，且分布较为广泛。中心分布区域是在甘肃河西走廊、青海柴达木盆地以及青海至山西的黄河沿岸地带。历史上，甘肃省张掖（古称甘州）一带的产品称"甘枸杞"，宁夏回族自治区中卫、中宁地区的产品称"西枸杞"，天津地区的产品称"津枸杞"，新疆的称"古城子枸杞"。丰富的种质资源为优良栽培品种选育奠定了基础，需要加强保护。宁夏农林科学院，多年来开展枸杞良种选育工作，从原主栽品种大麻叶枸杞中选育出宁杞 1 号枸杞和宁杞 2 号枸杞两个优良品种。

（2）加强规范化种植技术研究，建设高质量生产基地：在培育过程中，枸杞一般采用先育苗后移栽的方法，枸杞育苗方法有播种、枝条扦插、根蘖、压条和组织培养等 5 种方法，生产上以播种和扦插育苗为主。播种育苗在春、夏、秋三季都可进行，但以春季播种为好，一般选择肥沃的砂壤土作苗圃，移栽定植可在春季或秋季进行。目前宁夏的枸杞生产已成为当地支柱产业之一。

（3）加强整形修剪和优质高产田间管理技术研究：整形修剪是枸杞生产的一项重要技术手段，也是保证优质高产的重要措施。根据枸杞的生长结果特性、立地条件和栽培管理水平等特点，通过整形修剪，使枸杞形成牢固的树冠骨架和合理的冠形结构，为后期的结果和丰产打好基础。

（4）加强适生地栽培研究：目前全国很多地方都有枸杞的引种栽培，不同产地的产品质量和产量存在较大差异，盲目引种必将造成不必要的损失。加强适生栽培地研究，防止盲目引种，保证优质高产基地的建设，应作为今后资源培育的一项重要工作。

（三）金银花资源可持续利用要点

金银花来源于忍冬科植物忍冬 *Lonicera japonica* Thunb. 的花蕾，同属植物红腺忍冬 *L. hypoglauca* Miq.、山银花 *L. confusa* DC. 及毛花柱忍冬 *L. dasystyla* Rehd. 的干燥花蕾亦均作金银花入药。但《中华人民共和国药典》（2005 年版）仅收载忍冬 *Lonicera japonica* Thunb. 1 种。主产于山东、河南等地。红腺忍冬主产于浙江、江西、福建、湖南、广东、广西和四川等省区，山银花主产于广东、广西和云南等省区，毛花柱忍冬主产于广西。

1. 生态学和生物学特性

金银花喜温暖湿润的气候，喜长日照，生长适温为20℃~30℃，一般气温不低于5℃便可发芽，春季芽萌发数最多。适应性较强，耐盐碱，能耐寒耐热，较耐旱耐涝。生根力强，根系发达，细根很多，插枝和下垂触地的枝，在适宜的温湿度下，10天左右便可生根，花多生在外围阳光充足的枝条上。对土壤要求不严，但在疏松、肥沃、深厚的土壤种植，根系发达，生长良好，产量较高。土壤湿度过大，会影响生长，叶易发黄脱落。适宜在阳光充足和通风良好的地区栽植，北到吉林，南到福建都可栽培。

2. 采收加工技术要点

金银花从孕蕾到开放约需5~8天，大致可分为幼蕾（绿色小花蕾，长约1cm）、三青（绿色花蕾，长约2.2~3.4cm）、二白（淡绿白色花蕾，长约3~3.9cm）、大白（白色花蕾，长3.8~4.6cm）、银花（刚开放的白色花，长约4.2~4.78cm）、金花（花瓣变黄色，长约4~4.5cm）、凋花（棕黄色）等7个阶段，商品中常包括5个不同发育阶段的花。药农根据发育阶段将其分为米蕾期、三青期、二白期、大白期、银花期及金花期等不同时期。经验认为，采收二白期和大白期花蕾入药质量最好。而且采摘应在上午11时左右绿原酸含量较高时进行。

金银花采摘后应快速干燥，主要干燥方法有：日晒、火炕、蒸笼干制、电烘干等，但生产上常用的主要有日晒和火炕。

3. 药用价值和资源开发

金银花性寒，味甘，具有清热解毒、凉散风热之功，用于痈肿疔疮，喉痹，丹毒，热血毒痢，风热感冒，温病发热。忍冬藤具有清热解毒、疏风通络之功，用于温病发热，热毒血痢，痈肿疮疡，风湿热痹，关节红肿热痛。应用金银花的制剂品种很多，如银翘解毒丸、银翘解毒片、栀子金花丸。除此之外，作为保健食品开发的产品有金银花汽水、忍冬酒、银花茶、忍冬可乐、银花糖果和银仙牙膏等产品。

4. 资源培育和可持续利用技术

（1）开展道地性和适生地研究，扩大道地药材生产：金银花是一种常用的清热解毒中药，绿原酸是其主要有效成分。金银花中绿原酸含量的高低，是其质量优劣的重要标志。影响金银花质量的因子很多，包括品种类型、产地、生境和栽培管理措施等。因此，对金银花道地性和适生地研究，选择适宜地区和适宜土地建立规范化生产基地，是保证药材质量的重要技术途径。

（2）加强规范化种植技术研究，提高规范化生产技术水平：金银花的栽培可采用种子繁殖和无性繁殖两种方法，在生产中常采用扦插繁殖。该植物对土壤要求不严，一般在砂质壤土生长良好，加强田间管理，是丰产的主要环节。田间栽培管理一般包括合理安排群体结构、中耕除草、施肥浇水和病虫害防治等方面，特别是施肥和病虫害防治与其产量、品质关系密切。

（3）加强整枝修剪，提高产量质量：整枝修剪对金银花的增产作用非常明显，一般剪枝的比不修剪的增产2～6倍。剪枝可提高树体的光能利用率，清除了弱枝、徒长枝等无效枝叶，减少了养分和水分的消耗，枝叶量合理，生育环境得到改善，植株健壮，有利于金银花高产。

（4）开展种质资源保护与研究，选育优良栽培品种：由于金银花是藤本植物，长期人工栽培培育成半灌木状。栽培时株型的选择非常重要，而且植株变异也很大。河南和山东等地都进行了类型的划分，根据忍冬的树冠、枝条变异、叶及花的变异，划分出多个品系类型。

第三节　树皮和树脂类药材资源可持续利用

树皮和树脂类木本药材，通常是对以植物的茎干、枝的形成层以外部分或植物体的分泌物药用部分的统称，主要包括干燥的茎皮、根皮及树脂部分。

一、树皮和树脂类药材资源

树皮和树脂类药用植物资源主要集中在乔木中，如杜仲、厚朴、黄柏、桑白皮等。该类资源野生和半野生品种较多，如厚朴、黄柏、秦皮、苏合香等。该类资源中，常用的药材种类约15～20种，树皮类资源主要集中在双子叶植物中，树脂类主要集中在裸子植物和双子叶植物中。常用药用资源主要有豆科的合欢皮、海桐皮，木犀科的肉桂、秦皮，橄榄科的乳香、没药，杜仲科的杜仲，桑科的桑白皮，木兰科的厚朴，芸香科的黄柏，金缕梅科的苏合香，安息香科的安息香，棕榈科的血竭等。

二、树皮和树脂类药用植物特点

该类药用植物资源多为野生资源，分布较广，多喜温暖湿润、阳光充足的气候。多为深根性植物，喜土层深厚、排水良好、通透性强、肥沃的砂质壤土，在常年干旱、排水不良的黏土不宜种植。多数种类，幼苗期怕强光高温，需适当遮荫才能生长良好。

人工资源的培育，在生产上，主要采用播种育苗，移栽造林。生长过程中最主要的管理措施之一是整形修剪，以促进药用器官或部分的形成和积累。常见的整形修剪方法有，平茬、除萌芽与抹芽、疏枝与短截、回缩与截干等。由于以树皮或树脂入药，在采收时常采用伐枝剥皮法、环剥法或切割法。在保证树木不被毁坏的条件下合理采收药材，是资源可持续利用的关键技术之一，切忌伐树取药导致资源的毁灭性破坏。

三、树皮和树脂类药材的采集

以树皮入药的药材，多在春夏之交采收，此时植物生长旺盛，皮内养分充足，汁液增多，皮部与木部易剥离，如黄柏、厚朴、秦皮等。采收的方法，主要采用剥离和割伤。每年分段，按一定宽度进行环状割皮或割伤，以免养分消耗过大，树势不易恢复。剥皮或割伤时，切割深度以只割断表皮至木质部为度。

一般在采收后除去内部木心，晒干。有的应切成一定大小的片块，经过热闷、发汗等过程而后晒干，如杜仲、黄檗等。有的还应刮去外表粗皮，如厚朴等。对一些含有挥发油的芳香皮类，宜采用阴干，勿曝晒干燥。

四、树皮和树脂类药材资源可持续利用技术

（一）采取有效的生产性保护措施，确保野生资源的可持续利用

目前树皮和树脂类药材多数来源于野生，而且采收年限较长，在采割时应在保护的前提下，合理地采割，切忌伐树剥皮，以保证资源的持续利用。此外，还应注意避开植物繁殖期，采取划片采收、分区保护、封山育林、限量开采等管理措施，以确保野生资源的可持续利用。对珍稀濒危物种，要严格保护，限制利用，加强抚育，扩大种群数量。

（二）加强规范化栽培技术研究，建立优质药材生产基地

近几十年来，由于农业科学技术的引入，该类药用植物野生转家种的研究工作取得了较大进展，有效地缓解了药材资源的供求矛盾，同时保护了野生资源，对资源的可持续发展起到了重要作用。但生产中技术不够规范、缺乏栽培品种等问题对药材的产量和质量具有较大影响。收集全国不同地理种源的种子和穗条，进一步开展该类资源的地理种源试验研究，研究不同种源群体变异规律，筛选出适合不同地区发展的优良种源，应是今后重点开展的试验研究工作。同时还要加强施肥、灌溉等田间管理，病虫害防治，剥皮再生技术等一系列规范化栽培技术的研究，提高栽培技术水平，建立规范化生产基地。

（三）利用生物技术工程，加快优良栽培品种选育

该类药用植物的人工栽培起步较晚，目前生产上还没有栽培品种，应尽快开展优良品种选育研究工作。利用现代生物技术，可对植物的遗传品种实行改良，构建新型的抗逆能力强的优良品种，以增加产量、提高质量，可以用于高产优质、多抗性品种的选择，可以培育出抗病毒、抗虫害的新型中药材品种，以减少农药的施用。

五、树皮和树脂类药材资源可持续利用范例

（一）杜仲资源可持续利用要点

杜仲 *Eucommia ulmoides* Oliv 属杜仲科杜仲属植物，仅1属1种，以干燥的树皮入药。药材名杜仲，异名有思仙、木绵、扯丝皮、丝绵皮等。主产于四川、湖北、贵州、云南、河南、陕西、甘肃、浙江等省。

1. 生态学和生物学特性

杜仲是我国特有的名贵经济树种，属于喜光植物，耐阴性差，光照时间的长短及光照强弱，对其生长发育影响较明显。杜仲具有较强的耐旱能力，杜仲对土壤的适应性较强，酸性土、中性土、微碱性土和钙质土均能生长，但在不同的土壤中，生长发育效果差异很大。杜仲产区横跨中亚热带和北亚热带，适宜我国东部温暖湿润的气候条件，对气温的适应性较强，在年平均气温为 11.7℃ ~ 17.1℃、1月均温为 0.2℃ ~ 5.5℃、7月均温为 19.9℃ ~ 28.9℃、绝对最高温度 33.5℃ ~ 43.6℃、绝对最低温度 -19.1℃ ~ -4.1℃ 的一些地区均能正常生长发育。在我国的地理分布位置约在北纬 25° ~ 35°，东经 104° ~ 119°，垂直分布范围约在海拔 300 ~ 2500m 之间。

杜仲一般定植10年左右才能开花，雌雄异株，为风媒花。杜仲萌芽力很强，不论树根际或枝干，一旦经受创伤，休眠芽立即萌动。杜仲树干进行大面积环状剥皮后，能迅速愈合再生新皮，10年生杜仲环剥后经过3年新皮能长到正常厚度，又可再剥皮。杜仲树皮产量（重量）虽然随树龄变化而异，但与环境条件及栽培管理技术也存在一定的相关性。杜仲剥皮后再生成功率与形成层活动旺盛的程度有关。

2. 采收加工技术要点

因各地的气候条件不一样，特别是温度、湿度差异较大，从而导致杜仲茎中形成层活动能力不一样，所以各地最佳环剥时期也不相同，但大致时期在5月上旬至7月上旬。在雨天剥皮，暴露在木质部表层的细胞会吸水胀破或孳生病菌，

不能很好地形成新皮；在晴天剥皮，未成熟的木质部细胞会直接暴露在烈日下，使水分急剧蒸发而脱水或被紫外线灼伤，不能形成新皮。因此，阴而无雨的天气最好，剥皮后 5 小时应避免雨淋和烈日暴晒。

根据采收利用形式，可分为整株采收和环剥采收两种。整株采收，在 4～7 月，先在地面处锯一环状切口，深达茎的木质部，按商品规格所需长度向上量，再锯一环状切口，并用利刀纵割一刀，用竹片剥下树皮，然后砍倒树木，按前法继续剥皮，剥完为止。环剥采收，先在树干分枝下面横割一刀，再纵割一刀，呈"T"字形，深达韧皮部，但不要伤害本质部，然后橇起树皮，沿横割的刀痕向下撤至离地面 10cm 处，再割下树皮。剥皮时动作要轻，不能戳伤木质部外层的幼嫩部分，更不能用手触摸，否则会变黑死亡。

剥下的树皮用开水烫后，叠放在垫草的平地上，上盖木板，加石块压平，四周覆盖稻草使其"发汗"，1 周后堆中杜仲的内皮变为黑褐色或紫黑色，取出晒干，刮去粗糙表皮即可分级包装。

树叶采收，于 10～11 月杜仲落叶前，采摘树叶，拣去枯枝烂叶，去掉叶柄后晒干即可。

3. 药用价值和资源开发

杜仲性温，味甘、微辛，具有补肝肾、强筋骨、安胎等功效。主要化学成分有，苯丙素类化合物、木脂素类化合物、黄酮类化合物、环烯醚萜类化合物，此外还有生物碱、挥发油、多糖、氨基酸、蛋白质、有机酸及一些微量元素等。杜仲全树都具有很高的经济价值，综合开发利用的潜力很大。目前开发利用的产品主要有中药、保健品、杜仲胶、杜仲雄花茶、杜仲叶饲料等，杜仲木材具有很高的应用价值，也可以综合开发利用。

4. 资源培育和可持续利用技术

（1）开展资源调查，保护现有资源，加强半野生化栽培和抚育管理：我国是现存杜仲资源的唯一保存地，现存杜仲为地质史上残留下来的孑遗植物，国家已把杜仲作为珍稀树种列为国家二级保护植物。自然分布区域在秦岭、黄河以南，五岭以北，黄海以西，云贵高原以东，分布广泛。因此，应开展资源调查，保护现有资源，加强半野生化栽培和抚育管理，保护和开发现有资源。

（2）加强规范化生产研究，提高药材质量：杜仲人工栽培技术较为成熟，各地引种较多，应进一步加强繁殖技术、新品种选育、丰产园建设、田间管理、整形修剪等方面规范化生产技术研究，提高栽培水平和药材质量。杜仲适应性较强，对水肥等管理要求不严，适宜利用荒山荒地开展半野生化栽培。

（3）加强杜仲再生技术研究：剥皮再生是杜仲生产的关键技术。选择有利于杜仲皮快速再生的剥皮技术，利用透明塑料薄膜包裹和生长调节剂处理，促进树皮再生，加强中耕除草、施肥浇水等管理措施，可使杜仲树皮再生速度加快。

（4）选育优良品种：杜仲栽培面积较大，选择和培育优良品种，对提高药材内在质量具有重要意义。采用无性系、多倍体、单株优选等技术方法，均可选育优良品种。目前筛选出的变异类型有华仲1号、华仲2号、华仲3号、华仲4号和华仲5号，以及中林大果1号、中林大叶1号等品种。

（5）开展道地性研究，发展道地药材生产：由于杜仲具有丰富的综合利用价值，全国很多地区盲目引种。据不完全统计，全国目前已建立多种形式的杜仲生产基地150多个，全国杜仲发展面积达到35万hm^2以上。开展道地性研究，在优质药材产区建立规模化生产基地，开展规范化生产，对发展道地药材资源，保证药材质量具有重要意义。

（6）综合开发资源，提高资源利用率：杜仲的皮、叶、果中均富含杜仲胶，具有高度的绝缘性、黏着性、耐磨性和很强的耐酸碱性，是制造各种海底电缆等的重要绝缘原料。杜仲材质坚韧细致、色泽洁白，是做家具、船舶、枕木的良材。

（二）厚朴资源可持续利用要点

厚朴 *Magnolia officinalis* Rehd. et Wils. 为木兰科植物，以干燥树皮、枝皮及根皮入药，药材名厚朴，别名有川朴、紫油厚朴等，为常用中药之一。《中华人民共和国药典》（2005年版）收录的入药品种为木兰科植物厚朴和凹叶厚朴 *Magnolia officinalis* Rehd. et Wils. var *biloba* Rehd. et Wils.。厚朴主要分布于湖北西部、四川南部、陕西南部及甘肃南部，凹叶厚朴主要分布于江西、安徽、浙江、福建、湖南、广西及广东北部。

1. 生态学和生物学特性

厚朴为喜光树种，适宜于温暖、阳光充足、湿润的地区生长，畏严寒、酷暑和积水。多栽培在海拔300~1700m向阳坡地。正常生长要求年平均气温16℃~17℃，最低温度不低于-8℃，年平均总积温3200℃，年降水量800~1400mm，相对湿度70%以上，全年无霜期190~220天。厚朴根系较发达，以肥沃、疏松、土层深厚、排水良好、含腐殖较多的酸性至中性土壤适宜生长。一般在山地土壤、黄红壤地均能生长。

厚朴种子具有后熟性和坚硬性，寿命短，发芽困难，发芽率为60%~90%。冬播150天左右出苗，出苗率可达90%左右，春播60天以上出苗，出苗率60%左右。厚朴萌蘖力较强，故常出现萌芽而形成多干现象，影响主干的形成与生长。幼树阶段生长较快，但10年以上生长较缓慢。厚朴寿命较长，100年以上的老树仍能开花结果。

2．采收加工技术要点

厚朴定植15年后才能剥皮采收，剥皮的时间一般为5月中旬至6月上旬。在树木砍倒之前，从树生长的地表面按每间隔35～40cm长度用利刀环向割断干皮，然后沿树干纵切一刀，用扁竹刀剥取干皮，按此方法剥到人站在地面上不能再剥时，将树砍倒。再砍去树枝，按上述方法和长度剥取余下干皮。若不进行林木更新的，则将根部挖起，剥取根皮。将剥取的皮横向放置，运回加工。干皮习称"简朴"，枝皮习称"枝朴"，根皮习称"根朴"。

干皮、枝皮及根皮置沸水中烫软后，取出直立于木桶内或室内墙角处，覆盖湿草、棉絮、麻袋等使其"发汗"一昼夜，待内表皮和断面变得油润有光泽，呈紫褐色或棕褐色时，将每段树皮大的卷成双筒状，用井字法堆放于通风处阴干或晒干均可。较小的枝皮或根皮直接晒干即可。

3．药用价值和资源开发

厚朴性温，味苦、辛，具有燥湿消痰、下气除满之功效，用于湿滞伤中，脘痞吐泻，食积气滞，腹胀便秘，痰饮喘咳等。主要化学成分为挥发油（油中主要含 α、β－桉油醇）、厚朴酚、和厚朴酚、三羟基厚朴醛、木兰箭毒碱等。此外，厚朴花及果实亦可入药。厚朴花性微温，味苦，具有宽中理气、开郁化滞之功效，用于胸脘痞闷胀满，纳谷不香等。果实具理气、宽中、消食等功效。除药用外，其提取物可以开发保健品和日用品等，如牙膏。

4．资源培育和可持续利用技术

（1）野生资源的保护：我国野生厚朴资源较少，野生厚朴除极少数高山地区尚有零散分布外，其他地区因不合理开发已基本灭绝，故被列为国家二级保护中药材。应采取就地保护和资源圃相结合的办法进行保护。

（2）加强规范化栽培技术的研究，选育优良栽培品种：厚朴人工栽培技术较为成熟，规范化种植技术体系有待完善。应加强规范化种植技术研究，包括适宜区域、栽培技术、优良品种选育、施肥及病虫害防治等技术研究。应按照规范化种植技术，建立规范化生产基地，扩大资源培育。厚朴药用种类有多个，种内变异较大，应收集种质资源，建立种质资源圃，培育优良栽培品系和栽培品种，提高药材产量和质量。

（3）加强厚朴再生技术研究：传统采收将厚朴树连根挖起，造成资源严重的浪费，目前采用活体环剥树皮技术进行采收，但采收后树皮快速再生是厚朴再生重点研究的主要内容。通过采收前的田间管理、切割方法、化学试剂处理、割后管理等技术的研究解决厚朴快速再生问题。

（4）加强道地性研究，建立优质生产基地：厚朴地理分布范围广泛，栽培地区气候和土壤等条件多样。应从地理及时空分布、土壤及气候特点、药材质量和药理药性等方面，进行道地性分析，优选出最适种植区，建立优质厚朴生产基地。

（三）肉桂资源可持续利用要点

肉桂 *Cinnamomum cassia* Presl 为樟科多年生常绿乔木，其干燥树皮或枝皮、树枝、幼果以及枝叶所蒸馏的肉桂油均可入药，《中华人民共和国药典》（2005 年版）仅收载肉桂 1 种。肉桂原产越南清化省，后经大量引种，现我国广东、广西、云南西双版纳和海南等地已有种植。

1. 生态学和生物学特性

肉桂喜温暖湿润、阳光充足的气候，适生于亚热带无霜地区。多分布在北纬 24.5°以南，海拔 400m 以下，年平均气温 22℃~25℃，年平均降雨量 1200mm 以上的亚热带地区。主产于广东、广西。属半阴性植物，幼树喜荫蔽，要求 60%~70% 荫蔽度，随着树龄的增长，逐步能耐较多阳光；成株喜阳光充足，阳光充足可提高结实率和促进桂皮油分充足，药材质量好。肉桂为深根性植物，在土层深厚，排水良好，通透性强，肥沃的砂质壤土、灰钙土或呈酸性反应（pH 4.5~5.5）的红色砂壤土生长良好。瘦瘠且土层浅薄，或常年干旱、排水不良的黏土不宜种植。肉桂种子不耐贮藏，贮藏期不可超过 20 天。种子容易萌发，萌发适宜温度为 15℃~30℃的变温，生产上多采用随采随播。

2. 采收加工技术要点

树龄 10 年生以上，即可采收。采收在树液流动、皮层容易剥脱时进行。每年可分两次采收。4~5 月采收的称"春剥"，9 月采收的称"秋剥"。剥皮分环状剥皮和一定面积的条状剥皮。每年修枝剪下筷子般粗细的枝条，或砍伐后不能剥皮的细小枝梢及伐桩的多余萌蘖，均可作桂枝入药。

加工方法有多种，目前多采用箩筐外罩薄膜闷制法：将采下的桂皮，放入水池中浸泡一昼夜后捞起，洗去杂物，擦干表面水分或稍晾干，放入竹篓内闷制。竹篓外面用薄膜封严，篓内底部铺垫约 10cm 厚的稻草、鲜桂叶，周围铺垫5~10cm 厚，然后将桂皮逐块地竖放竹篓内，上面再铺 10cm 厚的稻草、桂叶，并盖上厚麻布，用砖头压紧，置室内阴凉处。每天或隔天将篓内桂皮上下倒换一次，如此闷制至竹篓内的桂皮内表面由黄白色转棕红色，即可取出晾干。桂枝可截成约 40cm 长的段条晒干，也可趁鲜湿时用切片机切成桂片晒干。桂子加工，将青果晒干即可。桂油用水蒸气蒸馏提取。

3. 药用价值和资源开发

肉桂性大热，味辛、甘，归肾、脾、膀胱经，具有补火助阳、引火归原、散寒止痛、活血通经的功效。肉桂中主含挥发油，其主要成分为桂皮醛、乙酸桂皮酯、桂皮酸等，尚含多种二萜类化合物，以及肉桂醇 A、肉桂醇 B、肉桂醇 C 等。肉桂叶、小枝、果实、桂碎均可用于蒸馏桂油。除供应国内需要外，还是我国传统的出口创汇物资之一。除药用外，桂皮还普遍作为贵重香料，用于食品、饮料、糖果、点心，也是配制名烟、名酒、高级化妆品、牙膏和香皂等的贵重香料。

4．资源培育和可持续利用技术

（1）资源调查和保护：肉桂作为我国的一种引种品种在南方各省均有栽培，应对现有生物资源和种质资源进行调查，加强对现有资源的保护和抚育管理，为资源保护和可持续利用奠定基础。

（2）加强规范化栽培技术的研究：肉桂在我国具有较长的栽培历史，不同产地均形成了自己习惯性的栽培方法，规范化生产技术还不够完善。肉桂常在山腹地段的黄壤、黄红壤土种植，生产上多采用种子繁殖育苗。在无性繁殖、优良品种选育、施肥及病虫害防治等技术方面还需要加强技术研究。广东、广西是我国肉桂的最大产区，产量占全国 95% 以上。目前在广东德庆、信宜已经开始规范化种植基地建设。

（3）加强肉桂割皮再生技术研究：实现割皮再生是保证药材资源连续采收利用的重要技术途径。应加强定植后割皮的年龄、割皮的季节、割皮的方法、割皮后成树的管理等一系列技术的研究。

（4）培育优良品种：在我国，肉桂完全依靠人工种植，应加强种质资源收集和保存，从国外收集种质资源或引进栽培品种，建立种质资源圃，开展优良母株的筛选，选择和培育优良品种，改良现有栽培品系的遗传结构，提高肉桂的产量和质量。

第四节　树叶和枝条类药材资源可持续利用

树叶和枝条都是树木的重要营养器官，是树木获取能量、制造有机物质并传送到其他器官的重要场所和通道。常绿植物任何季节，落叶植物在生长季节采收枝条，都会同时将树叶采下，落叶植物在落叶季节采收枝条就会减少生长季节叶片萌生的数量。因此，无论是乔木、灌木还是藤本植物，枝条的利用都会严重影响植物的生长。枝条和树叶作为药用资源，一些种类直接用于中药材或中成药生产，另一些则是用于药用成分的提取，如银杏利用叶子、红豆杉利用枝条、小叶榕利用 1～2 年生小枝和叶子作为提取原料等。

一、树叶和枝条类药材资源

树叶和枝条类中药是中药材资源中不可缺少的重要组成部分。二者药材采集方便，可以多年连续采集，药材利用对原植物体虽有一定破坏作用，只要利用得当就不会造成毁灭性破坏。根据目前研究报道，许多植物叶片的化学成分及其药理作用与其他器官（传统的药用部分）具有很大的相似性，可以开发成新的药用资源，甚至作为新药源代替传统的药用部分，如人参和三七叶子的开发利用。

木本植物的叶子具有多种形态，可分为单叶、复叶，无论形状如何，其药用价值和采收利用均没有本质差别。枝条类药材具有多种类型，可分为灌木和藤本，茎和藤（如三叶木通、鸡血藤等），还有乔灌木树种的枝条及其特化形式（如皂荚刺、钩藤带钩的茎枝等）。

二、树叶和枝条类药用植物特点

以树叶和枝条入药的药用植物大多适应性较强，对气候和土壤要求不严，但在土层深厚、肥沃、疏松、排水良好的砂质壤土上生长更加健壮，可以获得更多的药材。

叶片是植物进行光合作用、制造有机养分的重要器官，还具有气体交换和蒸腾作用。有的植物叶片具有贮藏作用，如百合、贝母的肉质鳞片叶等。尚有少数植物的叶具有繁殖作用等。药用木本植物的叶有桑叶、枇杷叶等。

枝条是树木叶片的着生器官，枝条的数量和生长状况决定着乔木树冠的形状和大小，对树木的光合作用、有机物质的积累以及生长都具有决定性的作用。枝条具有很强的生长能力，通过顶芽和侧芽萌生新的枝条，扩大树冠的生长。大部分阔叶树种，枝条上有很多潜伏芽，一旦刺激就会萌生大量新枝，这为枝条利用更新奠定了良好的生物学基础。

三、树叶和枝条类药材的采集

树叶作为药材，一般在植物的叶片生长旺盛、叶色浓绿、花蕾未开放前采收，色泽、质地均佳。植物一旦开花结果，叶肉内贮藏的营养物质就向花、果转移，从而降低叶类药材质量。也有极少数叶类药材宜在秋后经霜打后才采摘，如桑叶、银杏叶等品种，而枇杷叶，则要在落叶后采。叶类药材采收时要除去病残叶、枯黄叶，晒干、阴干或炒制。采收方法有摘取、割取或拾取。叶类药材一般含挥发油较多，故采后宜阴干，有的在干燥前需扎成小把，有的用线绳把叶片串起来阴干。

枝条类药材，大部分全年都可采收，木质藤本植物宜在全株枯萎后采收或者是秋冬至早春前，如忍冬藤、络石藤、槲寄生等。采收时用工具砍、剪或割，有的需要修剪去无用的部分，如残叶或细嫩枝条。枝条采收后，根据要求切块段或趁鲜切片，晒干或阴干，有些作为提取原料的药材不需要干燥，可以直接用鲜品提取加工。

四、树叶和枝条类药材资源可持续利用技术

（一）保护野生资源，加强野生抚育

中药材野生抚育是野生药材采集与药材栽培的有机结合，是中药材农业产业化生产经营的新模式，近年发展势头良好。中药材野生抚育的基本方式有：封禁、人工管理、人工补种、仿野生栽培等。树叶和枝条类药材资源培育，对树体损伤较小，可以连续多年采收利用，很适合对野生和人工栽培的现有资源实施抚育管理，提高产量和质量。该类药用植物对土地条件一般要求不严格，很适合进行半野生化栽培。目前有些叶类药材的生产，基本属于半野生化栽培形式，如杜仲叶、山楂叶等。

（二）加强采收和更新方法的技术研究

树叶和枝条类木本药材资源采收利用，具有对树体损伤较小，采收后植物可以自然更新，资源能够自然恢复，可以连续多年采收利用的特点。采收方法和采收技术对资源的恢复具有重要的影响，采收后树体的管理对资源的恢复和产量、质量也具有重要的作用。例如，小叶榕浸膏是生产防治感冒和咳嗽药的重要原料，何时采收，用几年生枝条作为提取浸膏的主要原料，采收枝条的具体部位等技术指标，对浸膏的质量、原料的产量、资源恢复的速度以及生产的经济效益都有十分密切的关系。因此，开展采收和更新技术研究对树叶和枝条类木本药材资源的可持续利用具有重要意义。

（三）加强规范化栽培技术研究。

树叶和枝条类药材种类较少，人工栽培起步较晚，栽培技术体系还很不完善，只有系统深入地开展规范化栽培生产技术研究，才能满足对该类药材的需要，特别是用于中成药和西药生产的浸膏原料，以保证资源的可持续利用。研究的内容包括，适生环境标准和适生区，快速繁殖技术，速生丰产树型及其整形修剪技术，采收方法和更新技术，优质高产管理模式等。

（四）现有资源的再度开发利用

对叶片药用植物资源的开发利用具有很大潜力。如银杏叶中的黄酮和内酯，对心脑血管具有保健作用，是研制开发新型保健饮料和保健茶的重要资源。以杜仲叶为原料的杜仲茶已走俏国际市场，杜仲饮料深受日本人的青睐。山楂叶具有消食化积、活血化瘀的功效，欧美国家正在开发抗高血压、动脉硬化及治疗冠心病的药物，也有可能开发用于老年病和抗衰老的药物。开展名贵药材树种叶子新资源研究，扩大资源利用范围，提高资源利用率，如杜仲、厚朴等药用植物的叶片，经药理及化学分析证明，均具有与树皮相似的成分和功效。

枝条类木本药用植物资源也具有很高的开发价值，例如，沉香、降香、苏木、桑寄生、儿茶、鼠李、文冠木、檀香等木本药用植物的枝条均具有一定的开发价值。有不少种类可以开发新的功效。三叶木通就是一种珍贵的具有很大开发潜力的食、药兼用植物，既可用作水果，也可用作药材，其根茎、果入药能治肝癌等10多种疾病，果肉甘甜，营养价值高于苹果、橘子等水果。另外，钩藤茎枝也有很好的药用价值，可以开发钩藤的茎以代替钩藤。

五、树叶和枝条类药材资源可持续利用范例

（一）银杏叶资源可持续利用要点

银杏叶来源于银杏科植物银杏 *Ginkgo biloba* L. 。银杏又名公孙树、鸭掌树、灵眼、佛指甲等。仅有1属和几个变种，产于我国及日本。北自辽宁，南至广东，东起浙江，西南至贵州、云南均有栽培，是我国特有的珍稀树种。

1. 生态学和生物学特性

在年均温14℃～20℃地区为银杏可发展区，年均温16℃～18℃地区为银杏最适栽培区。在8℃以上时树液开始流动，地温达到12℃时根系开始生长，气温要稳定在15℃左右才能开花。银杏根系生长的最佳地温为15℃～23℃，25℃以上时生长变慢，30℃时停止生长。银杏枝和种子生长发育最适温度为15℃～25℃，在35℃时光合作用受到抑制，枝和种子生长停止。光照不足会使枝条生长不充实。降水量制约着银杏的地理分布。银杏对土壤因子要求不严，不论是山地、丘陵、平原、河滩，还是土山、石山，几乎各种母质的土壤均能生长，且以土壤 pH 值为4.5～8.5 时为宜。

银杏，雌雄异株，雄株枝条向上耸立挺拔，雌株枝条横出展开，略为向下。球形花蕾生于短枝叶腋间，花期4～5月。雌球花系由4～6朵雄花组成的柔荑花序，风媒授粉，花后坐果，果实淡黄色或白色，9～10月果实成熟。

2．采收加工技术要点

银杏叶五月份鲜重增加最快，占全年的95％左右，9月中下旬至10月初干重增加到最大值，夏季光照强度最大时，萜类物质含量最高。目前法国和德国要求山东在每年的7～9月份提供干叶，要分期、分批、分层采叶。即7月份采苗木的下层，8月份采中层，9月下旬至10月上旬采上层叶。

银杏叶采收方法分人工、机械和化学采收三种。人工采叶，适于结果期银杏树。尽量分期分批采叶，不影响翌年结果，并于10月上旬前采完。机械采收，适于大面积的采叶园。为避免对树体的影响，一般机采3～4年后，施行1次人工采收或予以平茬，以恢复树势。化学采叶，为提高效率，有条件的地方可采用。于采叶前10～20天，喷施浓度为0.1％的乙烯利。

将采回来的银杏叶铺在干净的地面上，厚度以3～5cm为佳，要常翻动，晒干为止。如遇阴雨天可以烘干，防止发霉。

3．药用价值和资源开发

银杏叶的有效成分主要是黄酮类，其中有3种双黄酮，还有苦味质，银杏苦内酯A、B、C类，山萘酚，槲皮素，芸香苷，白果双黄酮，黄酮醇等等。另外，还含有酸性化合物等。银杏叶制成的茶，具有利尿、定喘、润肺作用，常饮对心脑血管疾病有一定的疗效。银杏叶除药用外，还应用于食品、化妆品等领域。

银杏叶的药理作用包括以下几个方面：①银杏叶能调节血脂，改善血稠，抗心血管疾病；②银杏叶中的黄酮醇可以促使脑动脉或末梢的血管强壮，使硬化血管恢复弹性，扩张变窄的血管；③银杏叶内酯具有神经保护和抗神经末梢衰老的作用；④银杏叶中黄酮类成分可通过降低血黏度，改善血液循环，对神经组织和脑组织起到保护作用。

4．资源培育和可持续利用技术

（1）加强野生资源和古树资源保护：中生代侏罗纪银杏曾广泛分布于北半球，白垩纪晚期开始衰退。第四纪冰川降临，在欧洲、北美和亚洲绝大部分地区灭绝，野生状态的银杏残存于中国浙江西部山区。由于个体稀少，雌雄异株，如不严格保护和促进天然更新，残存林将灭绝。银杏的食用、药用、保健价值也越来越被人们所重视，银杏的需求量日益增长。为了防止野生资源以及栽培古树资源的人为破坏，必须加强对现有资源的保护。

（2）建立规范化栽培技术体系，定向选育栽培良种：银杏栽培历史悠久，栽培技术成熟，需要在现有基础上，整合集成优质高产栽培技术体系，选育适于不同生产目的的栽培良种。繁殖银杏适于在土层深厚、肥沃疏松、排水良好又能保水的砂质壤土生长。可以采用种子繁殖和无性繁殖。9～10月种子成熟后采收，晾干，用纱布袋储藏于通风处，于次年4～5月，气温稳定在20℃左右时进行播种繁殖。扦插繁殖宜在早春或晚秋进行扦插。分株繁殖银杏生长数年以后，植株基部有时能萌发蘖芽，在春季将蘖芽基部皮层割伤，壅土让基部生根。银杏丰产优质栽培应大力发展优良品种，目前江苏的大佛指、家佛手、洞庭皇，浙江及广西的圆底佛手，山东的大金坠、大圆铃等均属名优品种。在选择品种时，一定要遵循区域化原则，对气候因子和立地条件进行综合考虑，切忌盲目引种。

（3）利用现代生物技术，提高种苗质量：银杏种子繁殖不易于保持品种的优良基因性状，而扦插等无性繁殖困难，繁殖系数很低，采用组织培养技术可以加快优良品种的繁殖。目前已经开展了胚的愈伤组织诱导与培养，以及愈伤组织分化与芽培养等研究工作。

（二）枇杷叶资源可持续利用要点

枇杷叶为蔷薇科植物枇杷 *Eriobotrya japonica*（Thunb）L indl 的干燥叶。枇杷属共 20 余种，我国有 14 个种，《中华人民共和国药典》（2005 年版）仅记载 1 种。枇杷树分布于江南诸省，以江苏、福建、浙江为主要产地，现江北的河南、陕西、甘肃等地也有少量栽培。

1．生态学和生物学特性

枇杷是原产北亚热带的常绿果树，喜欢温暖气候。一般在年平均气温15℃～17℃以上的地区均可栽培，由于其开花坐果期在冬季，其花和幼果的耐寒力远不如枝叶。一般花在－6℃、幼果在－3℃时开始受冻，冬季最低气温低于－5℃的地方就不太适合经济栽培。枇杷对土壤适应性很强，但以深厚肥沃，pH 值在6～6.5 左右的微酸性土壤为最好。由于枇杷的根系分布浅，扩展力弱，抗风力差。枇杷多栽于村边、平地或坡地等处。分布于陕西、江苏、浙江、安徽、江西、福建、台湾、广东、广西、湖南、湖北、四川、贵州、云南等地。主产于广东、江苏、浙江、福建、湖北等地。

2．采收加工技术要点

枇杷叶全年皆可采收，多在 4～5 月间采，采收时既考虑有效成分含量，又要考虑药材产量，同时要参考传统采收经验及季节、气候等因素，确定适宜的采收方法。目前有两种采收方法，一种是收集自然落叶，另一种是采摘新鲜叶片。广东所产皆为拾取自然落叶者，色较紫。采收时一般避开雨天。

枇杷叶传统加工需要干燥，采后晒至七八成干时，扎成小把，再晒干刷去毛，切丝生用或蜜炙用。

3．药用价值和资源开发

枇杷叶，性平，味苦、凉，无毒，入肺、心、胃经，是传统的止咳平喘中药，有止咳、清肺和胃、降气化痰的功效，主治肺热痰嗽，咳血，衄血，胃热呕逆。

枇杷叶含有皂苷、苦杏仁苷、乌索酸、齐墩果酸、鞣质、维生素 B_1、维生素 C 等化学成分。挥发油的主要成分为橙花叔醇、金合欢醇，还有醇蒎烯、莰烯、月桂烯、对聚伞花素、芳樟醇及其氧化物等。

现代药理研究表明，枇杷叶有镇咳、祛痰、平喘的作用。日本研究人员发现，枇杷叶含有抗癌物质，其中有两种化合物最具抗癌活性。枇杷叶中的苦杏仁苷经人体吸收以后可分解成氢氰酸和苯甲醛，这两种物质具有抗癌、止痛和美容作用。据日本美容专家报道，枇杷叶去毛，洗净，晒干后放入布袋内泡于浴缸中，人在其中盆浴可使肌肤光滑柔嫩，有消除斑疹等皮肤病的作用，是很好的护肤方法。

4. 资源培育和可持续利用技术

（1）野生资源匮乏，需要加强保护：枇杷叶是我国的传统中药，过去野生枇杷资源十分丰富，由于缺乏对野生资源保护重要性的认识，没有野生资源保护意识，很多野生枇杷在村民砍柴与其他的农业生产过程中，无意中就被砍掉了，现在野生枇杷资源已日渐稀少。

（2）开展规范化种植研究，建立优质原料基地：枇杷的栽培技术较为成熟，需要进一步开展规范化种植技术的研究，提高药材产量和质量。育苗移栽为其主要繁殖方法。在冬季较冷的地区，为避免冻害，应在春季定植。南方大部分地区冬季温暖，在 9 月至次年 3 月均可定植，但以 10 ~ 11 月为最好。

（3）利用生物技术培育优质种苗：选育优良品种是提高药材质量的重要技术手段，利用组织培养等生物技术，可以加快优良品种的培育和扩繁，目前枇杷原生质体培养再生植株的试验已经成功，为基因转化和体细胞杂交提供了良好的实验体系，对克服远缘杂交不亲和性，扩大基因重组范围，创造新植物开辟了广泛的应用前景。

（4）整形修剪提高药材质量和产量：整形修剪是对枇杷管理的重要技术环节，应加强技术研究工作。

（三）钩藤资源可持续利用要点

钩藤为茜草科植物钩藤的干燥带钩茎枝。《中华人民共和国药典》（2005 年版）收载可药用植物有 5 种，即钩藤 *Uncaria rhynchopylla*（Miq.）Jacks.、大叶钩藤 *U. macrophylla* Wall.、毛钩藤 *U. hirsuta* Havil.、华钩藤 *U. sinensis*（Oliv.）Havil. 及无柄果钩藤 *U. sessilifructus* Roxb.。

1. 生态学和生物学特性

钩藤属植物生于湿润林下或灌丛，生长于山谷、溪边，广泛分布于我国南方诸省。药材主产于四川，贵州、云南、湖北等地亦产。钩藤喜温暖湿润、半阴环境，对土壤要求不严。其生物学和生态学特性目前研究较少。钩藤分布于福建、江西、湖南、广东、广西、贵州，华钩藤分布于广西、湖南、贵州、湖北、四川，无柄果钩藤和大叶钩藤分布于广东、广西及云南，毛钩藤分布于台湾、福建、广东、广西及贵州。

2. 采收加工技术要点

清明节及寒露前后采收，剪下带钩嫩枝条，剪去无钩的藤茎，去叶，趁鲜时切段，为使它色泽油润光滑，可放开水中烫一下，或置锅内蒸后密闭使"发汗"，然后取出晒干。

3. 药用价值和资源开发

钩藤为中医传统常用药材，性凉，味甘、苦，具有清热平肝、熄风定惊、降血压之功能，用于风热头痛，头晕目眩，小儿惊厥，高血压等症。钩藤的钩茎枝叶含钩藤碱、异钩藤碱、柯诺辛因碱、异柯诺辛因碱、柯楠因碱、二氢柯楠因碱、硬毛帽柱木碱、硬毛帽柱木因碱等。

钩藤的药理作用研究证明，钩藤碱具有较明显的降压作用，对中枢神经具有一定作用。钩藤碱已应用于临床治疗哮喘，且对坐骨神经具有抑制作用。钩藤含钩藤碱，味苦，回味甘醇，可作为茶来泡饮，即为钩藤茶。对高血压所引起的头痛、头晕、失眠、心悸、耳鸣等均有明显的疗效。

4. 资源培育和可持续利用技术途径

（1）加强野生资源的保护。目前钩藤仍以野生资源供应市场，还没有大量人工种植。随着钩藤用量的不断增加，其野生资源将越来越少，保护野生资源迫在眉睫。

（2）开展野生变家种技术研究，建立人工优质药材生产基地。钩藤可以采用播种、扦插、压条等多种方法繁殖。钩藤适应性强，栽培管理要求不高，适宜半野生化栽培。

（3）开展适生地研究，建立人工生产基地。

（4）开展种质资源研究，选育优良品种。

（四）三叶木通资源可持续利用要点

三叶木通 *Akebia trifoliata* (Thunb.) Koidz. 是木通科木通属的藤本植物。三叶木通又分一个原亚种三叶木通 *Akebia trifoliata* (Thunb.) Koidz. subsp. *trifoliata* 和两个亚种白木通 *Akebia trifoliata* (thumb.) Koidz. *subsp. australis* Rehd.、长萼三叶木通 *Akebia trifoliata* (thumb.) Koidz. subsp. *longisepala* H. N. Qin。《中华人民共和国药典》（2005 年版）记载三叶木通是药材木通的一种，药材木通包括木通、三叶木通、白木通三种。三叶木通产于河北、山西、山东、河南、陕西

南部、甘肃东南部至长江流域各省区。

1. 生态学和生物学特性

三叶木通喜阴、喜湿、喜腐殖质及疏松带砂性的黄壤土，适宜的 pH 值为 5~6，生长于海拔 550~2000m 的山地沟谷边疏林或丘陵灌木丛中。花芽为混合芽，常着生在短缩枝顶端或 1 年生枝蔓的 2~13 芽处，顶花芽分化期在 5 月份，腋花芽分化期在 7 月份，以顶花芽结果为主。在西北地区，一般在 3 月中旬开始萌芽，在 3 月下旬至 5 月上旬开花，花期长达两个月。叶幕形成在 4 月底至 5 月初，非短缩枝的加长速长期在 4 月中下旬至 5 月上旬，6 月上中旬停长。幼果速长期在 5 月下旬，果实成熟期在 9~10 月份。

2. 采收加工技术要点

三叶木通，一般在 9 月采集，截取其茎部，刮去外皮阴干。

3. 药用价值和资源开发

木通属植物中含有的化学成分比较多，果实含有丰富的糖、维生素、氨基酸、蛋白质等营养保健物质，但从其中分离得到的成分或其功效组分以三萜和三萜皂苷为主，果皮也含有多种三萜皂苷，茎藤含有多种齐墩果酸及常春藤皂苷类三萜皂苷。

三叶木通性微寒，味苦。其根、茎、果实、种子都可以入药，民间多用于治疗小便赤涩、淋浊、水肿、胸中烦热、喉痹咽痛、遍身拘痛及妇女经闭、乳汁不通等疾病，具有抗癌、抗肿瘤、抗炎、抗菌、利尿、止痛、抗风湿等功效。果实营养十分丰富，含有蛋白质、脂肪、氨基酸、碳水化合物、维生素和大量的矿物质元素（K、Ca、Na、Mg、Zn、Cu 和 P 等），可以鲜食，也可酿酒，还可制作饮料等。种子可以榨油。

4. 资源培育和可持续利用技术

（1）加强野生资源的保护。由于过度开发利用，三叶木通野生资源十分危机，2003 年，国家科学技术部将三叶木通列为濒危、紧缺中药材，作为国家重大科技攻关项目。

（2）开展野生变家种和适生栽培地研究，建立优质药材生产基地。三叶木通人工栽培技术还不够成熟，应尽快开展系列栽培技术研究，建立药材生产基地。

（3）开展野生抚育和半野生化栽培研究，在保护现有资源条件下扩大药材生产。

（4）收集种质资源，建立迁地保护区，选育优良品种。

第五节　茎木和根类药材资源可持续利用

茎木和根类木本药用植物特指以木材和根为药用器官的一类木本药用植物。该类植物在药用植物种类中所占比例不大，但其中有些种类的药用功效为其他种类不可替代。其毁灭性的采收利用方式，对资源的可持续利用构成了严重的威胁。因此，该类药材在中药资源可持续发展中占有重要的地位。

一、茎木和根类药材资源

茎木和根类药材虽品种较少，但多数木质药材亦为贵重家具原材料，如降香。采收时多将树木砍伐，且多为整株挖掘，不仅使植物不复存在，对环境也会造成较大影响。以茎木入药的主要有豆科的苏木和降香，瑞香科的白木香（沉香）等，以根入药的灌木和藤本植物有雷公藤和野葛等，红豆杉的木材和根均可以提取紫杉醇。

二、茎木和根类药用植物特点

目前开发的木材类药用植物均为乔木树种，木质部为其药用器官部位。木质部是植物的输导组织，承担着水分、养分的运输功能，树干和大枝是树冠的支撑体。在木质茎横切面上，靠近形成层部分颜色较浅，质地较松软，称为边材；中心部分颜色较深，质地坚硬，称为心材。心材中一些细胞常累积代谢产物，如挥发油、单宁、树脂、树胶、色素等，为药用有效成分。

根是植物体生长在土壤中的营养器官，具向地性、向湿性、背光性。根主要有吸收、输导、固着、支持、储藏、繁殖等功能。木本植物的根系较草本植物更发达，结构更为复杂，其突出特点是具有木质部。

三、茎木和根类药材的采集

茎木类药材，一般在秋冬两季采收，也有些全年可采，如苏木、降香、沉香等。茎木类药材的加工方法不尽相同，若为含树脂的药材，采收后割取含树脂的木材，除去不含树脂的部分，阴干，劈成小块，用时捣碎或研成细粉。若为心材，除去杂质，劈成小块，用时碾成细粉或镑片即可。

根为植物贮藏器官，当地上植株开始生长时，往往会消耗根中贮藏的养分，所以一般根及根茎类药材多在植物休眠期采收，即秋季及冬季。采挖后一般要洗净泥土，去除非药用部分，有的需刮去外皮干燥，如雷公藤，有的需要趁鲜切片后干燥。

茎木和根类木本药材的采挖，一般要整株挖掘，对环境和植被破坏作用很大。采挖时应注意环境保护及其周边区域的生物多样性保护。

四、茎木和根类药材资源可持续利用技术

（一）栽培技术特点

木本药用植物繁殖方式多样，因种类不同而异，有些需要采用有性繁殖，有些需要采用无性繁殖，多数可以同时采用两种方法。有性繁殖种植时间长，成本较低，有利于大面积栽培。营养繁殖的后代来自同一植物的营养体，能保持母体的优良性状和特性，且开花结实较早，但繁殖系数低，并易引起品种退化。

木本药用植物对气候和土壤条件适应性较强，较为适宜进行半野生化栽培。如果建立规模化集约经营生产基地，应选择有机质含量高、土层深厚、蓄水保肥性好、排灌方便的土地。

茎木和根类木本药用植物的田间管理技术措施，因植物种类和药材培养目标而异。茎木类药材应注重粗壮树干的培育，而根类药材则要采取适当措施，促进根部发育。

（二）可持续利用技术途径

1．保护现有野生资源及其生长环境

茎木和根类资源的整株采挖，对资源具有毁灭性破坏作用，势必导致资源数量减少甚至出现濒危。因此，必须严禁乱采滥伐，保护现有资源。对于一些特殊的种类应建立自然保护区，保护其物种资源和生态环境。

2．开发新的药用资源

根据同属或同种植物，其有效成分类似的原理，寻找新药源，以代替或减少濒危种类的资源利用。尤其是社会急需要的多年生乔木树种，如云南红豆杉，野生资源不易恢复，正在逐年减少，更需要寻找替代品。

3．加强更新技术研究，科学采收与利用

只采收不更新必然导致资源的枯竭，但若不采收成熟的资源又是一大浪费。采收成熟资源时应考虑资源再生或再造，并为资源更新创造良好条件。对于可以利用根系进行自然更新的树种，采收时应采大留小，挖取老根保留幼根，促进种群和资源的恢复和扩大。对于可以用根系更新的茎木类药用植物，采收时应保留好根系，并人工辅助自然更新，还应栽种新苗以保证资源的恢复和扩大。

4. 开展规范化种植技术研究，建立人工药材生产基地

利用生物技术，培育优良品种，加快优质种苗的繁育，提高种苗质量，建立高质量优质药材丰产基地。另外，还可利用生物技术，开发珍稀濒危种类的替代性新资源。

五、茎木和根类药材资源可持续利用范例

（一）沉香资源可持续利用要点

沉香为瑞香科植物白木香 *Aquilariae sinensis*（Lour.）Gilg 含有树脂的木材。药用来源有沉香及白木香两种，《中华人民共和国药典》（2005 年版）收载白木香一种。沉香主产于海南、广东、广西、台湾等地。

1. 生态学和生物学特性

沉香原植物为多年生常绿乔木，树高可达 10～30m。喜高温，适宜生长的气候条件，年平均温度 20℃ 以上，最高气温 37℃，最低气温 3℃，在冬季短暂的低温霜冻也能生长。幼株喜阴，荫蔽度以 40%～60% 为宜，成株喜阳，只有充足的光照，才能正常开花结果。

2. 采收加工技术要点

沉香一年四季均可采收，但人工结香以春季为宜，以便采收后菌种继续生长。枯死的白木香树，有时亦可觅得沉香，此香因年代较久，含脂量高，品质较好，但产量不多。在自然界，白木香常被虫蚁、病腐和风倒、风断，造成枯烂腐朽或枯死，这些部位常常结香，在枯死的树干或根内，都有沉香可采。

割取含树脂的木材，除去不含树脂的部分，阴干。刷净，劈成小块，用时捣碎或研成细粉。

3. 药用价值和资源开发

沉香，性微温，味辛、苦。功效行气止痛，温中止呕，纳气平喘。主治胸腹胀闷疼痛，胃寒呕吐呃逆，肾虚气逆喘急。沉香主要含挥发油，其主要成分为沉香醇、苄基丙酮、对甲氧基苄基丙酮等。尚含氢化桂皮酸、对甲氧基氢化桂皮酸及色原酮衍生物等。沉香煎剂能抑制结核杆菌，对伤寒杆菌及福氏痢疾杆菌亦有强烈抗菌作用。所含挥发油有促进消化液分泌及胆汁分泌等作用。临床报道，本品水煎浓缩液配蜂蜜内服，治老年性肠梗阻有效。

沉香最早被使用于熏衣保香，后来大量使用于宗教。到目前为止，沉香已研发成功的产品有沉香油、沉香茶、沉香木，目前正在研究开发沉香烟、沉香蜜和沉香酒。

4. 资源培育和可持续利用技术

（1）加强野生资源保护：由于自然灾害和人为的滥采滥伐，名贵中药材沉香的野生资源已日趋枯竭。目前全国药用有相当部分依靠进口，价格昂贵。其生长周期较长，日趋枯竭的资源不易恢复，应加大资源保护力度。

（2）加强栽培技术研究，建立人工生产基地：沉香栽培技术还不够成熟，育苗移栽技术基本过关，需要加大规范化种植、管理和采收等方面的系统配套技术研究，建立高品质人工生产基地。

（3）开展结香技术研究，提高沉香产量质量：沉香树的茎干，在正常情况下，未受伤前是不会结香的，只有在刀砍、虫蛀、病腐后被一种真菌感染，才能形成香脂。人工接香技术研究还不成熟，可采用下列方法刺激结香。选择树干直径 30cm 以上的大树，在距地面 1.5～2m 处的树干上，用刀顺砍数刀，深约 3～4cm，待其分泌树脂，经数年后，即可割取沉香。割取时造成的新伤口，仍可继续生成沉香。或者在距离地面约 1m 处的树干上，凿成深 3～6cm、直径约 3～10cm 的数个小口（俗称"开香门"），然后用泥土封好，待伤口附近的木质部分泌树脂，数年后生成沉香，即可割取。人工接菌结香法：对树干进行各种创伤后，随即将结香菌种塞满香门，用塑料薄膜包扎封口，防止杂菌污染和昆虫、蚂蚁为害，促进接香。

（4）利用现代生物技术，快速培育优质种苗：利用组织培养技术，已经可以培育出完整的植株，为优质种苗生产和优良品种的扩繁奠定了良好基础。目前开展的研究工作有，以白木香嫩枝的叶片和茎段为材料，诱导愈伤组织分生，并形成完整植株；白木香成熟胚的组织培养及植株再生研究等。

（二）葛根资源可持续利用要点

葛根为豆科植物野葛 *Puerariar Lobatae* （Willd.） Ohwi 的干燥根。目前市场药材来源主要为野葛和甘葛藤 *Pueraria thomsonii* Benth.，《中华人民共和国药典》（2005 年版）仅收载野葛一种。

1. 生态学和生物学特性

野葛喜温暖气候，耐寒。生于山坡草丛路旁及疏林中较阴湿的地方。主产于湖南、河南、广东、浙江、四川等地，多系野生。其生物学和生态学特性研究较少。

2. 采收加工技术要点

10 月至第二年 4 月前后采挖，一般认为清明前采挖质量较佳，秋季霜降后质量较差。采后洗净并刮去外皮，纵切成厚 0.5～1cm 的片，或切成长 12～15cm 的圆柱形或半圆柱形，晒干或用微火烘干。

3. 药用价值和资源开发

葛根，性凉，味甘，功效解肌退热、生津、透疹、升阳止泻。主治外感发热头痛，项背强痛，口渴，消渴，麻疹不透，热痢，泄泻，高血压颈项强痛。含有葛根素、黄豆苷及其苷元，黄豆苷元4′，7－二葡萄糖苷，7－木糖葛根素，3′－羟基葛根素，3′－甲氧基葛根素，芒柄花素和金雀异黄素。此外还含有葛根苷A和B，槐花二醇，大豆皂醇A和B，多种维生素和矿物质等成分。还发现一种具有毒蕈碱样作用的卡赛因（Kassein）。临床报道，可治疗冠心病、心绞痛、高血压病、脑血栓形成、面神经麻痹、糖尿病、急性菌痢、脚癣、跌打损伤。研究表明：葛根中的多种异黄酮化合物可能为舒张平滑肌的成分，而收缩平滑肌的成分可能为胆碱、乙酰胆碱等物质。

葛根可以精制葛粉，同步分离提取葛根黄酮、葛根素。葛根淀粉富含多种人体必需的氨基酸，以及硒、锌、锰、锗等微量元素。此外，葛根素、大豆黄酮等具有防癌、抗癌作用。加工葛粉、葛根素后产生的葛渣，可用于食用菌生产的主要基料，葛粉可以进一步加工成保健食品和保健饮料。利用葛根黄酮、葛根素药用活性的优势，可开发成保健药品和保健食品。葛根功能性食品的开发有：葛根饮料、葛根冰淇淋、葛粉速溶营养麦片、葛粉即食糊、葛根面包、葛根粉丝、葛根面条、葛晶等。

4. 资源培育和可持续利用技术途径

（1）加强野生资源保护和抚育：目前葛根资源均来自于野生，开发利用对资源破坏十分严重，野生葛根正逐步减少，应加强野生资源保护，加强野生抚育和管理。应适当施肥和修剪提高产量，开展野生变家种研究，从而大规模栽种葛。

（2）加强野生变家种研究工作：葛根的人工栽培技术研究工作处于起步阶段，规范化种植技术还十分不成熟，应加强系统的配套技术研究，为规模化规范化人工生产奠定技术基础。

（三）雷公藤资源可持续利用要点

雷公藤为卫矛科落叶灌木雷公藤 *Tripterygium wilfordii* Hook. f. 干燥根的木质部。主产于福建、浙江、安徽、湖南及江苏等地。

1. 生态学和生物学特性

雷公藤是中亚热带野生植物，喜温暖湿润气候，多生长在海拔 $300 \sim 500m$ 的向阳、多湿、稍肥沃的山谷、丘陵、溪边灌丛、疏林中。一般生长在排水良好，pH $5 \sim 6$ 的微酸性砂质壤土或红壤土上。以散生为主，未见大面积群落，往往一个村只有几株、几十株。在长江中下游地区浙江、安徽、湖南、福建、湖北、江西、安徽及台湾等省均有分布。

2. 采收加工技术要点

秋末冬初或春初采挖，除去细根，刮去外皮（包括形成层以外部分），干燥。

3. 药用价值和资源开发

雷公藤，性寒，味辛、苦，有大毒，功效祛风除湿、通络止痛、活血消肿、杀虫解毒。主治风湿顽痹，疗疮肿毒，腰带疮，麻风，顽癣。雷公藤主要含雷公藤内酯（雷公藤内酯醇，雷公藤甲素）、雷公藤羟内酯（雷公藤内酯二醇，雷公藤乙素）、雷公藤羰内酯（雷藤酮，雷公藤内酯酮），雷酚酮内酯、雷酚内酯、雷酚内酯甲醚、雷酚新内酯、16－羟基雷公藤内酯醇、雷公藤内酯二醇酮、9，11－环氧12，13，14－三羟雷公藤内酯等。另含雷公藤碱、雷公藤晋碱、雷公藤增碱、雷公藤定碱及雷公藤亭碱。还含雷公藤春碱和雷公藤新碱等。此外，尚含南蛇藤素（南蛇藤醇，雷公藤三萜醇，雷公藤红素），雷公藤内酯甲、雷公藤酮及葡萄糖、鞣质等。近年来分得具抗艾滋病病毒活性的萨拉子酸（salaspermic acid）。临床报道，以雷公藤总苷片治疗红斑性狼疮、过敏性紫癜、小儿难治性肾病综合征、重症支气管哮喘等疾病均有疗效。

4. 资源培育和可持续利用技术

（1）加强野生资源保护和抚育：雷公藤药材目前主要采自野生，开发利用不到 20 年，其资源已经大幅度减少。以前盛产雷公藤的浙江、福建、江西、湖北等，野生资源都面临枯竭。加强野生资源保护，开展野生抚育已经成为资源可持续利用最为紧迫的工作内容。

（2）加强野生变家种研究工作：雷公藤的野生变家种工作刚刚起步，有许多技术问题有待解决，应加强系统的配套技术研究工作，加快人工规模化、规范化生产进程。

（3）利用现代生物技术，研究开发新资源：目前已经开展以茎、叶作外植体，进行组织培养的研究工作。

☞ 复习思考题

1. 简述木本药用植物资源培育和可持续利用技术途径。
2. 花、果实和种子类药材资源培育的技术特点是什么？
3. 茎木和根类药材资源培育的技术特点是什么？
4. 简述山茱萸资源培育和可持续利用技术。
5. 简述杜仲资源培育和可持续利用技术。
6. 简述沉香资源培育和可持续利用技术。
7. 简述枇杷叶资源培育和可持续利用技术。

附　录

一、国家重点保护野生药材物种名录

物种科和种中文名称	物种学名	保护级别	药材名称
壁虎科动物蛤蚧	*Gekko gecko* Linnaeus	2	蛤蚧
蟾蜍科动物黑眶蟾蜍	*Bufo melanostictus* Schneider	2	蟾酥
蟾蜍科动物中华大蟾蜍	*Bufo bufo gargarizans* Cantor	2	蟾酥
蝮蛇科动物五步蛇	*Agkistrodon acutus*（Giierther）	2	蕲蛇
蝰蛇科动物银环蛇	*Bungarus multicinctus* Blyth	2	金钱白花蛇
鲮鲤科动物穿山甲	*Manis pentadactyla* Linnaeus	2	穿山甲
鹿科动物林麝	*Moschus berezovskii* Fleror	2	麝香
鹿科动物马鹿	*Cervus elaphus* Linnaeus	2	鹿茸
鹿科动物马麝	*Moschus sifanicus* Przewalski	2	麝香
鹿科动物梅花鹿	*Cervus Nippon* Temminck	1	鹿茸
鹿科动物原麝	*Moschus moschiferus* L.	2	麝香
猫科动物豹	*Panthera pardus*（Linnaeus）	1	豹骨
猫科动物虎	*Panthera tigris*（Linnaeus）	1	虎骨
牛科动物赛加羚羊	*Saiga tatarica* Linnaeus	1	羚羊角
蛙科动物中国林蛙	*Rana temporaria chensinensis* David	2	哈蟆油
熊科动物黑熊	*Selenarctos thibetanus* Cuvier	2	熊胆
熊科动物棕熊	*Ursus arctos* Linnaeus	2	熊胆
游蛇科动物乌梢蛇	*Zaocys dhumnades*（Cantor）	2	乌梢蛇
百合科植物暗紫贝母	*Fritillaria unibracteata* Hsiao et K. C. Hsia.	3	川贝母
百合科植物川贝母	*Fritillaria cirrhosa* D. Don	3	川贝母
百合科植物甘肃贝母	*Fritillaria przewalskii* Maxim	3	川贝母
百合科植物剑叶龙血树	*Dracaena cochinchinensis*（Lour.）S. C. Chen	2	
百合科植物梭砂贝母	*Fritillaria delavayi* Franch.	3	川贝母
百合科植物天门冬	*Asparagus cochinchinensis*（Lour.）Merr.	3	天冬
百合科植物新疆贝母	*Fritillaria walujewii* Regel	3	伊贝母
百合科植物伊犁贝母	*Fritillaria pallidiflora* Schrenk	3	伊贝母
唇形科植物黄芩	*Scutellaria baicalensis* Georgi.	3	黄芩
豆科植物甘草	*Glycyrrhiza uralensis* Fisch.	2	甘草

续表

物种科和种中文名称	物种学名	保护级别	药材名称
豆科植物光果甘草	*Glycyrrhiza glabra* L.	2	甘草
豆科植物胀果甘草	*Glycyrrhiza inflata* Bat.	2	甘草
杜仲科植物杜仲	*Eucommia ulmoides* Oliv.	2	杜仲
多孔菌科真菌猪苓	*Polyporus umbellatus*（Pers.）Fr.	3	猪苓
兰科植物环草石斛	*Dendrobium loddigesii* Rolfe	3	石斛
兰科植物黄草石斛	*Dendrobium chrysanthum* Wall.	3	石斛
兰科植物金钗石斛	*Dendrobium nobile* Lindl.	3	石斛
兰科植物马鞭石斛	*Dendrobium fimbriatum* Hook. var. *oculatum* Hook.	3	石斛
兰科植物铁皮石斛	*Dendrobium candidum* Wall. ex Lindl.	3	石斛
列当科植物肉苁蓉	*Cistanche deserticola* Y. C. Ma	3	肉苁蓉
龙胆科植物粗茎秦艽	*Gentiana crassicaulis* Duthie ex Burk.	3	秦艽
龙胆科植物坚龙胆	*Gentiana rigescens* Franch.	3	龙胆
龙胆科植物龙胆	*Gentiana scabra* Bge.	3	龙胆
龙胆科植物麻花秦艽	*Gentiana straminea* Maxim.	3	秦艽
龙胆科植物秦艽	*Gentiana macrophylla* Pall.	3	秦艽
龙胆科植物三花龙胆	*Gentiana triflora* Pall.	3	龙胆
龙胆科植物条叶龙胆	*Gentiana manshurica* Kitag.	3	龙胆
龙胆科植物小秦艽	*Gentiana dahurica* Fisch.	3	秦艽
马鞭草科植物单叶蔓荆	*Vitex trifolia* L. var. *simplicifolia* Cham.	3	蔓荆子
马鞭草科植物蔓荆	*Vitex trifolia* L.	3	蔓荆子
马兜铃科植物北细辛	*Asarum heterotropoides* Fr. Schmidt var. *mandshuricum*（Maxim.）Kitag.	3	细辛
马兜铃科植物汉城细辛	*Asarum sieboldii* Miq. var. *seoulense* Nakai	3	细辛
马兜铃科植物华细辛	*Asarum sieboldii* Miq.	3	细辛
毛茛科植物黄连	*Coptis chinensis* Franch.	2	黄连
毛茛科植物三角叶黄连	*Coptis deltoidea* C. Y. Cheng et Hsiao	2	黄连
毛茛科植物云连	*Coptis teeta* Wall.	2	黄连
木兰科植物凹叶厚朴	*Magnolia officinalis* Rehd. et Wils. var. *biloba* Rehd. et Wils.	2	厚朴
木兰科植物厚朴	*Magnolia officinalis* Rehd. et Wils.	2	厚朴
木兰科植物华中五味子	*Schisandra sphenanthera* Rehd. et Wils.	3	五味子
木兰科植物五味子	*Schisandra chinensis*（Turcz.）Baill.	3	五味子
木犀科植物连翘	*Forsythia suspense*（Thunb.）Vahl	3	连翘
伞形科植物防风	*Saposhnikovia divaricata*（Turcz.）Schischk.	3	防风
伞形科植物阜康阿魏	*Ferula fukanensis* K. M. Shen	3	阿魏
伞形科植物宽叶羌活	*Notopterygium forbesii* Boiss.	3	羌活

续表

物种科和种中文名称	物种学名	保护级别	药材名称
伞形科植物羌活	*Notopterygium incisum* Ting ex H. T. Chang	3	羌活
伞形科植物新疆阿魏	*Ferula sinkiangensis* K. M. Shen	3	阿魏
山茱萸科植物山茱萸	*Cornus officinalis* Sieb. et Zucc.	3	山茱萸
使君子科植物诃子	*Terminalia chebula* Retez.	3	诃子
使君子科植物 　绒毛诃子	*Terminalia chebula* Retz. var. 　*tomentella*（kurz）C. B. Clarke	3	诃子
五加科植物刺五加	*Acanthopanax senticosus* 　（Rupr. et Maxim.）Harms	3	刺五加
五加科植物人参	*Panax ginseng* C. A. Meyer	2	人参
玄参科植物胡黄连	*Picrorhiza scrophlariflora* Pennell	3	胡黄连
远志科植物卵叶远志	*Polygala sibirica* L.	3	远志
远志科植物远志	*Polygala tenuifolia* Willd.	3	远志
芸香科植物黄檗	*Phellodendron amurense* Rupr.	2	黄柏
芸香科植物黄皮树	*Phellodendron chinense* Schneid.	2	黄柏
紫草科植物新疆紫草	*Arnebia euchroma*（Royle）Johnst.	3	紫草
紫草科植物紫草	*Lithospermum erythrorhizon* Sieb. et Zucc.	3	紫草

说明：1. 本名录中的中文名、药材名称以《中华人民共和国药典》（1985 年版一部）为依据。

2. 本名录收载野生药材物种 76 种，中药材 42 种，其中只列入同一物种有代表性的药材名称。

二、我国进出口监管的部分药用濒危野生动植物名录

（一）药用植物名录（按汉语拼音排序）

中文名称	别　名	学　名	国际公约附录级别	国家保护级别	珍贵树种级别
白及（所有种类）		*Bletilla* spp.	II		
北沙参	珊瑚菜	*Glehnia littoralis* Fr. Schmidt ex Miq.		II	
土沉香	白木香	*Aquilaria sinensis*（Lour.）Gilg		II	
虫草	冬虫夏草	*Cordyceps sinensis*（Berk.）Sacc.		II	
大戟（所有肉质种）类）		*Euphorbia* spp.	II		
呆白菜	崖白菜	*Triaenophora rupestris*		II	
地枫皮		*Illicium difengpi* K. I. B. et B. N. Chang		II	

续表

中文名称	别名	学名	国际公约附录级别	国家保护级别	珍贵树种级别
杜仲		*Eucommia ulmoides* Oliv.			II
榧树（所有国产种）类	香榧	*Torreya* spp.		II	
匙叶甘松	香松	*Nardostachys grandiflora* （D. Don）DC.	II		
金毛狗脊	金毛狗	*Cibotium barometz*（L.）J. Smith	II	II	
银叶桂	桂皮	*Cinnamomum mairei* Levl.			I
红花绿绒蒿		*Meconopsis punicea* Maxim.		II	
尼泊尔绿绒蒿		*Meconopsis regia*	III		
红豆杉（所有国产种类）	紫杉 云南红豆	*Taxus* spp.		I	
喜马拉雅红豆杉	杉,西南 红豆杉	*Taxus wallichiana* Zucc.	II	I	
凹叶厚朴		*Magnolia officinalis* Rehd. et Wils. var. *biloba* Rehd. et Wils.		II	
长喙厚朴		*Magnolia rostrata* W. W. Sm.		II	
厚朴		*Magnolia officinalis* Rehd. et Wills.		II	
黄檗	黄菠椤	*Phellodendron amurense* Rupr.		II	
川黄檗	黄皮树	*Phellodendron chinense* Schneid.		II	
胡黄连		*Picrorhiza scrophlariflora* Pennell		II	
库洛胡黄连		*Picrorhiza kurrooa*	II		
见血封喉	箭毒木	*Antiaris toxicaria* Lesh.			II
降香	降香檀	*Dalbergia odorifera* T. chen		II	
长果姜		*Siliquamomum tonkinense* Baill.		II	
金荞麦		*Fagopyrum dibotrys*（D. Don）Hara		II	
金铁锁		*Psammosilene tunicoides* W. C. Wu et C. Y. Wu		II	
苏铁蕨		*Brainea insingnis*（Hook.）J. Sm.		II	
七指蕨		*Helminthostachys zeylanica*（L.）HK		II	
水蕨（所有国产种类）		*Ceratopteris* spp.		II	
扇蕨		*Neocheiropteris palmatopedata*（Bak.）Christ.		II	
莲	荷花	*Nelumbo nucifera*		II	
芦荟（所有种类）		*Aloe* spp.	I 或 II		
买麻藤		*Gnetum montanum* Markgr.	III		

续表

中文名称	别 名	学 名	国际公约附录级别	国家保护级别	珍贵树种级别
白毛茛		*Hydrastis canadensis*	II		
芳香蓟花木		*Protea odorata*	II		
蛇根木	萝芙木	*Rauvolfia serpentina*（L.）Benth ex Kurz.	II	II	
神圣愈疮木	愈疮木	*Guaiacum sanctum*	II		
药用愈疮木	愈疮木	*Guaiacum officinale*	II		
云木香	广木香	*Aucklandia lappa* Decne.	I		
拟豆蔻		*Paramonum petaloideum*		II	
云南肉豆蔻		*Myristica yunnanensis* Y. H. Li		II	
贡山三尖杉		*Cephalotaxus lanceolata* K. M. Feng		II	
篦子三尖杉		*Cephalotaxus oliveri* Mast.		II	II
茴香砂仁		*Etlingera yunnanense*		II	
独蒜兰	冰球子	*Pleione bulbocodioides*（Franch.）Rolfe	II		
云南独蒜兰	冰球子	*Pleione yunnanensis* Rolfe	II		
杜鹃兰	毛慈菇	*Cremastra appendiculata*（D. Don）Makino	II		
山莨菪	樟柳	*Anisodus tanguticus* Maxim. Pascher.		II	
石斛(所有种类)	黄草、枫斗	*Dendrobium* spp.	I 或 II		
手参	佛手参	*Gymnadenia conopsea*（L.）R. Br.	II		
三角薯蓣		*Dioscorea deltoidea* Wall.	II		
桃儿七	鬼臼草	*Sinopodophyllum hexandrum*（Royle）Ying	II		
天麻	赤箭	*Gastrodia* spp.	II		
西洋参	花旗参、洋参、西参	*Panax quinquefolium* L.	II		
仙人掌(所有种类)	仙人球 仙人指 仙人柱	*Cactaceae* spp.	I 或 II		
银杏	白果树	*Ginkgo biloba* L.		I	I
芋兰(所有种类)	青天葵	*Nervilia* spp.	II	I	
猪笼草(所有种类)		*Nepenthes* spp.	I 或 II		

（二）药用动物名录

中文名称	别　名	学　名	国际公约附录级别	国家保护级别	珍贵树种级别
可氏海马鱼		*Hippocampus kelloggi*		II	
大鲵		*Andrias davidianus*（Blanchard）	I	II	
大壁虎		*Gekko gecko*（linaeus）		II	
滑鼠蛇		*Ptyas mucosus*（Linnaeus）	II		
眼镜蛇		*Naja naja*（Linnaeus）	II		
眼睛王蛇		*Ophiophagus Hannah*（Cantor）	II		
鳄目所有种	鳄鱼	*Crocodylia* spp.	I 或 II	I	
扬子鳄	鼍	*Alligator sinensis* Fauvel	I	I	
穿山甲属所有种	穿山甲、鲮鲤	*Manis* spp.	II	II	
虎	老虎	*Panthera tigris*（Linnaeus）	I	I	
豹	金钱豹	*Panthera pardus*（Linnaeus）	I	I	
云豹	艾叶豹	*Neofelis nebulosa*（Swi nhoe）	I	I	
雪豹	荷叶豹	*Panthera uncial*（Schreber）	I	I	
亚洲象		*Elephas maximus*（Linnaeus）	I	I	
非洲象		*Loxodonta Africana*（Blumenbach）	I 或 II		
蒙古野驴	野驴	*Equus hemionus*	I	I	
西藏野驴	野驴	*Equus kiang*（Mooreroft）	II	I	
犀科所有种	犀牛	*Rhinocerotidae* spp.	I 或 II		
麝属所有种	香獐	*Moschus* spp.	I 或 II	II	
鹿科所有种		*Cervidac* spp.	I 或 II	I或II	
黄羊		*Procapra grtturosa*（Pallas）		II	
普氏原羚	原羚、小羚羊	*Procapra przewalskii*（Buchner）		I	
藏原羚	原羚、小羚羊	*Procapra picticaudata*（Hodgson）		II	
鹅喉羚	长尾黄羊	*Gazella subgutturosa*（Guldenstaedt）		II	
藏羚	西藏羚羊	*Pantholops hodgsonii*（Abel）	I	I	
高鼻羚羊	赛加羚羊	*Saiga tatarica* Linnaeus	I	I	
斑羚	青羊	*Naemorhedus goral*（Hardwicke）	I	II	
赤斑羚	红斑羚	*Naemorhedus cranbrooki* Hayman		I	
鬣羚	明鬣羊	*Capricornis sumatraensis*（Bechstein）	I	I	
盘羊	大角羊	*Ovis ammon*（Linnaeus）	II	II	
北山羊	羖羊	*Capra ibex*（Linnaeus）		I	
岩羊		*Pseudois nayaur*（Hodgson）		II	

本表引自范志勇.濒危中药资源保护利用战略研讨会论文集,2001(中药研究与信息增刊)

参 考 文 献

1. 《中国植被》编辑委员会. 中国土壤. 北京：科学出版社，1980

2. 《中国自然区划概要》编写组. 中国自然区划概要. 北京：科学出版社，1984

3. 陈福禄，等. 药用菌多糖的药用功能与展望. 中国药学杂志，2005；40（4）：244～248

4. 陈士林，等. 全国中药资源普查方案设计. 中国中药杂志，2005；30（16）：1229～1232

5. 陈宇航，等. 红菇属真菌研究进展（上）——红菇属真菌的经济生态效益. 福建农业学报，1999；14（增刊）：140～144

6. 戴宝合. 野生植物资源学（第二版）. 北京：中国农业出版社，2003

7. 傅立国. 中国植物红皮书——稀有濒危植物. 北京：科学出版社，1992

8. 郭巧生. 药用植物栽培学. 北京：高等教育出版社，2004

9. 国家药典委员会. 中华人民共和国药典（2005版，一部）. 北京：化学工业出版社，2005

10. 国家中医药管理局. 中华本草. 上海：上海科学技术出版社，1999

11. 胡世林. 道地药材论丛. 北京：中医古籍出版社，1997

12. 胡世林. 中国道地药材. 哈尔滨：黑龙江科学技术出版社，1989

13. 胡世林. 中国道地药材原色谱图. 山东：山东科学技术出版社，1997

14. 湖北省中药材公司，湖北省中药资源普查办公室编. 湖北中药资源. 北京：中国医药科技出版社，1989

15. 黄健屏. 林业微生物学. 长沙：湖南科学出版社，1990

16. 黄璐琦，等. 中药材道地性研究的现代生物学基础及模式假说. 中国中药杂志，2004，29（6）：494～496，610

17. 黄璐琦，张瑞贤. "道地药材"的生物学探讨. 中国药学杂志，1997；32（9）：563～566

18. 黄能，郭荣芳. 南药佛手栽培技术要点. 中国农技推广，2003；（2）：44～45

19. 黄诗笺. 动物生物学实验指导. 北京：高等教育出版社；海德堡：施普林格出版社，2001

20. 康廷国. 中药鉴定学. 北京：中国中医药出版社，2003

21. 孔令武，孙海峰. 现代实用中药栽培养殖技术. 北京：人民卫生出版社，2000

22. 来航线，杜双田. 食用与药用真菌学. 西安：世界图书出版社，1998

23. 李恒. 重楼属植物. 北京：科学出版社，1998

24. 李军德，等. 珍稀濒危药物动物资源的保护和管理. 中国中药杂志，1995；20（10）：582~585

25. 梁社坚，赵晟. 名贵南药广佛手. 植物杂志，2003；(1)：19

26. 林树钱. 中国药用菌生产与开发. 北京：中国农业出版社，2000

27. 凌一揆. 中药学. 上海：上海科学技术出版社，1984

28. 刘德军. 中药材综合开发技术与利用. 北京：中国中医药出版社，1998

29. 刘胜祥. 植物资源学. 武汉：武汉出版社，1992

30. 刘务林. 麝·熊（西藏野生动物资源丛书）. 北京：中国林业出版社，1996

31. 吕圭源，王一涛主编. 中药新产品开发学. 北京：人民卫生出版社，1997

32. 罗天诰. 森林药物资源学. 北京：国际文化出版公司，1994

33. 罗银华，等. 建莲产业化现状与发展前景. 长江蔬菜，2005；(02)：53~54

34. 聂庆喜. 中药材学. 北京：科学出版社，1993

35. 曲晓华，等. 中国药用真菌的研究概况. 蚕桑茶叶通讯，2003；(3)：22~24

36. 盛和林，徐宏发. 哺乳动物野外研究方法. 北京：中国林业出版社，1992

37. 孙红祥. 中药资源开发利用与可持续发展. 中国兽药杂志，2003；37（4）：37~41

38. 孙耀华. 我国中药添加剂研究应用现状与展望. 吉林畜牧兽医，2004；9：43~44

39. 汤亚杰，钟建江. 高等真菌深层发酵生产有用生物活性物质. 华东理工大学学报，2001；27（6）：704~711

40. 王北婴. 中药新药研制与申报. 北京：中国中医药出版社，1995

41. 王介元，王昌全主编. 土壤肥料学. 北京：中国农业科技出版社，1997

42. 王强，徐国钧. 道地药材图典. 福州：福建科学技术出版社，2003

43. 王文全，沈连生. 中药资源学. 北京：学苑出版社，2004

44. 王一心，李平. 食用菌的营养成分及药理研究进展. 大理医学院学报，2001；10（4）：63~65

45. 温平康. 试论中药的开发利用. 中药材，1995；18（10）：536~537

46. 吴海波，黄智杰. 中国南药——广佛手. 中国南方果树，2001；30

（1）：21

47. 吴诗宝，等. 中国穿山甲受危状况评估. 应用与环境生物学报，2004；10（4）：456～461

48. 肖凯军，等. 肉桂的利用及天然精油的开发. 中国油脂，2000；25（05）：52～54

49. 肖培根. 新编中药志. 北京：化学工业出版社，2002

50. 肖小河，等. 中国地道药材研究概论. 中国中药杂志，1995；20（6）：323～327

51. 徐剑琴，刘凤华. 21世纪我国中兽药发展前景. 中国畜禽导刊，2004；21（18）：11～13

52. 徐锦堂. 中国药用真菌学. 北京：北京医科大学出版社，1997

53. 徐世义. 药用植物学. 北京：化学工业出版社，2004

54. 薛建平，等. 药用植物生物技术. 合肥：中国科学技术大学出版社，2005

55. 阎世翔. 化妆品的研发程序与配方设计. 日用化学品科学，2001；24（2）

56. 颜炳稳. 漫话海南的槟榔. 生物学教学，2000；25（9）：43～44

57. 杨成梓，等. 建莲子的本草考证. 现代中药研究与实践，2004；18（3）：24～26

58. 杨春澍. 药用植物学. 上海：上海科学技术出版社，1997

59. 杨继祥，田业. 新药用植物栽培学. 北京：中国农业出版社，2004

60. 杨建武. 药用菌. 海口：南方出版社，1999

61. 杨立权，等. 穿山甲的研究概况与展望. 云南中医学院学报，1994；17（4）：46～50

62. 杨新美. 中国菌物学传承与开拓. 北京：中国农业出版社，2001

63. 姚辉，赵晟. 名贵南药巴戟天. 植物杂志，2002，（1）：26

64. 叶万辉，陆兆华主编. 中药资源学引论. 哈尔滨：东北林业大学出版社，1995

65. 应建浙. 卯晓岚. 中国药用真菌图鉴. 北京：科学出版社，1987

66. 袁昌齐. 天然药物资源开发利用. 江苏科技出版社，2000

67. 詹亚华. 中国神农架中药资源. 武汉：湖北科学技术出版社，1994

68. 张恩迪，郑汉臣. 中国濒危野生药用动植物资源的保护. 上海：第二军医大学出版社，2000

69. 张平. 虫草属真菌研究进展. 生物学杂志，2003；20（6）：43～45

70. 赵建成，吴跃峰. 生物资源学. 北京：科学出版社，2003

71. 郑汉臣. 药用植物学与生药学. 北京：人民卫生出版社，2004

72. 郑汉臣. 生药资源学. 上海：第二军医大学出版社，2001

73. 郑俊华. 生药学. 北京：人民卫生出版社，1998

74. 中国药材公司. 中国中药资源. 北京：科学出版社，1995

75. 中国药材公司. 中国中药区划. 北京：科学出版社，1995

76. 周荣汉. 中药资源学. 北京：科学出版社，2000

77. 周荣汉. 中药资源学. 北京：中国医药科技出版社，1993

78. 庄毅. 药用菌新型固体发酵与中药生物工程. 南京中医学院学报，1994；10
（4）：1~2

79. 庄毅. 药物与菌物. 中国食用菌，23（3）：3~6

80. 庄毅. 中国药用真菌概况. 中国食用菌，20（2）：3~5

81. 邹建强. 濒危野生中药资源保护与中药现代化. 濒危中药资源保护利用战略
研讨会论文集，2000